U0230320

人类癌症遗传学实用指南

（原著：第 4 版）

A Practical Guide to Human Cancer Genetics（4th Edition）

雪莉·V. 霍奇森　威廉·D. 福尔克斯　查瑞斯·恩格
依蒙·R. 马赫　著

李　岭　主译

科 学 出 版 社

北　京

图字：01-2018-6966 号

内 容 简 介

染色体和基因水平的变异与肿瘤的发生和发展密切相关，对于肿瘤的准确分型、精准治疗和遗传咨询也具有重要的价值。本书作为经典的临床实践指南，系统地总结了人体各系统的常见癌症及其遗传学基础的最新研究成果，为患者及具有遗传性癌症风险个体的诊治、管理和预后提出了明确的建议。

本书图文并茂，实用性强，可供肿瘤科、病理科及其他相关科室的医师、科研人员和广大的医学生参考阅读。

图书在版编目（CIP）数据

人类癌症遗传学实用指南：原著第 4 版 /（英）雪莉·V. 霍奇森（Shirley V. Hodgson）等著；李岭主译. —北京：科学出版社，2024.5

书名原文：A Practical Guide to Human Cancer Genetics (4th Edition)

ISBN 978-7-03-078482-7

Ⅰ. ①人… Ⅱ. ①雪… ②李… Ⅲ. ①癌—遗传学—指南 Ⅳ. ①R73-62

中国国家版本馆 CIP 数据核字（2024）第 090770 号

责任编辑：张　展　莫永国 / 责任校对：周思梦
责任印制：罗　科 / 封面设计：墨创文化

科 学 出 版 社 出版
北京东黄城根北街 16 号
邮政编码：100717
http://www.sciencep.com
四川煤田地质制图印务有限责任公司印刷
科学出版社发行　各地新华书店经销

*

2024 年 5 月第 一 版　开本：787×1092　1/16
2024 年 5 月第一次印刷　印张：22
字数：490 000

定价：238.00 元
（如有印装质量问题，我社负责调换）

本书译者名单

审　　校：牛晓宇（四川大学华西第二医院）
　　　　　王一鸣（中山大学中山医学院）

主　　译：李　岭（四川大学华西第二医院）

参　　译（按姓氏汉语拼音排序）：
　　　　　陈悦悦（四川大学华西第二医院）
　　　　　段　宏（四川大学华西医院）
　　　　　胡文闯（四川大学华西医院）
　　　　　姜　愚（四川大学华西医院）
　　　　　蒋　献（四川大学华西医院）
　　　　　鞠　延（四川大学华西医院）
　　　　　兰海涛（四川省人民医院）
　　　　　李　潞（四川大学华西医院）
　　　　　李　薇（四川大学华西医院）
　　　　　李　响（四川大学华西医院）
　　　　　林　卫（四川大学华西第二医院）
　　　　　刘珊玲（四川大学华西第二医院）
　　　　　刘亚龄（四川大学华西医院）
　　　　　陆　方（四川大学华西医院）
　　　　　吕扬成（四川省肿瘤医院）
　　　　　门　乙（四川大学华西口腔医院）
　　　　　彭　枫（四川大学华西医院）
　　　　　亓　宇（成都新基因格生物科技有限公司）
　　　　　谢　艳（四川大学华西医院）
　　　　　解慧琪（四川大学华西医院）
　　　　　羊晓勤（四川大学华西医院）
　　　　　杨　慧（四川大学华西医院）
　　　　　张红英（四川大学华西医院）
　　　　　章　乐（四川大学计算机学院）
　　　　　周　翔（中国医学科学院肿瘤医院）

译者简介

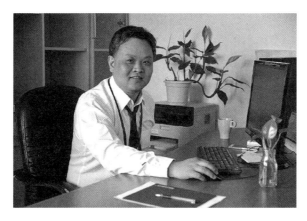

　　李岭　教授　博士生导师。1993 年毕业于华西医科大学临床医学院；1994 年赴英国纽卡斯尔大学留学，师从著名的临床遗传学教授 John Burn 爵士，从事先天性心脏病的遗传学机制研究，2000 年获医学遗传学博士学位；2001～2003 年在清华大学生物信息学研究所从事博士后研究。先后担任英国纽卡斯尔大学皇家维多利亚医院外科研究员、中国医科大学基础医学院医学遗传学教研室教授、中国医科大学附属盛京医院/辽宁省产前诊断中心遗传咨询专家、东北大学中荷生物医学与信息工程学院教授/生物医学信息研究所所长、四川锦欣西囡妇女儿童医院以及四川省妇幼保健院特聘专家。

　　现任四川大学华西第二医院教授、主任医师、一级专家；人类疾病生物治疗重点实验室研究员；《中华医学遗传学杂志》副主编；中国优生科学协会医学遗传学专业委员会副主任委员/基因检测与精准医疗专业委员会常委；海峡两岸医药卫生交流协会遗传与生殖专业委员会委员；四川省医学会医学遗传学专业委员会常委；四川省预防医学会遗传病预防与控制专业委员会常委；四川省医学会罕见病学专业委员会委员。先后入选成都市以及四川省重要人才计划。

　　长期从事人类出生缺陷的发育遗传学机制研究和遗传咨询工作，具有丰富的科研及临床经验，主持多项教育部、国家卫生健康委员会、国家自然科学基金、国家博士后基金以及省级科研课题，累计发表学术论文 160 余篇，出版学术著作 10 部。

译 者 序

跟所有的多细胞生物一样，每个人的一生，都是一场从一个小小的细胞开始的演化之旅。

受精卵不断分裂，遗传物质也随之进行复制、分配和传递，个体生长、发育、成熟，产生生殖细胞，交配后再次形成受精卵……如此周而复始，不断循环。

遗传与突变，是生命现象中永恒的话题。

作为异常生长的细胞，肿瘤中往往包含遗传物质的变异（突变）。二者之间的因果关系，似乎要比"蛋生鸡、鸡生蛋"更清晰。我们倾向于认为，是遗传物质的突变触发了细胞的异常生长。然而，类似于多米诺骨牌，肿瘤中的遗传学变化又是动态的（趋向于越来越乱），并且在任何一份肿瘤样本中，都同时包含（在遗传学上不尽相同的）肿瘤细胞，正常的神经、血管及间充质细胞。

对肿瘤进行遗传学检测，其价值在于：①可以为明确其发生和发展的机制提供线索；②在病理学诊断的"金标准"之外，描绘其在分子水平上的特征；③为靶向治疗（精准医疗、个体化治疗）提供依据。

几年前，中山大学的王一鸣教授委托我翻译这本书。经她介绍，我认识了雪莉·V.霍奇森教授。雪莉通过电子邮件跟我交流，回信很快。2020年，听说她的哥哥罗杰·彭罗斯（Roger Penrose）获得了诺贝尔物理学奖，这才知道她本姓彭罗斯，来自一个天才辈出的家族。

《人类癌症遗传学实用指南》（原著：第4版）由伦敦的施普林格出版社出版。大约4年前，科学出版社购买了其中译本的版权，但我一直未着手进行翻译，一是顾虑到遗传学发展太快，而本书距离出版已过了大约5个年头，希望原作者能够及时进行修订；二是由于工作上的困扰和健康的原因，无法集中精力。

"青山遮不住，毕竟东流去"。2022年，在科学出版社成都分社张展社长和华西众多专家与校友的支持下，我下定决心要完成这项工作。

有几个关键的问题说明如下：

（1）翻译的质量，即所谓"信、达、雅"，对本书的要求也是如此。在翻译的过程中，我们尽量忠实于原文，力求将原著的韵味准确地表达出来。

（2）本书的困难（也是缺点）之一，在于包含了大量的术语和缩写。出于习惯，原作者在文中夹杂了大量的解剖学/生物化学名词和临床用语的缩写，加上遗传病、基因名称以及其他一些名词的缩写，若照搬翻译出来，将使文字变得支离破碎，不堪阅读。为此，我们按照中文的习惯及科学出版社的标准，对内容进行了必要的调整。

（3）本书的内容同时涉及临床医学和遗传学。参与翻译的专家大多来自四川大学华西医院和华西第二医院，兼具两方面的背景，以尽量保证内容的准确性。

（4）围绕原书，结合国内的读者阅读习惯，对包含参考文献在内的内容进行了补充完善。

本书的要义，是系统总结人体各系统常见的癌症及其遗传学特征。作为一类特殊的遗传病，肿瘤通常局限于人体的部分组织，即所谓的"体细胞突变"（somatic mutation），与每个细胞均包含的"体质性突变"（constitutional mutation）相对。后者由于来源于亲代的生殖细胞，故又称"胚系突变"（germline mutation）（也被翻译为种系/生殖细胞/生殖系/生殖细胞系/生殖系统细胞/生殖系统/性腺突变）。在遗传学上，"嵌合体"（mosaicism）是指具有同一细胞起源但包含不同遗传物质的细胞系。由于肿瘤中同时包含大量的正常细胞，这势必形成"嵌合体"，即特定的突变仅存在于一部分细胞中。

与经典的遗传病相比，肿瘤遗传学向研究者提出了更大的挑战，其原因在于：①肿瘤的发生受环境因素的影响更大；②孟德尔遗传方式更少见；③从异常生长的细胞演变为癌症，要经历多个步骤，涉及多个基因及信号通路；④肿瘤细胞在遗传学上的异质性——同一肿瘤中的不同细胞在不同的阶段，具有相同病理学诊断的不同个体，同一基因的不同突变方式及修饰，以及多个基因与环境因素的交互作用等。在基因检测和遗传咨询不断普及的今天，这些也催促临床医师去思考——要不要检测，检测哪些内容，以及检测到了怎么办？

传统的医学是"救死扶伤"，而遗传学则注重于明确病因，并以此为基础实现精准治疗，同时进行预测和预防。通过此书，可望为肿瘤患者的临床诊疗提供指导，同时借鉴国外的经验，建立自己的知识体系，联合影像学、病理学、临床肿瘤学等领域的专家，开展遗传学检测和多学科会诊，并认真进行随访，借助临床的反馈对相关知识体系进行修正，实现闭环，从而使本书的效益实现最大化。

"天下无病"，是译者作为一名遗传学医师的所想和所愿。

本书的出版得到了中山大学王一鸣教授的经费资助及科学出版社的大力支持，特此鸣谢！

李　岭

2022 年夏于成都华西坝

第 4 版序

虽然癌症在本质上是一种细胞水平的遗传性疾病,并且大多没有明显的遗传性,但对家族性癌症的研究不仅本身就很有趣,而且对确定癌症进展过程中体细胞水平的关键遗传学变化也具有重大的贡献。随着 DNA 测序技术的巨大发展,胚系水平的癌症遗传学仍然并且越来越是癌症研究中令人兴奋和有趣的研究之一。这使得人们有机会去认识相当罕见的遗传病的遗传学基础,有的仅是基于单个家族中的少数病例。新技术还可对家族进行更宽泛的测试,以确定是否存在更为常见的明显遗传的癌症易感性,这在经济上也变得可行。因此,从这个意义上讲,癌症遗传学已成为临床遗传学服务工作的主要部分。

临床层面的人类遗传学传统上主要关注先天性和儿科的问题。然而,癌症家族具有一个完全不同的问题,因为他们大多涉及发病年龄较晚的遗传易感性,在大多数情况下,一旦确定了有风险的个体,就有机会进行有效的干预。对这些家族可以提供一些方法来测试去除早期癌症或癌前生长的有效性。

遗传性癌症的范围相当特殊,且许多癌症本身相当罕见。它们为理解致癌过程提供了独特的材料来源,也向人类和临床遗传学家提出了一项重大的挑战。

本书第 1 版由雪莉·V. 霍奇森(Shirley Hodgson)和依蒙·R. 马赫(Eamonn Maher)于 1992 年出版,在第 3 版和第 4 版中增加了两位新作者威廉·D. 福尔克斯(William Foulkes)和查瑞斯·恩格(Charis Eng),其第 4 版是纳入了过去 20 年的重要发展后对第 1 版的实质性修改。除了提供关于许多涉及强遗传易感性的新基因的信息外,对低外显的基因、新疗法的可能性及更新的筛查信息的覆盖也有所增加。本版将是最有价值的癌症遗传学的最新报道,它对广泛的癌症易感性进行了全面的调查,以一种对临床医生具有巨大实用价值,且对基础实验室科学家也非常有吸引力的形式汇集到一起。

沃尔特·鲍德默(Walter Bodmer)FRCPath,FRS

癌症与免疫遗传学实验室

韦瑟罗尔分子医学研究所

约翰·拉德克利夫医院

牛津,OX39DS,英国

2013 年 5 月 27 日

前　言

自本书第 3 版出版以来，我们对遗传性癌症易感性的理解一直在快速地进步。这一版是施普林格出版社的首次出版，出版商的变化伴随着对整本书的彻底修订和更新，以反映自上一版以来对众多癌症基因的发现，以及遗传信息与患有癌症或有遗传性癌症风险的个体预后及管理的相关性。

虽然由技术进步（如高通量二代测序）促进的新发现往往是癌症遗传学中最引人注目的发展，但改善对受遗传性癌症影响的家庭护理仍然是事实，主要通过利用有关高度外显基因的信息和一种协调良好的多学科方法来改善。通过敏感的咨询实践让家庭参与预测性测试，并了解其社会心理、保险和道德问题，仍然是提供优质临床服务的基础。本版考虑了我们对癌症遗传学理解的许多新发展，从肿瘤发生的分子途径到将科学知识转化为新的临床和诊断服务的发展。本版也反映了欧洲和北美当前的临床实践，因此对于在国际上对临床癌症遗传学感兴趣的人应该具有广泛的实用性。

癌症遗传学目前至少占大多数综合遗传学中心工作量的一半，现在这门学科的知识与许多专业密切相关。此外，癌症遗传学的日益主流化意味着来自许多学科的临床医生需要深入了解癌症遗传学的细节。因此，我们希望并相信，本书前几版的流行将维持和加强本版的使用，本版将有助于许多临床医生、实验室科学家和医疗保健专业人员，以满足他们对家族性癌症风险知识日益增长的需求。

英国伦敦，雪莉·V. 霍奇森
加拿大魁北克省蒙特利尔，威廉·D. 福尔克斯
美国俄亥俄州克利夫兰，查瑞斯·恩格
英国剑桥，依蒙·R. 马赫
2022 年 8 月

致谢：

作者感谢 Julia Newton Bishop 博士对皮肤癌部分的贡献，感谢 Marc Tischkowitz 博士对 Fanconi 贫血部分的帮助，感谢 Andrew Shuen 博士对第 6 章部分内容的帮助。作者还要感谢 Gareth Evans 教授、Diana Eccles 教授、Doug Easton 教授和 Ros Eeles 教授对表格的贡献，感谢 C. Mathew 教授和 Gill Birch 教授的评论，感谢 Patrick Morrison 教授的插图。作者还感谢 Virginia Manning 帮助编写手稿。

目　　录

第1章 中枢神经系统

雪莉・V. 霍奇森[1]，威廉・D. 福尔克斯[2]，查瑞斯・恩格[3]，依蒙・R. 马赫[4]

原发性中枢神经系统（central nervous system，CNS）肿瘤累及大约万分之一的人群。尽管脑肿瘤的发生率随年龄的增长有所增加，但颅内肿瘤仍是儿童实体瘤中最常见的原因。儿童和成人脑肿瘤的分布和组织学类型存在差异。在儿童中，脑肿瘤最常发生于颅后窝，而最常见的肿瘤类型为髓母细胞瘤、恶性胶质瘤（包括小脑星形细胞瘤和视神经胶质瘤）和室管膜瘤。在成人中，大多数肿瘤位于小脑幕上，脑膜瘤和神经胶质瘤是最常见的类型。家族性脑肿瘤可能为罕见的特异性遗传性癌症综合征的一部分（表1.1）。

表 1.1 与 CNS 肿瘤相关的遗传性疾病

神经纤维瘤病 1 型
神经纤维瘤病 2 型
冯・希佩尔-林道（von Hippel-Lindau，VHL）病
利-弗劳梅尼（Li-Fraumeni）综合征
家族性腺瘤性息肉病
特科特（Turcot）综合征（包括纯合性错配基因突变）
结节性硬化症
戈林（Gorlin）综合征
共济失调毛细血管扩张症
沃纳（Werner）综合征
蓝色橡皮疱痣综合征

注：每种疾病具体内容详见第 11 章。

流行病学研究表明，与对照组相比，脑肿瘤患者亲属罹患脑肿瘤的风险略有增加。Choi 等（1970）和 Gold 等（1994）发现，与对照组相比，胶质瘤患者的亲属脑肿瘤发病率增加了 9 倍；而 Burch 等（1987）则发现，脑肿瘤患者的亲属中脑肿瘤的发生率增加了 6 倍（统计学意义不明显）。尽管如此，脑肿瘤患者的亲属罹患脑肿瘤的绝对风险还是很低的，在 Choi 等（1970）的研究中为 0.6%。Miller（1971）发现，脑肿瘤患儿的同胞罹患脑肿瘤的概率增加了 9 倍，与之类似，家庭中一个孩子死于脑肿瘤而另一个死于骨

---

[1] 英国伦敦，圣乔治医院癌症遗传学系。

[2] 加拿大魁北克省蒙特利尔，麦吉尔大学人类遗传学、医学和肿瘤学癌症遗传学系项目。

[3] 美国俄亥俄州克利夫兰，克利夫兰诊所基因组医学研究所。

[4] 英国剑桥，剑桥大学医学遗传学系。

癌或肌肉癌症的概率也大大增加。软组织肉瘤和脑肿瘤均可作为 Li-Fraumeni 综合征的一部分。Mahaley 等（1989）发现 16%～19% 的脑肿瘤患者有癌症家族史（与预期发生率相似），但多形性胶质母细胞瘤、恶性淋巴瘤和神经母细胞瘤患者该比例为 30%～33%。1.6% 的病例有神经纤维瘤病的家族史。最近北欧的一项大型联合研究显示，2.6% 的神经系统癌症是家族性的。脑肿瘤的标准化发病率（standardized incidence ratio，SIR）对于罹患脑肿瘤者的后代来说为 1.7；对其兄弟姐妹来说为 2.0；对父母一方和一个兄弟姐妹患瘤的家庭来说为 9.4（Hemminki et al.，2010）。由于罹患中枢神经系统肿瘤的高外显多发家系仅占少数，有人提议大部分家族性风险可能归因于外显率较低的基因（Hemminki et al.，2009）。神经系统肿瘤的家族性风险的确因肿瘤的组织病理学而异（Hemminki et al.，2009），而特定中枢神经系统肿瘤的遗传学意义如下所述。

1.1　前庭神经鞘瘤（听神经瘤）

前庭神经鞘瘤（vestibular Schwannoma），又称听神经瘤（acoustic neuroma），约占所有颅内肿瘤的 8%，年发病率为 13/1 000 000（Tos and Thomsen，1984）。尽管有时被称为听神经瘤，但这些属于神经鞘瘤。它们通常起源于前庭神经，但也可以起源于三叉神经，而源于第Ⅳ和第Ⅴ对脑神经者少见。在椎管内，它们通常起源于脊神经后根。家族性和双侧前庭神经鞘瘤是神经纤维瘤病 2 型（neurofibromatosis type 2，NF2）的特征。大约 4% 的前庭神经鞘瘤为双侧性，而所有双侧肿瘤患者都有 NF2。散发性前庭神经鞘瘤通常发生在 40～60 岁，比 NF2 患者大约晚 20 年。NF2 的临床特征和诊断标准的讨论见第 11 章。尽管 NF2 中的前庭神经鞘瘤通常为双侧性，但它也可以是单侧的。嵌合性的 $NF2$ 基因突变可能表现为轻症和晚期发病。

不伴前庭神经鞘瘤的多发性颅外神经鞘瘤（皮肤和脊髓）可作为一种显性性状被遗传（Evans et al.，1997），并可能由 $SMARCB1$ 的胚系突变所致（见下文的神经根肿瘤）。$SMARCB1$ 突变偶尔也见于单侧前庭神经鞘瘤和多发中枢/皮肤神经鞘瘤的病例中（Smith et al.，2011）。

1.2　脉络丛肿瘤

脉络丛肿瘤（choroid plexus tumor）很少见（占所有脑肿瘤的 0.5%），且绝大部分发生在婴儿期。大多数脉络丛肿瘤为良性的乳头状瘤，但接近 30% 被划分为脉络丛乳头状癌。

罹患儿童脉络丛肿瘤的同胞对已见于报道，提示其为常染色体隐性遗传（Zwetsloot et al.，1991）。脉络丛肿瘤曾见于 X 连锁的艾卡尔迪（Aicardi）综合征中（Robinow et al.，1986）。$TP53$ 胚系突变在脉络丛肿瘤患儿中相对多见（Gozali et al.，2012）。虽然在许多情况下其家族史可能提示为 Li-Fraumeni 综合征，但其余的人也可能没有癌症家族史（Krutilkova et al.，2005；Tabori et al.，2010）。胚系的 $TP53$ p.R337H 奠基者突变在巴西频繁出现，并大多数可在发生脉络丛癌的儿童中检出（Custodio et al.，2011）。

在 Henneveld 等（1999）所报道的 4 例帕尔曼（Perlman）综合征患者中，有 2 例存在脉络丛血管瘤。

脉络丛肿瘤应与内淋巴囊肿瘤相区别，后者为 von Hippel-Lindau 病的特征之一。

1.3　室 管 膜 瘤

这些脑和脊髓的神经胶质细胞肿瘤既可以是散发，也可以与癌症易感性综合征共同出现。在儿童中，肿瘤通常表现为颅后窝肿块。室管膜瘤（ependymoma）可能是神经纤维瘤病 2 型的一个特征，但极少作为 Turcot 综合征（Torres et al.，1997）、多发性内分泌肿瘤 1 型的一部分，或者伴发 $p53$ 胚系突变。符合不完全外显的常染色体显性遗传的家族性室管膜瘤亦见于报道（Gilchrist and Savard，1989；Nijssen et al.，1994）。

1.4　胶质瘤（包括星形细胞瘤和胶质母细胞瘤）

胶质瘤（glioma），包括星形细胞瘤（astrocytoma）和胶质母细胞瘤（glioblastoma），约占儿童脑肿瘤的 4%，成人的 17%。与神经胶质瘤易感性相关的遗传病包括神经纤维瘤病 1 型（neurofibromatosis type 1，NF1）、神经纤维瘤病 2 型（neurofibromatosis type 2，NF2）、Li-Fraumeni 综合征、结节性硬化症、Gorlin 综合征、Turcot 综合征和马富奇（Maffucci）综合征。在部分病例中，具体的肿瘤类型可能跟特定的综合征相对应，如在结节性硬化症中，通常可以看到一种良性的星形细胞瘤（室管膜下结节），尽管也可能出现巨细胞星形细胞瘤。然而，在 NF1 和 Turcot 综合征中，星形细胞瘤和多形性胶质母细胞瘤均可能出现。在 282 例星形细胞瘤患儿中，Kibirige 等（1989）曾发现 21 例患有神经纤维瘤病，4 例患有结节性硬化症，并且有证据表明有相似比例的患儿患有 Li-Fraumeni 综合征。

存在不伴上述遗传综合征的家族性胶质瘤，但并不常见。Vieregge 等（1987）的一项回顾显示，在 39 份报告中，大多数（60%）为同胞兄妹患病，1/4 为双胞胎患病抑或两代亲属患病的个体。有三对患胶质瘤的同卵双胞胎。在大多数同胞兄妹患病的病例中，第二例的发病时间通常在第一例发病的 5 年之内。Armstrong 和 Hanson（1969）以及 Thuwe（1979）曾在一个孤立的近亲婚配的群体中发现了发病率增高的脑胶质瘤。多形性胶质母细胞瘤在儿童中罕见，但 Duhaime 等（1989）报告了一对年龄分别为 2 岁和 5 岁、同时出现症状的患病同胞。

同时患有黑色素瘤和胶质瘤的罕见家系也见于报道。在一些家系中已鉴定出 9p21 的亚显微胚系缺失，涉及 CDKN2A±CDKN2B 的整体或一部分（Bahuau et al.，1998；Tachibana et al.，2000）。CDKN2A 基因座编码两种基因产物 p14 和 p16，并且有证据表明 p14 缺失对于这种疾病至关重要（Randerson-Moor et al.，2001）。因此，在脑肿瘤-黑色素瘤家系中，如 CDKN2A 突变的临床检测为阴性，则有必要对该位点的缺失进行研究。

一般而言，针对非综合征性家族性胶质瘤病例的候选基因分析基本上收获不大。因此，尽管梅奥诊所曾在一项涉及 15 例有脑肿瘤家族史的脑癌患者中发现一例具有 *TP53* 胚系突变，另一例具有 *CDKN2A/CDKN2B* 区域的胚系半合子缺失（Tachibana et al., 2000），一项更新的大宗病例（101 例）分析则未在家族性胶质瘤病例中检测到 *CDKN2A* 胚系突变，只检测到一个 *TP53* 突变（Robertson et al., 2010）。

鉴于低外显率的基因可能是构成神经系统肿瘤家族性风险的主因的证据（Hemminki et al., 2009），如 GLIOGENE 联盟等大型合作项目开展了全基因组关联分析，并确定了一些造成神经胶质瘤易感性的多态性变异（Scheurer et al., 2010；Shete et al., 2011）。与这些易感性变异相关的基因包括 *TERT*、*EGFR*、*CDKN2A/CDKIN2B* 和 *PHLDB1*，但只有一小部分家族性风险可以通过这些相关的变异来解释（Shete et al., 2009，2011）。

1.5 血管母细胞瘤

这些血管性肿瘤最常发生于小脑，其次是脊髓、脑干，而极少发生在幕上。约 30% 的小脑血管母细胞瘤是 von Hippel-Lindau（VHL）病的一部分。患有多个中枢神经系统血管母细胞瘤（hemangioblastoma）的患者符合 VHL 病的临床诊断标准。血管母细胞瘤是一种良性肿瘤，但如果手术切除不彻底，则可能会复发。在这种情况下，需要考虑新的原发灶的可能性（以及由此对 VHL 病的诊断）。VHL 病的风险在年轻患者中最高：在本病和非家族性病例中诊断小脑血管母细胞瘤的平均年龄分别为 29 岁和 48 岁（Maher et al., 1990）。所有具有貌似散发性血管母细胞瘤的患者都应该进行 VHL 病的亚临床证据筛查。此外，*VHL* 基因突变分析将有助于诊断，尤其对于年龄小于 50 岁的患者。在缺乏 VHL 病的临床或影像学证据的貌似散发的血管母细胞瘤病例中，有 4% 检出了 *VHL* 基因的胚系突变（Hes et al., 2000）。考虑到突变分析假阴性结果的可能（如嵌合体），对于更年轻的患者（小于 40 岁）应保持随诊，以防 VHL 病的证据会在后期出现。

1.6 血　管　瘤

海绵状血管瘤（cavernous hemangioma）可能散发或呈家族性发病，作为一种伴不完全外显的显性遗传性状（Riant et al., 2010）。占总数 20% 左右的家族性病例常发生多个海绵状血管瘤，但这些病例可能无症状，仅通过磁共振成像（magnetic resonance imaging, MRI）被发现。一些患者可能存在视网膜海绵状血管瘤。

家族性海绵状血管瘤在遗传学上具有异质性。首个被定位和鉴定的基因为 *CCM1/KRIT1*，约占所有病例的 40%（Laberge-le Couteulx et al., 1999）。随后描述了另外两个基因——*CCM2/MGC4607* 和 *CCM3/PDCD10*，分别约占全部家族性病例的 20% 和 40%（Dubovsky et al., 1995；Craig et al., 1998；Riant et al., 2010）。在具有多个病灶的散发性病例中，突变的检出率可高达 40%～60%，而一些突变阴性的病例则可能属于嵌合体（Riant et al., 2010）。

脑膜血管瘤和面部鲜红斑痣构成斯特奇-韦伯（Sturge-Weber）综合征，而脑血管病变则可能出现在奥斯勒-韦伯-朗迪（Osler-Weber-Rendu）病中。尽管 Sturge-Weber 综合征有时被称为第四种斑痣性错构瘤病，但缺乏遗传学的证据，也没有发生脑肿瘤的倾向。

1.7　髓母细胞瘤

髓母细胞瘤（medulloblastoma）约占儿童所有脑肿瘤的 25%，年发病率大约为 1/100 000。髓母细胞瘤主要发生在 20 岁之前，发病高峰介于 3～5 岁。家族性髓母细胞瘤似乎并不常见，但在双胞胎和同胞兄妹中均有报道（Hung et al.，1990）。家族性非综合征性髓母细胞瘤罕见（von Koch et al.，2002）。与髓母细胞瘤相关的遗传性疾病包括 Gorlin 综合征、家族性腺瘤性息肉病和 Turcot 综合征、蓝色橡皮疱痣综合征和共济失调毛细血管扩张症。Gorlin 综合征是由编码 SHH 受体的 *PTCH* 基因的胚系突变所致。此外，另一条 SHH 通路中的因子 *SUFU*（编码 Human suppressor of fused）的胚系和体细胞突变可见于一部分早期发病（3 岁前）的髓母细胞瘤患儿中，并且呈不完全外显的显性遗传（Taylor et al.，2002；Brugieres et al.，2010）。髓母细胞瘤也可能发生在具有纯合性 *BRCA2* 突变的患者中[范科尼（Fanconi）贫血 D1 型]（Offit et al.，2003；Hirsch et al.，2004）。

对于髓母细胞瘤的癌症基因组分析显示，最常改变的基因涉及 Hedgehog、Wnt 和组蛋白甲基化途径（Parsons et al.，2011）。

1.8　脑　膜　瘤

作为最常见的良性脑肿瘤，脑膜瘤（meningioma）约占所有原发性脑肿瘤的 15%。脑膜瘤的发病率随着年龄的增长而增加，在女性中更为多见。多发性或家族性脑膜瘤与 NF2、纯家族性脑膜瘤、结构性 22 号染色体重排，以及家族性神经鞘瘤和 *SMARCB1* 突变有关。脑膜瘤的发生率在 Werner 综合征和 Gorlin 综合征中也有增加。

多发性脑膜瘤在 NF2 患者中较为常见，可见于大约三分之一的患者中。*NF2* 的表达存在变异，因此对于所有多发性、家族性或低龄起病的患者，均应仔细搜索 NF2 的证据和详尽的家族史。尽管许多家族性脑膜瘤的报道可能属于 *NF2* 的变异，但缺乏 NF2 证据的显性遗传性脑膜瘤确实存在。不过，对于所有的家族性脑膜瘤病例，都应该努力寻找 NF2 的征象，因为它们可能并不明显。例如，Delleman 等（1978）曾报道一个家庭，其中两代的四名成员患有脑膜瘤但缺乏神经纤维瘤病的证据，而另一名亲属则患有多发性脑膜瘤和双侧前庭神经鞘瘤。

22 号染色体的重排被发现与脑膜瘤相关：一名智力落后的患者在 20 多岁时发生了多发肿瘤，并伴有环状 22 号染色体（断点位于 p12 和 q13.3）（Arinami et al.，1986）；而伴有 14 号与 22 号染色体罗伯逊易位的家族性脑膜瘤亦见于报道。此外，Pulst 等（1993）在一个家族性脑膜瘤家系中排除了与 NF2 的连锁。

已经在脑膜瘤合并神经鞘瘤的患者中检出了 *SMARCB1* 胚系突变（van den Munckhof et al.，2012）。然而，在一组多发性脑膜瘤且不伴神经鞘瘤的患者中，*SMARCB1* 胚系突变似乎很罕见（Hadfield et al., 2010），尽管 Smith 等（2013）在组织学为透明细胞型的家族性脊膜瘤家系中发现了 *SMARCB1* 突变。

1.9　神经根肿瘤

最常见的神经根肿瘤（nerve root tumor）为良性施万细胞瘤或神经鞘瘤，而最常见的部位则是第Ⅷ对脑神经（见前庭神经鞘瘤）。多发性神经鞘瘤是 NF2 的一个特征，神经鞘瘤可发生在卡尼（Carney）综合征，最常见于上消化道和交感神经链。尽管家族性颅外神经鞘瘤最初被推测与 NF2 等位，但 *SMARCB1* 突变被证明可导致常染色体显性遗传的中枢和皮肤家族性神经鞘瘤（Hulsebos et al., 2007）。随后，在近一半的家族性患者和大约 10% 的散发病例中检测到了 *SMARCB1* 突变（在散发性多发性神经鞘瘤的患者中更高）（Rousseau et al., 2011；Smith et al., 2012）。尽管家族性神经鞘瘤最初被定义为不伴有前庭神经鞘瘤，但在单侧前庭神经鞘瘤和多发性中枢/皮肤神经鞘瘤患者中已检测出 *SMARCB1* 突变（Smith et al., 2011）。此外，在多发性脑膜瘤合并神经鞘瘤的患者中也存在 *SMARCB1* 胚系突变（van den Munckhof et al., 2012）。*SMARCB1* 的胚系突变也可能导致横纹肌样肿瘤易感性综合征（见后文），并且 *SMARCB1* 突变也偶尔与上述两种表型相关（Eaton et al., 2011）。有人提议，*SMARCB1* 的错义和剪接位点突变倾向于与神经鞘瘤相关，而缺失和截短突变则与横纹肌样肿瘤的易感性相关。

1.10　神经母细胞瘤

神经母细胞瘤（neuroblastoma），这种神经节后交感神经元的肿瘤是儿童中最常见的实体瘤。大多数病例为散发性；家族性病例（其对神经母细胞瘤的易感性被作为一种常染色体显性性状被遗传）占比不到 1%。然而，通过对神经母细胞瘤的发病年龄进行统计学分析，Knudson 和 Strong（1972）估计 22% 的神经母细胞瘤可能源于一个胚系突变并遵循"一次打击"的突变模式，如同遗传性视网膜母细胞瘤那样（Knudson, 1971）。家族性病例的平均确诊年龄为 9 个月（小于 1 岁者占 60%），而非家族性病例则为 30 个月（小于 1 岁者占 25%）（Kushner et al., 1986），而家族性肿瘤通常为多发性（Robertson et al., 1991）。

神经母细胞瘤偶尔见于过度生长性疾病，如贝-维（Beckwith-Wiedemann）综合征、单侧肥大，以及与神经嵴异常分化相关的疾病，如 NF1、先天性巨结肠和先天性中枢性肺泡低通气。*PHOX2B* 的胚系突变最早被发现于先天性中枢性肺泡低通气中，并随后在合并先天性中枢性肺泡低通气和（或）先天性巨结肠的神经母细胞瘤，以及家族性非综合征性神经母细胞瘤的患者中也被发现（Trochet et al., 2004）。尽管 *PHOX2B* 的胚系突变偶尔见于散发性神经母细胞瘤的患者中，但总体而言，它似乎是引起遗传性神经母细胞瘤的一种罕见原因（Perri et al., 2005；McConville et al., 2006；Raabe et al., 2008）。

神经母细胞瘤中常见的体细胞改变包括 *MYCN* 扩增、染色体 1p36 和 11q 区等位基因缺失及 17q 区的拷贝数增加。另外，发现间变性淋巴瘤激酶（*ALK1*）原癌基因的拷贝数增加和激活突变是常见事件（Chen et al.，2008；Janoueix-Lerosey et al.，2008；Mosséet al.，2008）。此外，*ALK1* 的胚系突变是家族性神经母细胞瘤的重要原因（Janoueix-Lerosey et al.，2008；Mosséet al.，2008）。与 *ALK1* 错义突变相关的神经母细胞瘤易感性被作为一种不完全外显的常染色体显性性状被遗传，并通常表现为多发性肿瘤（Bourdeaut et al.，2012）。两种新生的 *ALK1* 突变与一种新的综合征相关，包括多灶性先天性神经母细胞瘤、脑病及脑干形态异常（de Pontual et al.，2011）。

全基因组关联分析已将侵袭性神经母细胞瘤的易感性与染色体 6p22 区的常见基因组变异以及 *BARD1* 中的单核苷酸多态性（与 BRCA1 相互作用）关联起来（Maris et al.，2008；Capasso et al.，2009）。

对于家族性神经母细胞瘤患儿，可提供从出生至 6 岁的尿儿茶酚胺测定用于筛查。然而，最初提倡的"对婴儿群体进行神经母细胞瘤筛查"并未证实能够降低死亡率（Woods et al.，2002）。

1.11 松果体肿瘤

松果体肿瘤（pineal body tumor）占所有脑肿瘤的不到 1%。部分双侧视网膜母细胞瘤的患儿可能发生松果体肿瘤（所谓的三方视网膜母细胞瘤）。家族性松果体母细胞瘤和家族性松果体细胞瘤都可能发生，但罕见（Peyster et al.，1986；Gempt et al.，2012）。松果体母细胞瘤偶尔被发现与家族性腺瘤性结肠息肉病相关。生殖腺外的生殖细胞肿瘤可能发生在松果体中，并与克兰费尔特（Klinefelter）综合征或 46,XY 单纯性腺发育不全有关。松果体母细胞瘤也见于 *DICER1* 突变的携带者中（Sabbaghian et al.，2012）。

1.12 原始神经外胚叶肿瘤

脑原始神经外胚叶肿瘤（primitive neuroectodermal tumor，PNET）主要发生在儿童期，并最常见于颅后窝，但可能发生在大脑的任何部位。髓母细胞瘤（见上文）是 PNET 最常见的类型，而中枢神经系统恶性横纹肌样肿瘤则是另一种亚型。*TP53*、*PTCH*（Gorlin 综合征）以及 *APC* 的胚系突变可能与中枢 PNET 的易感性相关。与诸如尤因肉瘤的外周型 PNET 相比，t(11;22)(q24;q12) 在中枢型 PNET 中并不常见。

横纹肌样肿瘤是罕见的侵袭性肿瘤，可发生在多个部位，包括肾脏、中枢神经系统和软组织中。Taylor 等（2000）曾报道一个家系，其中两名亲属分别发生了婴儿期颅后窝肿瘤（小脑恶性横纹肌样肿瘤）以及伴有 *SMARCB1*（*hSNF5*）剪接位点胚系突变的颅后窝脉络丛癌。遗传方式为伴不完全外显的常染色体显性遗传，而 *Snf5* 杂合缺失的小鼠则发生了 T 细胞淋巴瘤和横纹肌样肿瘤（Roberts et al.，2002）。*SMARCB1* 的胚系突变可导致家族性神经鞘瘤和横纹肌样肿瘤易感性综合征。*SMARCB1* 突变偶尔与这两种表型相关联（Eaton et al.，2011）。对于散发性横纹肌样肿瘤的分子学分析显示，在大多数病例中 *SMARCB1* 处于失活状态；而 *SMARCB1* 胚系突变则多见于具有这类貌似散发的横纹肌样肿瘤的患者中（Bourdeaut et al.，2011；Eaton et al.，2011）。Bourdeaut 等（2011）在大约1/4的这类病例中检测到了突变，年龄较小的患儿（＜2岁者占60%）和多病灶者的检出率最高。与横纹肌样肿瘤相关的 SMARCB1 胚系突变的外显率偏高，而诊断为横纹肌样肿瘤的平均年龄为6个月（Bourdeaut et al.，2011）。尽管如此，还是有非外显和性腺嵌合体的病例报道（Eaton et al.，2011）。据推测，SMARCB1 的错义和剪接位点突变倾向于与神经鞘瘤相关，而缺失和截短突变则与横纹肌样肿瘤的易感性相关。SMARCB1 是 SWI/SNF 染色质重塑复合体的成员；其另一个成员——ATPase 的 SMARCA4（BRG1）胚系突变则在两个罹患横纹肌样肿瘤的姐妹中（一个在脑部，一个在肾脏）被发现（Schneppenheim et al.，2010）。

　　幕上 PNET（supratentorial PNET，sPNET）为大脑、松果体和鞍上区域罕见且具有高度侵袭性的胚胎性肿瘤。sPNET 与 PMS2 的纯合突变相关（De Vos et al.，2004）。隐性遗传的 PMS2 突变的其他特征包括牛奶咖啡斑以及对于血液系统恶性肿瘤的易感性。通常没有结直肠癌的家族史。导致 Fanconi 贫血 D1 亚型的 BRCA2 纯合隐性突变可造成对包括髓母细胞瘤在内的实体肿瘤的易感性（Offit et al.，2003；Hirsch et al.，2004）。

（译 鞠延）

参 考 文 献

Arinami T，Kondo I，Hamaguchi H，et al. 1986. Multifocal meningiomas in a patient with a constitutional ring chromosome 22[J]. J Med Genet，23（2）：178-180.

Armstrong R M，Hanson C W. 1969. Familial gliomas[J]. Neurology，19（11）：1061-1063.

Bahuau M，Vidaud D，Jenkins R B，et al. 1998. Germ-line deletion involving the INK4 locus in familial proneness to melanoma and nervous system tumors[J]. Cancer Res，58（11）：2298-2303.

Bourdeaut F，Ferrand S，Brugières L，et al. 2012. ALK germline mutations in patients with neuroblastoma：a rare and weakly penetrant syndrome[J]. Eur J Hum Genet，20（3）：291-297.

Bourdeaut F，Lequin D，Brugières L，et al. 2011. Frequent hSNF5/INI1 germline mutations in patients with rhabdoid tumor[J]. Clin Cancer Res，17（1）：31-38.

Brugieres L，Pierron G，Chompret A，et al. 2010. Incomplete penetrance of the predisposition to medulloblastoma associated with germ-line SUFU mutations[J]. J Med Genet，47（2）：142-144.

Burch J D，Craib K J，Choi B C，et al. 1987. An exploratory case-control study of brain tumors in adults[J]. J Natl Cancer Inst，78（4）：601-609.

Capasso M，Devoto M，Hou C，et al. 2009. Common variations in BARD1 influence susceptibility to high-risk neuroblastoma[J]. Nat Genet，41（6）：718-723.

Chen Y，Takita J，Choi Y L，et al. 2008. Oncogenic mutations of ALK kinase in neuroblastoma[J]. Nature，455（7215）：971-974.

Choi N W，Schuman I M，Gullen W H. 1970. Epidemiology of primary central nervous system neoplasms. II. Case-control study[J]. Am J Epidemiol，91（5）：467-485.

Craig H D，Gunel M，Cepeda O，et al. 1998. Multilocus linkage identifies two new loci for a mendelian form of stroke，cerebral cavernous malformation，at 7p15-13 and 3q25.2-27[J]. Hum Mol Genet，7（12）：1851-1858.

Custodio G，Taques G R，Figueiredo B C，et al. 2011. Increased incidence of choroid plexus carcinoma due to the germline TP53 R337H mutation in southern Brazil[J]. PLoS One，6（3）：e18015.

de Pontual L，Kettaneh D，Gordon C T，et al. 2011. Germline gain-of-function mutations of ALK disrupt central nervous system development[J]. Hum Mutat，32（3）：272-276.

De Vos M，Hayward B E，Picton S，et al. 2004. Novel PMS2 pseudogenes can conceal recessive mutations causing a distinctive childhood cancer syndrome[J]. Am J Hum Genet，74（5）：954-964.

Delleman J，De Jong J G Y，Bleeker G M. 1978. Meningiomas in five members of a family over two generations，in one member simultaneously with acoustic neurinomas[J]. Neurology，28（6）：567-570.

Dubovsky J，Zabramski J M，Kurth J，et al. 1995. A gene responsible for cavernous malformations of the brain maps to chromosome 7q[J]. Hum Mol Genet，4（3）：453-458.

Duhaime AC，Bunin G，Sutton L，et al. 1989. Simultaneous presentation of glioblastoma multiforme in siblings two and five years old：case report[J]. Neurosurgery，24（3）：434-439.

Eaton K W，Tooke L S，Wainwright L M，et al. 2011. Spectrum of SMARCB1/INI1 mutations in familial and sporadic rhabdoid tumors[J]. Pediatr Blood Cancer，56（1）：7-15.

Evans D G，Mason S，Huson S M，et al. 1997. Spinal and cutaneous schwannomatosis is a variant form of type 2 neurofibromatosis：a clinical and molecular study[J]. J Neurol Neurosurg Psychiatry，62（4）：361-366.

Gempt J，Ringel F，Oexle K，et al. 2012. Familial pineocytoma[J]. Acta Neurochir（Wien），154（8）：1413-1416.

Gilchrist D M，Savard M L. 1989. Ependymomas in two sisters and a maternal male cousin[A]. Am J Med Genet，45：A22.

Gold E B，Leviton A，Lopez R，et al. 1994. The role of family history in risk of childhood brain tumors[J]. Cancer，73（4）：1302-1311.

Gozali A E，Britt B，Shane L，et al. 2012. Choroid plexus tumors：management，outcome，and association with the Li-Fraumeni syndrome：the Children's Hospital Los Angeles（CHLA）experience，1991-2010[J]. Pediatr Blood Cancer，58（6）：905-909.

Hadfield K D，Smith MJ，Trump D，et al. 2010. SMARCB1 mutations are not a common cause of multiple meningiomas[J]. J Med Genet，47（8）：567-568.

Hemminki K，Tretli S，Olsen J H，et al. 2010. Familial risks in nervous system tumours：joint Nordic study[J]. Br J Cancer，102（12）：1786-1790.

Hemminki K，Tretli S，Sundquist J，et al. 2009. Familial risks in nervous system tumours：a histology-specific analysis from Sweden and Norway[J]. Lancet Oncol，10（5）：481-488.

Henneveld H T，van Lingen R A，Hamel B C，et al. 1999. Perlman syndrome：four additional cases and review[J]. Am J Med Genet，86（5）：439-446.

Hes F J，McKee S，Taphoorn M J，et al. 2000. Cryptic von Hippel-Lindau disease：germline mutations in patients with haemangioblastoma only[J]. J Med Genet，37（12）：939-943.

Hirsch B，Shimamura A，Moreau L，et al. 2004. Association of biallelic BRCA2/FANCD1 mutations with spontaneous chromosomal instability and solid tumors of childhood[J]. Blood，103（7）：2554-2559.

Hulsebos T J，Plomp A S，Wolterman R A，et al. 2007. Germline mutation of INI1/SMARCB1 in familial schwannomatosis[J]. Am J Hum Genet，80（4）：805-810.

Hung K L，Wu C M，Huang J S，et al. 1990. Familial medulloblastoma in sib-lings：report in one family and review of the literature[J]. Surg Neurol，33（5）：341-346.

Janoueix-Lerosey I，Lequin D，Brugières L，et al. 2008. Somatic and germline activating mutations of the ALK kinase receptor in neuroblastoma[J]. Nature，455（7215）：967-970.

Kibirige M S，Birch J M，Campbell R H，et al. 1989. Review of astrocytoma in childhood[J]. Pediatr Hematol Oncol，6（4）：319-329.

Knudson A G. 1971. Mutation and cancer：statistical study of retinoblastoma[J]. Proc Natl Acad Sci U S A，68（4）：820-823.

Knudson A G，Strong L C. 1972. Mutation and cancer：neuroblastoma and pheochromocytoma[J]. Am J Hum Genet，24（5）：514-532.

Krutilkova V，Trkova M，Fleitz J，et al. 2005. Identification of five new families strengthens the link between childhood choroid plexus carcinoma and germline TP53 mutations[J]. Eur J Cancer，41（11）：1597-1603.

Kushner B H，Gilbert F，Helson L. 1986. Familial neuroblastoma：case reports，literature review，and etiologic considerations[J]. Cancer，57（9）：1887-1893.

Laberge-le Couteulx S，Jung H H，Labauge P，et al. 1999. Truncating mutations in CCM1，encoding KRIT1，cause hereditary cavernous angiomas[J]. Nat Genet，23（2）：189-193.

Mahaley M S，Mettlin C，Natarajan N，et al. 1989. National survey of patterns of care for brain-tumor patients[J]. J Neurosurg，71（6）：826-836.

Maher E R，Yates J R W，Ferguson-Smith MA. 1990. Statistical analysis of the two-stage mutation model in von Hippel-Lindau disease and in sporadic cerebellar hemangioblastoma and renal cell carcinoma[J]. J Med Genet，27（5）：311-314.

Maris J M，Mosse Y P，Bradfield J P，et al. 2008. Chromosome 6p22 locus associated with clinically aggressive neuroblastoma[J]. N Engl J Med，358（24）：2585-2593.

McConville C，Reid S，Baskcomb L，et al. 2006. PHOX2B analysis in non-syndromic neuroblastoma cases shows novel mutations and genotype-phenotype associations[J]. Am J Med Genet A，140（12）：1297-1301.

Miller R W. 1971. Deaths from childhood leukemia and solid tumors among twins and other sibs in the United States，1960-67[J]. J Natl Cancer Inst，46（1）：203-209.

Mossé Y P，Laudenslager M，Longo L，et al. 2008. Identification of ALK as a major familial neuroblastoma predisposition gene[J]. Nature，455（7215）：930-935.

Nijssen P C，Deprez R H，Tijssen C C，et al. 1994. Familial anaplastic ependymoma：evidence of loss of chromosome 22 in tumor cells[J]. J Neurol Neurosurg Psychiatry，57（10）：1245-1248.

Offit K，Levran O，Mullaney B，et al. 2003. Shared genetic susceptibility to breast cancer，brain tumors，and Fanconi anemia[J]. J Natl Cancer Inst，95（20）：1548-1551.

Parsons D W，Li M，Zhang X，et al. 2011. The genetic landscape of the childhood cancer medulloblastoma[J]. Science，331（6016）：435-439.

Perri P，Bachetti T，Longo L，et al. 2005. PHOX2B mutations and genetic predisposition to neuroblastoma[J]. Oncogene，24（18）：3050-3053.

Peyster R G，Ginsberg F，Hoover E D. 1986. Computed tomography of familial pinealoblastoma[J]. J Comput Assist Tomogr，10（1）：32-33.

Pulst S M，Rouleau G A，Marineau C，et al. 1993. Familial meningioma is not allelic to neurofibromatosis 2[J]. Neurology，43（10）：2096-2098.

Raabe E H，Laudenslager M，Winter C，et al. 2008. Prevalence and functional consequence of PHOX2B mutations in neuroblastoma[J]. Oncogene，27（4）：469-476.

Randerson-Moor J A，Harland M，Williams S，et al. 2001. A germline deletion of p14（ARF）but not CDKN2A in a melanoma-neural system tumor syndrome family[J]. Hum Mol Genet，10（1）：55-62.

Riant F，Bergametti F，Ayrignac X，et al. 2010. Recent insights into cerebral cavernous malformations：the molecular genetics of CCM[J]. FEBS J，277（5）：1070-1075.

Roberts C W，Leroux M M，Fleming M D，et al. 2002. Highly penetrant，rapid tumorigenesis through conditional inversion of the tumor suppressor gene Snf5[J]. Cancer Cell，2（5）：415-425.

Robertson C M，Tyrell J C，Pritchard J. 1991. Familial neural crest tumors[J]. Eur J Pediatr，150（11）：789-792.

Robertson L B，Armstrong G N，Olver B D，et al. 2010. Survey of familial glioma and role of germline p16INK4A/p14ARF and p53 mutation[J]. Fam Cancer，9（3）：413-421.

Robinow M，Johnson G F，Minella P A. 1986. Aicardi syndrome，papilloma of the choroid plexus，cleft lip and cleft posterior palate[J]. J Pediatr，104（3）：404-405.

Rousseau G，Noguchi T，Bourdon V，et al. 2011. SMARCB1/INI1 germline mutations contribute to 10% of sporadic schwannomatosis[J]. BMC Neurol，11：9.

Sabbaghian N，Hamel N，Srivastava A，et al. 2012. Germline DICER1 mutation and associated loss of heterozygosity in a pineoblastoma[J]. J Med Genet，49（7）：417-419.

Scheurer M E，Etzel C J，Liu M，et al. 2010. Familial aggregation of glioma：a pooled analysis[J]. Am J Epidemiol，172（10）：1099-4107.

Schneppenheim R，Frühwald M C，Gesk S，et al. 2010. Germline nonsense mutation and somatic inactivation of SMARCA4/BRG1 in a family with rhabdoid tumor predisposition syndrome[J]. Am J Hum Genet，86（2）：279-284.

Shete S，Hosking F J，Robertson L B，et al. 2009. Genome-wide association study identifies five susceptibility loci for glioma[J]. Nat Genet，41（8）：899-904.

Shete S， Lau C C，Houlston R S，et al. 2011. Genome-wide high-density SNP linkage search for glioma susceptibility loci：results from the Gliogene Consortium[J]. Cancer Res，71（24）：7568-7575.

Smith M J，Kulkarni A，Rustad C，et al. 2011. Vestibular schwannomas occur in schwannomatosis and should not be considered an exclusion criterion for clinical diagnosis[J]. Am J Med Genet A，158A（1）：215-219.

Smith M J，O'Sullivan J，Bhaskar S S，et al. 2013. Loss-of-function mutations in SMARCE1 cause an inherited disorder of multiple spinal meningiomas[J]. Nat Genet，45（3）：295-298.

Smith M J，Wallace AJ，Bowers N L，et al. 2012. Frequency of SMARCB1 mutations in familial and sporadic schwannomatosis[J]. Neurogenetics，13（2）：141-145.

Tabori U，Shlien A，Baskin B，et al. 2010. TP53 alterations determine clinical subgroups and survival of patients with choroid plexus tumors[J]. J Clin Oncol，28（12）：1995-2001.

Tachibana I，Smith J S，Sato K，et al. 2000. Investigation of germline PTEN，p53，p16（INK4A）/p14（ARF），and CDK4 alterations in familial glioma[J]. Am J Med Genet，92（2）：136-141.

Taylor M D，Gokgoz N，Andrulis I L，et al. 2000. Familial posterior fossa brain tumors of infancy secondary to germline mutation of the hSNF5 gene[J]. Am J Hum Genet，66（4）：1403-1406.

Taylor M D，Liu L，Raffel C，et al. 2002. Mutations in SUFU predispose to medulloblastoma[J]. Nat Genet，31（3）：306-310.

Thuwe I，Lundstrom B，Walinder J. 1979. Familial brain tumor[J]. Lancet，1（8114）：504.

Torres C F，Korones D N，Pilcher W. 1997. Multiple ependymomas in a patient with Turcot's syndrome[J]. Med Pediatr Oncol，28（1）：59-61.

Tos M，Thomsen J. 1984. Epidemiology of acoustic neuromas[J]. J Laryngol Otol，98（7）：685-692.

Trochet D，Bourdeaut F，Janoueix-Lerosey I，et al. 2004. Germline mutations of the paired-like homeobox 2B（PHOX2B）gene in neuroblastoma[J]. Am J Hum Genet，74（4）：761-764.

van den Munckhof P，Christiaans I，Kenter SB，et al. 2012. Germline SMARCB1 mutation predisposes to multiple meningiomas and schwannomas with preferential location of cranial meningiomas at the falx cerebri[J]. Neurogenetics，13（1）：1-7.

Vieregge P，Gerhard L，Nahser H C. 1987. Familial glioma：occurrence within the 'familial cancer syndrome' and systemic malformations[J]. J Neurol，234（4）：220-232.

von Koch C S，Gulati M，Aldape K，et al. 2002. Familial medulloblastoma：case report of one family and review of the literature[J]. Neurosurgery，51（1）：227-233.

Woods W G，Gao R N，Shuster J J，et al. 2002. Screening of infants and mortality due to neuroblastoma[J]. N Engl J Med，346（14）：1041-1046.

Zwetsloot C P，Kros J M，Paz y Gueze H D，et al. 1991. Familial occurrence of tumors of the choroid plexus[J]. J Med Genet，28（7）：492-494.

第 2 章　眼　　部

雪莉·V. 霍奇森[①]，威廉·D. 福尔克斯[②]，查瑞斯·恩格[③]，依蒙·R. 马赫[④]

本章讨论的眼部肿瘤包括视网膜母细胞瘤、视网膜毛细血管瘤、视神经胶质瘤、脑膜瘤和黑色素瘤。眼横纹肌肉瘤将与其他部位的横纹肌肉瘤一起讨论。涉及显著眼部表现（肿瘤性和非肿瘤性）的遗传性疾病包括神经纤维瘤病 1 型（neurofibromatosis type 1，NF1）、神经纤维瘤病 2 型（neurofibromatosis type 2，NF2）、von Hippel-Lindau 病、结节性硬化症和结直肠家族性腺瘤性息肉病。

2.1　视网膜母细胞瘤

视网膜母细胞瘤（retinoblastoma）是儿童时期最常见的恶性眼部肿瘤，每 2 万名儿童中大约有 1 名受累。在美国的生存率接近 100%，而在发展中国家则要低得多。该肿瘤来源于原始视网膜细胞（视网膜母细胞），并通常出现在儿童早期（90%在 5 岁前发病）。不到 10%的视网膜母细胞瘤患儿有阳性家族史（呈常染色体显性遗传），但新发突变很常见，而大约 40%的视网膜母细胞瘤患者具有遗传倾向。作为 Al Knudson 在"二次打击肿瘤发生模型"方面的开创性工作以及肿瘤抑制基因范式的对象，视网膜母细胞瘤在人类癌症遗传学中占有独特的地位。

视网膜母细胞瘤典型表现为白瞳征（白眼、猫眼反射）或斜视。其在大约 30%的病例中为双侧发病，而这些患儿在诊断时的年龄（平均 8 个月）要小于单侧肿瘤患儿（平均 25 个月）。双侧或多灶性肿瘤发生在具有视网膜母细胞瘤基因（*RB1*）胚系突变的患者中，而大约 15%的单一肿瘤患儿会发生胚系突变。所有携带视网膜母细胞瘤基因胚系突变的视网膜母细胞瘤患儿中有 40%存在继发其他肿瘤的风险，尤其是骨肉瘤和软组织肉瘤（见下文）。这种倾向在接受放疗者中会加剧。少数具有胚系视网膜母细胞瘤基因突变的个体（小于 2%）可能发生视网膜瘤。这些良性的视网膜病变表现为伴有奶酪样钙化和潜在的脉络膜、视网膜色素上皮紊乱的局灶性透明区。视网膜瘤被认为源于几乎已分化的视网膜母细胞中的第二次 *RB1* 突变。在所有视网膜母细胞瘤患者中大约有 2%也具有颅内病变，通常在松果体中。松果体肿瘤和视网膜母细胞瘤通常被称为三侧性视网膜母细胞瘤，并发生在具有胚系视网膜母细胞瘤突变的患者中。

视网膜母细胞瘤突变在大约 10%的肯定携带者中为非外显。尽管父亲的年龄对视网

---

① 英国伦敦，圣乔治医院癌症遗传学系。
② 加拿大魁北克省蒙特利尔，麦吉尔大学人类遗传学、医学和肿瘤学癌症遗传学系项目。
③ 美国俄亥俄州克利夫兰，克利夫兰诊所基因组医学研究所。
④ 英国剑桥，剑桥大学医学遗传学系。

膜母细胞瘤的新突变并无明显的效应，但大多数新的遗传突变发生在父系生殖细胞中
（Zhu et al.，1989）。已注意到双侧散发性肿瘤患者中男性偏多，而 Naumova 和 Sapienza
（1994）曾提议基因组印记效应的参与。尽管一项荷兰的辅助生殖技术受孕儿童队列报告
了过多的视网膜母细胞瘤病例，但这一发现需要被证实（Moll et al.，2003）。

　　大约 60%的视网膜母细胞瘤是源于体细胞（获得性）突变，使视网膜母细胞瘤基因
的两个等位基因同时失活。这类患者将发生单一肿瘤，而他们的后代没有风险。然而，
15%的单一肿瘤患者具有胚系突变。表 2.1 给出了散发性视网膜母细胞瘤患者亲属的风险
预估。Draper 等（1992）后来的预估在某些情况下要低于先前的估计。对于孤立单侧性
视网膜母细胞瘤患者亲属的遗传咨询较为复杂，因为存在嵌合性胚系 RB1 基因突变的可
能性（Lohmann et al.，1997）。具有遗传性视网膜母细胞瘤（胚系突变）的患者具有增加
罹患第二种肿瘤的风险，而患有非遗传性肿瘤的儿童则不会。发生第二处原发性肿瘤的
风险反映了非视网膜母细胞瘤的遗传易感性以及治疗（如放疗）的效果。Draper 等（1986）
估计，遗传性视网膜母细胞瘤患者在确诊后 18 年患第二处原发性肿瘤的累积概率，对于
所有肿瘤来说是 8.4%，对于骨肉瘤来说为 6%。在放射治疗区域外和内部发生骨肉瘤的
风险分别为 2.2%和 3.7%，因此遗传性视网膜母细胞瘤患者可能对辐射诱导肿瘤的发生更
敏感。在放射治疗区域外骨肉瘤最常发生的部位为股骨，而遗传性视网膜母细胞瘤患者
发生该并发症的风险会增加 200～500 倍。在遗传性视网膜母细胞瘤的患者中，软组织肉
瘤的风险也有所增加。对视网膜母细胞瘤患者亲属的非眼部癌症的研究表明，视网膜母
细胞瘤基因突变携带者患多种其他癌症的风险有所增加（总体相对风险率为 11.6），包括
肺癌（相对风险率为 15）、恶性黑色素瘤和膀胱癌（Sanders et al.，1988）。Moll 等（1996）
估计遗传性视网膜母细胞瘤患者中第二原发肿瘤的累积发生率在 10 岁和 35 岁时分别为
4%和 18%。Eng 等（1993）报道双侧视网膜母细胞瘤的患者在 40 岁时死于第二原发性肿
瘤的累积概率为 26%。最常见的第二原发性肿瘤为骨和结缔组织肿瘤以及恶性黑色素瘤。
Eng 等（1993）也证明放射治疗会增加第二原发肿瘤的风险，并推荐所有的遗传性视网
膜母细胞瘤患者应接受第二原发肿瘤的终生检测。在英国的一项遗传性视网膜母细胞瘤
病例的随访研究中，Fletcher 等（2004）发现累计癌症发病率和死亡率分别为 69%和 48%。
与接受放射治疗的患者不同，肉瘤仅占一小部分，而肺癌［标准化死亡率（SMR）= 7］、
膀胱癌（SMR = 26）和所有其他上皮癌（SMR = 3.3）的死亡率则有所增加。

表 2.1　无家族史的视网膜母细胞瘤患儿的亲属罹患视网膜母细胞瘤的风险

先证者的视网膜母细胞瘤	与先证者的关系	携带突变 RB 基因的风险/%	罹患视网膜母细胞瘤的风险[1]/%	罹患视网膜母细胞瘤的风险[2]/%
双侧	后代	50	45	44
双侧	兄弟姐妹或异卵双胞胎	5	2.7	2
双侧	未患病的兄弟姐妹的后代	0.5	0.27	
双侧	一级表兄妹	0.05	0.027	
双侧	同卵双胞胎	100	90	
单侧	后代	7.5	5.7	1

续表

先证者的视网膜母细胞瘤	与先证者的关系	携带突变 RB 基因的风险/%	罹患视网膜母细胞瘤的风险[①]/%	罹患视网膜母细胞瘤的风险[②]/%
单侧	兄弟姐妹或异卵双胞胎	0.8	0.4	1
单侧	未患病的兄弟姐妹的后代	0.08	0.04	
单侧	一级表兄妹	0.008	0.004	
单侧	同卵双胞胎	10	5.4	

①Musarella 和 Gallie（1987）所推算的患病风险考虑了视网膜母细胞瘤的突变率，并假设有 90%的胚系突变个体会发生肿瘤，而 15%的单侧视网膜母细胞瘤患者具有胚系突变。

②Draper 等（1992）所推算的第一个孩子的兄弟姐妹的患病风险，如果有更多未发病的兄弟姐妹，则该风险会降低。

借助具有视网膜母细胞瘤和 13 号染色体间隙型缺失的报道，视网膜母细胞瘤基因最初被定位到 13 号染色体 q14 区带。大约 3%的视网膜母细胞瘤患儿具有细胞遗传学可见的 13 号染色体缺失或易位。具有体质性染色体结构缺失的视网膜母细胞瘤患者可能合并智力落后，且大多存在血清酯酶 D 水平降低［其基因与视网膜母细胞瘤基因（*RB1*）靠近］。*RB1* 基因在 13q14 区跨度为 200 kb（Friend et al.，1986），并编码一个 110 kDa 的具有肿瘤抑制活性的核磷蛋白（Huang et al.，1988）。

视网膜母细胞瘤基因的发现使借助各种技术对具有胚系突变的个体进行症状前的鉴定成为可能。基因内限制性片段长度多态性（restriction fragment length polymorphism，RFLP）可在近 95%的家族中提供信息，并通常容许对具有两个或以上患病成员的家族中有风险的亲属进行准确的症状前诊断，而对于只有单一病例的家族则没有帮助（Wiggs et al.，1988）。Lohmann 等（1996）和 Houdayer 等（2004）则借助各种分子遗传学技术报告了80%甚至更高的突变检出率。胚系缺失并不罕见，因此应当将适当的缺失扫描手段［如多重连接探针扩增技术（multiplex ligation-dependent probe amplification，MLPA）］作为突变检测策略的一部分。*RB1* 突变具有异质性，而除了启动子突变和一些具有残余蛋白活性的基因内突变可能导致外显率降低外，通常缺乏明确的基因型-表型关联（Kratzke et al.，1994；Cowell et al.，1996）。在单侧散发的病例中，胚系突变的鉴定可区分那些具有单纯性视网膜母细胞瘤以及非遗传病例新的胚系突变的个体。当一个胚系突变被确认后，其他亲属也可以接受检测。若已故患者的组织病理学材料（福尔马林固定、石蜡包埋）可用，也可以对肿瘤组织进行突变分析，并进行进一步的调查，以确定特色性的突变是体细胞还是胚系的。的确，如果有肿瘤组织可用，那它将首先被用以确定这两类 *RB1* 突变。然后检测体质性（如血液）DNA 以确定是否二者均为体细胞突变，或者一种为胚系（由于嵌合体并不少见，血液 DNA 检测必须使用足够灵敏的方法来检测嵌合体突变）。假如两种突变都在肿瘤中被检测到，而都在血液中未检测到，则无须对其兄弟姐妹进行检测，尽管患者的后代仍有很小的患病风险（源于嵌合体）。大约 95%的遗传性视网膜母细胞瘤患者的血液 DNA 中可检测到致病突变。对于表现为发育迟缓和（或）畸形特征的患者，应首先进行荧光原位杂交（fluorescence *in situ* hybridization，FISH）或阵列比较基因组杂交（array-comparative genomic hybridization，array-CGH）分析以检测拷贝数变化。

具有 *RB1* 基因突变的儿童在 1 岁之前应每 3~4 周接受一次眼科检查,之后在 5 岁之前每 2~3 个月接受一次眼科检查,然后在其余人生中每年进行一次眼科检查(Lohmann et al.,2011)。对于非眼部第二肿瘤(non-ocular second tumors)的检测则没有具体的指南,但针对具有骨痛或肿块主诉者则应及时进行检查。

在缺乏分子遗传学诊断的情况下,所有视网膜母细胞瘤患儿的父母和兄弟姐妹都应当接受彻底的眼科评估。视网膜母细胞瘤患者的后代和兄弟姐妹应从出生时开始随访,并进行完整的视网膜检查。例如,检查应当在出生时以及其后每个月,在无麻醉的情况下进行,直到 3 月龄;之后每 3 个月在全身麻醉下进行一次,直到 2 岁;然后每 4 个月进行一次,直到 3 岁。此后,无全身麻醉的检查可在 5 岁之前每 6 个月进行一次,然后在 11 岁之前每 12 个月进行一次(筛查的频率和持续时间可根据 DNA 分析的结果进行调整)。具有貌似散发性视网膜母细胞瘤儿童的父母必须接受检查,以排除退行性肿瘤或视网膜瘤,因为这将有助于确定患儿是否存在胚系 *RB1* 基因突变。患有视网膜母细胞瘤的儿童需要仔细随访,以发现新的肿瘤或复发的情况。Salmonsen 等(1979)所研究的儿童中,有 11%出现了新的肿瘤。从传统观点来看,所有患有视网膜母细胞瘤的儿童都应当在全身麻醉下定期进行视网膜检查。然而,应用 DNA 技术来识别肿瘤和组织 DNA 中的 *RB1* 基因突变,可以使随访范围缩小至具有胚系 *RB1* 基因突变的患者。这不但增强了对风险亲属的管理,也是一种划算的策略(Noorani et al.,1996)。双侧视网膜母细胞瘤的幸存者(以及具有胚系视网膜母细胞瘤基因突变的单侧视网膜母细胞瘤的幸存者)在青少年时期发生骨肉瘤和其他癌症的风险则更高(见上文)。

2.2 视网膜星形细胞错构瘤

视网膜星形细胞错构瘤(retinal astrocytic harmatoma),这种良性的非进展性肿瘤最常见于结节性硬化症患者,并发生在大约 50%的患者中。视网膜星形细胞错构瘤偶尔也见于神经纤维瘤病 1 型和 2 型中(Sachdeva et al.,2010;Martin et al.,2010)。散发性视网膜星形细胞瘤与那些发生在结节性硬化症中的不同之处在于,有一部分看起来是真正的肿瘤并可能发生局部侵袭(Arnold et al.,1985)。

2.3 视神经胶质瘤

尽管罕见,但视神经胶质瘤(optic glioma)是儿童时期最常见的视神经肿瘤。在 1/3 的病例中,视神经胶质瘤合并有神经纤维瘤病 1 型(NF1)。大约 15%的 NF1 患者将发生视神经胶质瘤(可能为双侧性),尽管有症状的视神经胶质瘤的发生率大约为 5%(Lewis et al.,1984;Huson et al.,1988;Singhal et al.,2002)。McGaughran 等(1999)估计 NF1 患者在 10 岁时发生视神经胶质瘤的准确风险为 3.7%,在 25 岁时为 6.2%。已发现 *NF1* 基因 5′端的突变与视神经胶质瘤的发病之间存在潜在的关联(Sharif et al.,2011)。

所有的视神经胶质瘤患者及其家族均应评估是否患有 NF1。其组织学外观为低度(毛细胞性)星形细胞瘤,可自行消退,故许多研究者认为这些肿瘤是先天性错构瘤而非获得性肿瘤（Riccardi and Eichner，1986）。视神经胶质瘤通常起源于视神经或视交叉，并且通常表现为视觉障碍和（或）无痛性突眼。大多数 NF1 相关的视神经胶质瘤发生在眼眶。计算机断层扫描（computed tomography，CT）或磁共振成像（magnetic resonance imaging，MRI）扫描可以显示神经胶质瘤，并将其与视神经脑膜瘤相区分。视神经胶质瘤的自然史尚不明确。大多数均为非进展性，因此更推荐保守治疗。手术与放射治疗更适用于伴发突眼的进行性视力丧失。视交叉病变的治疗更为困难，但话说回来，大多数都是非进展性的，因此可采用保守治疗。

2.4　眼绒毛膜瘤

眼绒毛膜瘤（ocular choristoma）是一种先天性病变，是正常组织在异常部位的沉积。这是儿童中最常见的眼球和眼眶肿瘤，发病率约为 1/5000（Mansour et al.，1989）。皮样囊肿和表皮样囊肿均包含于该组中。眼绒毛膜瘤可能与戈尔登哈尔（Goldenhar）综合征（半侧颜面畸形）或表皮痣综合征相关。在后者中，绒毛膜瘤通常为双侧且广泛的。Goldenhar 综合征通常为散发性，但在少数病例中可能为家族性（Tasse et al.，2007）。与 Goldenhar 综合征无关的显性遗传的家族性绒毛膜瘤很少发生（Mansour et al.，1989）。

2.5　睫状体髓上皮瘤

睫状体髓上皮瘤（ciliary body medulloepithelioma），这种罕见的眼部肿瘤据报道发生于具有 *DICER 1* 基因突变的儿童中（Slade et al.，2011）。

2.6　海绵状血管瘤

海绵状血管瘤（cavernous hemangioma），这种罕见的眼部肿瘤应与视网膜毛细血管母细胞瘤相鉴别。诊断的平均年龄为 23 岁，而双侧发病者少于 10%。海绵状血管瘤通常是静止性的，而严重的并发症并不常见。大约 28% 的视网膜或视盘海绵状血管瘤患者伴有皮肤血管病变，一些患者则伴有颅内海绵状血管瘤（Lewis et al.，1975）。眼部、中枢神经系统和皮肤海绵状血管瘤的三联征可以呈显性遗传，伴有不同的表现度以及不完全外显（Brown and Shields，1985）。因此，发现视网膜或脉络膜海绵状血管瘤提示应搜寻系统或家族性疾病（Sarraf et al.，2000）。据估计大约 5% 的脑海绵状血管瘤患者将有视网膜病变（Labauge et al.，2006）。家族性脑海绵状血管瘤是一种遗传异质性疾病，可由 *KRIT1*（*CCM1*）、*CCM2* 或 *PDCD10*（*CCM3*）基因的突变引起，看起来这些亚型中的每一种均可能与视网膜病变相关（Labauge et al.，2006）

2.7　视网膜毛细血管瘤

视网膜毛细血管瘤（hemangioblastoma，又称血管瘤）是 von Hippel-Lindau 病最常见

的表现（Maher et al.，1990）。该病在具有视网膜毛细血管瘤表现患者中的确切比例尚不清楚，最常见的估计为 40%，但 Neumann 和 Wiestler（1991）则在 86%的视网膜毛细血管瘤患者中发现了该病的证据。对所有具有视网膜毛细血管瘤的患者都应该进行 von Hippel-Lindau 病亚临床表现的检查。所有具有多发性视网膜血管瘤的患者均符合 von Hippel-Lindau 病的临床诊断标准，但在一些非典型病例中，专业的眼科检查将有助于确认这些病变为血管瘤而非其他类型的血管病变（如 Coats 病）。Webster 等（1998）调查了17 例具有类似于 von Hippel-Lindau 病的单发性眼部血管瘤，而并未在这些患者或其家族成员中发现其他的并发症表现。他们得出的结论认为，散发性眼部血管瘤可以独立于 von Hippel-Lindau 病而发生。与那些患有该病的人相比，这些肿瘤的发生部位相似，出现症状的年龄以及对视力的影响也相似。在整体上，单发性眼部血管瘤患者具有潜在 von Hippel-Lindau 病的风险为 30%，而这一风险将随基因检测和临床筛查的阴性以及年龄的增长而降低（表 2.2）（Webster et al.，1999）。

表 2.2　单发性眼部血管瘤的患者经过仔细的眼科筛查后发现潜在 von Hippel-Lindau 病的估计概率

其他阴性表现	不同年龄段的估计概率			
	<20 岁	21～40 岁	41～60 岁	>60 岁
无	0.30	0.30	0.30	0.30
DNA	0.11	0.11	0.11	0.11
系统筛查	0.27	0.13	0.06	0.02
父母家族史	0.19	0.13	0.09	0.09
父母家族史+系统筛查	0.17	0.05	0.02	0.01
DNA+父母家族史	0.06	0.04	0.03	0.03
DNA+系统筛查	0.10	0.04	0.02	0.01
DNA+系统筛查+父母家族史	0.06	0.01	0.00	0.00

注：引自 Webster et al.（2000）- J Med Genet，37：62-63.

在组织学上，von Hippel-Lindau 病相关视网膜毛细血管瘤类似于小脑血管母细胞瘤，瘤体中基质细胞围绕毛细血管内皮细胞并与胶质细胞混合。分子研究则表明，基质细胞中野生型 *VHL* 等位基因的缺失会导致 HIF 转录因子的激活以及血管内皮生长因子和其他血管生成因子的表达（Chan et al.，2007）。

2.8　黑　色　素　瘤

葡萄膜黑色素瘤（melanoma）是成人中最常见的原发性眼内恶性肿瘤，发病率为每年 6/1 000 000（终身风险 1/2500）（Canning and Hungerford，1988）。家族性病例并不常见，约占所有患者的 0.6%（Singh et al.，1996）。Canning 和 Hungerford（1988）回顾了 14 个患有家族性黑色素瘤的家族。其诊断时的平均年龄明显低于散发病例（分别为 42 岁和 56 岁），而遗传方式则可能为伴外显不全的常染色体显性遗传。眼内黑色素瘤可能与家族性非典型性痣-黑色素瘤综合征、眼黑素细胞增多症和神经纤维瘤病 1 型有关（Singh et al.，1995）。尽管一些研究表明葡萄膜黑色素瘤可能与乳腺癌（尤其是 *BRCA2* 突变）有关，但这种联系似乎并非葡萄膜黑色素瘤的常见病因（Harbour，2012）。

葡萄膜黑色素瘤中最常检测到的体细胞突变为 *GNAQ/GNA11* 基因的错义突变（大约 80% 的病例）和 *BAP1* 基因的失活突变（大约 50% 的病例）（van Raamsdonk et al.，2010；Harbour et al.，2010）。胚系 *BAP1* 基因突变可诱发多系统遗传性癌症综合征，其特征为葡萄膜黑色素瘤和其他肿瘤的易感性，包括皮肤黑素细胞瘤、恶性间皮瘤、肺腺癌和腹腔腺癌（Testa et al.，2011；Abdel-Rahman et al.，2011）。家族性葡萄膜黑色素瘤目前被认为占所有病例的 2%～5%（Harbour，2012）。

2.9　眶内脑膜瘤

眶内脑膜瘤（meningioma）是一种罕见的肿瘤，可能出现在任何年龄，但好发于中年女性。大多数肿瘤为单侧性，但有一小部分患者为双侧受累。视神经鞘脑膜瘤可能并发神经纤维瘤病 2 型，通常为单侧性，但也可能为双侧性（Jain et al.，2010）。

（译　陆　方）

参 考 文 献

Abdel-Rahman M H，Pilarski R，Cebulla C M，et al. 2011. Germline BAP1 mutation predisposes to uveal melanoma，lung adenocarcinoma，meningioma，and other cancers[J]. J Med Genet，48（12）：856-859.

Arnold A C，Hepler R S，Yee R W，et al. 1985. Solitary retinal astrocytoma[J]. Surv Ophthalmol，30（3）：173-181.

Brown G C，Shields J A. 1985. Tumors of the optic nerve head[J]. Surv Ophthalmol，29（4）：239-264.

Canning C R，Hungerford J. 1988. Familial uveal melanoma[J]. Br J Ophthalmol，72（4）：241-243.

Chan C C，Collins A B，Chew E Y. 2007. Molecular pathology of eyes with von Hippel-Lindau（VHL）disease：a review[J]. Retina，27（1）：1-7.

Cowell J K，Bia B，Akoulitchev A. 1996. A novel mutation in the promoter region in a family with a mild form of retinoblastoma indicates the location of a new regulatory domain for the RB1 gene[J]. Oncology，12（2）：431-436.

Draper G J，Sanders B M，Kingston J E. 1986. Second primary neoplasms in patients with retinoblastoma[J]. Br J Cancer，53（5）：661-671.

Draper G J，Sanders B M，Brownbill P A，et al. 1992. Patterns of risk of hereditary retinoblastoma and applications to genetic counseling[J]. Br J Cancer，66（1）：211-219.

Eng C，Li F P，Abramson D H，et al. 1993. Mortality from second tumors among long-term survivors of retinoblastoma[J]. J Natl Cancer Inst，85（14）：1121-1128.

Fletcher O，Easton D，Anderson K，et al. 2004. Lifetime risks of common cancers among retinoblastoma survivors[J]. J Natl Cancer Inst，96（5）：357-363.

Friend S H，Bernards R，Rogelj S，et al. 1986. A human DNA segment with properties of the gene that predisposes to retinoblastoma and osteosarcoma[J]. Nature，323（6089）：643-646.

Harbour J W. 2012. The genetics of uveal melanoma：an emerging framework for targeted therapy[J]. Pigment Cell Melanoma Res，25（2）：171-181.

Harbour J W，Onken M D，Roberson E D，et al. 2010. Frequent mutation of BAP1 in metastasizing uveal melanomas[J]. Science，

330（6009）：1410-1413.

Houdayer C，Gauthier-Villars M，Laugé A，et al. 2004. Comprehensive screening for constitutional RB1 mutations by DHPLC and QMPSF[J]. Hum Mutat，23（2）：193-202.

Huang H S，Yeo J，Shaw Y，et al. 1988. Suppression of neoplastic phenotype by replacement of the RB gene in human cancer cells[J]. Science，242（4885）：1563-1566.

Huson S M，Harper P S，Compston D A S. 1988. Von Recklinghausen neurofibromatosis[J]. Brain，111（Pt 6）：1355-1381.

Jain D，Ebrahimi K B，Miller N R，et al. 2010. Intraorbital meningiomas：a pathologic review using current World Health Organization criteria[J]. Arch Pathol Lab Med，134（5）：766-770.

Kratzke R A，Otterson G A，Hogg A，et al. 1994. Partial inactivation of the RB product in a family with incomplete penetrance of familial retinoblastoma and benign retinal tumors[J]. Oncogene，9（5）：1321-1326.

Labauge P，Krivosic V，Denier C，et al. 2006. Frequency of retinal cavernomas in 60 patients with familial cerebral cavernomas：a clinical and genetic study[J]. Arch Ophthalmol，124（6）：885-886.

Lewis R A，Cohen M H，Wise G N. 1975. Cavernous hemangioma of the retina and optic disc[J]. Br J Ophthalmol，59（8）：422-424.

Lewis R A，Riccardi V M，Gerson L P，et al. 1984. Von Recklinghausen neurofibromatosis：II. Incidence of optic-nerve gliomata[J]. Ophthalmology，91（8）：929-935.

Lohmann D，Gallie B，Dommering C，et al. 2011. Clinical utility gene card for：retinoblastoma[J]. Eur J Hum Genet，19（3）.

Maher E R，Yates J R W，Harries R，et al. 1990. Clinical features and natural history of von Hippel-Lindau disease[J]. Q J Med，77（283）：1151-1163.

Lohmann D R，Brandt B，Hopping W，et al. 1996. The spectrum of RB1 germ-line mutations in hereditary retinoblastoma[J]. Am J Hum Genet，58（5）：940-949.

Lohmann D R，Gerick M，Brandt B，et al. 1997. Constitutional RB1-gene mutations in patients with isolated unilateral retinoblastoma[J]. Am J Hum Genet，61（2）：282-294.

Mansour A M，Barber J C，Reinecke R D，et al. 1989. Ocular choristomas[J]. Surv Ophthalmol，1989，33（5）：339-358.

Martin K，Rossi V，Ferrucci S，et al. 2010. Retinal astrocytic hamartoma[J]. Optometry，81（5）：221-233.

McGaughran J M，Harris D I，Donnai D，et al. 1999. A clinical study of type 1 neurofibromatosis in north west England[J]. J Med Genet，36（3）：197-203.

Moll A C，Imhof S M，Bouter L M，et al. 1996. Second primary tumors in patients with hereditary retinoblastoma：a register-based follow-up study，1945-1994[J]. Int J Cancer，67（4）：15-19.

Moll A C，Imhof S M，Cruysberg J R，et al. 2003. Incidence of retinoblastoma in children born after in-vitro fertilisation[J]. Lancet，361（9354）：309-310.

Musarella M A，Gallie B L. 1987. A simplified scheme for genetic counseling in retinoblastoma[J]. J Pediatr Ophthalmol Strabismus，24（3）：124-125.

Naumova A，Sapienza C. 1994. The genetics of retinoblastoma，revisited[J]. Am J Hum Genet，54（2）：264-273.

Neumann H P，Wiestler O D. 1991. Clustering of features of von Hippel-Lindau syndrome：evidence for a complex genetic locus[J]. Lancet，337（8749）：1052-1054.

Noorani H Z，Khan H N，Gallie B L，et al. 1996. Cost comparison of molecular versus conventional screening of relatives at risk for retinoblastoma[J]. Am J Hum Genet，59（2）：301-307.

Riccardi V M，Eichner J E. 1986. Neurofibromatosis：phenotype，natural history and pathogenesis[M]. Baltimore：Johns Hopkins University Press.

Sachdeva R，Rothner D A，Traboulsi E I，et al. 2010. Astrocytic hamartoma of the optic disc and multiple café-au-lait macules in a child with neurofibromatosis type 2[J]. Ophthalmic Genet，31（4）：209-214.

Salmonsen P C，Ellsworth R M，Kitchen F D. 1979. The occurrence of new retinoblastoma after treatment[J]. Ophthalmology，86（5）：837-843.

Sanders B M，Draper C J，Kingston J E. 1988. Retinoblastoma in Great Britain 1969-80：incidence，treatment，and survival[J]. Br

J Ophthalmol，72（8）：576-583.

Sarraf D，Payne A M，Kitchen N D，et al. Familial cavernous hemangioma：an expanding ocular spectrum[J]. Arch Ophthalmol，118（7）：969-973.

Sharif S，Upadhyaya M，Ferner R，et al. 2011. A molecular analysis of individuals with neurofibromatosis type 1（NF1）and optic pathway gliomas（OPGs），and an assessment of genotype-phenotype correlations[J]. J Med Genet，48（4）：256-260.

Singh A D，Shields C L，Shields J A，et al. 1995. Uveal melanoma and familial atypical mole and melanoma（FAM-M）syndrome[J]. Ophthalmic Genet，16（2）：53-61.

Singh A D，Wang M X，Donoso L A，et al. 1996. Genetic aspects of uveal melanoma：a brief review[J]. Semin Oncol，23（6）：768-772.

Singhal S，Birch J M，Kerr B，et al. 2002. Neurofibromatosis type 1 and sporadic optic gliomas[J]. Arch Dis Child，87（1）：65-70.

Slade I，Bacchelli C，Davies H，et al. 2011. DICER1 syndrome：clarifying the diagnosis，clinical features and management implications of a pleiotropic tumour predisposition syndrome[J]. J Med Genet，48（4）：273-278.

Tasse C，Majewski F，Bohringer S，et al. 2007. A family with autosomal dominant oculo-auriculo-vertebral spectrum[J]. Clin Dysmorph，16（1）：1-7.

Testa J R，Cheung M，Pei J，et al. 2011. Germline BAP1 mutations predispose to malignant mesothelioma[J]. Nat Genet，43（10）：1022-1025.

Van Raamsdonk C D，Griewank K G，Crosby M B，et al. 2010. Mutations in GNA11 in uveal melanoma[J]. N Engl J Med，363（23）：2191-2199.

Webster A，Richards F M，MacRonald F E，et al. 1998. An analysis of phenotypic variation in the familial cancer syndrome von Hippel-Lindau disease：evidence for modifier effects[J]. Am J Hum Genet，63（4）：1025-1035.

Webster A R，Maher E R，Bird A C，et al. 2000. Risk of multisystem disease in isolated ocular angioma（haemangioblastoma）[J]. J Med Genet，37（1）：62-63.

Webster A R，Maher E R，Moore A T. 1999. Clinical characteristics of ocular angiomatosis in von Hippel-Lindau disease and correlation with germline mutation[J]. Arch Ophthalmol，117（3）：371-378.

Wiggs J，Nordenskjöld M，Yandell D. 1988. Prediction of the risk of hereditary retinoblastoma，using DNA polymorphisms within the retinoblastoma gene[J]. N Engl J Med，318（3）：151-157.

Zhu X，Dunn J M，Phillips R A，et al. 1989. Preferential germline mutation of the paternal allele in retinoblastoma[J]. Nature，340（6231）：312-313.

第 3 章　心肺系统和胸腔

雪莉・V. 霍奇森[1]，威廉・D. 福尔克斯[2]，查瑞斯・恩格[3]，依蒙・R. 马赫[4]

3.1　头 颈 部 癌

3.1.1　概述

头颈部鳞状细胞癌（分组包括舌头、口腔、鼻咽和喉部）与吸烟和酒精摄入有关（尽管不同部位的危险因素可能有所不同）。此外，人乳头瘤病毒（human papilloma virus，HPV）感染与口咽癌有关（D'Souza et al.，2007）。特定的头颈部癌可能与遗传性肿瘤综合征相关，如遗传性非息肉病性结直肠癌（Lynch 综合征）、Li-Fraumeni 综合征（喉部）和 Fanconi 贫血（口腔癌）。Foulkes 等（1996）曾报道受累病例的一级亲属中发生头颈部癌症的相对风险率为 3.7，但如果先证者有多处原发病灶，相对风险率则可接近 8.0。

头颈部鳞状细胞癌的外显子重测序研究表明，最常见的突变基因为 *TP53*、*NOTCH1*、*CDKN2A*、*PIK3CA*、*FBXW7*、*IRF6*、*PTEN* 和 *HRAS*（Agrawal et al.，2011；Stransky et al.，2011），而 HPV 相关癌症的瘤均突变总数则较低。*TP53* 突变在 HPV 相关恶性肿瘤中未检测到，却存在于约 80% 的 HPV 阴性肿瘤中（Agrawal et al.，2011）。在总体上，值得注意的是，尽管头颈部鳞状细胞癌在临床上是按解剖位置分类，但在分子水平上，*TP53* 失活（通过体细胞突变或 HPV 感染）似乎是一种常见特征（Stransky et al.，2011）。

3.1.2　特定部位

（1）鼻咽部

鼻咽癌在所有癌症中占比约 0.1%，与咽部其他部位的肿瘤不同，鼻咽癌的发生与烟草或酒精无关。在中国南方人群中，鼻咽癌的发病率很高（终身风险为 1.6%，比欧洲人群高 100 倍），而环境因素（较多的腌鱼膳食摄入以及特别是 EB 病毒感染）和遗传因素都与此有关。鼻咽癌的家族聚集性是被公认的（Zeng and Jia，2002）。

Burt 等（1996）通过荟萃分析也证明了非中国人群中与 HLA 类型的显著相关性。这项

---

[1] 英国伦敦，圣乔治医院癌症遗传学系。
[2] 加拿大魁北克省蒙特利尔，麦吉尔大学人类遗传学、医学和肿瘤学癌症遗传学系项目。
[3] 美国俄亥俄州克利夫兰，克利夫兰诊所基因组医学研究所。
[4] 英国剑桥，剑桥大学医学遗传学系。

工作引发了更为详细的研究，而 HLA-A 也被一致证实与鼻咽癌的易感性相关（Lu et al.，2005）。一项全基因组关联分析证实了 HLA 的角色，并发现了 *MDS1-EVI1*（3q26）、*CDKN2A/CDKN2B*（9p21）和 *TNFRSF19*（13q12）的新关联，提示鼻咽癌的易感性也涉及 TGF-β 和 JNK 信号通路（Bei et al.，2010）。

（2）喉

喉癌占所有癌症的 1%，并且与吸烟和饮酒相关。喉癌曾见于遗传性非息肉病性结直肠癌（Lynch 综合征）、*BRCA2* 突变、Muir-Torre 综合征和 Li-Fraumeni 综合征的家族中。

3.2　胸　腺　瘤

胸腺瘤（tumors of the thymus）是一种罕见的胸腺上皮肿瘤，通常发生在成人（平均发病年龄为 48 岁），且通常为散发性。大约 65% 的胸腺瘤是良性的，但儿童胸腺瘤却多为恶性。家族性发病较罕见，但有过三个兄弟姐妹中有两人死于胸腺瘤（Matani and Dristsas，1973）的报道。胸腺的恶性上皮性肿瘤（胸腺癌和胸腺瘤）发生于同一家庭两名兄妹的情况亦见于报道（Wick et al.，1982）。Nicodème 等（2005）报道了一个携带构成性易位 t(14;20)(q24;p12) 的家族，其中 11 个易位携带者中有 3 人发生了胸腺瘤（*RAD51L* 和 *BMP2* 被提议为候选基因）。

其他可能涉及胸腺的肿瘤包括类癌、生殖细胞肿瘤、神经源性肿瘤、胸腺脂肪瘤及霍奇金病。大约 1/3 的胸腺类癌与多发性内分泌肿瘤 1 型（multiple endocrine neoplasia type 1，MEN1）有关。据报道，胸腺类癌和截短型 *MEN1* 突变之间可能存在基因型-表型关联（Lim et al.，2006）。

3.3　肺　肿　瘤

肺（支气管）癌占所有男性新增癌症病例的 14%，女性的 11%。已知的两种最常见的肺癌组织学类型（小细胞肺癌和鳞状细胞肺癌）与吸烟密切相关。据估计，90% 的男性肺癌和 85% 的女性肺癌与吸烟有关。腺癌（与吸烟中度相关）和肺泡细胞癌（与吸烟无关）则占所有肺癌的 10%。除吸烟外，石棉、辐射和空气污染等其他环境因素也与肺癌有关。肺癌中最常见的体细胞事件是 *TP53* 失活、*KRAS* 中的突变或者 *EGFR* 突变（主要在腺癌中）及 CDKN2A/ARF/RB1 通路的改变（Brennan et al.，2011）。

肺癌有家族聚集性，但由于肺癌患者的亲属比普通人更可能是吸烟者或被动吸烟者，因此需要仔细研究，以区分共同的环境（如石棉接触）和生活方式（如吸烟）对遗传易感性的影响。尽管对于吸烟相关肺癌家族发病率的研究应谨慎地解读，但有证据表明患者的亲属具有更高的罹患肺癌的风险。Sellers 等（1990）进行了将患者不同的发病年龄和吸烟史考虑在内的分离分析，结论为肺癌的家族聚集性与发病年龄可变的某种罕见的常染色体基因的孟德尔共显性遗传一致。据估计，在 50 岁时，69% 的肺癌是由遗传因素与吸烟共同作用所致，而在 70 岁时，72% 的肺癌可单独归因于环境因素。在随后的一项分析中，Sellers 等（1994）提供了进一步的证据，证明孟德尔因素可能影响肺癌患者亲属中吸烟相关癌症的发生。Schwartz 等（1996）分析了非吸烟者肺癌的家族史，发现在40～59 岁患肺癌的非吸烟者的一级亲属中不吸烟者患肺癌的风险也增加了 7.2 倍。同时，不吸烟的后代患肺癌的风险也增加了。这些发现表明，早发肺癌患者、不吸烟肺癌患者亲属具有遗传增加的风险，而遗传因素与早发病例尤其相关（Cassidy et al., 2006）。

候选基因的肺癌易感性研究通常无法被全基因组关联分析所证实，尽管荟萃分析提示谷胱甘肽 S 转移酶 M1（*GSTM1*）的基因型与肺癌风险相关，而导致乳腺癌易患性的*CHEK2* I157T 变异亦被发现与降低的肺癌风险相关（Brennan et al., 2011）。

全基因组关联分析已反复证实肺癌风险与染色体 15q25 区的 *CHRNA5-CHRNA3-CHRNB4* 烟碱型乙酰胆碱受体亚基簇的常见变异之间存在关联（相对风险率≈1.3）。然而，目前尚不清楚这种关联是否为直接的，抑或是通过对吸烟的易感性而间接造成的，尽管最新的数据显示为后一种情况（Wang et al., 2011）。家族性肺癌的一个易感位点已被定位于 6q23-25，而 *RGS17* 则被认为是可能的候选基因（You et al., 2009）。染色体 5p15.33上的一个 *TERT* SNP 组织学被发现与肺腺癌的风险相关（Landi et al., 2009）。然而，据估计仅有低于 10%的肺癌家族风险可以用 15q25、5p14 和 6p21 的易感位点来解释（Brennan et al., 2011）。罕见变异在肺癌易感性中的作用仍有待进一步的研究，但目前已在多个非小细胞肺癌的家族中检测到了胚系 *EGFR* 的 T790M 变异（Bell et al., 2005）。有关肺母细胞瘤（一种罕见的小儿肺肿瘤胸膜）的遗传学的讨论请参见第 9 章。

3.4 间 皮 瘤

间皮瘤（mesothelioma）起源于胸膜、心包和腹膜表面的间皮细胞。尽管通常认为本病多与石棉接触有关，家族聚集性间皮瘤的发生表明遗传因素可能影响其易感性（Carbone et al., 2007）。Testa 等（2011）证实 *BAP1* 的胚系突变可造成间皮瘤、葡萄膜黑色素瘤，以及其他可能的癌症类型的易感性，且有人认为 *BAP1* 突变携带者间皮瘤和黑色素瘤的发生可能取决于对石棉和阳光的暴露。与散发病例相比，遗传病例中腹膜与胸膜间皮瘤的相对频率似乎有所增加。

3.5 心 脏 肿 瘤

原发性心脏肿瘤很少见，仅在不到 0.1%的尸检中被发现。最常见的肿瘤为黏液瘤，占总数的近 50%。大多数的黏液瘤为散发性的，并发生在 50 岁以上的年龄组。然而，家族性黏液瘤也见于报道，并可能呈显性状。家族性黏液瘤更多地为多发性，诊断时的年龄（20～40 岁）早于散发病例。

心脏黏液瘤可出现在常染色体显性遗传的 Carney 综合征 1 型（NAME 综合征），其特征为出现心脏黏液瘤、斑点状色素沉着和皮肤黏液瘤，以及垂体和肾上腺皮质肿瘤（Carney，1995）。心脏黏液瘤是 Carney 综合征最严重的并发症，而所有有家族性心脏黏液瘤风险的个体均应定期接受超声心动图筛查。Carney 综合征 1 型是由蛋白激酶 A 调节亚单位-1α 基因（*PRKAR1A*）的突变所致，而 *PRKAR1A* 突变则被发现于没有 Carney 综合征 1 型的其他特征的家族性心脏黏液瘤中（Kirschner et al.，2000）。

　　心脏横纹肌瘤很少见，而大多数患者均患有结节性硬化症。这些患者通常无症状，临床表现最常见于婴儿，并通常随着年龄的增长而消退。

　　心脏纤维瘤是 Gorlin 综合征的一个特征，尽管其仅出现在一小部分患者中（约 3%）（Gorlin，1987，1995）。

（译 李潞 杨慧 彭枫 李岭）

参 考 文 献

Agrawal N，Frederick M J，Pickering C R，et al. 2011. Exome sequencing of head and neck squamous cell carcinoma reveals inactivating mutations in NOTCH1[J]. Science，333（6046）：1154-1157.

Bei J X，Li Y，Jia W H，et al. 2010. A genome-wide association study of nasopharyngeal carcinoma identifies three new susceptibility loci[J]. Nat Genet，42（7）：599-603.

Bell D W，Gore I，Okimoto R A，et al. 2005. Inherited susceptibility to lung cancer may be associated with the T790M drug resistance mutation in EGFR[J]. Nat Genet，37（12）：1315-1316.

Brennan P，Hainaut P，Boffetta P. 2011. Genetics of lung-cancer susceptibility[J]. Lancet Oncol，12（4）：399-408.

Burt R D，Vaughan T L，McKnight B，et al. 1996. Associations between human leukocyte antigen type and nasopharyngeal carcinoma in Caucasians in the United States[J]. Cancer Epidemiol Biomark Prev，5（11）：879-887.

Carbone M，Emri S，Dogan A U，et al. 2007. A mesothelioma epidemic in Cappadocia：scientific developments and unexpected social outcomes[J]. Nat Rev Cancer，7（2）：147-154.

Carney J A. 1995. Carney complex：the complex of myxomas，spotty pigmentation. Endocrine overactivity and schwannomas[J]. Semin Dermatol，14（2）：90-98.

Cassidy A，Myles J P，Duffy S W，et al. 2006. Family history and risk of lung cancer：age-at-diagnosis in cases and first-degree relatives[J]. Br J Cancer，95（9）：1288-1290.

D'Souza G，Kreimer A R，Viscidi R，et al. 2007. Case-control study of human papillomavirus and oropharyngeal cancer[J]. N Engl J Med，356（19）：1944-1956.

Foulkes W D，Brunet J S，Sieh W，et al. 1996. Familial risks of squamous cell carcinoma of the head and neck：retrospective case-control study[J]. BMJ，313（7059）：716-721.

Gorlin R J. 1987. Nevoid basal-cell carcinoma syndrome[J]. Medicine，66（2）：98-113.

Gorlin R J. 1995. Nevoid basal cell carcinoma syndrome[J]. Dermatol Clin，13（1）：113-125.

Kirschner L S，Carney J A，Pack S D，et al. 2000. Mutations of the gene encoding the protein kinase A type I-alpha regulatory subunit in patients with the Carney complex[J]. Nat Genet，26（1）：89-92.

Landi M T，Chatterjee N，Yu K，et al. 2009. A genome-wide association study of lung cancer identifies a region of chromosome 5p15 associated with risk for adenocarcinoma[J]. Am J Hum Genet，85（5）：679-691.

Lim L C，Tan M H，Eng C，et al. 2006. Thymic carcinoid in multiple endocrine neoplasia 1：genotype-phenotype correlation and prevention[J]. J Intern Med，259（4）：428-432.

Lu C C，Chen J C，Tsai S T，et al. 2005. Nasopharyngeal carcinomasusceptibility locus is localized to a 132 kb segment containing HLA-A using high-resolution microsatellite mapping[J]. Int J Cancer，115（5）：742-746.

Matani A，Dristsas C. 1973. Familial occurrence of thymoma[J]. Arch Pathol，95（2）：90-91.

Nicodème F，Geffroy S，Conti M，et al. 2005. Familial occurrence of thymoma and autoimmune diseases with the constitutional translocation t（14；20）（q24.1；p12.3）[J]. Genes Chromosomes Cancer，44（2）：154-160.

Schwartz A G，Yang P，Swanson G M. 1996. Familial risk of lung cancer among non-smokers and their relatives[J]. Am J Epidemiol，144（6）：554-562.

Sellers T A，Bailey-Wilson J E，Elston R C，et al. 1990. Evidence for Mendelian inheritance in the pathogenesis of lung cancer[J]. J Natl Cancer Inst，82（15）：1272-1279.

Sellers T A，Chen P L，Potter J D，et al. 1994. Segregation analysis of smoking-associated malignancies：evidence for Mendelian inheritance[J]. Am J Med Genet，52（3）：308-314.

Stransky N，Egloff A M，Tward A D，et al. 2011. The mutational landscape of head and neck squamous cell carcinoma[J]. Science，333（6046）：1157-1160.

Testa J R，Cheung M，Pei J，et al. 2011. Germline BAP1 mutations predispose to malignant mesothelioma[J]. Nat Genet，43（10）：1022-1025.

Wang Y，Broderick P，Matakidou A，et al. 2011. Chromosome 15q25（CHRNA3-CHRNA5）variation impacts indirectly on lung cancer risk[J]. PLoS One，6（4）：e19085.

Wick M R，Scheithauer B W，Dines D E，et al. 1982. Thymic neoplasia in 2 male siblings[J]. Mayo Clin Proc，57（10）：653-656.

You M，Wang D，Liu P，et al. 2009. Fine mapping of chromosome 6q23-25 region in familial lung cancer families reveals RGS17 as a likely candidate gene[J]. Clin Cancer Res，15（8）：2666-2674.

Zeng Y X，Jia W H. 2002. Familial nasopharyngeal carcinoma[J]. Semin Cancer Biol，12（6）：443-450.

第4章 内分泌系统

雪莉·V. 霍奇森[①]，威廉·D. 福尔克斯[②]，查瑞斯·恩格[③]，依蒙·R. 马赫[④]

4.1 甲状腺肿瘤

在英国，原发性甲状腺上皮癌的发病率为男性 0.7/100 000，女性 1.9/100 000。总体而言，甲状腺癌的年发病率为 0.9/100 000～5.2/100 000，女性与男性的比例为（2～3）：1。在美国，甲状腺癌是女性中发病率上升最快和男性中上升第二快的恶性肿瘤。乳头状或滤泡状的组织学偏好取决于特定地域膳食中碘的含量。在英国和美国，甲状腺乳头状癌（papillary thyroid carcinoma，PTC）占所有甲状腺恶性肿瘤的 50%以上，其次为甲状腺滤泡癌（follicular thyroid cancer，FTC）。较罕见的类型为甲状腺髓样癌（medullary thyroid carcinoma，MTC）、间变性（未分化）癌、Hürthle 细胞癌和鳞状细胞癌。其他可见于甲状腺的非上皮恶性肿瘤包括淋巴瘤和肉瘤，但罕见。

4.2 甲状腺乳头状癌

PTC 的遗传易感性可见于家族性腺瘤性息肉病（familial adenomatous polyposis，FAP）、考登（Cowden）综合征（CS），还可能有 Carney 综合征（CNC）和一种家族性部位特异性综合征中。这些综合征将在后文中详细介绍。2%～25%的 FAP 患者可检测到甲状腺癌，值得注意的是，有证据表明通常所说的 FAP 中的 PTC 与经典型 PTC（classic PTC，cPTC）或者其滤泡型变体（follicular variant PTC，FvPTC）有所不同。FAP 相关的甲状腺癌是一种独特的筛状亚型，目前被称为 PTC 的筛状-桑葚型变体（cribriform-morular variant，cmv）（Harach et al.，1994；Ito et al.，2011）。与经典型 PTC 相比，FAP 相关的甲状腺癌没有典型的枞树状分支的乳头形结构，且沙粒体很少或不存在。这种在 APC 相关甲状腺癌中发现的独特结构在散发性 PTC 中罕见（Harach et al.，1994）。与罕见的散发性 cmv-PTC 相比，FAP 相关的 cmv-PTC 通常为多灶性（Ito et al.，2011）。最近的研究表明，FAP 相关的 cmv-PTC 患者主要为女性，并且绝大多数胚系 APC 突变发生在第 15 号外显子，尤其是该外显子的 5′端（Cetta et al.，2000；Jarrar et al.，2011）。与普通人群不同，PTC 在 CS 相关的甲状腺癌中相对少见，尤其在那些具有胚系 PTEN 突变的患者中

---

① 英国伦敦，圣乔治医院癌症遗传学系。
② 加拿大魁北克省蒙特利尔，麦吉尔大学人类遗传学、医学和肿瘤学癌症遗传学系项目。
③ 美国俄亥俄州克利夫兰，克利夫兰诊所基因组医学研究所。
④ 英国剑桥，剑桥大学医学遗传学系。

（Harach et al.，1999）。先期数据表明，与携带胚系 *PTEN* 突变的个体相比，PTC 在携带胚系 *KLLN* 表观突变 *SDHB/SDHD* 变异的 CS 个体中相对常见（Ni et al.，2008；Bennett et al.，2010）。尽管诸如 PTC 的甲状腺肿瘤曾被发现于 CNC 中，但目前尚不清楚 PTC 是否为 CNC 真正的肿瘤组成成分。

　　若干假定位点、而不是基因，已在非综合征家族性 PTC 中被发现，其总结见表 4.1。尽管尚不清楚 PTC 是否为这种很可能包括多结节性甲状腺肿、卵巢支持-间质（Sertoli-Leydig）细胞瘤，还可能有维尔姆斯（Wilms）瘤等新报道综合征的一部分，但推测与 14q31 相关的多结节性甲状腺肿基因为 *DICER1*（Rio Frio et al.，2011）。*DICER1* 胚系突变既往被发现与胸膜肺母细胞瘤和家族性囊性肾瘤等罕见表型有关。各种低外显率的胚系变异，尤其是在 pre-miR 146a 中（优势比 = 1.6）已被报道（Jadziewski et al.，2009）。

表 4.1　家族性 PTC

综合征	染色体位置	评论
伴嗜曙红细胞增多的 PTC	*TCO*，19p13.2	嗜酸性 PTC
不伴嗜曙红细胞增多的 PTC	19p13.2	
多结节性甲状腺肿（MNG）	*MNG1*，14q31	MNG 和 PTC
	MNG2，Xp22	仅 MNG
PTC 和肾肿瘤	1q21	PTC、甲状腺结节性疾病、乳头状肾细胞癌
PTC 和透明细胞肾癌	t（3；8）(p14.2；q24.1)	
FNMTC	*NMTC1*，2q21	PTC 的滤泡型变异

注：参考 Eng（2000a，b，c）。

　　散发性 PTC 的特征在于若干基因之一与 RET 在细胞内的结构域（第 11 内含子）之间被称为 *RET/PTCn* 的体细胞易位，其准确的发生率尚属未知，但可能为 10%～60%。通常，5′-易位伙伴将编码一种能够迫使 RET 激酶结构域二聚化的蛋白质，如亮氨酸拉链（Lanzi et al.，1992；Sozzi et al.，1992；Bongarzone et al.，1993）。未包含 *RET/PTC* 易位的 PTC 肿瘤似乎具有相对较高的频率发生功能获得性体细胞 *BRAF* 突变（Kimura et al.，2003；Soares et al.，2003）。由于体细胞 *BRAF* 突变与 *RET/PTC* 易位或 *RAS* 突变的存在是互斥的，研究者推测 RAS-RAFMAP 激酶途径的活化对于 PTC 的发生十分重要，但无须对该通路进行两次破坏。

4.3　甲状腺滤泡癌

　　甲状腺滤泡癌（FTC）是 PTEN 相关 CS 和 Werner 综合征中被证实的癌症成分。在胚系 *PTEN* 突变阳性的 CS 中，FTC 是甲状腺癌的主要成分（Harach et al.，1999；Ni et al.，2008；Bennett et al.，2010）。但偶尔也会观察到 PTC 及 PTC 的滤泡变体（Marsh et al.，1998）。在 Werner 综合征中，甲状腺癌（主要是 FTC）在日本患者中比其他地方的患者中更为常见。这两种综合征都将在下文中详细讨论。

　　散发性 FTC 的分子病因尚不清楚。一篇 FTC 中高频率（50%）的体细胞 *PAX8/PPARG*

易位的报道最初提示其为起始事件（Kroll et al.，2000）。随后，这种可通过显性负性机制使 *PPARG* 失活的 *PAX8/PPARG* 易位被发现在散发性 FTC 中的发生率低得多（10%）（Aldred et al.，2003）。相反，单倍性不足机制的功能丧失似乎更为常见，并在 FTC 的发生中扮演一定的角色（Aldred et al.，2003）。微阵列表达的策略已被用于尝试阐明散发性 FTC 的分子发病机制（Aldred et al.，2003）。

4.4 甲状腺髓样癌

甲状腺髓样癌（medullary thyroid carcinoma，MTC），即滤泡旁 C 细胞癌，是一种经证实由 *RET* 原癌基因胚系突变所致的多发性内分泌肿瘤 2 型（multiple endocrine neoplasia type2，MEN2）的成分癌。下文将详细介绍该病。虽然 C 细胞增生被认为是 MEN2 的病理特征，但一旦 *RET* 被确定为 MEN2 的易感基因，就会发现这种关联不再成立。的确，在真正的散发性 MTC 中可以发现 C 细胞的增生（Eng et al.，1995a，b；Marsh et al.，1996b）。

散发性 MTC 的病因亦不清楚。临床流行病学研究表明，25% 的甲状腺髓样癌可以归因于 MEN2。*RET* 原癌基因的隐匿胚系突变可见于 5%～15% 的貌似散发，即没有明显综合征特征或家族史的 MTC 中（Blaugrund et al.，1994；Eng et al.，1995a，b；Wohlik et al.，1996；Schuffenecker et al.，1997）。鉴于这些不断积累的数据，美国甲状腺协会管理指南建议，无论年龄、是否存在综合征特征或家族史，均应对所有的 MTC 病变进行 *RET* 突变分析（Kloos et al.，2009）。

体细胞 *RET* 突变被发现存在于 10%～80% 的散发性 MTC 中（Eng et al.，1994，1995a，b；Hofstra et al.，1994；Marsh et al.，1996a）。绝大多数的体细胞 *RET* 突变为 M918T。值得注意的是，体细胞突变甚至被发现于单一肿瘤的斑块或亚群中（Eng et al.，1996a，b，1998）。近 80% 的散发性 MTC 至少包含一个具有体细胞 M918T 突变的亚群（Eng et al.，1996a，b）。原发性肿瘤中的体细胞 M918T 是否预示着预后不良仍存在争议。遗憾的是，由于一些研究采用了混合的原发性和转移性肿瘤（Schilling et al.，2001），并且存在亚群和所采用的检测技术的差异，M918T 状态是否与预后相关仍然不得而知。尽管如此，一项精心设计的研究显示有或没有体细胞 M918T 的临床结果并无差异（Marsh et al.，1996b）。通常，MEN2 相关的 MTC 并不携带作为第二遗传事件的体细胞 *RET* 基因突变（Eng et al.，1995a，b）。然而，偶尔也有体细胞 M918T 存在于 MEN2 相关的 MTC 病例中（Marsh et al.，1996a）。研究者同时认为，MEN2A 相关 MTC 中突变 *RET* 等位基因的重复可能有助于癌症的发生（Koch et al.，2001）。最近的一项规模相对较小的针对散发性 MTC 的研究发现，在所有的体细胞 *RET* 突变阴性 MTC 中，有 1/2 存在 *HRAS* 而非其他 *RAS* 家族成员的体细胞突变（Moura et al.，2011）。

4.5 甲状腺良性肿瘤

甲状腺良性肿瘤（benign neoplasia of the thyroid），如滤泡性腺瘤、多结节性甲状腺肿和错构瘤等，是 CS 的组成部分（见下文）。由于 CS 患者或已证实携带胚系 *PTEN* 突变者存在复发和甲状腺癌的风险，如果考虑对这些良性甲状腺病变施行手术，则应进行甲状腺全切术。胚系 *DICER1* 突变已被发现存在于多结节性甲状腺肿的个体和家族中，通常伴随有上文和下文中提到的其他特征。至少在一项研究中，良性甲状腺结节似乎在患有 FAP 的个体中相对常见，尽管恶性疾病的发生率仅为 3%（Jarrar et al.，2011）。

4.6 甲状旁腺肿瘤

甲状旁腺肿瘤（parathyroid tumors）很常见；然而，家族性甲状旁腺功能亢进的发生率约为 0.14/10 000，且绝大多数情况下作为多发性内分泌肿瘤综合征（MEN）的表现之一，以主细胞增生为主要的组织学改变。甲状旁腺增生或甲状旁腺腺瘤的遗传学鉴别诊断包括由胚系 *MEN1* 突变引起的 MEN1，由胚系 *RET* 突变引起的 MEN2，以及由 *HRPT2* 胚系突变引起的甲状旁腺功能亢进-颌骨肿瘤综合征（hyperparathyroidism-Jaw tumour syndrome，HPT-JT）。家族性位点特异性甲状旁腺功能亢进可由胚系 *MEN1* 突变以及 HPT-JT 所致（Teh et al.，1996；Kassem et al.，2000）。钙敏感受体基因的胚系突变已在良性家族性低钙尿性高钙血症中被发现，而纯合子将导致新生儿重度甲状旁腺功能亢进伴甲状旁腺增生（Pollak et al.，1993）。甲状旁腺疾病在 MEN1 中非常常见，并通常作为肿瘤首发的症状，而 MEN2 中的甲状旁腺功能亢进发生于 15%～30%的 MEN2A 病例中，并且可能在生命相对较晚的阶段出现（Schuffenecker et al.，1998）。*RET* C634R 胚系突变尤其与 MEN2A 中甲状旁腺功能亢进的发生有关（Mulligan et al.，1994；Eng et al.，1996a，b）。

甲状旁腺癌极为罕见，但它是 HPT-JT 肿瘤的重要组成部分（Carpten et al.，2002）。尚不清楚甲状旁腺癌是否也是 MEN1 的真正成分癌症，但情况似乎并非如此。

体细胞 11q13 区标志物的杂合性丢失（loss of heterozygosity，LOH）和体细胞 *MEN1* 突变已在甲状旁腺增生中被发现（Friedman et al.，1992）。*HRPT2* 的体细胞突变在散发性甲状旁腺癌中以相对较高的频率发生（Howell et al.，2003；Shattuck et al.，2003）。令人惊讶的是，在 15 例貌似散发性甲状旁腺癌患者中，有 3 例发现了 *HRPT2* 隐匿的胚系突变（Shattuck et al.，2003）。

有甲状旁腺增生和（或）腺瘤风险者应接受常规的临床检测。针对 MEN2 的甲状旁腺疾病管理将在下面的章节中进行讨论。

4.7 垂 体 瘤

垂体腺的肿瘤很少合并除 MEN 以外的遗传病。MEN1 中最常见的垂体瘤（pituitary tumors）为催乳素瘤（Burgess et al.，1996），尽管文献中有几篇没有 MEN1 临床证据的家族性垂体腺瘤的报道，但大多数情况下，这些都是家族性肢端肥大症的例子（Bergman et al.，2000；Gadelha et al.，2000；Tamura et al.，2002），而很少为催乳素瘤（Berezin and

Karasik，1995）。十几年来，分子遗传学研究被用来争论支持或反对家族性肢端肥大症与 MEN1 等位的假设（Bergman et al.，2000；Gadelha et al.，2000；Tamura et al.，2002）。最近，*AIP* 的胚系突变被描述为一部分貌似散发性和家族性肢端肥大症的易感基因（Vierimaa et al.，2006）。胚系 *AIP* 的最高发生率被发现于垂体大腺瘤的年轻患者中（Tichomirowa et al.，2011）。的确，20% 的儿科病例被发现具有这类突变。垂体腺瘤可能发生在 CNC 和嫌色细胞腺瘤中，并可能在马富奇（Maffucci）综合征中的发生率有所增加。在最近的一系列 74 例儿童时期出现的垂体腺瘤/库欣病的病例中未发现隐匿的胚系 *PRKAR1A* 突变（Stratakis et al.，2010）。

体细胞肿瘤抑制基因失活和癌基因激活均与垂体肿瘤的发病机制有关。11 号染色体等位基因丢失（*MEN1* 基因定位于染色体 11q13 区）是散发性腺瘤中最常见的事件，而 13 号染色体等位基因丢失也很常见。相应地，在散发性垂体腺瘤中则存在体细胞 *MEN1* 突变（Zhuang et al.，1997）。已发现一些分泌生长激素的垂体肿瘤包含体细胞突变，后者可抑制 G 蛋白 α 链的 GTP 酶活性并将其转变为一个推定的致癌基因 *gsp*（Lyons et al.，1990）。这将导致激活腺苷酸环化酶的失活并绕过对于营养激素介导的激活的需要。在麦丘恩-奥尔布赖特（McCune-Albright）综合征中已发现了类似的突变（见下文）。

4.8　肾上腺肿瘤

肾上腺肿瘤（adrenal gland tumors）起源于髓质或皮质。肾上腺髓质肿瘤包括神经母细胞瘤、胚胎肿瘤和嗜铬细胞瘤。

4.9　嗜铬细胞瘤

嗜铬细胞瘤（pheochromocytoma）是神经嵴所衍生的肾上腺嗜铬细胞形成的肿瘤。肾上腺外（嗜铬细胞）副神经节细胞瘤可称为肾上腺外的嗜铬细胞瘤。医学教科书通常认为大约 10% 的嗜铬细胞瘤是可遗传的，10% 是肾上腺外的，10% 是恶性的。然而，这低估了遗传性嗜铬细胞瘤的发生率，在一项基于人群的研究中，25% 的非相关的散发性嗜铬细胞瘤，不伴有症状特征或者家族史，被发现 *VHL*、*RET*、*SDHD* 或 *SDHB* 四种基因存在至少一种突变（Neumann et al.，2002）。这些基因的高频突变也在进一步的研究中得到证实（Benn et al.，2006）。因此，所有嗜铬细胞瘤的临床病例，无论年龄、综合征特征或家族史，都应考虑接受癌症遗传咨询并进行突变分析。嗜铬细胞瘤的遗传鉴别诊断包括由 *RET* 基因的胚系突变引起的 MEN2；von Hippel-Lindau（*VHL*）基因突变引起的 VHL 病；由 *SDHB*、*SDHC* 和 *SDHD* 基因的胚系突变引起的嗜铬细胞瘤/副神经节瘤综合征；以及罕见的 NF1（Maher and Eng，2002；Eng et al.，2003；Neumann et al.，2004；Schiavi et al.，2005）。家族性位点特异性嗜铬细胞瘤主要归因于 *VHL*、*SDHD* 或 *SDHB* 中的胚系突变（Woodward et al.，1997；Astuti et al.，2001a，b）。家族性嗜铬细胞瘤以及化学感受器肿瘤或血管球瘤几乎都是由 *SDHB*、*SDHC* 或 *SDHD* 中的胚系突变所引起（Maher and

Eng，2002；Neumann et al.，2004）。最近，有研究报道在罕见的家族性肾上腺嗜铬细胞瘤病例中存在 *TMEM127* 的胚系突变（Yao et al.，2010）。这些病例的特征是在 40 岁左右诊断出单侧肿瘤。基于登记的研究表明，胚系 *TMEM127* 突变也可能与肾上腺外疾病有关：在 48 例伴有副神经节瘤但无其他易感基因突变的患者中，约 5%的个体存在 *TMEM127* 基因突变（Neumann et al.，2011）。而更新的研究报道，胚系 *MAX* 基因突变发生在约 10%的遗传性嗜铬细胞瘤病例中，其特征为发病较早且为恶性表现（Comino-Mendez et al.，2011）。

　　一般而言，与几乎所有遗传性肿瘤一样，可遗传性嗜铬细胞瘤的平均诊断年龄较小，与散发性嗜铬细胞瘤相比，双侧肿瘤和多灶性疾病的发病率更高。尽管如此，这些临床特征及遗传的临床标记，均取决于其存在的症状（故也取决于相关的易感基因）（Neumann et al.，2004）。例如，在基于人群的无症状嗜铬细胞瘤研究中，没有胚系突变（散发性）的个体平均诊断年龄为 44 岁，而携带 *RET* 突变的患者平均诊断年龄为 36 岁（MEN2），携带 *VHL* 突变的患者为 18.3 岁，携带胚系 *SDHD/SDHB* 突变的患者平均为 27 岁（Neumann et al.，2002）。诊断时 NF1 相关的嗜铬细胞瘤患者的年龄通常相对较大，大约为 40 岁。此外，发现携带胚系突变的患者中，约 1/3 患者为多病灶，而另外 2/3 的患者则是单一病灶（Neumann et al.，2002）。因此，研究人员开发了两种算法，以帮助医师确定是否对嗜铬细胞瘤和副神经节瘤患者提供胚系基因检测，以及具体选择哪种检测，见图 4.1 和图 4.2（Erlic et al.，2009；Neumann et al.，2009）。

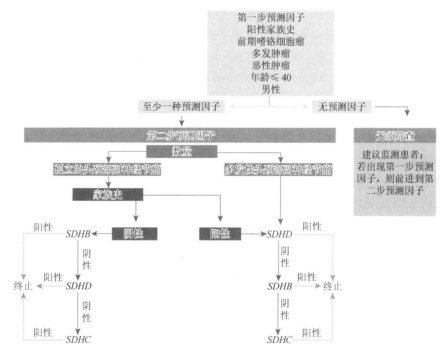

图 4.1　嗜铬细胞瘤表现的基因检测算法

转载自 AACR 期刊论文，由本书的至少一位作者撰写/合著

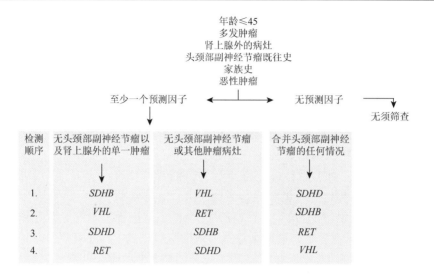

图 4.2　确定是否有必要进行基因检测的临床算法（第一步的预测因子）

如果是这样的话，在嗜铬细胞瘤的报告中优先考虑哪些基因（第二步的预测因子）（转载自 AACR 期刊论文，该论文由本书的至少一位作者撰写/合著）

除了相对少见的体细胞 *VHL* 突变、体细胞 *RET* 突变和体细胞 *SDHD* 突变外，关于散发性嗜铬细胞瘤的体细胞突变的研究很少（Eng et al.，1995a，b；Gimm et al.，2000；Astuti et al.，2001a，b）。有趣的是，在 VHL 相关的嗜铬细胞瘤和散发性肿瘤之间存在 1p、3p 和 22q 的等位基因杂合性丢失（loss of heterozygosity，LOH）频率的差异分布（Bender et al.，2000）。在 VHL 相关的嗜铬细胞瘤中，几乎所有嗜铬细胞瘤均显示 3p 染色体 *VHL* 基因周围存在 LOH 的位点，而 1p 和 22q 出现 LOH 位点的概率分别为 15% 和 21%。相比之下，散发性肿瘤仅在 21% 的样本中显示出 3p 染色体的 LOH，而 1p 和 22q 显示出 LOH 相对较高的频率（Bender et al.，2000）。在 MEN2 相关的嗜铬细胞瘤中，突变的 *RET* 等位基因的扩增可能促进肿瘤的癌变，但比例未知（Huang et al.，2000）。尽管采用包括转录组测序在内的全基因组检测方法，体细胞突变的检出准确性较过去 10 年仍没有明显改进。近期研究发现，通过对 202 个散发性及 75 个遗传性嗜铬细胞瘤和副神经节瘤的整合基因组进行检测，检出了约 45% 的胚系或体细胞改变，其中 14% 携带 *VHL* 或 *RET* 基因突变（Burnichon et al.，2011）。与之前研究所证实的一致，转录组特征与胚系状态一致，并且可以明确区分 SDHx 相关肿瘤和 *VHL* 相关肿瘤（Burnichon et al.，2011）。

有嗜铬细胞瘤风险的人应该每年接受检测。临床检测的确切措施取决于患病的风险和检测机构的情况。一般而言，每年应进行体格检查，尤其是视网膜检查和血压测量，强调检测立位血压，并行 24 小时尿儿茶酚胺和香草扁桃酸的测量。一些医疗中心也提倡检测血清儿茶酚胺、香草扁桃酸和嗜铬粒蛋白 A。进一步的研究可能包括适当的间位碘代苄胍（meta-iodobenzylguanidine，mIBG）扫描、CT、MRI 和选择性静脉采样。近期研究报道某些中心通过正电子发射计算机体层显像仪（positron emission computed tomography，PET/CT）进行检测。有关 VHL 病、NF1 和 MEN2 筛查方案的全部细节见第二章。表 4.2 列出了 *SDHB* 和 *SDHD* 基因突变携带者的样本筛选方案。

表 4.2　*SDH* 基因突变携带者的检测方案

证实携带 *SDHB* 基因突变：

从 5 岁开始，每年一次进行 24 小时尿儿茶酚胺以及香草扁桃酸检测

从 7 岁开始，每年一次行腹部 MRI 检查（腹部及胸部每 3 年一次）

从 20 岁开始，每年一次 MRI 颈部检测

证实携带 *SDHD* 基因突变（父系遗传）：

从 5 岁开始，每年进行 24 小时尿儿茶酚胺以及香草扁桃酸检测

从 7 岁开始，每 2 年一次行腹部 MRI 检查（腹部及胸部每 5 年一次）

从 20 岁开始，每 1～2 年一次 MRI 颈部检测

4.10　肾上腺皮质腺瘤和癌

肾上腺皮质肿瘤相对少见（每年发病率约为 0.2/100 000），可能是良性或恶性肿瘤。最常见的表现是库欣综合征（伴有或不伴有男性化表现），以及原发性醛固酮增多症；很少有产生雌激素的肿瘤。肾上腺皮质癌被证实是由 *TP53* 胚系突变引起的利-弗劳梅尼（Li-Fraumeni）综合征的癌症组成部分。实际上，早期发病（4 岁以下）或双侧疾病更可能存在 *TP53* 胚系突变（Malkin et al.，1990；Eng et al.，1997）。在一个家族史未知的 14 例肾上腺皮质癌患者组成的病例系列中，11 例（82%）携带胚系 *TP53* 突变。有趣的是，在 11 例阳性突变的患者中，9 例患者存在两种相同的突变（在密码子 152 和 158 处）。另有研究报道，在巴西南部一个 36 例儿童肾上腺皮质癌的病例系列中，35 例携带相同的 *R337H* 突变（Ribeiro et al.，2001）。一些研究者认为，贝-维（Beckwith-Wiedemann）综合征可能伴有肾上腺皮质癌的发病率增加（Wiedemann，1983）。

原发性色素结节性肾上腺皮质病（primary pigmented nodular adrenocortical disease，PPNAD）是一种相对宽泛而又特定的肾上腺皮质增生类型，为前文所描述的 CNC 的一部分。PPNAD 可通过其对地塞米松激发的反常反应进行临床诊断（Stratakis et al.，1999）。良性肾上腺皮质病变通常为无功能病灶。研究报道，在 MEN1 综合征患者中，20%～40% 可能存在这种良性的肾上腺病变。McCune-Albright 综合征可见肾上腺皮质结节性增生，而腺瘤则很少见（见下文）。高皮质醇中毒通常与肾上腺皮质的大结节性增生有关。近期研究发现，*PDE11* 的胚系突变与肾上腺皮质的大结节性增生有关（Horvath et al.，2006）。

4.11　血管球瘤（非嗜铬细胞副神经节瘤）

血管球瘤（glomus tumor），又称非嗜铬细胞副神经节瘤（non-chromaffin paraganglioma）是源自神经嵴的头颈部区域的良性肿瘤，主要位于颈动脉分叉处和颈静脉孔处。血管球瘤，有时称为化学感受器肿瘤，是头颈部区域中最常见的副神经节瘤。血管球瘤为非嗜铬细胞副神经节瘤，即这些肿瘤不具备分泌功能，而是感知器官。血管球瘤的发病率约为 1/30 000，并且通常是散发性和单侧的。然而，大约 1/3 的病例是家族

性的，具有常染色体显性遗传模式。家族性（32%～38%的病例）的双侧疾病明显多于非家族性（4%～8%）的病例（Grufferman et al.，1980；Parry et al.，1982）。6%的家族性化学感受器肿瘤患者会伴发其他肿瘤，主要为其他副神经节瘤。家族性血管球瘤的一些遗传表现为母系印记：继承该基因且发病的女性的后代不会出现血管球瘤，但发病男性的杂合子后代会出现。有研究通过对来自荷兰的家族性血管球瘤患者进行分析，将致病的两个位点定位到 11 号染色体的长臂：11q23.1 处的 *PGL1* 和 11q13 处的 *PGL2*（Heutink et al.，1992；Mariman et al.，1995）。也有研究报道，在伴和不伴胸/肾上腺副神经节瘤的血管球瘤家族中存在 11q23.1（*PGL1*）上 *SDHD* 基因的胚系突变（Baysal et al.，2000）。且在存在该基因突变的家族中，发现了母系印记。也许是因为母系印记，隐匿性胚系 *SDHD* 突变已证实多见于散发性肾上腺嗜铬细胞瘤或副神经节瘤患者（Gimm et al.，2000）。随后的研究则进一步报道了副神经节瘤和（或）嗜铬细胞瘤个体和家族 *SDHB*（*PGL4*）的胚系突变（Astuti et al.，2001a，b）。有趣的是，只有两个患有副神经节瘤的家族被报道存在 *SDHC*（*PGL3*）胚系突变（Niemann and Müller，2000）。11q13 上的基因即潜在的 *PGL2* 多年来一直未能被鉴定，并且只有一个荷兰家族病例与该基因座相关联。近期研究报道，*SDHAF2*（*hSdh5*）被鉴定为 *PGL2*（Hao et al.，2009）。该基因几乎很少被认为与副神经节瘤相关，而单一初始突变 Gly78Arg 毫无疑问是最常见的（Bayley et al.，2010）。*TMEM127* 在最初的研究中被认为只与嗜铬细胞瘤相关，而后续研究证实其也与患副神经节瘤相关。甚至更新的研究报道，在以极早期发病和恶性疾病为特征的遗传性嗜铬细胞瘤中，约 10%的患者存在胚系 *MAX* 突变（Comino-Men dez et al.，2011）。副神经节瘤可能发生在 CNC 或 MEN1 中。

在基于人群的头颈部副神经节瘤的记载中，不考虑临床特征、人口统计学或家族史，超过 2/3 患者的肿瘤由胚系 *SDHD* 突变引起，1/3 由 *SDHB* 突变引起，很少的患者为 *SDHC* 引起（Neumann et al.，2004；Schiavi et al.，2005；Peczkowska et al.，2007，2008）。除非有其他临床特征或家族史，否则头颈部副神经节瘤很少与 MEN2 或 VHL 相关（Boedeker et al.，2009）。与头颈部副神经节瘤相关的基因有很多，因此研究者建立了临床相关算法，将人口统计学数据、临床和基因特异性流行率数据纳入其中，以帮助确定哪些患者应该进行基因检测，且哪个基因应该首先被检测。通过这种算法，医疗成本降低了 50%以上（Neumann et al.，2009）。

4.12　胰腺内分泌肿瘤

非内分泌胰腺肿瘤的介绍见第 2 章。胰腺内分泌肿瘤（pancreatic endocrine tumor），包括胰岛细胞腺瘤如胃泌素瘤、胰岛素瘤、胰高血糖素瘤、血管活性肠肽（vasoactive intestinal peptide，VIP）瘤、生长抑素瘤等，可见于近 1.5%的尸检中，但大多数是无症状的。胰腺内分泌肿瘤是 MEN1 和 VHL 病的特征（参见第 11 章）。

（译 鞠延 李响 谢艳 杨慧 周翔）

参 考 文 献

Aldred M A，Morrison C D，Gimm O，et al. 2003. Peroxisome proliferator-activated receptor gamma is frequently downregulated in a diversity of sporadic non-medullary thyroid carcinomas[J]. Oncogene，22（22）：3412-3416.

Astuti D，Douglas F，Lennard T W J，et al. 2001a. Germline SDHD mutation in familial phaeochromocytoma[J]. Lancet，357（9263）：1181-1182.

Astuti D，Latif F，Dallol A，et al. 2001b. Mutations in the mitochondrial complex II subunit SDHB cause susceptibility to familial paraganglioma and pheochromocytoma[J]. Am J Hum Genet，69（1）：49-54.

Bayley J P，Kunst H P，Cascon A，et al. 2010. SDHAF2 mutations in familial and sporadic paraganglioma and phaeochromocytoma[J]. Lancet Oncol，11（4）：366-372.

Baysal B E，Ferrell R E，Willett-Brozick J E，et al. 2000. Mutations in SDHD，a mitochondrial complex II gene，in hereditary paraganglioma[J]. Science，287（5454）：848-851.

Bender B U，Gutsche M，Gläsker S，et al. 2000. Differential genetic alterations in sporadic and von Hippel-Lindau syndrome-associated pheochromocytomas[J]. J Clin Endocrinol Metab，85（12）：4568-4574.

Benn D E，Gimenez-Roqueplo A P，Reilly J R，et al. 2006. Clinical presentation and penetrance of pheochromocytoma/paraganglioma syndromes[J]. J Clin Endocrinol Metab，91（3）：827-836.

Bennett K L，Mester J，Eng C. 2010. Germline epigenetic regulation of KILLIN in Cowden and Cowden-like syndrome[J]. JAMA，304（24）：2724-2731.

Berezin M，Karasik A. 1995. Familial prolactinoma[J]. Clin Endocrinol（Oxf），42（5）：483-486.

Bergman L，Teh B，Cardinal J，et al. 2000. Identification of MEN1 gene mutations in families with MEN1 and related disorders[J]. Br J Cancer，83（8）：1009-1014.

Blaugrund J E，Johns M M，Eby Y J，et al. 1994. RET proto-oncogene mutations in inherited and sporadic medullary thyroid cancer[J]. Hum Mol Genet，3（10）：1895-1897.

Boedeker C C，Erlic Z，Richard S，et al. 2009. Head and neck paragangliomas in von Hippel-Lindau syndrome and multiple endocrine neoplasia type 2[J]. J Clin Endocrinol Metab，94（6）：1938-1944.

Bongarzone I，Monzini N，Borrello M G，et al. 1993. Molecular characterization of a thyroid tumorspecific transforming sequence formed by the fusion of ret tyrosine kinase and the regulatory subunit RI of cyclic AMP-dependent protein kinase A[J]. Mol Cell Biol，13（1）：358-366.

Burgess J R，Shepherd J J，Parameswaran V，et al. 1996. Spectrum of pituitary disease in multiple endocrine neoplasia type 1（MEN1）：clinical，biochemical，and radiological features of pituitary disease in a large MEN1 kindred[J]. J Clin Endocrinol Metab，81（7）：2642-2646.

Burnichon N，Vescovo L，Amar L，et al. 2011. Integrative genomic analysis reveals somatic mutations in pheochromocytoma and paraganglioma[J]. Hum Mol Genet，20（20）：3974-3985.

Carpten J D，Robbins C M，Villablanca A，et al. 2002. HRPT 2，encoding parafibromin is mutated in hyperparathyroidism - jaw tumor syndrome[J]. Nat Genet，32（4）：676-680.

Cetta F，Montalto G，Gori M，et al. 2000. Germline mutations of the APC gene in patients with familial adenomatous polyposis-associated thyroid carcinoma：results from a European cooperative study[J]. J Clin Endocrinol Metab，85（1）：286-292.

Comino-Mendez I，Gracia-Aznarez F J，Schiavi F，et al. 2011. Exome sequencing identifies MAX mutations as a cause of hereditary pheochromocytoma[J]. Nat Genet，43（7）：663-667.

Eng C. 2000a. Familial papillary thyroid cancer - many syndromes，too many genes？[J]. J Clin Endocrinol Metab，85（5）：1755-1757.

Eng C. 2000b. Multiple endocrine neoplasia type 2 and the practice of molecular medicine[J]. Rev Endocrinol Metab Dis，1（4）：283-290.

Eng C. 2000c. Will the real Cowden syndrome please stand up：revised diagnostic criteria[J]. J Med Genet，37（11）：828-830.

Eng C，Clayton D，Schuffenecker I，et al. 1996a. The relationship between specific RET proto-oncogene mutations and disease phenotype in multiple endocrine neoplasia type 2：International RET Mutation Consortium analysis[J]. JAMA，276（16）：1575-1579.

Eng C，Kiuru M，Fernandez M J，et al. 2003. A role for mitochondrial enzymes in inherited neoplasia and beyond[J]. Nat Rev

Cancer，3（3）：193-202.

Eng C，Mulligan L M，Smith D P，et al. 1995a. Low frequency of germline mutations in the RET protooncogene in patients with apparently sporadic medullary thyroid carcinoma[J]. Clin Endocrinol（Oxf），43（1）：123-127.

Eng C，Mulligan L M，Smith D P，et al. 1995b. Mutation in the RET proto-oncogene in sporadic medullary thyroid carcinoma[J]. Genes Chromosomes Cancer，12（3）：209-212.

Eng C，Mulligan L M，Healey C S，et al. 1996b. Heterogeneous mutation of the RET proto-oncogene in subpopulations of medullary thyroid carcinoma[J]. Cancer Res，56（9）：2167-2170.

Eng C，Schneider K，Fraumeni J F，et al. 1997. Third international workshop on collaborative interdisciplinary studies of p53 and other predisposing genes in Li-Fraumeni syndrome[J]. Cancer Epidemiol Biomark Prev，6（5）：379-383.

Eng C，Smith D P，Mulligan L M，et al. 1994. Point mutation within the tyrosine kinase domain of the RET proto-oncogene in multiple endocrine neoplasia type 2B and related sporadic tumors[J]. Hum Mol Genet，3（2）：237-241.

Eng C，Thomas G A，Neuberg D S，et al. 1998. Mutation of the RET proto-oncogene is correlated with RET immunostaining in subpopulations of cells in sporadic medullary thyroid carcinoma[J]. J Clin Endocrinol Metab，83（12）：4310-4313.

Erlic Z，Rybicki L A，Peczkowska M，et al. 2009. Clinical predictors and algorithm for the genetic diagnosis of pheochromocytoma patients[J]. Clin Cancer Res，15（20）：6378-6385.

Friedman E，de Marco L，Gejman P V，et al. 1992. Allelic loss from chromosome 11 in parathyroid tumors[J]. Cancer Res，52（24）：6804-6809.

Gadelha M R，Une K N，Rohde K，et al. 2000. Isolated familial somatotropinomas：establishment of linkage to chromosome 11q13.1-11q13.3 and evidence for a potential second locus at chromosome 2p16-12[J]. J Clin Endocrinol Metab，85（2）：707-714.

Gimm O，Armanios M，Dziema H，et al. 2000. Somatic and occult germline mutations in SDHD，a mitochondrial complex II gene，in non-familial pheochromocytomas[J]. Cancer Res，60（24）：6822-6825.

Grufferman S，Gillman M W，Pasternak L R，et al. 1980. Familial carotid body tumors：case report and epidemiologic review[J]. Cancer，46（9）：2116-2122.

Hao H X，Khalimonchuk O，Schraders M，et al. 2009. SDH5，a gene required for flavination of succinate dehydrogease，is mutated in paraganglioma[J]. Science，325（5944）：1139-1142.

Harach H R，Soubeyran I，Brown A，et al. 1999. Thyroid pathologic findings in patients with Cowden disease[J]. Ann Diagn Pathol，3（6）：331-340.

Harach H R，Williams G T，Williams E D. 1994. Familial adenomatous polyposis associated thyroid carcinoma：a distinct type of follicular cell neoplasm[J]. Histopathology，25（6）：549-561.

Heutink P，van der Mey A G，Sandkuijl L A，et al. 1992. A gene subject to genomic imprinting and responsible for hereditary paragangliomas maps to 11q23-qter[J]. Hum Mol Genet，1（1）：7-10.

Hofstra R M，Landsvater R M，Ceccherini I，et al. 1994. A mutation in the RET proto-oncogene associated with multiple endocrine neoplasia type 2B and sporadic medullary thyroid carcinoma[J]. Nature，367（6461）：375-376.

Horvath A，Boikos S，Glatzakis C，et al. 2006. A genomewide scan identifies mutations in the gene encoding phosphodiesterase 11A4（PDE11A4）in individuals with adrenocortical hyperplasia[J]. Nat Genet，38（7）：794-800.

Howell V M，Haven C J，Kahnoski K，et al. 2003. HRPT2 mutations are associated with malignancy in sporadic parathyroid tumors[J]. J Med Genet，40（9）：657-663.

Huang S C，Koch C A，Vortmeyer A O，et al. 2000. Duplication of the mutant RET allele in trisomy 10 or loss of the wild-type allele in multiple endocrine neoplasia type 2-associated pheochromocytoma[J]. Cancer Res，60（22）：6223-6226.

Ito Y，Miyauchi A，Ishikawa H，et al. 2011. Our experience of treatment of cribriform morular variant of papillary thyroid carcinoma：difference in clinicopathological features of FAP-associated and sporadic patients[J]. Endocr J，58（8）：685-689.

Jadziewski K，Liyanarachchi S，Panchucki J，et al. 2009. Polymorphic mature micro-RNAs from passenger strand of miR-146a contribute to thyroid cancer[J]. Proc Natl Acad Sci U S A，106（5）：1502-1505.

Jarrar A M，Milas M，Mitchell J，et al. 2011. Screening for thyroid cancer in patients with familial adenomatous polyposis[J]. Ann

Surg，253（3）：515-521.

Kassem M，Kruse T A，Wong F K，et al. 2000. Familial isolated hyperparathyroidism as a variant of multiple endocrine neoplasia type 1 in a large Danish kindred[J]. J Clin Endocrinol Metab，85（1）：165-167.

Kimura E T，Nikiforova M N，Zhu Z，et al. 2003. High prevalence of BRAF mutations in thyroid cancer：genetic evidence for constitutive activation of the RET/PTC-RASBRAF signaling pathway in papillary thyroid carcinoma[J]. Cancer Res，63（7）：1454-1457.

Kloos R T，Eng C，Evans D B，et al. 2009. Medullary thyroid carcinoma：management guidelines of the American Thyroid Association[J]. Thyroid，19（6）：565-612.

Koch C A，Huang S C，Moley J F，et al. 2001. Allelic imbalance of the mutant and wild-type RET allele in MEN2A-associated medullary thyroid carcinoma[J]. Oncogene，20（53）：7809-7811.

Kroll T G，Sarraf P，Pecciarini L，et al. 2000. PAX8-PPARgamma1 fusion oncogene in human thyroid carcinoma[J]. Science，289（5483）：1357-1360.

Lanzi C，Borrello M G，Bongarzone I，et al. 1992. Identification of the product of two oncogenic forms of the ret proto-oncogene in papillary thyroid carcinomas[J]. Oncogene，7（11）：2189-2194.

Lyons J，Landis C A，Harsh G，et al. 1990. Two G protein oncogenes in human endocrine tumors[J]. Science，249（4969）：655-688.

Maher E R，Eng C. 2002. The pressure rises：update on the genetics of phaeochromocytoma[J]. Hum Mol Genet，11（20）：2347-2354.

Malkin D，Li F P，Strong L C，et al. 1990. Germline p53 mutations in a familial syndrome of breast cancer，sarcomas，and other neoplasms[J]. Science，250（4985）：1233-1238.

Mariman E C，van Beersum S E，Cremers C W，et al. 1995. Fine mapping of a putatively imprinted gene for familial non-chromaffin paragangliomas to chromosome 11q13.1：evidence for genetic heterogeneity[J]. Hum Genet，95（1）：56-62.

Marsh D J，Learoyd D L，Andrew S D，et al. 1996a. Somatic mutations in the RET proto-oncogene in sporadic medullary thyroid carcinoma[J]. Clin Endocrinol，44（3）：249-257.

Marsh D J，Andrew S D，Eng C，et al. 1996b. Germline and somatic mutations in an oncogene：RET mutations in inherited medullary thyroid carcinoma[J]. Cancer Res，56（6）：1241-1243.

Marsh D J，Coulon V，Lunetta K L，et al. 1998. Mutation spectrum and genotype-phenotype analyses in Cowden disease and Bannayan-Zonana syndrome，two hamartoma syndromes with germline PTEN mutation[J]. Hum Mol Genet，7（3）：507-515.

Moura M M，Cavaco B M，Pinto A E，et al. 2011. High prevalence of RAS mutations in RET-negative sporadic medullary thyroid carcinomas[J]. J Clin Endocrinol Metab，96（5）：E863-E868.

Mulligan L M，Eng C，Healey C S，et al. 1994. Specific mutations of the RET proto-oncogene are related to disease phenotype in MEN2A and FMTC[J]. Nat Genet，6（1）：70-74.

Neumann H P H，Bausch B，McWhinney S R，et al. 2002. Germ-line mutations in nonsyndromic pheochromocytoma[J]. N Engl J Med，346（19）：1459-1466.

Neumann H P H，Erlic Z，Boedeker C C，et al. 2009. Clinical predictors for germline mutations in head and neck paraganglioma patients：cost reduction strategy in genetic diagnostic process as fall-out[J]. Cancer Res，69（8）：3650-3656.

Neumann H P H，Pawlu C，Peçzkowska M，et al. 2004. Distinct clinical features characterize paraganglioma syndromes associated with SDHB and SDHD mutations[J]. JAMA，292（8）：943-951.

Neumann H P H，Sullivan M，Winter A，et al. 2011. Germline mutations of the TMEM127 gene in patients with paraganglioma of head and neck and extraadrenal abdominal sites[J]. J Clin Endocrinol Metab，96（8）：E1279-E1282.

Ni Y，Zbuk K M，Sadler T，et al. 2008. Germline mutations and variants in the succinate dehydrogenase genes in Cowden and Cowdenlike syndromes[J]. Am J Hum Genet，83（2）：261-268.

Niemann S，Müller U. 2000. Mutations in SDHC cause autosomal dominant paraganglioma[J]. Nat Genet，26（3）：268-270.

Parry D M，Li F P，Strong L C，et al. 1982. Carotid body tumors in humans：genetics and epidemiology[J]. J Natl Cancer Inst，68（4）：573-578.

Peczkowska M，Cascon A，Prejbisz A，et al. 2007. Metachronous extraadrenal and adrenal pheochromocytomas associated with a germline succinate dehydrogenase subunit C（SDHC）mutation[J]. Nat Clin Pract Endocrinol Metab，4（2）：111-115.

Peczkowska M，Erlic Z，Hoffman M，et al. 2008. Screening SDHD Cys11X as a common mutation associated with paranganglioma syndrome type 1[J]. J Clin Endocrinol Metab，93（12）：4818-4825.

Pollak M R，Brown E M，Chou Y H，et al. 1993. Mutations in the human Ca（2+）-sensing receptor gene cause familial hypocalciuric hypercalcemia and neonatal severe hyperparathyroidism[J]. Cell，75（7）：1297-1303.

Ribeiro R C，Sandrini F，Figueiredo B，et al. 2001. An inherited p53 mutation that contributes in a tissue-specific manner to pediatric adrenal cortical carcinoma[J]. Proc Natl Acad Sci USA，98（16）：9330-9335.

Rio Frio T，Bahubeshi A，Kanellopoulou C，et al. 2011. DICER1 mutations in familial multinodular goiter with and without ovarian Sertoli-Leydig cell tumors[J]. JAMA，305（1）：68-77.

Schiavi F，Boedeker C C，Bausch B，et al. 2005. Predictors and prevalence of paraganglioma syndrome associated with mutations of the SDHC gene[J]. JAMA，294（16）：2057-2063.

Schilling T，Bürck J，Sinn H P，et al. 2001. Prognostic value of codon 918（ATG->ACG）RET protooncogene mutations in sporadic medullary thyroid carcinoma[J]. Int J Cancer，95（1）：62-66.

Schuffenecker I，Ginet N，Goldgar D，et al. 1997. Prevalence and parental origin of de novo RET mutations in MEN2A and FMTC[J]. Am J Hum Genet，60（1）：233-237.

Schuffenecker I，Virally-Monod M，Brohet R，et al. 1998. Risk and penetrance of primary hyperparathyroidism in MEN2A families with codon 634 mutations of the RET proto-oncogene[J]. J Clin Endocrinol Metab，83（2）：487-491.

Shattuck T M，Valimaki S，Obara T，et al. 2003. Somatic and germ-line mutations of the HRPT2 gene in sporadic parathyroid carcinoma[J]. N Engl J Med，349（18）：1722-1729.

Soares P，Trovisco V，Rocha A S，et al. 2003. BRAF mutations and RET/PTC rearrangements are alternative events in the etiopathogenesis of PTC[J]. Oncogene，22（29）：4578-4580.

Sozzi G，Bongarzone I，Miozzo M，et al. 1992. A t（10；17）translocation creates the RET/PTC2 chimeric transforming sequence in papillary thyroid carcinoma[J]. Genes Chromosomes Cancer，9（4）：244-250.

Stratakis C A，Sarlis N，Kirschner L S，et al. 1999. Paradoxical response to dexamethasone in the diagnosis of primary pigmented nodular adrenocortical disease[J]. Ann Int Med，131（8）：585-591.

Stratakis C A，Tichomirowa M A，Boikos S，et al. 2010. The role of germline AIP，MEN1，PRKAR1A，CDKN1B and CDKN2C mutations in causing pituitary adenomas in a large cohort of children，adolescents，and patients with genetic syndromes[J]. Clin Genet，78（5）：457-463.

Tamura Y，Ishibashi S，Gotoda T，et al. 2002. A kindred of familial acromegaly without evidence for linkage to MEN1 locus[J]. Endocr J，49（4）：425-431.

Teh B T，Farnebo F，Kristoffersson U，et al. 1996. Autosomal dominant primary hyper-parathyroidism and jaw tumor syndrome associated with renal hamartomas and cystic kidney disease：linkage to 1q21-q32 and loss of the wild type allele in renal hamartomas[J]. J Clin Endocrinol Metab，81（12）：4204-4211.

Tichomirowa M A，Barlier A，Daly A F，et al. 2011. High prevalence of AIP gene mutations following focused screening in young patients with sporadic pituitary macroadenomas[J]. Eur J Endocrinol，165（4）：509-515.

Vierimaa O，Georgitsi M，Lehtonen R，et al. 2006. Pituitary adenoma predisposition caused by germline mutations in the AIP gene[J]. Science，312（5777）：1228-1230.

Wiedemann H-R. 1983. Tumors and hemihypertrophy associated with Wiedemann-Beckwith syndrome[J]. Eur J Pediatr，141（2）：129.

Wohlik N，Cote G J，Bugalho M M，et al. 1996. Relevance of RET proto-oncogene mutations in sporadic medullary thyroid carcinoma[J]. J Clin Endocrinol Metab，81（10）：3740-3745.

Woodward E R，Eng C，McMahon R，et al. Genetic predisposition to pheochromocytoma：analysis of candidate genes GDNF，RET and VHL[J]. Hum Mol Genet，6（7）：1051-1056.

Yao L，Schiavi F，Cascon A，et al. 2010. Spectrum and prevalence of FP/TMEM127 gene mutations in pheochromocytomas and paragangliomas[J]. JAMA，304（23）：2611-2619.

Zhuang Z，Vortmeyer A O，Pack S，et al. 1997. Somatic mutations of the MEN1 tumor suppressor gene in sporadic gastrinomas and insulinomas[J]. Cancer Res，57（21）：4682-4686.

第5章 消化系统

雪莉·V. 霍奇森[1]，威廉·D. 福尔克斯[2]，查瑞斯·恩格[3]，依蒙·R. 马赫[4]

5.1 唾液腺肿瘤

唾液腺肿瘤（salivary gland tumor）的人群发生率大约为 1/100 000。它们在西班牙人、因纽特人、印度人和中国广东人中更常见，但似乎并没有强大的遗传基础。家族性发病的混合型唾液腺瘤时有报道（Klausner and Handler，1994），但很难弄清这类家族性发病是源于遗传因素还是环境因素。不过，鼻咽癌与唾液腺肿瘤在流行病学上的相似性提示它们可能具有相似的病因，可能涉及 EB 病毒（Epstein-Barr virus，EBV）感染（Ponz de Leon，1994）。已发现了若干具有两个或更多同胞兄弟姐妹受累的格陵兰因纽特人家系，并且这些兄弟姐妹患其他癌症的风险也有所增加（Merrick et al.，1986）。来自格陵兰岛的其他研究表明，在所有病例中有很大一部分发生在格陵兰因纽特人家族中（Albeck et al.，1993）。这一地区的癌症发病率与气候更温和地区的癌症发病率不同：与丹麦的高加索人群（1973～1995 年）相比，唾液腺癌和鼻咽癌（EBV 相关癌症）、食管癌、胃癌（可能与干鱼饮食有关）和宫颈癌 [人乳头瘤病毒（human papilloma virus，HPV）相关] 的标准化发病率（standardized incidence ratio，SIR）更高。睾丸癌、膀胱癌、前列腺癌、乳腺癌和血液系统恶性肿瘤的标准化发病率则偏低（Friborg et al.，2003）。对同一人群的进一步研究发现，鼻咽癌患者的一级亲属唾液腺癌风险增加了 8 倍（在随访期间唾液腺癌患者之后无人发生鼻咽癌）（Friborg et al.，2005）。

一个来自魁北克北部（努纳维克）包含两代共四名男女成员的因纽特人家庭，均被诊断为腮腺淋巴上皮瘤（不涉及鼻咽）（Vu et al.，2008）。家族性的唾液腺神经内分泌癌合并耳聋和牙釉质增生（同胞兄弟姐妹）的罕见家族也见于报道（Michaels et al.，1999）。

MALT 淋巴瘤可能发生在唾液腺的淋巴组织中，通常与 t(14:18 [q.32;q.21]) 易位相关（Streubel et al.，2000）。黏膜相关淋巴组织（mucosa-associated lymphoid tissue，MALT）淋巴瘤可能发生在长期干燥综合征的良性病灶中。曾报道一例涉及颌下腺的丛状神经纤维瘤的 3 岁患儿，与腺体内肿瘤十分相似（Bourgeois et al.，2001）。有神经纤维瘤家族史。

CYLD1 基因的胚系突变可能导致布鲁克-施皮格勒（Brooke-Spiegler）综合征、家族

---

① 英国伦敦，圣乔治医院癌症遗传学系。
② 加拿大魁北克省蒙特利尔，麦吉尔大学人类遗传学、医学和肿瘤学癌症遗传学系项目。
③ 美国俄亥俄州克利夫兰，克利夫兰诊所基因组医学研究所。
④ 英国剑桥，剑桥大学医学遗传学系。

性圆柱瘤病和多发性家族性毛发上皮瘤1。唾液腺肿瘤（腺瘤及腺癌）可能是这些疾病的一个特征（Kakagia et al.，2004；Bowen et al.，2005）。

5.2 胃 肠 系 统

胃肠道肿瘤是人类最常见的肿瘤，尽管该病明确受环境影响，但遗传因素已被证实在其病因学中占主要地位。

5.3 食 管 肿 瘤

5.3.1 食管肿瘤概况

食管鳞状细胞癌的发病率具有明显的地域差异，其在伊朗里海沿岸、中国内陆的某些地区和南非的特兰斯凯地区频发。在欧洲和北美的高加索人群中则发病率较低。口咽肿瘤在食管癌发病率高的地区也更常见。这些发现被认为是源于对摄入致癌物质的暴露差异，而非重要的遗传因素，尽管在这些高风险区域发生食管癌的高危人群主要是蒙古人或突厥语起源的人。在英国，食管癌的发病率为6/100 000，并且在男性中更常见。几乎所有的98%的食管癌都是鳞状细胞癌。

早期的研究表明，遗传因素在大多数的食管癌病例中均未扮演主要的角色，因为先证者亲属患食管癌的风险似乎并没有增加（Mosbech and Videbaek，1955），而美国最近的研究结果与之一致（Dhillon et al.，2001）。然而，其他的研究，尤其那些在食管癌高发地区（如中国）所进行的则得出结论，即食管癌的家族发病确实有孟德尔遗传的基础，常染色体显性和隐性模型均得到了支持（Zhang et al.，2000；Guohong et al.，2010）。一项全基因组搜索表明，13号染色体可能包含一个这样的基因，而对已知的候选基因，如 *BRCA2* 的序列分析则尚无定论（Hu et al.，2002，2004）。有趣的是，基因表达研究表明，家族性和非家族性食管癌之间确实存在差异，提示尚存在未知的易感基因（Su et al.，2003）。

儿童晚期到青春期出现手掌和脚底过度角化的常染色体显性遗传性迟发性角化病（掌跖胼胝）与食管癌的高发病率相关（Shine and Allison，1966；Risk et al.，2002）。自婴儿期发病的胼胝则似乎与任何此类食管癌患病风险的增加无关。可见脚底受压区域的皮肤增厚，并且出现口腔白质角化和毛囊过度角化。食管癌的发病风险到63岁时可达95%，而确诊癌症时的平均年龄为45岁。已建议对受累个体进行预防性食管切除和结肠重建。假如未进行预防性食管切除，则建议每年进行食管镜检查。如果发现非典型增生，则建议立即进行预防性食管切除。该病的基因被定位于染色体 17q 区，其原因被报道为 *RHBDF2* 基因的一种推定为功能获得性的突变（Hennies et al.，1995；Kelsell et al.，1996；Langan et al.，2004；Blaydon et al.，2012；Saarinen et al.，2012）。

在 Fanconi 贫血（Alter et al.，1996；Rosenberg et al.，2003）以及可能还有大疱性表

皮松解症、先天性角化不良和先天性食管异常（如狭窄）的患者中食管癌的发生风险也可能增高。与早期的流行病学数据相一致的是，在伊朗人中，食管癌的发生与 Fanconi 贫血通路中基因的突变有关——最突出的是 BRCA2（FANCD1）基因，其 p.Lys3326X 突变在 746 例食管鳞癌病例中发现了 27 例，而在 1373 例对照中则发现了 16 例（OR = 3.38，95%CI = 1.97～6.91，P = 0.0002）（Akbari et al.，2011）。这是一个值得重视的发现，因为这种特别的 BRCA2 突变并不被认为会导致乳腺癌的易感性。

食管癌的风险在乳糜泻中也有所增加，并且在成年患者中更为常见，但在儿童或婴儿时期诊治的患者中可能并不常见。在贲门失弛缓症中食管癌的风险增加。该病通常并非遗传性，但其家族性发病也偶尔见于报道，并有一些证据表明其中一部分为常染色体隐性遗传（Frieling et al.，1988；Gockel et al.，2010）。不过，它也可能偶尔作为一种（常染色体隐性）遗传综合征的一部分而出现，其特征为贲门失弛缓症、无泪症和多发性感觉运动神经病（achalasia-addisonianism alacrimia 综合征，又称 Allgrove 综合征），并且其致病基因 AAAS 已被鉴定（Kasirga et al.，1996；Handschug et al.，2001）。

食管腺癌的风险升高也见于巴雷特（Barrett）食管中（可能为 10%），其中鳞状上皮为柱状上皮所替代，并伴有慢性溃疡性食管炎。尽管这通常为散发性，但也发现了一些家族性病例，并且最近报道了 70 个家系（Drovdlic et al.，2003）。值得关注的是，在这些家系中未出现过多食管癌以外的癌症。在未经选择的 Barrett 食管患者中，大多数的家族性病例均为老年男性（Chak et al.，2002）。已在一小部分 Barrett 食管/食管癌患者中发现了 MSR1 的胚系突变（Orloff et al.，2011）。

5.3.2　管理

对于胼胝，除非已经进行了预防性食管切除术，否则建议每年进行一次食管镜检查，并且由于在这种疾病中癌症的风险很高，倘若检测到不典型增生，则建议立即进行食管切除术。然而，在癌症风险较低的其他疾病中，当发现异常时适宜采取的方案还不是那么清楚。而一项对 Barrett 食管的个体进行的观察性研究发现其对总体死亡率没有影响（MacDonald et al.，2000）。尽管如此，那些有家族史者，即使没有长阶段的疾病，也可能会得到内镜筛查。在中国，一些高风险地区通过内镜联合多组织活检检测异型增生来筛查食管癌（Spigelman and Phillips，1991）。

5.4　胃　肿　瘤

胃的良性肿瘤并不常见。其中，多息肉型腺瘤发生在不到 1% 的人群中，并可能与肠上皮化生同时发生。二者将导致癌症。胃息肉可见于家族性腺瘤性息肉病（接近 2/3 的患者，但恶变的可能性低于结肠腺瘤）、MUTYH 相关息肉病、波伊茨-耶格（Peutz-Jeghers）综合征及 Cowden 综合征中。局限于胃部的胃息肉病（具有恶变的潜能）曾见于一个家族的三代人中（dos Santos and de Magalhes，1980）。最近还报道了三个罹患一种以胃腺癌和近端息肉病（gastric adenocarcinoma and proximal polyposis of the stomach，GAPPS）为特征的常染色体显性遗传的综合征（Worthley et al.，2012）。

对 GAPPS 的推荐诊断标准为：①胃息肉局限于胃体和胃底，不伴结直肠或十二指肠息肉；②在先证者胃的近端铺满了 100 个以上的息肉或另一例患者的一级亲属中存在 30 个以上的息肉；③以胃底腺体的息肉为主，伴不典型增生或胃腺癌的区域；④常染色体显性遗传。确诊胃癌的最早年龄为 33 岁。高危亲属应进行胃镜检测，而受累者则应考虑行胃部分切除术。

增生性胃息肉的发病率是胃息肉的 5 倍，而癌变的风险则要低得多。它们在恶性贫血、家族性腺瘤性息肉病（Debinski et al.，1995）和 Peutz-Jeghers 综合征（Ushio et al.，1976；Williams et al.，1982）中的发生率均有所增加。胃部也可能出现类癌、淋巴瘤、肉瘤和平滑肌肉瘤。曾报道过一个父亲和两个女儿同时患有原发性 B 细胞型胃淋巴瘤的家系（Hayoz et al.，1993）。

5.5　胃　　癌

胃癌（gastric carcinoma，在 97% 的病例中为腺癌）的发病表现出明显的地域差异，在日本男性中为 88/100 000，而在英国和美国的男性中则分别为 22/100 000 和 11/100 000。女性的发病率大约为男性的 1/2。对于受累患者的一级亲属，尤其是 50 岁以下被诊断的病例，患胃癌的风险将高出 2～3 倍。已识别出两种主要的组织学变异的胃癌：一种是含有印戒细胞的弥漫型，而另一种是与幽门螺杆菌感染相关的肠型。后者由慢性胃炎、萎缩和化生演变而来。然而，弥漫型胃癌尚缺乏公认的前驱变化（Correa and Shiao，1994）。A 型血型与胃癌（尤其是弥漫型）之间的关联已被发现。这可能部分归因于该血型与恶性贫血的关联，后者本身就具有高于预期的胃癌风险（McConnell et al.，1966）。当先证者的组织学类型为弥漫型（风险是匹配对照的 7 倍）而不是肠型（较对照家系高 1.5 倍）时，先证者的亲属患胃癌的风险似乎要高得多（Macklin et al.，1960），然而只有一小部分弥漫型胃癌发生在具有常染色体显性遗传胃癌的易感家族中（González et al.，2002）。

与肠型相比，弥漫型胃癌表现出一种近乎相等的性别比例（相比之下，在肠型中男性占优），患者年龄分布更年轻，并且几乎不随地理迁移而变化。在罹患恶性贫血和胃腺癌的先证者亲属中，慢性萎缩性胃炎的发病率有所增加，然而，确切地说，其在患有弥漫型扩散性胃癌的先证者亲属中较对照中更常见，这在其他类型的胃癌中尚未被观察到（Kekki et al.，1987）。有证据表明，慢性幽门螺杆菌感染与肠型慢性胃炎以及胃癌易感性之间可能存在关联：在胃癌患者中幽门螺杆菌的感染率较高（Scott et al.，1990）。慢性胃炎可能具有某种遗传因素，但其性质以及同幽门螺杆菌感染的关系尚不清楚（Kekki et al.，1987）。梅内特里耶（Ménétrier）病也与增加的胃癌风险存在关联（约 10%），可能是因为萎缩性胃炎发生在这种病因不明的疾病中。

大多数胃癌为散发性，尽管其中接近 3% 发生在易感人群中。然而，在许多已报道的家族中存在胃癌发病率奇高的情况，且遵循一种常染色体显性遗传的模式（Triantafillidis et al.，

1993；Villanueva et al.，2010），拿破仑·波拿巴就来自这样一个家庭（Creagan and Fraumeni，1973）。胃癌是林奇（Lynch）综合征的一个组成部分（详见下文）。在罹患髓样或管状组织学类型乳腺癌的女性近亲中，也发现了其胃癌发病率增高的现象。一部分这些家庭可能具有 Li-Fraumeni 综合征（Burki et al.，1987），而在一些具有 *p53* 突变的家族中也发现了胃癌（Varley et al.，1995）。在具有胚系 *CDH1* 突变的家族中，小叶性乳腺癌的发病也有所增加（详见下文）。

胃腺癌可见于家族性腺瘤性息肉病中（Jagelman et al.，1988），而在共济失调毛细血管扩张症以及具有免疫缺陷的患者中则更为常见（Haerer et al.，1969；Gylling et al.，2007；Ohue et al.，1996）。IgA 缺乏症与肠化生和胃癌的患病风险增加存在关联。IgA 缺乏症的遗传机制尚不明确，但可能是多因素的（Grundbacher et al.，1972）。胚系 *BRCA2* 突变的携带者发生胃癌的相对风险率增加（Breast Cancer Linkage Consortium，1997；Jakubowska et al.，2002）。胃癌（尤其是肠型）也是 Lynch 综合征的癌症谱系的一部分，并且在这类家族中表现出本病特征性的复制错误（Replication error，RER）。据报道，Lynch 综合征中胃癌的平均诊断年龄为 56 岁（Aarnio et al.，1997；Watson et al.，2008）。

国际胃癌联合协会（the International Gastric Cancer Linkage Consortium，IGCLC）将以下两种情况定义为遗传性弥漫性胃癌（hereditary diffuse gastric carcinoma，HDGC）：（a）在一级或二级亲属中有两例以上的弥漫性胃癌的家族，其中一例的患病年龄<50 岁；（b）在任意年龄的一级或二级亲属中有三例以上的弥漫性胃癌的家族（Caldas et al.，1999；Pharoah et al.，2001）。在整体上，25%～50% 的 HDGC 患者具有胚系 *CDH1* 突变，而在具有阳性家族史的更早发病（<50 岁）的病例中，该比例上升至大约 50%（Gayther et al.，1998；Guilford et al.，1998；Richards et al.，1999）。然而，孤立的早发型弥漫性胃癌病例不太可能具有胚系 *CDH1* 突变（Brooks-Wilson et al.，2004）。最近，有人建议对符合 HDGC 标准的家族提供 *CDH1* 突变检测。

此外，*CDH1* 的分子遗传学检测还应当考虑在以下情形下进行：①家族中有两例胃癌患者，其中一例在 50 岁之前被确诊为弥漫性胃癌；②在 40 岁之前发生的弥漫性胃癌；③具有弥漫性胃癌和小叶乳腺癌的个人或家族史（一种在 50 岁之前被诊断）。大约 4% 的 *CDH1* 突变阳性家系具有外显子缺失。

CDH1 突变携带者罹患胃癌的终身风险最初被估计为大于 80%，故预防性胃切除应当被提供给 20 岁或以上的突变携带者（Fitzgerald et al.，2010），并且在受累个体的胃切除标本中发现了多个胃癌病灶（Huntsman et al.，2001）。倘若不能及时进行胃切除，则至少应该每年进行一次细致的内镜检查和多点活检。但这种筛查的效果尚不确定，因为已在先前用这种方式筛查出的受累个体的胃切除标本中检测到了多个胃癌病灶（Huntsman et al.，2001）。也有人提倡进行染色内镜检测（Shaw et al.，2005），但这种方法通常被认为不够灵敏，无法取代预防性手术。

由于全胃切除术的长期效果尚不确定，还需要更多的大规模研究。在携带胚系 *CDH1* 突变的妇女中，患乳腺癌的风险有所增加，尤其是小叶癌，故建议这类女性从 25 岁起每年进行乳腺 X 射线摄影和乳房磁共振成像，并每两年进行一次临床乳房检查（Fitzgerald et al.，2010）。在有结直肠癌病史的 *CDH1* 突变阳性家族中，应当从 40 岁或者更早，从比家族中结直肠癌患者的最早发病年龄小 10 岁开始为突变携带者提供结肠镜检查（Fitzgerald et al.，2010）。

对于无 *CDH1* 突变的家族性胃癌风险个体，首先应进行内镜检查以及根除幽门螺杆菌治疗，之后可以每年进行一次内镜检查。

5.6　肝　肿　瘤

肝脏的癌症在成人中通常为肝细胞癌或肝内胆管癌（胆管癌），在儿童中则为肝母细胞瘤。

5.7　肝母细胞瘤

肝母细胞瘤（hepatoblastoma），这种罕见的胚胎肿瘤起源于未成熟的肝细胞。该病常见于 3 岁以下的儿童，男性多于女性，并且尚未发现其与乙型肝炎病毒感染或肝硬化的关联。大多数肝母细胞瘤病例为散发性，尽管偶尔出现家族性病例（Hartley et al.，1990）。在发生肝母细胞瘤的儿童中，先天异常，尤其是泌尿生殖系统异常更为常见。与肝母细胞瘤发病易感性增加相关的综合征包括由 11p15 生长区失调导致的 Beckwith-Wiedemann 综合征和先天性偏身肥大症（congenital hemihypertrophy）。若存在偏身肥大症，则本病患儿的肿瘤风险会增加，而具有 Beckwith-Wiedemann 综合征和 *KvDMR1* 甲基化缺失的儿童患肝母细胞瘤的风险似乎要高于 Wilms 瘤（Cooper et al.，2005）。肝母细胞瘤并非另一种过度生长综合征，即班纳扬-赖利-鲁瓦卡巴（Bannayan-Riley-Ruvalcaba）综合征的组成部分。肝母细胞瘤可发生在罹患家族性腺瘤性息肉病的儿童中（Herzog et al.，2000）。对高危个体进行肝母细胞瘤检测尚存在争议。一些临床医生主张每 3 个月对患儿进行一次体检，行血清甲胎蛋白和腹部超声检查直到 3 岁，之后每 6 个月进行一次直到 6 岁（Chitayat et al.，1990a，b；Clericuzio et al.，2003）。然而，几乎没有证据支持这种筛查方案的效果，而对其潜在的益处和风险目前也知之甚少。

5.8　肝　细　胞　癌

大多数肝细胞癌（hepatocellular carcinoma）发生在成年人中，呈散发性，并且与环境致癌物如乙型肝炎病毒感染和黄曲霉毒素有关。肝细胞癌发病率显著的地域差异（在非洲和亚洲常见，在男性中发病率达 40/100 000）被认为是由环境因素造成的。在英国的发病率为（1～1.6）/100 000，并且在男性中更为多见。偶有肝细胞癌家族聚集的报道（Fernandez et al.，1994；Drinkwater and Lee，1995），而罹患原发性肝细胞癌先证者的一级亲属患癌的相对风险率为 2.4（Fernandez et al.，1994）。然而，作为围产期传播的一种结果，乙型病毒性肝炎的家族聚集性很常见，而这也被认为是高发地区家族性肝细胞癌的主要原因（Tai et al.，2002）。

肝细胞癌可作为各种原因所导致的慢性肝病和肝硬化的一种并发症（尽管其在胆汁性肝硬化中很少见），其中一些具有遗传基础（表 5.1）。在血色病中，肝细胞癌的发病率通常仅在发生肝硬化时才会增加。血色病是一种常见病，影响大约 1/300 具有北欧血统的人。然而，许多病例无症状，并且由于月经失血，女性受累的程度要低于男性（Brind and Bassendine，1990）。接近 1/3 的肝硬化患者会发生肝细胞癌，其中肝细胞癌的相对风险率可能为 200（Edwards et al.，1982）。在肝硬化发生之前通过静脉切开术治疗似乎可以预防恶变，尽管偶尔肝细胞癌也见于无肝硬化的患者中（Niederau et al.，1985）。*HFE* 基因与 6p21 区的 *MHC* I 类基因簇紧密连锁（Feder et al.，1996）。两种常见的 *HFE* 突变——p.C282Y 和 p.H63D，很容易筛选。p.C283Y 纯合子和 p.C282Y/H63D 复合杂合子可被诊断为血色病。筛查高危亲属非常重要，因为早期诊断后可以通过预防性静脉切开术进行治疗，而预防肝硬化的发展将降低肝细胞癌的发病风险（Harrison and Bacon，2005）。

表 5.1 肝细胞癌的遗传学原因

重要的原因	不太常见的关联
血色病	半乳糖血症
α₁-抗胰蛋白酶缺乏症	遗传性果糖不耐受症
糖原贮积症	地中海贫血的铁超负荷
I 型（肝型）	遗传性出血性毛细血管扩张症的铁超载
IV 型	急性间歇性卟啉病
酪氨酸血症	胆总管闭锁
Fanconi 贫血	新生儿肝炎
肝豆状核变性	囊性纤维化
	de Toni-Fanconi 综合征
	Werner 综合征
	家族性肝硬化
	印度儿童肝硬化
	新生儿巨细胞肝炎
	新生儿血色病
	迟发性皮肤卟啉病

α_1-抗胰蛋白酶缺乏症，尤其是 ZZ 表型，可导致肝细胞癌（Eriksson et al.，1986）。这是一种常染色体隐性遗传病，出生时发病率为 1/2000。α_1-抗胰蛋白酶是一种血清蛋白酶抑制剂，由染色体 14q31q32 区的一个基因编码。其表型（Pi 型）可通过血清等电聚焦测定，而两个亲本的等位基因均表达。PiMZ 杂合子发生肝细胞癌的风险也是增加的，而不是那些具有双失效表型者。在英国最常见的表型（PiM）与正常水平的 AAT 存在关联，PiZ 与 15%水平的血清 AAT 相关，而失效变异则对应于无法检测的水平。大约 10%的 PiZZ 个体将发生新生儿胆汁淤积性黄疸，而其中 25%会发展为肝硬化。与正常人群相比，PiZ 成人患肝硬化的相对风险率为 7.4，患肝细胞癌的风险则为 20（男

性更高）（Brind and Bassendine，1990；Perlmutter，1995）。

罹患 1 型（肝）糖原贮积症（一种因葡萄糖-6-磷酸脱氢酶缺乏所致的常染色体隐性遗传病)的个体往往会发生肝腺瘤,而肝母细胞瘤和肝细胞癌也见于报道(Ito et al.,1987)。Ⅳ型糖原贮积症（源于糖原脱支酶的一种缺陷）也与肝硬化和肝细胞癌的发生存在关联。

肝细胞癌是常染色体隐性遗传的酪氨酸血症致死（源于染色体 15q 区富马酸乙酰化酶基因的一种缺陷；Sniderman King et al.，1993-2006；Rootwelt et al.，1996）的一个重要原因，继发于本病中进展性的肝脏疾病及肝硬化。倘若存活到 5 岁，大约 1/3 的患儿会发生肝细胞癌。

其他的遗传性疾病（如半乳糖血症、遗传性果糖不耐受症）可能造成慢性肝损伤，并因此导致肝细胞癌。作为一种常染色体隐性遗传的铜储存障碍，Wilson 病在没有螯合剂成功治疗的情况下可导致肝硬化。随访 10 年以上的患者发生腹腔内恶性肿瘤（肝细胞癌、胆管癌和原发灶不明的低分化腺癌）的风险很大，并且可能需要用腹部超声进行检测（Walshe et al.，2003）。在地中海贫血中，铁过载可导致肝硬化，而遗传性出血性毛细血管扩张症可能偶尔导致肝细胞癌。肝卟啉病可能与肝硬化存在关联，而急性间歇性卟啉病患者中有原发性肝细胞癌（并非总是存在肝硬化）的报道。胆总管闭锁、新生儿肝炎、囊性纤维化和 de Toni-Fanconi 综合征也与肝硬化和潜在的肝细胞癌风险有关。

肝细胞癌也见于 Fanconi 贫血中（Alter，1996；Rosenberg et al.，2003），并且有时可能继发于雄激素治疗的全血细胞减少症。Werner 综合征罹患肝细胞癌的风险也可能增加。曾报道过致病原因不明的家族性肝硬化病例，但这部分患者很可能具有异质性，并通常具有环境学病因。印度儿童肝硬化在 6～18 个月发病，在印度、巴基斯坦、斯里兰卡和缅甸有家族性病例的报道（大约占所有病例的 30%），但其临床过程通常过快，以至于没有时间发展为肝细胞癌。有人认为本病为多因素遗传（Müller et al.，1999）。新生儿巨细胞肝炎是一种罕见的常染色体隐性遗传病或一组疾病（包括新生儿血色病），偶有发生原发性肝细胞癌的报道。

文献中偶有家族性肝细胞癌不伴肝硬化的报道，但这种情况很罕见。在一个家族中，受累个体还患有青少年发病的成年型糖尿病（maturity onsetdiabetes mellitus in the young，MODY）；Bluteau 等（2002）在肝腺瘤患者中证实了 12q24 区 *TCF1* 的体细胞和胚系突变。MODY 3 型是由编码肝细胞核因子 1（hepatocyte nuclear factor 1，HNF1）的 *TCF1* 的杂合胚系突变所致。因此，无论是否伴有 MODY3，*TCF1* 失活在肝腺瘤的发病机制中都非常重要。据报道，肝细胞癌患者中第二种恶性肿瘤的发生率很高（9%），并且这些第二种原发性肿瘤都是癌症家族综合征中见到的类型，提示在这些疾病中涉及一种类似的遗传易感性（Miyanaga et al.，1989）。在散发性肝细胞癌的病例中，经常可以发现一种特殊的 *TP53* 突变（249 号密码子的 GC 转换为 TA），后者可能与黄曲霉毒素 B1 的诱变作用有关，也可能与肝炎病毒有关。

5.9　肝胆管癌

肝胆管癌（cholangiocarcinoma of the liver）起源于胆管上皮细胞，并且在男性中比女性中更为常见，但比肝细胞癌罕见 15 倍。该病发生在比肝细胞癌患者大 10 岁左右的人身上，且慢性肝病并非其主要的病因。溃疡性结肠炎的患者发生胆道肿瘤的风险大约是普通人群的 10 倍，并且可能与结肠炎的持续时间和严重程度有关。这种关联尤其见于具有特定 HLA 单倍型（HLA B8）的患者。胆道肿瘤的家族聚集少有报道。壶腹周围癌可见于家族性腺瘤性息肉病患者（familial adenomatous polyposis，FAP），而胆管癌也可能发生在先天性胆管扩张或先天性胆囊和胆囊管缺失者中。

5.10　肝血管肉瘤

肝血管肉瘤（hepatic angiosarcoma）是一种罕见的肿瘤（发生在 50～70 岁年龄组），在多达 25%的病例中可能与氯乙烯单体、钍和无机砷等制剂的环境暴露有关。

5.11　胆 囊 肿 瘤

胆囊癌相对罕见，发病率为 2/100 000。本病在女性中更为常见，并在 60 多岁时发病率达到峰值。大多数胆囊癌（95%）为腺癌，而胆石症似乎是最重要的致病因素。在北美原住居民中发病率很高，在日本人和高加索人中比黑色人种更常见。在先证者的一级亲属中，这种癌症的相对风险率增加到接近 14（Fernandez et al.，1994）。家族聚集罕见，但在新墨西哥州的西班牙裔印第安人中发现了两个出现若干这种病例的家族，这可能反映了该族群中这种癌症的遗传风险较高（Devor and Buechley，1979）。胰胆管的发育异常，包括胆总管囊肿，与原位癌存在关联，但这些很少为家族性。

胆管癌在 Lynch 综合征中的发生率似乎有所增加（Aarnio et al.，1995；Watson et al.，2008）。

5.12　胰 腺 癌

近年来，胰腺癌（pancreatic cancer）的发病率在工业化国家中一直在增加，而目前的发病率为（8～10）/100 000，并且在男性中更常见。胰腺癌大约占全部癌症死亡的 5%。胰腺内分泌肿瘤的描述见第 4 章。

接近 6%的胰腺癌个体可能具有阳性家族史，并且先证者的一级亲属患这种癌症的风险增加了近 5 倍（Fernandez et al.，1994；Ghadirian et al.，2002）。然而，家族聚集相对罕见，但该肿瘤可能出现在 Lynch 综合征、遗传性皮肤恶性黑色素瘤家族、BRCA1 尤其是 BRCA2 突变共分离家族的恶性肿瘤谱系中。它也可能作为 Li-Fraumeni 综合征的一部分，并在波伊茨-耶格（Peutz-Jeghers）综合征和共济失调毛细血管扩张症中的发生频率增加（Flanders and Foulkes，1996；Lim et al.，2004；Beggs et al.，2010；Mehenni et al.，2006）。发生在具有若干乳腺癌患者家族中的胰腺癌是 BRCA2 胚系突变的一种重要预测因子（Ozçelik et al.，1997）。此外，研究者还报道了若干胰腺肿瘤发生在同胞兄弟姐妹中的家系，虽然发病年龄较晚。尽管被提议为常染色体隐性遗传（Friedman and Fialklow，1976），但也有证据表明大多数受累家族为常染色体显性遗传（Ehrenthal et al.，1987；Bartsch et al.，2012；Lynch et al.，1990；Solomon et al.，2012；Evans et al.，1995），而不完全外显的显性遗传将是一个统一的解释。家族性胰腺癌的发病年龄，组织学、性别分布以及生存率看起来与非家族性病例相似。一些具有多例皮肤恶性黑色素瘤的家族存在染色体 9p21 区 *CDKN2A*（编码 p16）的突变，而在一些家族中，患胰腺癌的风险非常高，尤其是在具有荷兰奠基者突变的个体中（Goldstein et al.，1995，2004；Ghiorzo et al.，1999；Lynch et al.，2002；de Vos tot Nederveen Cappel et al.，2003；Bartsch et al.，2002；Vasen et al.，2000）。相反，在家族中没有其他黑色素瘤个体的家族性胰腺癌则与 *CDKN2A* 突变无关（Lal et al.，2000；Bartsch et al.，2002）。

一些胰腺癌家族中发现了乳腺癌易感基因 *BRCA2* 的突变（Murphy et al.，2002；Hahn et al.，2003），尽管其中的几例突变为 *BRCA2*：6174delT，而未纳入高比例德系犹太人的研究则倾向于具有较低的 *BRCA2* 突变频率。尽管如此，在携带 *BRCA2* 突变的乳腺癌家族中胰腺癌发病偏多，携带 *BRCA2* 突变个体的 *SIR* 为 5.79，而携带 *BRCA1* 突变者的风险也有所增加，*SIR* 为 4.11（Mocci et al.，2013；Thompson and Easton，2002），尽管一些最近的数据发现 *BRCA2* 突变携带者的胰腺癌风险增加了 4 倍，而 *BRCA1* 突变的携带者则不然（Moran et al.，2012）。在乳腺癌聚集但突变阴性的家族（BRCAX）中，胰腺癌的发病风险似乎也略有增加，*SIR* 为 1.31（Mocci et al.，2013）。

与 *BRCA2* 类似，*PALB2* 也是一个胰腺癌易感基因，尽管其终身风险尚不清楚，但在携带 *PALB2* 有害突变者中可能至少有 5%（Axilbund and Wiley，2012）。值得注意的是，许多家族包含同时患有乳腺癌和胰腺癌的女性，而对家族性和散发性胰腺癌的研究均表明，这些突变并不常见［由 Tischkowitz 和 Xia（2010）综述］。因此，对孤立的胰腺癌病例进行测序以寻找 *PALB2* 突变，其检出率可能非常低。然而，有一些证据表明，这类突变可能会影响对于某些化疗药物的反应（Villarroel et al.，2011）。

导致共济失调毛细血管扩张症的基因 *ATM* 也被确定为胰腺癌的易感基因，尽管如同 *PALB2* 那样，在非常明显的胰腺癌家族中仅占不到 5%，且在所有病例中只占很小的比例（Roberts et al.，2012）。

Fanconi 贫血的基因也与胰腺癌有关，但这些基因的真正作用尚不明确，*FANCA* 突变在总体上似乎并不重要（Rogers et al.，2004），尽管在梅奥诊所接诊的 421 例胰腺癌系列病例中发现了 *FANCC* 的两个截短突变，二者均与肿瘤中的杂合性丢失有关（Couch et al.，2005）。

曾报道过一个具有特殊类型遗传性胰腺癌的家族，其中的胰腺结构明显扭曲，伴随较高的不典型增生发生率。一些病例进行了预防性胰腺切除，并且发现了初始或早期的癌症。其基因被连锁至染色体 4q 的端粒区域（Eberle et al.，2002），并且随后在这个单一家族中发现了一个错义突变，导致编码 palladin 的基因第 239 位氨基酸发生了从保守的脯氨酸到丝氨酸的变化（Pogue-Geile et al.，2006）。然而，该发现并未被本领域的其他研究人员所普遍接受（Salaria et al.，2007；Slater et al.，2007；Zogopoulos et al.，2007；Klein et al.，2009）。

迄今为止，这是唯一被报道具有这种基因突变的家族，其一个有趣的特征是癌前期的不典型增生和显著的间质纤维化，因而其早期表现包括糖尿病。据报道，家族性腺瘤性息肉病患者会发生胰腺癌，尽管其肿瘤实际上通常起源于法特（Vater）壶腹。

遗传性胰腺炎患者患胰腺癌的风险有所增加，遗传性胰腺炎是一种为人所熟知但不常见的常染色体显性遗传病，与受影响的家族成员从童年起就反复发作的胰腺炎有关（Kattwinkel et al.，1973）。该病已被定位于染色体 7q 区，并且在受累个体中检测到了阳离子胰蛋白酶原基因 *PRSS1* 的突变（Whitcomb et al.，1996）。一项调查显示，在 14 个欧洲国家的 112 个家系中（418 名受累个体），有 58 个家系（52%）携带 p.R122H 突变，24 个家系（21%）具有 p.N29I 突变，5 个家系（4%）具有 p.A16V 突变。其他的突变罕见，但 19% 的家系未在 *PRSS1* 中发现突变（Howes et al.，2004）。慢性胰腺炎的其他遗传学原因，诸如 *CFTR*（Sharer et al.，1998；Pezzilli et al.，2003）或 *SPINK1*（Witt et al.，2001）突变，似乎在患胰腺癌的个体中并不常见（Malats et al.，2001；Pezzilli et al.，2003；Teich et al.，2003），但在某些情况下值得去寻找特定的突变，如在患有慢性胰腺炎场景下的胰腺癌个体中 *CFTR* 的 p.EF508 和 *SPINK1* 的 p.N34S（Flanders and Foulkes，1996）。

曾在一例 Williams 综合征的病例中发现了胰腺癌，可能继发于高钙血症（Jensen et al.，1976）。胰母细胞瘤曾在 Beckwith-Wiedemann 综合征（Koh et al.，1986）并偶尔在家族性腺瘤性息肉病（Abraham et al.，2001）中被描述过。这两种疾病中 *IGF2* 的过度表达可能是这些癌症的发病基础（Kerr et al.，2002）。

筛查胰腺癌非常困难，因为没有明确的癌前病变，所以很难解释筛查所发现的轻微异常，同时也没有公认的方案。然而，已建议将腹部和内镜超声检查以及经内镜逆行胆胰管成像（endoscopic retrograde cholangiopancreatography，ERCP）作为可能的筛查方法，尽管后者很可能侵入性太大，除非是对于可能发现结构异常的高风险家庭（Brentnall et al.，1999）。血清 CA19-9 似乎不太敏感，但胰岛淀粉样多肽可用于检测早期胰腺癌。磁共振胆胰管成像（MRCP）和内镜超声是最可接受的选择，而专家们最近的一次集会建议，其中一种或两种适用于高风险人群（Canto et al.，2013）。有趣的是，这个专家组将适合筛查的人群限制为来自一个胰腺癌家族的至少有两名罹患胰腺癌患者的一级亲属、Peutz-Jeghers 综合征患者及具有一名以上的患者一级亲属的 *CDKN2A*、*BRCA2* 和 Lynch 综合征突变的携带者（Verna et al.，2010；Giardiello and Trimbath，2006；de Vos tot Nederveen Cappel，2003；Brand et al.，2007；Canto et al.，2011；Harinck et al.，2010）。

体细胞 *KRAS* 突变在胰腺癌中很常见，在胰液中检测到这些突变也可能是一种有用的诊断指标；这类指标的组合可能被开发出来用于及时筛查胰腺癌（Lynch et al.，1996；Urrita and DiMagno，1996），但迄今为止，尚未开发出这类临床有用的检测方法。二代测序已经在起源于胰腺导管内乳头状黏液性肿瘤（intraductal papillary mucinous neoplasm of pancreas）的胰腺囊肿中发现了 *GNAS* 的重现性突变。在决定切除哪些胰腺囊肿时，这些突变可能提供有用的线索，因为在相关的浸润性病变中也发现了同样的突变（Wu et al.，2011）。

5.13 小肠肿瘤

小肠的良性肿瘤很少见，其中最常见的是平滑肌瘤和脂肪瘤；恶性小肠肿瘤也很罕见，仅占全部肠道肿瘤的大约 1%（在英国的发病率为 0.5/100 000），按照递减的顺序，这些包括腺癌、类癌、淋巴瘤及平滑肌肉瘤。

胃、十二指肠和空肠腺瘤在家族性腺瘤性息肉病（familial adenomatous polyposis, FAP）患者中的发生率分别为 8%、31% 和 53%，其中十二指肠腺瘤在 FAP 患者中的总体发生率很可能为 50%～90%，并有 5% 左右的恶变风险，而上消化道恶性肿瘤则是 FAP 患者结肠切除术后最常见的死因（Groves et al.，2002；Burt et al.，1994；De Pietri et al.，1995；Koornstra et al.，2008；Vasen et al.，2008；Bulow et al.，2004）。年龄是最重要的风险因素，在突变位点与十二指肠息肉的发生缺乏明确的关联。可使用 Spigelman 评分来评估十二指肠息肉的严重程度，将严重程度分为 5（0～Ⅳ）期。对息肉的数量、大小、组织学以及发育不良程度进行累计评分。Ⅰ期（1～4 分）为轻度，而Ⅲ～Ⅳ期（5～12 分）为重度。大约 80% 的十二指肠息肉患者被划分为Ⅰ～Ⅲ期，而 10%～20% 为Ⅳ期（Spigelman et al.，1989）。发生癌变的风险似乎与 Spigelman 分期有关。在一项研究中，首次内镜检查在 27 名Ⅳ期十二指肠息肉的患者中发现有 2 人发生了癌变，而相比之下在 339 位 0～Ⅲ期患者中仅有 2 人发生癌变。到 57 岁时，十二指肠癌的总体累积风险为 4.5%（Bulow et al.，2004），而在Ⅰ～Ⅳ期的患者中被估计为 7%～36%。尽管在最初的发现和十二指肠腺瘤被切除后腺瘤的复发率看起来很高，但从腺瘤进展至癌症的过程十分缓慢。

小肠腺癌曾被发现于具有 Lynch 综合征的家族中，其终身风险大约为 4%，相对风险率也较高（100～300）（Vasen et al.，1996）。此外，与普通人群相比，Lynch 综合征的患者发生小肠癌的时间要早 10～20 年。小肠癌可能发生在 MMR 基因纯合突变的个体中（Herkert et al.，2011）。高比例的小肠癌（约 45%）似乎展示了在 Lynch 综合征患者中的微卫星不稳定性（Hibi et al.，1995）。这类癌症似乎均匀分布在整个小肠中，并且没有明确的基因型-表型对应关系。不提倡针对 Lynch 综合征进行小肠筛查，但是仍有倡导者（Koornstra et al.，2008），并且现有的胶囊内镜使其在技术上变得容易得多。然而，小肠癌在 Lynch 综合征家族中的罕见性使其在大多数医疗中心中难以实施。

克罗恩病与小肠癌的风险增加存在关联，通常发生在慢性病例中（Fresko et al.，1982）。克罗恩病和溃疡性结肠炎均为多因素疾病，但其家族因素越来越受到重视，克罗恩病患者同胞的相对风险率为 30～40，溃疡性结肠炎则为 10～20，并且发现了一个易感基因座 *NOD2/CARD2*，后者属于这种多因素疾病若干易感基因座之一（Mathew and Lewis，2004；Cooney et al.，2009）。

成人乳糜泻（celiac disease）与小肠淋巴瘤以及相对罕见的小肠癌的风险增加存在关联（Holmes et al.，1980）。小肠淋巴瘤可能作为免疫缺陷病的一种并发症出现。

胰十二指肠内分泌肿瘤可见于 MEN1 中，并需要积极的治疗（Bartsch et al.，2000）。在 Peutz-Jeghers 综合征（PJS）患者的小肠中可出现错构瘤性息肉，且这些息肉发生恶性退变的风险较高，导致受累个体罹患结直肠癌的终身风险为 2%～13%（Jenne et al.，1998；van Lier et al.，2011）。Peutz-Jeghers 综合征患者罹患小肠癌的相对风险率被估计为 520（220～1306），终身风险为 13%，确诊时的平均年龄为 41.7 岁，年龄范围为 21～84 岁（Giardiello et al.，2000）。

其他小肠肿瘤很少见，但可能与遗传有关。类癌肿瘤甚少为综合征性，上消化道的错构瘤性息肉可见于 Gorlin 综合征中，小肠神经纤维瘤可能使 NF1 复杂化，而小肠血管瘤可出现在遗传性出血性毛细血管扩张症中。存在整个消化道的家族性息肉病的罕见报道，但这些病例可能属于家族性腺瘤性息肉病（Yonemoto et al.，1969）。可能发生胃肠道间质瘤（gastrointestinal stromal tumor，GIST）、平滑肌瘤和平滑肌肉瘤，并且在家族性胃肠道间质瘤和色素沉着的患者中发现了胚系 *c-kit* 突变（Robson et al.，2004）。小肠平滑肌瘤可见于神经纤维瘤病 1 型中，但并不常见（Chu et al.，1999）。

提倡从 25～30 岁起对 FAP 患者进行上消化道检测，具体的频率将取决于 Spigelman 评分（Vasen et al.，2008）。Peutz-Jeghers 综合征患者应在 8 岁时接受一次上消化道内镜的基线检查，然后从 18 岁开始每 3 年进行一次胶囊内镜检查（capsule endoscopy，VCE）（Beggs et al.，2011；Van Lier et al.，2011；Cairns，2010）。倘若在 8 岁时检测到息肉，VCE 则应当从该年龄开始每 3 年进行 1 次。肠道磁共振成像（magnetic resonance enterography，MRE）和钡餐（barium follow-through，BaFT）在成年患者中是合理的备选，但 BaFT 由于存在辐射暴露而不推荐用于儿童。此外，建议 Peutz-Jeghers 综合征患者从 40 岁起每 2～3 年进行一次结肠镜检查（Giardiello et al.，2005；Giardiello and Trimbath，2006）。

5.14 胃肠道息肉

胃肠道息肉（gastrointestinal polyposis）相关疾病可根据息肉的组织学类型进行分类（Hodgson and Murday，1994）（表 5.2）。腺瘤性息肉可发生在家族性腺瘤性息肉病、Turcot 综合征、*MUTYH* 相关息肉病（Sampson et al.，2009；Vogt et al.，2009）、具有 *POLE* 或 *POLD1* 突变者（Palles et al.，2013）、具有 Lynch 综合征和双等位 MMR 突变携带者及偶尔在 Cowden 综合征患者中。错构瘤性息肉可见于 Peutz-Jeghers 综合征、幼年性息肉（Hyer et al.，2000；Zhou et al.，2001；Erdman and Barnard，2002）以及由单一的奠基者 *GREM1* 突变引起的遗传性混合息肉病综合征（hereditary mixed polyposis syndrome，HMPS）（Whitelaw，1997；Jaeger et al.，2012）、Cowden 综合征（Gentry et al.，1978；Eng et al.，2003）、Ruvalcaba-Myhre 综合征、McCune-Albright 综合征以及偶尔在 Gorlin 综合征患者中。以整个肠道的错构瘤性（幼年性）息肉为特征，并伴有脱发、甲营养不良，成年发病的异常色素沉着的 Cronkhite-Canada 综合征可能与遗传无关（Daniel et al.，1982），但确实会导致结直肠癌（Zügel et al.，2001）。

表 5.2　胃肠道息肉相关疾病

1. 腺瘤性息肉
家族性腺瘤性息肉病（以及诸如 Gardner 和 Turcot 等变体）
CMMRDa（双等位错配修复基因突变）
CMMRD（体质性错配修复缺陷）
POLE
POLD1

续表

---

　　2. 错构瘤性息肉

　　　　幼年性息肉

　　　　Cowden 综合征

　　　　Ruvalcaba-Myhre 综合征

　　　　Peutz-Jeghers 综合征

　　　　Gorlin 综合征

　　　　McCune-Albright 综合征

　　　　Cronkhite-Canada 综合征

　　　　结节性硬化症（很少，直肠息肉）

　　　　遗传性混合息肉病综合征

　　　　DICER1 综合征（通常数量很少）

　　3. 炎性息肉

　　　　炎性肠病

　　　　Devon 息肉病

　　4. 神经节/神经纤维瘤

　　　　神经纤维瘤病 1 型（NF1）

　　　　MEN2B

　　　　Cowden 综合征

　　5. 增生性息肉病（现在通常称为锯齿状息肉病）

　　近 50% 的幼年性息肉是源于 *SMAD4* 或 *BMPR1A* 的胚系突变，二者编码参与 TGF-β 信号通路的蛋白（Houlston et al.，1998；Howe et al.，2001；Sayed et al.，2002）。幼年性息肉和 Peutz-Jeghers 综合征患者发生结直肠恶性肿瘤的风险明显增加。神经节神经瘤性息肉可见于 Cowden 综合征患者中，而腺瘤和错构瘤也可能出现，并具有恶变的潜能（Trufant et al.，2012）。

　　遗传性混合息肉病综合征可能导致一种对不同组织学类型的结直肠息肉呈常染色体显性遗传的易感性（包括无梗型、错构瘤型、腺瘤性息肉和早发型结直肠癌）。在德系犹太人家族中，易感基因座已被确定为染色体 15q 区的 *CRAC1*，并且其致病基因 *GREM1* 已被鉴定。迄今为止，仅确定了一个奠基者突变（在德系犹太人群体中）（Jaeger，2012）。

　　直肠小错构瘤性息肉最近被发现在结节性硬化症患者中，但这被认为不具有临床意义（Gould et al.，1990）。炎症性息肉与溃疡性结肠炎和克罗恩病存在关联。在具有 *DICER1* 胚系突变的患者中发现了胃肠道错构瘤性息肉（Foulkes et al.，2011）。以神经纤维瘤为主的胃肠道息肉可见于 NF1，其发生率可达 25%（Hochberg et al.，1974；Cooney and Jewell，2009）。一种胃肠道弥漫性神经节神经瘤病可发生在 MEN2B 中，并伴有神经节细胞的增生，导致肠功能的障碍（Fryns and Chrzanowska，1988）。偶有常染色体显性遗传的小肠神经纤维瘤病的报道，不伴神经纤维瘤病的其他相关表现（Heiman et al.，1988）。

　　McCune-Albright 综合征患者的幼年性息肉与见于 Peutz-Jeghers 综合征患者中的有一

些相似之处，并且在息肉中检测到了 *GNAS* 的激活突变。受累个体可能也有口周白斑
（Zacharin et al.，2011）。Cronkhite-Canada 综合征以整个肠道的错构瘤性（幼年性）息肉
为特征，并伴有脱发、甲营养不良，成人发病时的异常色素沉着，很可能与遗传无关，
但确实会导致结直肠癌（Zügel，2001；Sweetser et al.，2012）。研究者曾在一个家族中发
现了德文息肉病，其中多发性的上消化道炎性纤维瘤性息肉被发现于来自英国德文郡的
一个三代家系中，但在这些患者中并未发现癌症风险的增加（Anthony et al.，1984；Allibone
et al.，1992）。

5.15　结肠和直肠肿瘤

大肠的恶性疾病是常见的癌症致死原因之一，在英国的发病率为 32/100 000，但在非
洲的部分地区（在尼日利亚为 2.5/100 000）和亚洲的发病率则要低得多。98%的大肠癌
都是腺癌。结肠腺瘤被认为具有发展成恶性肿瘤的潜力，在结肠发现多于一处原发癌的
患者中，有 75%的病例同时存在结肠腺瘤；在大约 1/3 的结肠癌患者中有一个或更多的
腺瘤。因此，大多数结肠癌很可能是由腺瘤发展而来的（Morson，1966）。单发的结肠息
肉在普通人群中的发病率与年龄有关，在五十多岁的人群中可达 34%，而在那些超过 75
岁的人群中则达到 75%（Lanspa et al.，1990；Dunlop，2002；Fletcher，2008）。据估算，
单个息肉发展为侵袭性癌的风险约为每年 0.25%，但对于较大和（或）绒毛状的息肉来说，
其风险可升高近 50 倍（Eide，1986），说明肠癌的筛查指南需要根据每次结肠镜检查的病
理结果进行调整。炎症很可能也是肠癌的一种易感因素，因为溃疡性结肠炎和克罗恩病
与结肠癌发病风险的增加存在关联（Judge et al.，2002）。在结肠受累的程度及持续时间
相似的情况下，这些疾病发生直肠癌的风险也是相似的，并且已为炎性肠病患者制定了
检测指南（Eaden and Mayberry，2002；Cairns et al.，2010）。肢端肥大症患者结直肠腺瘤
和癌症的患病率也有所增加，相对风险率为 7.4，总体患病率为 3.7%（Jenkins and Besser，
2001）。

遗传因素在癌症的发病机制中占据重要的地位，而全面了解家族史应当是所有结直
肠癌患者评估的一个重要部分。患者亲属中较早的确诊年龄是患者风险的一个重要预测
指标。表 5.3 提供了基于罹患结直肠癌的亲属数量（以及确诊时的年龄）评估的经验性风
险，并提示这一风险将随着更早的确诊年龄和增加的受累亲属数量而升高。双胞胎研究
表明，35%的结直肠癌发病在一定程度上是源于遗传因素（Lichtenstein et al.，2000）。识
别结肠癌遗传风险增加的个体非常重要，因为可以向高危个体提供筛查，而越来越多的
证据表明这或许能够有效降低结直肠癌的发病率和死亡率。

表 5.3　家族史与结直肠癌的死亡风险：用于咨询的经验性风险评估

受累亲属	结直肠癌的相对风险率	结直肠癌的终身风险
普通人群		1/50
一位一级亲属	×3（*OR* 1.8）	1/17

续表

受累亲属	结直肠癌的相对风险率	结直肠癌的终身风险
一位小于 45 岁的一级亲属	×5（OR 3.7）	1/10
一位一级和一位二级亲属		1/12
双亲		1/8.5
两位一级亲属	（OR 5.7）	1/6
三位一级亲属		1/3

注：优势比（OR）数据来自 St John 等（1993）；终身风险数据来自 Houlston 等（1990）。

据估计，大约 5%的结直肠癌发生在具有显性遗传倾向的个体中。与结肠息肉相关的遗传性疾病增加了患结直肠癌的风险（表 5.4）。这些疾病包括家族性腺瘤性息肉病、幼年性息肉和 Peutz-Jeghers 综合征等。家族性腺瘤性息肉病以结直肠腺瘤的发生为特征，而后两种疾病则以胃肠道错构瘤为特征，二者均为潜在的癌前病变，尽管腺瘤具有更强的恶性潜能。已报道了一种可能导致结直肠癌的罕见的家族性巨大增生性结肠息肉病综合征（Jeevaratnam et al.，1996；Sheikholeslami et al.，2004）。稍后，某些类型的增生性息肉，尤其是作为右侧微卫星不稳定性结肠癌的先兆表现者的重要性得到了强调（Jass et al.，2002）。易发生胃肠道息肉的疾病见表 5.4（Ngeow et al.，2013）。

表 5.4　以结直肠息肉为特点的疾病

疾病	基因
腺瘤性息肉	
家族性腺瘤性息肉病（FAP）	APC
轻表型息肉病/多发性腺瘤	APC，MUTYH，POLE，POLD1，错配修复
错构瘤性息肉	
幼年性息肉	BMPR1A，SMAD4，ENG，STK11
Peutz-Jeghers 综合征	LKB1/STK11
Cowden 综合征	PTEN
遗传性混合息肉综合征	GREM1

胚系 PTEN 突变也与错构瘤性胃肠道息肉存在关联，但不同于表 5.4 所列出的基因，其突变的携带者（罹患 Cowden 综合征或 Ruvalcaba-Myhre-Smith 综合征）患结直肠癌的风险似乎不会大幅增加，但在特定家族中可能会有一定的风险。

家族性腺瘤性息肉病是这些疾病中最常见的，但在全部结肠癌病例中仅占不到 1%。Lynch 综合征 [遗传性非息肉病性结直肠癌（hereditary nonpolyposis colorectal cancer，HNPCC）]（Evans et al.，1997；Salovaara et al.，2000）在结肠癌患者中占据了更大的比例（很可能为 2%~3%）。这是一种常染色体显性遗传的结直肠癌易感性疾病，其肠癌发生在较小的年龄并具有较高的频率（比散发病例平均早 20 年）。DNA 错配修复相关基因（MLH1、MSH2、MSH6 和 PMS2）之一的突变被发现可导致 Lynch 综合征，并存在微卫星不稳定性（microsatellite instability，MSI），即与患者的体质性 DNA 相比，在肿瘤 DNA 中存在多个等位基因的变化。该病将导致早发性肿瘤，右侧结肠癌的比例增加（65%，相比散发病例的 25%），并具有多发性原发结直肠癌的风险。与 *MLH1* 相比，携带 *MSH2* 突变的个体患结肠外癌症的风险更高（Vasen et al.，2001；Bonadona et al.，2011），而 *MSH6* 突变尤其容易导致子宫内膜癌（Wijnen et al.，1999）。这些结肠外的恶性肿瘤主要包括子宫内膜癌、卵巢癌、胰腺癌、胃癌和尿道癌（Wijnen et al.，1999）。有关 Lynch 综合征的细节参阅第 11 章。缪尔-托尔（Muir-Torre）综合征是与皮脂腺腺瘤及其他特征性皮肤病变相关的 Lynch 综合征，二者是等位的（即源于同一基因的突变），但 Muir-Torre 综合征通常被认为是源于 *MSH2* 而非 *MLH1* 的突变（Lucci-Cordisco et al.，2003）。双等位 MMR 突变携带者发生早发性结直肠癌的风险显著增加（Herkert，2011）。

MLH3 和 *EXO1* 的胚系突变可能导致了一小部分具有 MSI 阳性肿瘤的结直肠癌病例（Wu et al.，2001；Niessen et al.，2009；Liu et al.，2003；Laiho et al.，2002；Brassett et al.，1996；Sutter et al.，2004），这些基因具有重要临床意义的突变极其少见。

MSH2 的直接上游基因 *EPCAM* 的最后几个外显子的胚系缺失通过启动子甲基化导致 *MSH2* 的表达丧失，因此，倘若 IHC 显示 *MSH2* 丧失，则有必要检测 *EPCAM* 的缺失，并且暂未在 *MSH2* 中发现编码序列或 MLPA 可识别的突变（Kuiper et al.，2011）。有趣的是，这类突变与子宫内膜癌的低风险存在关联（Ligtenberg et al.，2013；Charbonnier et al.，2002）。

最近发现患 Lynch 综合征的个体到 70 岁时患结直肠癌的预估累积风险对 *MLH1* 突变携带者来说为 41%（95%*CI*：25%～70%），对 *MSH2* 突变携带者来说为 48%（95%*CI*：30%～77%），对 *MSH6* 突变携带者来说为 12%（95%*CI*：8%～22%）（Hampel et al.，2006）。对子宫内膜癌来说，相应的风险分别为 54%（95%*CI*：20%～80%）、21%（95%*CI*：8%～77%）和 16%（95%*CI*：8%～32%）。对卵巢癌来说，它们分别为 20%（95%*CI*：1%～65%）、24%（95%*CI*：3%～52%）和 1%（95%*CI*：0～3%）。到 40 岁时的预估累积风险对子宫内膜癌来说不超过 2%（95%*CI*：0～7%），对卵巢癌则不超过 1%（95%*CI*：0～3%）。对于任何这些基因突变来说，其他肿瘤的预估终身风险均不超过 3%（Bonadona et al.，2011）。这些风险值比那些既往公布的要低。

"遗传性非息肉病性结直肠癌"（hereditary nonpolyposis colorectal cancer，HNPCC）这一术语在某种意义上是不恰当的（Umar et al.，2004），因为结肠腺瘤的确会发生在该病的患者中；因此，在日常使用中"Lynch 综合征"这一名称已被普遍换成 HNPCC（Vasen et al.，1999）。尽管结肠腺瘤在 Lynch 综合征中并不比普通人群更常见，但其腺瘤将通过腺瘤—癌的系列变化进展得比正常个体快（Jass，1995a，b），这将影响在这些个体中进行结肠镜检测的频率。在本病中很少发生 50 个以上的息肉，这将区别于经典的家族性腺瘤性息肉病，在后者中至少存在 100 个结肠腺瘤。然而，存在一些具有中等数目息肉的家族，不容易被归类为 Lynch 综合征或家族性腺瘤性息肉病 [有时也被称为轻表型息肉病（attenuated familial adenomatous polyposis，AFAP）或 AAPC]，而在一些这样的家族中患病个体可能被证明具有 *APC* 基因第 3 或第 4 外显子的胚系突变。另一些则可能患有 *MUTYH* 相关息肉病，后者为一种常染色体隐性遗传病，其特征为数目不等的结肠腺瘤、相对早发的结直肠癌，通常具有 30～100 个腺瘤（Halford et al.，2003）。不久前，在罹患多发性结直肠腺瘤及相关癌症的家族中发现了 *POLE* 和 *POLD1* 的罕见突变。这些家族在某些方面可能与患 AFAP 的家族相似（Palles et al.，2013）。一部分 Lynch 综合征相关的结直肠癌具有右半结肠中存在扁平腺瘤（Lynch et al.，1993）的特征，但这似乎只是 Lynch 综合征的又一个变种。然而，锯齿状腺瘤在遗传性混合息肉病综合征（hereditary mixed polyposis syndrome，HMPS）中很常见，其特征为结肠腺瘤、错构瘤和早发性结直肠癌，源于单一的 *GREM1* 胚系缺失（Jaeger et al.，2012）。

在具有 1000 个以上腺瘤的个体中，致病性 *APC* 突变和双等位 *MUTYH* 突变的发生率分别为 80% 和 2%，在那些具有 100～999 个腺瘤者中为 56% 和 7%，在那些具有 20～99 个腺瘤者中为 10% 和 7%，而在具有 10～19 个腺瘤者中则为 5% 和 4%，可见 *APC* 突变在经典型息肉病患者中占主导地位，而 *APC* 和 *MUTYH* 突变的发生率则类似于轻表型息肉病（Gismondi et al.，2002；Grover et al.，2012）。

APC 基因的一个多态性，即一种 T-A 突变的胚系突变（预测将导致蛋白质第 1307 位的异亮氨酸变为赖氨酸；见家族性腺瘤性息肉病的章节），可使结直肠癌的患病风险增加近 2 倍。其分子机制似乎是这种将 AAATAAAA 序列转换为(A)$_8$ 的多态性，从而导致了 *APC* 基因体细胞突变的发生（Laken et al.，1997），这种突变在德系犹太人起源的个体中较为常见（大约 6%），但在其他种族中则非常少见。与这种突变相关的结直肠癌的相对风险率或优势比为 1.5～1.8（Gryfe，1999），通常被认为不足以作为结肠镜检测的依据。该突变至少有 2200 年的历史（Niell et al.，2003），并且很可能借助遗传漂移在这一人群中变得更加频繁。

在携带胚系 *BRCA1* 突变的个体中，患结肠癌的相对风险率可能略有增加，但这也伴随患直肠癌风险的下降，并且这种增加的风险尚未在男性中发现（Thompson and Easton，2002）。总体而言，这些风险在临床上可能并不重要。携带 *BRCA1*：185delAG 或 *BRCA1*：5382inC 的德系犹太人患结直肠癌的风险并未明显增加（Ford et al.，1994；Struewing et al.，1997；Kirchhoff et al.，2004；Niell et al.，2004），也可能并不存在任何影响。

NAT2（可改变 *N*-乙酰转移酶的能力）以及其他代谢基因的变异可改变普通人群对结肠腺瘤和结直肠癌的易感性，并可能改变 FAP 中息肉的密度（Crabtree et al.，2002；Jass，2004），但其本身不太可能导致结直肠癌风险的显著增加而产生临床意义。包括 *MLH1*、*MSH2*、*APC*、*AXIN1* 和 *CTNNB1*（Beta catenin）在内的不同基因的多种变异可能会导致结肠腺瘤和癌的易感性（Fearnhead et al.，2004；Lammi et al.，2004），但这些基因座在临床上用处都不大。

5.16　识别高危家族

对 Lynch 综合征的有效筛查要求针对高危个体进行突变检测。大约 10% 的结直肠癌患者拥有一位患病的一级亲属，而大约 2% 拥有两位患病的一级亲属。然而，符合 Lynch 综合征"阿姆斯特丹标准"（Amsterdam criteria，AC）的家族不到所有病例的 5%（Stephenson et al.，1991；Peel et al.，1997）。贝塞斯达标准相对更为灵敏但特异性较差（Umar et al.，2004）。大多数基于人群的突变分析研究从具有微卫星不稳定性肿瘤的患者入手，然后寻找这些患者中的胚系突变。这些研究发现 1%～4% 的结直肠癌源于 *MLH1* 或 *MSH2* 的胚系突变（Peel et al.，2000；Salovaara et al.，2000）（表 5.5）。一些无家族史的早发性结直肠癌患者还具有错配修复基因的胚系突变（Dunlop et al.，1997），这种情况在 35 岁以下诊断的患者中占很大的比例，但在年龄更大的病例中仅占少数。由 *MSH6* 胚系突变导致的结直肠癌患者通常既不符合 AC1 也不符合 AC2（Sjursen et al.，2010）。

表 5.5　早发性结直肠癌中 *MLH1* 和 *MSH2* 胚系突变的频率

年龄范围（岁）	先证者的人数	*MLH1* 突变携带者		*MSH2* 突变携带者	
		例数	百分比/%	例数	百分比/%
<30	50	7	14	7	14
<40	12	1	8.3	1	8.3
<45	38	1	2.6	2	5.3
<50	135	6	4.4	6	4.4

在不满足 Lynch 综合征的阿姆斯特丹或贝塞斯达标准的家族中（表 11.7、表 11.8），通过免疫组化染色（immunohistochemisty，IHC）进行的病理性肿瘤分析对于诊断 Lynch 综合征具有高度的特异性，并能够揭示可能在胚系中突变的基因，尽管在具有 *MSH2* 胚系突变的人中，肿瘤中的 MSH2 和 MSH6 染色体可能会丢失。测量肿瘤中的 MSI 特异性较低，因为在所有的结直肠癌中大约 15% 可能为 MSI 阳性，并且无法提示哪些基因可能涉及胚系突变。一些病例中，尤其是具有高度 MSI 的老年女性，可能存在体细胞 *MLH1* 失活。如果来自同一个体的两种肿瘤均显示 MSI 阳性，则 MSI 对于诊断 Lynch 综合征的特异性将显著增加（Vasen，2007；Lubbe et al.，2009；EGAPP 推荐声明，2009；Tresall et al.，2012；Parsons et al.，2012）。

在识别风险个体方面，应当谨记部分无 Lynch 综合征家族史的早发性结直肠癌患者具有错配修复基因的胚系突变（Dunlop et al.，1997；Hampel et al.，2005）。倘若对未针对家族史进行选择的结直肠癌病例进行错配修复基因突变分析，则突变的检出率将取决于病例中诊断结直肠癌的年龄（Mitchell et al.，2002）（表 5.5）。不符合诊断 Lynch 综合征的阿姆斯特丹标准的家族性聚集不太可能源于胚系 *MLH1* 或 *MSH2* 突变。在早期研究中，只有大约 8% 不满足稍微有点严格的阿姆斯特丹标准的家族具有可检测的突变，尽管一些家族可能存在基因缺失或其他的基因重排（Wijnen et al.，1997）。而这可能存在低估的情况，因为只要接受突变分析的对象的结直肠癌中存在 MSI-H，那么详细查找就能在更多的个体里发现突变（Wagner et al.，2003），而在 MSH2 蛋白缺失时这被认为非常有可能，即使这类家族聚集根本不符阿姆斯特丹标准。在这种场景下，在结直肠肿瘤中寻找 *BRAF* 突变（Davies et al.，2002）可能是继 MSI 和 IHC 之后的良好步骤，这是因为在不表达 MLH1 的 MSI-H 肿瘤中，*BRAF* 突变的存在使 *MLH1* 胚系突变的可能性大大降低。有趣的是，MSH2 的表达缺失很少与 *BRAF* 突变存在关联（Wang et al.，2003；Koinuma et al.，2004；Domingo et al.，2004）。更新的文献提出了在新诊断的结直肠癌病例中改进的肿瘤检测方法，以及根据诊断时的年龄和家族史进行分层，并通常先进行 MSI 分析，因为它相比于 IHC 来说更灵敏，但特异性低，然后再进行 IHC 以明确最可能涉及的基因。对于符合贝塞斯达标准的 Lynch 综合征病例，IHC 可以是第一步（Lubbe et al.，2009；Halbert et al.，2004；Hampel，2010；Hall，2010；Rodriguez-Bigas et al.，1997；Parsons et al.，2012；Steinhagen et al.，2012；Tresallet et al.，2012）。

5.17　病理学特征

具有高 MSI 特征的结直肠癌具有黏蛋白分泌增多、细胞分化增强和淋巴细胞浸润增加的特点。这可以同时见于散发性肿瘤和 Lynch 综合征患者中。目前有证据表明，散发性的 MSI-H 癌症发生在具有体细胞 *BRAF* 突变和 DNA 甲基化（尤其是 *MLH1*）的腺瘤中，而 Lynch 综合征中的那些则发生在具有 *APC*、β-连环蛋白和（或）*KRAS* 体细胞突变的腺瘤中。这也导致了形态学上的差异，Lynch 综合征相关的癌症表现出更多的肿瘤出芽（去分化），而散发性肿瘤则更具异质性并表现出黏蛋白分泌（Jass，2004；McGivern et al.，2004）。

结肠癌的分子遗传学研究为其多步骤的发病机制提供了有力的证据。这项工作从一个涉及至少 5 个基因的简单线性模型开始（Fearon and Vogelstein，1990），尽管这个模型过于简单，但它为许多其他的研究搭好了框架。*APC* 突变被认为发生在这一过程的早期，并可能通过 APC 与有丝分裂时的着丝点相互作用导致纺锤体畸变，造成染色体异常（Powell，2002）。最初，人们认为其关键因素在于突变的积累，而不是突变发生的特定顺序，但更近期的聚焦于细胞类型特异的"看门人"基因的研究表明，存在可以作为癌变限速步骤的基因，这些基因很可能在肿瘤发生的早期就发生了突变。例如，在大多数结直肠癌中，双等位 *APC* 突变（或突变加上杂合性丢失）就发生在某个早期阶段（Powell et al.，1992）。这些早期改变（诸如 β-连环蛋白调控域 C 端序列的缺失）（Sidransky，1997）可能会带来一种针对早期结直肠癌的基于在粪便中检测此类突变的筛查试验。一种 *APC* 突变的粪便检测已经被开发出来（Traverso et al.，2002），但其尚未得到商业化，并且也没有被广泛使用。其他的检测则基于多个基因：如对于三个基因标志物（*TP53*、*BAT26* 和 *KRAS*）的粪便分析检测出了 71% 的结直肠癌患者以及 92% 的实际发生了上述基因改变的肿瘤患者（Dong et al.，2001）。尽管有这些以及其他令人鼓舞的发现，但商业性的基于分子的粪便检测在临床机构中仍未得到采用。

5.18　监　测　策　略

对结肠癌风险增加的患者进行筛查可以减少早期死亡，但大规模的研究的确较难开展。在芬兰的一项研究发现，由于腺瘤的切除，接受结肠镜检查的 Lynch 综合征家族成员的结直肠癌发病率很可能大大降低。在该研究中，受试组和对照组中的总死亡例数分别为 10 例、26 例（*P* = 0.003），而突变阳性者则分别为 4 例、12 例（*P* = 0.05）（Järvinen et al.，2000）。此外，遗传登记在确定和协调筛查家族性腺瘤性息肉病风险个体方面的益处已得到广泛认可（Kinzler and Vogelstein，1996；King et al.，2000；Vasen et al.，2008）。

在相当比例的（约 30%）符合阿姆斯特丹标准的家族中，结直肠肿瘤的 MSI 和 IHC

分析结果均为阴性。由偶然因素或 Lynch 综合征以外的遗传因素导致的聚集性结直肠癌可能是这些家族的发病原因，其特征在于结直肠癌的发病年龄比患有 Lynch 综合征的家族更大，以及不伴子宫内膜癌和多发性肿瘤。这类家庭发生结直肠癌的风险只增加了 2.3 倍，因此可进行较低强度的结肠镜检查（如从首次诊断结直肠癌前 5～10 年或 45 岁开始，每 5 年进行一次结肠镜检查）（Vasen et al.，2007，2009；Järvinen et al.，2008）。那些未发现 Lynch 综合征证据，但具有晚发性结直肠癌家族史者的近亲，在结直肠癌为微卫星不稳定性的情况下，具有更高的结直肠癌风险（Aaltonen et al.，2007）。

Lynch 综合征的预测性检测目前可用于已明确了致病性突变家族的症状前诊断，从而使针对高危无症状的个体进行筛查成为可能，如同家族性腺瘤性息肉病那样。筛查 Lynch 综合征高风险个体的指南建议从 25 岁起定期进行结肠镜检查（每 1～2 年一次），而对于那些家族史包括其他部位的癌症，如子宫内膜癌者，则应酌情提供针对其他癌症的筛查（Vasen et al.，2010a，b）。除检测症状前结肠癌外，这类筛查还容许通过内镜检查切除腺瘤。据推测（但尚未证实），Lynch 综合征患者中的大多数肿瘤均起源于腺瘤，而将后者切除则可以预防结肠癌的发生（Winawer et al.，1993）。结肠镜是检查的首选方法，因为在该病中右侧肿瘤更为多见（Vasen et al.，2013）。

在没有 Lynch 综合征证据的结直肠癌家族中，对于结直肠癌的检测应考虑筛查的经济成本以及尤其是结肠镜筛查可能产生的不良影响，并将这些因素与个体罹患结直肠癌的估计风险进行权衡（Johnson et al.，2008）。Cairns 等（2010）发表了基于多基因遗传模型的高-中、低-中结直肠癌风险个体的家族史标准，并且提出了基于这些分组的筛查方案。简单地说，被评估为高-中风险的个体可能有三位任意年龄的一级亲属确诊，或者有两位亲属在 60 岁之前确诊；低-中风险的个体则是那些具有一位在 50 岁之前确诊的亲属或两位在 60 岁之后确诊的亲属者。他们主张高-中风险组应当从 50 岁起每 5 年进行一次结肠镜检查，而低-中风险组则应当在 55 岁时进行一次结肠镜检查，此后除非结肠镜筛查发现息肉，否则将不进行进一步的检查（表 5.6）。根据文献回顾和专家意见，英国胃肠病学会和大不列颠及爱尔兰结直肠学会更新了这些根据家族史评估的中等结直肠癌风险人群的筛查指南（Cairns et al.，2010）。它们考虑到了结肠镜检查本身的风险虽小但较为显著这一事实（Williams and Fairclough，1991）；一项基于人群的研究发现，每 1000 例结肠镜检查中有 2 例出现了严重并发症（Gatto et al.，2003）。14 天死亡率为穿孔率的 5%～10%，或者每 10 000 次操作中有 0.83 例（CI：0.025～3.69），或者每 10 000 例息肉切除者中有 3.9 例（CI：1.1～18.8）（Anderson et al.，2000；Gatto et al.，2003）。息肉切除术后的穿孔率为每 10 000 人中有 22 例（CI：13.8～33.3），而息肉切除术后的出血率则额外增加 89 例（CI：71.5～109.5）（Cairns et al.，2010；Zha et al.，2004；Imperiale et al.，2008）。

表 5.6　针对具有中等程度结直肠癌家族史人群的筛查指导意见：一份给消化内科及结直肠外科医师的指南

诊断标准	筛查方法	筛查年龄
一级亲属中有 3 人罹患结直肠癌，未见诊断年龄小于 50 岁者	每 5 年进行一次结肠镜检查	从 50 岁到 75 岁
一级亲属中有 2 人罹患结直肠癌，其平均年龄小于 60 岁	每 5 年进行一次结肠镜检查	从 50 岁到 75 岁

续表

诊断标准	筛查方法	筛查年龄
一级亲属中有 2 人罹患结直肠癌，诊断年龄均大于 60 岁	单次结肠镜检查	55 岁进行一次；若结果正常，则不再进行
一级亲属有 1 人患有结直肠癌，诊断年龄小于 50 岁	单次结肠镜检查	55 岁进行一次；若结果正常，则不再进行
其他结直肠癌家族高风险（除非提示 Lynch 综合征的诊断）	不筛查	
阿姆斯特丹标准阳性	转诊至遗传学中心	
偶然诊断的结直肠癌病例，诊断年龄小于 50 岁或 MSI+，非阿姆斯特丹标准阳性	安排 MSI/IHC,考虑转诊至遗传学中心	
FAP/*MUTYH* 息肉病	转诊至遗传学中心	

注：改编自 Cairns 等（2010）。

　　Lynch 综合征的一些较新的结肠镜检查方法已被提倡,但尚未得到广泛采用（Haanstra et al.，2013）。

5.19　化 学 预 防

　　多年来已发现了一些有趣的证据，即 COX-2 抑制剂可以减少易感个体结肠肿瘤的发病，因此在大规模试验中对阿司匹林和非吸收性淀粉进行了评估（息肉预防协同行动，the Concerted Action Polyp Prevention，CAPP）。在 CAPP2 中，并未发现淀粉具有预防作用（Mathers et al.，2012）。当 Lynch 综合征患者接受了超过 25 个月每天 600 mg 的阿司匹林治疗后，其在近 5 年的随访中患结直肠癌的风险显著降低（Burn et al.，2011a，b；Evans et al.，2012）。在同一项研究的一篇更早的分析中（Burn et al.，2008），则未发现阿司匹林对 Lynch 综合征突变携带者的影响，这表明与服用阿司匹林相关的预防效果是延迟性和长期性的。研究者已规划了更大规模的试验，以寻找最佳的预防剂量。对于家族性腺瘤性息肉病，CAPP1 研究表明阿司匹林对息肉大小有一定的影响，但对息肉数量没有影响（Burn et al.，2011a，b）——但考虑到 CAPP2 后期分析中发现的延迟效应，或许长期的随访研究将进一步显示其益处。长期以来，人们一直认为鱼油可以预防胃肠道癌，而一种特殊配方的二十碳五烯酸（eicosapentaenoic acid，EPA）则能够减少息肉的数量和大小（West et al.，2010）。

（译 门乙 彭枫 邢笑存 谢艳）

参 考 文 献

Aaltonen L，Johns L，Järvinen H，et al. 2007. Explaining the familial colorectal cancer risk associated with mismatch repair（MMR）-deficient and MMR-stable tumors[J]. Clin Cancer Res，13（1）：356-361.

Aarnio M，Mecklin J P，Aaltonen L A，et al. 1995. Life-time risk of different cancers in hereditary nonpolyposis colorectal cancer（HNPCC）syndrome[J]. Int J Cancer，64（6）：430-433.

Aarnio M，Salovaara R，Aaltonen L A，et al. 1997. Features of gastric cancer in hereditary non-polyposis colorectal cancer syndromes[J]. Int J Cancer，74（5）：551-555.

Abraham S C，Wu T T，Klimstra D S，et al. 2001. Distinctive molecular genetic alterations in sporadic and familial adenomatous polyposis-associated pancreatoblastomas：frequent alterations in the APC/beta-catenin pathway and chromosome 11p[J]. Am J Pathol，159（5）：1619-1627.

Akbari M R，Malekzadeh R，Lepage P，et al. 2011. Mutations in Fanconi anemia genes and the risk of esophageal cancer[J]. Hum Genet，129（5）：573-582.

Albeck H，Bentzen J，Ockelmann H H，et al. 1993. Familial clusters of nasopharyngeal carcinoma and salivary gland carcinomas in Greenland natives[J]. Cancer，72（1）：196-200.

Allibone R O，Nanson J K，Anthony P P. 1992. Multiple and recurrent inflammatory fibroid polyps in a Devon family（"Devon polyposis syndrome"）：an update[J]. Gut，33（7）：1004-1005.

Alter B P. 1996. Fanconi anaemia and malignancies[J]. Am J Hematol，53（2）：99-110.

Anderson M L，Pasha T M，Leighton J A. 2000. Endoscopic perforation of the colon：lessons from a 10-year study[J]. Am J Gastroenterol，95（12）：3418-3422.

Anthony P P，Morris D S，Vowles K D. 1984. Multiple and recurrent inflammatory fibroid polyps in three generations of a Devon family[J]. Gut，25（8）：854-862.

Axilbund J E，Wiley E A. 2012. Genetic testing by cancer site：pancreas[J]. Cancer J，18（4）：350-354.

Bartsch D K，Gress T M，Langer P. 2012. Familial pancreatic cancer - current knowledge[J]. Nat Rev Gastroenterol Hepatol，9（8）：445-453.

Bartsch D K，Langer P，Wild A，et al. 2000. Pancreatoduodenal endocrine tumors in multiple endocrine neoplasia type 1：surgery or surveillance？[J]. Surgery，128（6）：958-960.

Bartsch D K，Sina-Frey M，Lang S，et al. 2002. CDKN2A germline mutations in familial pancreatic cancer[J]. Ann Surg，236（6）：730-737.

Beggs A D，Bhate R D，Irukulla S，et al. 2011. Straight to colonoscopy：the ideal patient pathway for the 2-week suspected cancer referrals？[J]. Ann R Coll Surg Engl，93（2）：114-119.

Beggs A D，Latchford A R，Vasen H F，et al. 2010. Peutz-Jeghers syndrome：a systematic review and recommendations for management[J]. Gut，59（7）：975-986.

Blaydon D C，Etheridge S L，Risk J M，et al. 2012. RHBDF2 mutations are associated with tylosis a familial esophageal cancer syndrome[J]. Am J Hum Genet，90（2）：340-346.

Bluteau O，Jeannot E，Bioulac-Sage P，et al. 2002. Bi-allelic inactivation of TCFI in hepatic adenomas[J]. Nat Genet，32（2）：312-315.

Bonadona V，Bonaïti B，Olschwang S，et al. 2011. Cancer risks associated with germline mutations in MLH1，MSH2，and MSH6 genes in Lynch syndrome[J]. JAMA，305（22）：2304-2310.

Bourgeois J M，Radhi J，Elden L，et al. 2001. Plexiform neurofibroma of the submandibular salivary gland in a child[J]. Can J Gastroenterol，15（12）：835-837.

Bowen S，Gill M，Lee D A，et al. 2005. Mutations in the CYLD gene in Brooke-Spiegler syndrome，familial cylindromatosis，and multiple familial trichoepithelioma：lack of genotype-phenotype correlation[J]. J Invest Derm，124（5）：919-920.

Brand R E，Lerch M M，Rubinstein W S，et al. 2007. Advances in counselling and surveillance of patients at risk for pancreatic cancer[J]. Gut，56（10）：1460-1469.

Brassett C，Joyce J A，Froggatt N J，et al. 1996. Microsatellite instability in early onset and familial colorectal cancer[J]. J Med Genet，33（12）：981-985.

Breast Cancer Linkage Consortium. 1997. Pathology of familial breast cancer：differences between breast cancers in carriers of BRCA1 or BRCA2 mutations and sporadic cases[J]. Lancet，349（9064）：1505-1510.

Brentnall T A，Bronner M P，Byrd D R，et al. 1999. Early diagnosis and treatment of pancreatic dysplasia in patients with a family history of pancreatic cancer[J]. Ann Int Med，131（4）：247-255.

Brind A M，Bassendine M F. 1990. Molecular genetics of chronic liver disease[J]. Baillieres Clin Gastroenterol，4（1）：233-253.

Brooks-Wilson A R，Kaurah P，Suriano G，et al. 2004. Germline E-cadherin mutations in hereditary diffuse gastric cancer：assessment of 42 new families and review of genetic screening criteria[J]. J Med Genet，41（7）：508-517.

Bulow S，Bjork J，Christensen I J，et al. 2004. Duodenal adenomatosis in familial adenomatouspolyposis[J]. Gut，53（3）：381-386.

Bürki N，Gencik A，Torhorst J K，et al. 1987. Familial and histological analyses of 138 breast cancer patients[J]. Breast Cancer Res Treat，10（2）：159-167.

Burn J，Bishop D T，Mecklin J P，et al. 2008. Effect of aspirin or resistant starch on colorectal neoplasia in the Lynch syndrome[J]. N Engl J Med，359（24）：2567-78. Erratum in：N Engl J Med. 2009 Apr.

Burn J，Bishop D T，Chapman P D，et al. 2011. A randomized placebo-controlled prevention trial of aspirin and/or resistant starch in young people with familial adenomatous polyposis[J]. Cancer Prev Res（Phila），4（5）：655-665.

Burn J，Gerdes A M，Macrae F，et al. 2011. Long-term effect of aspirin on cancer risk in carriers of hereditary colorectal cancer：an analysis from the CAPP2 randomised controlled trial[J]. Lancet，378（9809）：2081-2087.

Burt R W，Berenson M M，Lee R G，et al. 1994. Upper gastrointestinal polyps in Gardner's syndrome[J]. Gastroenterology，86（2）：295-301.

Cairns S R，Scholefield J H，Steele R J，et al. 2010. Guidelines for colorectal cancer screening and surveillance in moderate and high riskgroups（update from 2002）[J]. Gut，59（5）：666-689.

Caldas C，Carneiro F，Lynch H T，et al. 1999. Familial gastric cancer：overview and guidelines for management[J]. J Med Genet，36（12）：873-880.

Canto M I，Harinck F，Hruban R H，et al. 2013. International Cancer of the Pancreas Screening（CAPS）Consortium summit on the management of patients with increased risk for familial pancreatic cancer[J]. Gut，62（3）：339-347.

Chak F，Lee T，Kinnard M F，et al. 2002. Familial aggregation of Barrett's esophagus，esophageal adenocarcinoma，and oesophagogastric junctional adenocarcinoma in Caucasian adults[J]. Gut，51（3）：323-328.

Charbonnier F，Olschwang S，Wang Q，et al. 2002. MSH2 in contrast to MLH1 and MSH6 is frequently inactivated by exonic and promoter rearrangements in hereditary nonpolyposis colorectal cancer[J]. Cancer Res，62（3）：848-853.

Chitayat D，Friedman J M，Dimmick J E. 1990. Neuroblastoma in a child with Wiedemann-Beckwith syndrome[J]. Am J Med Genet，35（3）：433-436.

Chitayat D，Rothchild A，Ling E，et al. 1990. Apparent postnatal onset of some manifestations of the Wiedemann-Beckwith syndrome[J]. Am J Med Genet，36（4）：434-439.

Chu M H，Lee H C，Shen E Y，et al. 1999. Gastrointestinal bleeding caused by leiomyoma of the small intestine in a child with neurofibromatosis[J]. Eur J Pediatr，158（6）：460-462.

Clericuzio C L，Chen E，McNeil D E，et al. 2003. Serum alpha-fetoprotein screening for hepatoblastoma in children with Beckwith-Wiedemann syndrome or isolated hemihyperplasia[J]. J Pediatr，143（2）：270-272.

Cooney R，Cummings J R，Pathan S，et al. 2009. Association between genetic variants in myosin IXB and Crohn's disease[J]. Inflamm Bowel Dis，15（7）：1014-1021.

Cooney R，Jewell D. 2009. The genetic basis of inflammatory bowel disease[J]. Dig Dis，27（4）：428-442.

Cooper W N，Luharia A，Evans G A，et al. 2005. Molecular subtypes and phenotypic expression of Beckwith-Wiedemann syndrome[J]. Eur J Hum Genet，13（9）：1025-1032.

Correa P，Shiao Y H. 1994. Phenotypic and genotypic events in gastric carcinogenesis[J]. Cancer Res，54（7 Suppl）：1941s-1943s.

Couch F J，Johnson M R，Rabe K，et al. 2005. Germline Fanconi anemia complementation group C mutations and pancreatic cancer[J]. Cancer Res，65（2）：383-386.

Crabtree M D，Tomlinson I P，Hodgson S V，et al. 2002. Explaining variation in familial adenomatous polyposis：relationship between genotype and phenotype and evidence for modifier genes[J]. Gut，51（3）：420-423.

Creagan E T，Fraumeni Jr J F. 1973. Familial gastric cancer and immunologic abnormalities[J]. Cancer，32（6）：1325-1331.

Daniel E S，Ludvig S L，Levin K J，et al. 1982. The Cronkhite Canada syndrome. An analysis of clinical and pathologic features and therapy in 55 cases[J]. Medicine，61（5）：293-309.

Davies H，Bignell G R，Cox C，et al. 2002. Mutations of the BRAF gene in human cancer[J]. Nature，2002，417（6892）：949-954.

de Leon M P. 1994. Familial tumors of other organs[J]. Recent Results Cancer Res，136：332-340.

De Pietri S，Sassatelli R，Roncucci L，et al. 1995. Clinical and biological features of adenomatosis coli in northern Italy[J]. Scand J Gastroenterol，30（8）：771-779.

de Vos tot Nederveen Cappel W H. 2011. Magnetic resonance imaging surveillance detects early-stage pancreatic cancer in carriers of a p16-Leiden mutation[J]. Gastroenterology，140（3）：850-856.

de Vos tot Nederveen Cappel W H，Offerhaus G J A，van Puijenbroek M，et al. 2003. Pancreatic carcinoma in carriers of a specific 19 base pair deletion of CDKN2A/p16（p16-leiden）[J]. Clin Cancer Res，9（10 Pt 1）：3598-3605.

Debinski H S，Spigelman A D，Hatfield A，et al. 1995. Upper intestinal surveillance in familial adenomatous polyposis[J]. Eur J Cancer，31A（7-8）：1149-1153.

Devor E J，Buechley R W. 1979. Gallbladder cancer in Hispanic New Mexicans. II. Familial occurrence in two northern New Mexico kindreds[J]. Cancer Cell Cytogenet，1（2）：139-145.

Dhillon P K，Farrow D C，Vaughan T L，et al. 2001. Family history of cancer and risk of esophageal and gastric cancers in the United States[J]. Int J Cancer，93（1）：148-152.

Domingo E，Laiho P，Ollikainen M，et al. 2004. BRAF screening as a low-cost effective strategy for simplifying HNPCC genetic testing[J]. J Med Genet，41（9）：664-668.

Dong S M，Traverso G，Johnson C，et al. 2001. Detecting colorectal cancer in stool with the use of multiple genetic targets[J]. J Natl Cancer Inst，93（11）：858-865.

dos Santos JG，de Magalhes J. 1980. Familial gastric polyposis：a new entity[J]. J Genet Hum，28（3）：293-297.

Drinkwater N R，Lee G-H. 1995 Genetic susceptibility to liver cancer. Liver regeneration and carcinogenesis[M]. San Diego：Academic Press. 301-321.

Drovdlic C M，Goddard K A B，Chak A，et al. 2003. Demographic and phenotypic features of 70 families segregating Barrett's esophagus and esophageal adenocarcinoma[J]. J Med Genet，40（9）：651-656.

Dunlop M G. 2002. Guidance on gastroenterological surveillance for hereditary non-polyposis colorectal cancer，familial adenomatous polyposis，juvenile polyposis and Peutz-Jeghers syndrome[J]. Gut，51（Suppl 5）：v21-v27.

Dunlop M G，Farrington S M，Carothers A D，et al. 1997. Cancer risk associated with germline DNA mismatch repair gene mutations[J]. Hum Mol Genet，6（1）：105-110.

Eaden J A，Mayberry J F. 2002. Guidelines for screening and surveillance of asymptomatic colorectal cancer in patients with inflammatory bowel disease[J]. Gut，51（Suppl 5）：v10-v12.

Eberle M A，Pfützer R，Pogue-Geile K L，et al. 2002. A new susceptibility locus for autosomal dominant pancreatic cancer maps to chromosome 4q32-34[J]. Am J Hum Genet，70（4）：1044-1048.

Edwards C Q，Dalone M M，Skolnick M H，et al. 1982. Hereditary hemochromatosis[J]. Clin Haematol，11（2）：411-435.

Ehrenthal D，Haeger L，Griffin T，et al. 1987. Familial pancreatic carcinoma in three generations：a case report and a review of the literature[J]. Cancer，59（9）：1661-1664.

Eide T J. 1986. Risk of colorectal cancer in adenoma-bearing individuals within a defined population[J]. Int J Cancer，38（2）：173-176.

Eng C，Kiuru M，Fernandez M J，et al. 2003. A role for mitochondrial enzymes in inherited neoplasia and beyond[J]. Nat Rev Cancer，3（3）：193-202.

Erdman S H，Barnard J A. 2002. Gastrointestinal polyps and polyposis syndromes in children[J]. Curr Opin Pediatr，14（5）：576-582.

Eriksson S，Carlson J，Velez R. 1986. Risk of cirrhosis and primary liver cancer in Alpha-1 antitrypsin deficiency[J]. N Engl J Med，314（12）：736-739.

Evaluation of Genomic Applications in Practice and Prevention（EGAPP）Working Group. 2009. Recommendations from the EGAPP Working Group：genetic testing strategies in newly diagnosed individuals with colorectal cancer aimed at reducing morbidity and mortality from Lynch syndrome in relatives[J]. Genet Med，11（1）：35-41.

Evans D G，Walsh S，Jeacock J，et al. 1997. Incidence of hereditary non-polyposis colorectal cancer in a population-based study of 1137 consecutive cases of colorectal cancer[J]. Br J Surg，84（9）：1281-1285.

Evans J P，Burke W，Chen R，et al. 1995. Familial pancreatic adenocarcinoma：association with diabetes and early molecular diagnosis[J]. J Med Genet，32（5）：330-335.

Mathers J C，Movahedi M，Macrae F，et al. 2012. Long-term effect of resistant starch on cancer risk in carriers of hereditary colorectal cancer：an analysis from the CAPP2 randomised controlled trial[J]. Lancet Oncol，13（12）：1242-1249.

Fearnhead N S，Wilding J L，Winney B，et al. 2004. Multiple rare variants in different geness account for multifactorial inherited susceptibility to colorectal adenomas[J]. Proc Natl Acad Sci U S A，101（45）：15992-15997.

Fearon E R，Vogelstein B. 1990. A genetic model for colorectal tumorigenesis[J]. Cell，61（5）：759-767.

Feder J N，Gnirke A，Thomas W，et al. 1996. A novel MHC class I-like gene is mutated in patients with hereditary haemochromatosis[J]. Nat Genet，13（4）：399-408.

Fernandez E，La Vecchia C，D'Avanzo B，et al. 1994. Family history and the risk of liver，gall bladder and pancreatic cancer[J]. Cancer Epidemiol Biomarkers Prev，3（3）：209-212.

Fitzgerald R C，Hardwick R，Huntsman D，et al. 2010. Hereditary diffuse gastric cancer：updated consensus guidelines for clinical management and directions for future research[J]. J Med Genet，47（7）：436-444.

Flanders T Y，Foulkes W D. 1996. Pancreatic adenocarcinoma：epidemiology and genetics[J]. J Med Genet，33（11）：889-898.

Fletcher R H. 2008. Colorectal cancer screening on stronger footing[J]. N Engl J Med，359（12）：1285-1287.

Ford D，Easton D F，Bishop D T，et al. 1994. Risks of cancer in BRCA1 mutation carriers. Breast Cancer Linkage Consortium[J]. Lancet，343（8899）：692-695.

Foulkes W D，Bahubeshi A，Hamel N，et al. 2011. Extending the phenotypes associated with DICER1 mutations[J]. Hum Mutat，32（12）：1381-1384.

Fresko D，Lazarus S S，Dotan J，et al. 1982. Early presentation of carcinoma of the small bowel in Crohn's disease（'Crohn's carcinoma'）. Case reports and review of the literature[J]. Gastroenterology，82（4）：783-789.

Friborg J，Koch A，Wohlfarht J，et al. 2003. Cancer in Greenlandic Inuit 1973-1997：a cohort study[J]. Int J Cancer，107（6）：1017-1022.

Friborg J，Wohlfahrt J，Koch A，et al. 2005. Cancer susceptibility in nasopharyngeal carcinoma families-a population-based cohort study[J]. Cancer Res，65（18）：8567-8572.

Friedman J M，Fialklow P J. 1976. Familial carcinoma of the pancreas[J]. Clin Genet，9（5）：463-469.

Frieling T，Berges W，Borchard F，et al. 1988. Family occurrence of achalasia and diffuse spasm of the esophagus[J]. Gut，29（11）：1595-1602.

Fryns J P，Chrzanowska K. 1988. Mucosal neuromata syndrome（MEN type-IIb（III））[J]. J Med Genet，25（10）：703-706.

Gatto N M，Frucht H，Sundararajan V，et al. 2003. Risk of perforation after colonoscopy and sigmoidoscopy：a population-based study[J]. J Natl Cancer Inst，95（3）：230-236.

Gayther S A，Gorringe K L，Ramus S J，et al. 1998. Identification of germ-line E-cadherin mutations in gastric cancer families of European origin[J]. Cancer Res，58（18）：4086-4089.

Gentry W C，Eskritt N R，Gorlin R J. 1978. Multiple hamartoma syndrome-（Cowden disease）[J]. Arch Dermatol，109（4）：521-552.

Ghadirian P，Liu G，Gallinger S，et al. 2002. Risk of pancreatic cancer among individuals with a family history of cancer of the pancreas[J]. Int J Cancer，97（6）：807-810.

Ghiorzo P，Ciotti P，Mantelli M，et al. 1999. Characterization of ligurian melanoma families and risk of occurrence of other neoplasia[J]. Int J Cancer，83（4）：441-448.

Giardiello F M，Brensinger J D，Tersmette A C，et al. 2000. Very high risk of cancer in familial Peutz-Jeghers syndrome[J]. Gastroenterology，119（6）：1447-1453.

Giardiello F M，Hylind L M，Trimbath J D，et al. 2005. Oral contraceptives and polyp regression in familial adenomatous polyposis[J].

Gastroenterology，128（4）：1077-1080.

Giardiello F M，Trimbath J D. 2006. Peutz-Jeghers syndrome and management recommendations[J]. Clin Gastroenterol Hepatol，4（4）：408-415.

Gismondi V，Bonelli L，Sciallero S，et al. 2002. Prevalence of the E1317Q variant of the APC gene in Italian patients with colorectal adenomas[J]. Genet Test，6（4）：313-317.

Gockel H R，Schumacher J，Gockel I，et al. 2010. Achalasia：will genetic studies provide insights？[J]. Hum Genet，128（4）：353-364.

Goldstein A M，Fraser M C，Struewing J P，et al. 1995. Increased risk of pancreatic cancer in melanomaprone kindreds with p16INK4 mutations[J]. N Engl J Med，333（15）：970-974.

Goldstein A M，Struewing J P，Fraser M C，et al. 2004. Prospective risk of cancer in CDKN2A germline mutation carriers[J]. J Med Genet，41（6）：421-424.

González C A，Sala N，Capellá G. 2002. Genetic susceptibility and gastric cancer risk[J]. Int J Cancer，100（3）：249-260.

Gould S R，Stewart J B，Temple D N. 1990. Rectal polyposis in tuberose sclerosis[J]. J Ment Defic Res，34（Pt 6）：465-473.

Grover S，Kastrinos F，Steyerberg E W，et al. 2012. Prevalence and phenotypes of APC and MUTYH mutations in patients with multiple colorectal adenomas[J]. JAMA，308（5）：485-492.

Groves C J，Saunders B P，Spigelman A D，et al. 2002. Duodenal cancer in patients with familial adenomatous polyposis（FAP）：results of a 10 year prospective study[J]. Gut，50（5）：636-641.

Grundbacher F J. 1972. Genetic aspects of selective immunoglobulin A deficiency[J]. J Med Genet，9（3）：344-347.

Gryfe R，Di Nicola N，Lal G，et al. 1999. Inherited colorectal polyposis and cancer risk of the APC I1307K polymorphism[J]. Am J Hum Genet，64（2）：378-384.

Guilford P，Hopkins J，Harraway J，et al. 1998. E-cadherin germline mutations in familial gastric cancer[J]. Nature，392（6674）：402-405.

Guohong Z，Min S，Duenmei W，et al. 2010. Genetic heterogeneity of oesophageal cancer in high-incidence areas of southern and northern China[J]. PLoS One，5（3）：e9668.

Gylling A，Abdel-Rahman W M，Juhola M，et al. 2007. Is gastric cancer part of the tumour spectrum of hereditary non-polyposis colorectal cancer？A molecular genetic study[J]. Gut，56（7）：926-933.

Haanstra J F，Kleibeuker J H，Koornstra J J. 2013. Role of new endoscopic techniques in Lynch syndrome[J]. Fam Cancer，12（2）：267-272.

Haerer A F，Jackson J F，Evers C G. 1969. Ataxia telangiectasia with gastric adenocarcinoma[J]. JAMA，210（10）：1884-1887.

Hahn S A，Greenhalf B，Ellis I，et al. 2003. BRCA2 germline mutations in familial pancreatic carcinoma[J]. J Natl Cancer Inst，95（3）：214-221.

Halbert C H，Lynch H，Lynch J，et al. 2004. Colon cancer screening practices following genetic testing for hereditary nonpolyposis colon cancer（HNPCC）[J]. Arch Intern Med，164（17）：1881-1887.

Halford S E R，Rowan A J，Lipton L，et al. 2003. Germline mutations but not somatic changes at the MYH locus contributes to the pathogenesis of unselected colorectal cancer[J]. Am J Pathol，162（5）：1545-1548.

Hall M J. 2010. Counterpoint：implementing population genetic screening for Lynch Syndrome among newly diagnosed colorectal cancer patients-will the ends justify the means？[J]. J Natl Compr Canc Netw，8（5）：606-611.

Hampel H. 2010. Point：justification for Lynch syndrome screening among all patients with newly diagnosed colorectal cancer[J]. J Natl Compr Canc Netw，8（5）：597-601.

Hampel H，Frankel W，Panescu J，et al. 2006. Screening for Lynch syndrome（hereditary nonpolyposis colorectal cancer）among endometrial cancer patients[J]. Cancer Res，66（15）：7810-7817.

Hampel H，Stephens J A，Pukkala E，et al. 2005. Cancer risk in hereditary nonpolyposis colorectal cancer syndrome：later age of onset[J]. Gastroenterology，129（2）：415-421.

Handschug K，Sperling S，Yoon S J，et al. 2001. Triple A syndrome is caused by mutations in AAAS，a new WD-repeat protein gene[J]. Hum Mol Genet，10（3）：283-290.

Harinck F，Poley J W，Kluijt I，et al. 2010. Is early diagnosis of pancreatic cancer fiction？Surveillance of individuals at high risk for pancreatic cancer[J]. Dig Dis，28（4-5）：670-678.

Harrison S A，Bacon B R. 2005. Relation of hemochromatosis with hepatocellular carcinoma：epidemiology，natural history，pathophysiology，screening，treatment，and prevention[J]. Med Clin North Am，89（2）：391-409.

Hartley A L，Birch J M，Kelsey A M，et al. 1990. Epidemiological and familial aspects of hepatoblastoma[J]. Med Pediatr Oncol，18（2）：103-109.

Hayoz D，Extermann M，Odermatt B F，et al. 1993. Familial primary gastric lymphoma[J]. Gut，34（1）：136-140.

Heiman R，Verhest A，Verschraegen J，et al. 1988. Hereditary intestinal neurofibromatosis[J]. Neurofibromatosis，1（1）：26-32.

Hennies H C，Hagedorn M，Reis A. 1995. Palmoplantar keratoderma in association with carcinoma of the esophagus maps to chromosome 17q distal to the keratin gene cluster[J]. Genomics，29（2）：537-540.

Herkert J C，Niessen R C，Olderode-Berends M J W，et al. 2011. Paediatric intestinal cancer and polyposis due to bi-allelic PMS2 mutations：case series，review and follow-up guidelines[J]. Eur J Cancer，47（7）：965-982.

Herzog C E，Andrassy R J，Eftekhari F. 2000. Childhood cancers：hepatoblastoma[J]. Oncologist，5（6）：445-453.

Hibi K，Kondo K，Akiyama S，et al. 1995. Frequent genetic instability in small intestinal carcinomas[J]. Jpn J Cancer Res，86（4）：357-360.

Hochberg F H，Dasilva A B，Galdabini J，et al. 1974. Gastrointestinal involvement in Von Recklinghausen's neurofibromatosis[J]. Neurology，24（12）：1144-1151.

Hodgson S V，Murday V. 1994. Other genetic conditions associated with gastro-intestinal polyp//Phillips RKS，Spigelman AD，Thomson J P S，editors. Familial Adenomatous Polyposis and Other Polyposis Syndromes[M]. London：Edward Arnold，215-227.

Holmes G K，Dunn G I，Cockel R，et al. 1980，Adenocarcinoma of the upper small bowel complicating coeliac disease[J]. Gut，21（11）：1010-1015.

Houlston R，Bevan S，Williams A，et al. 1998. Mutations in DPC4（SMAD4）cause juvenile polyposis syndrome but only account for a minority of cases[J]. Hum Mol Genet，7（12）：1907-1912.

Houlston R S，Murday V，Haracopos C，et al. 1990. Screening and genetic counselling for relatives of patients with colorectal cancer in a family cancer clinic[J]. BMJ，301（6748）：366-368.

Howe J R，Blair J L，Sayed M G，et al. 2001. Germline mutations of the gene encoding bone morphogenetic protein receptor 1A in juvenile polyposis[J]. Nat Genet，28（2）：184-187.

Howes N，Lerch M M，Greenhalf W，et al. 2004. Clinical and genetic characteristics of hereditary pancreatitis in Europe[J]. Clin Gastroenterol Hepatol，2（3）：252-261.

Hu N，Li G，Li W J，et al. 2002. Infrequent mutation in the BRCA2 gene in esophageal squamous cell carcinoma[J]. Clin Cancer Res，8（4）：1121-1126.

Hu N，Wang C，Han X Y，et al. 2004. Evaluation of BRCA2 in the genetic susceptibility of familial esophageal cancer[J]. Oncogene，23（3）：852-858.

Huntsman D G，Carneiro F，Lewis F R，et al. 2001. Early gastric cancer in young，asymptomatic carriers of germ-line Ecadherin mutations[J]. N Engl J Med，344（25）：1904-1909.

Hyer W，Beveridge I，Domizio P，et al. 2000. Clinical management of gastrointestinal polyps in children[J]. J Pediatr Gastroenterol Nutr，31（5）：469-479.

Imperiale T F，Glowinski E A，Lin-Cooper C，et al. 2008. Five-year risk of colorectal neoplasia after negative screening colonoscopy[J]. N Engl J Med，359（12）：1218-1224.

Ito E，Sato Y，Kawauchi K，et al. 1987. Type 1a glycogen storage disease with hepatoblastoma in siblings[J]. Cancer，59（10）：1776-1780.

Jaeger E，Leedham S，Lewis A，et al. 2012. Hereditary mixed polyposis syndrome is caused by a 40-kb upstream duplication that leads to increased and ectopic expression of the BMP antagonist GREM1[J]. Nat Genet，44（6）：699-703.

Jagelman D G, DeCosse J J, Bussey H J. 1988. Upper gastrointestinal cancer in familial adenomatous polyposis[J]. Lancet, 1(8595): 1149-1151.

Jakubowska A, Nej K, Huzarski T, et al. 2002. BRCA2 gene mutations in families with aggregations of breast and stomach cancers[J]. Br J Cancer, 87 (8): 888-891.

Järvinen H J, Aarnio M, Mustonen H, et al. 2000. Controlled 15-year trial on screening for colorectal cancer in families with hereditary nonpolyposis colorectal cancer[J]. Gastroenterology, 118 (5): 829-834.

Vasen H F A, Möslein G, Alonso A, et al. 2008. Guidelines for the clinical management of familial adenomatous polyposis (FAP) [J]. Gut, 57 (5): 704-713.

Jass J R. 1995. Colorectal adenoma progression and genetic change: is there a link? [J]. Ann Med, 27 (3): 301-306.

Jass J R. 1995. Colorectal adenomas in surgical specimens from subjects with hereditary non-polyposis colorectal cancer[J]. Histopathology, 27 (3): 263-267.

Jass J R. 2004. HNPCC and sporadic colorectal cancer: a review of the morphological similarities and differences[J]. Fam Cancer, 3 (2): 93-100.

Jass J R, Whitehall V L J, Young J, et al. 2002. Emerging concepts in colorectal neoplasia[J]. Gastroenterology, 123 (3): 862-876.

Jeevaratnam P, Cottier D S, Browett P J, et al. 1996. Familial giant hyperplastic polyposis pre-disposing to colorectal cancer: a new hereditary bowel cancer syndrome[J]. J Pathol, 179 (1): 20-25.

Jenkins P J, Besser M. 2001. Clinical perspective, acromegaly and cancer: a problem[J]. J Clin Endocrinol Metab, 86(7): 2935-2941.

Jenne D E, Reimann H, Nezu J, et al. 1998. Peutz-Jeghers syndrome is caused by mutations in a novel serine threonine kinase[J]. Nat Genet, 18 (1): 38-44.

Jensen O A, Warburg M, Dupont A. 1976. Ocular pathology in the elfin face syndrome (the Fanconi- Schlesinger type of idiopathic hypercalcaemia of infancy) [J]. Ophthalmologica, 172 (6): 434-444.

Johnson C D, Chen M H, Toledano A Y, et al. 2008. Accuracy of CT colonography for detection of large adenomas and cancers[J]. N Engl J Med, 359 (12): 1207-1217.

Judge T A, Lewis J D, Lichtenstein G R. 2002. Colonic dysplasia and cancer in inflammatory bowel disease[J]. Gastrointest Endosc Clin N Am, 12 (3): 495-523.

Kakagia D, Alexiadis G, Kiziridou A, et al. 2004. Brooke-Spiegler syndrome with parotid gland involvement[J]. Eur J Dermatol, 14 (3): 139-141.

Kasirga E, Ozkinay F, Tütüncüoğlu S, et al. 1996. Four siblings with achalasia, alacrimia and neurological abnormalities in a consanguineous family[J]. Clin Genet, 49 (6): 296-299.

Kattwinkel J, Lapey A, Di Sant'Agnese P A, et al. 1973. Hereditary pancreatitis: three new kindreds and a critical review of the literature[J]. Pediatrics, 51 (1): 55-69.

Kekki M, Siurala M, Varis K, et al. 1987. Classification principles and genetics of chronic gastritis[J]. Scand J Gastroenterol Suppl, 141: 1-28.

Kelsell D P, Risk J M, Leigh I M, et al. 1996. Close mapping of the focal non-epidermolytic palmoplantar keratoderma (PPK) locus associated with esophageal cancer (TOC) [J]. Hum Mol Genet, 5 (6): 857-860.

Kerr N J, Chun Y-H, Yun K, et al. 2002. Pancreatoblastoma is associated with chromosome 11p loss of heterozygosity and IGF2 overexpression[J]. Med Pediatr Oncol, 39 (1): 52-54.

King J E, Dozois R R, Lindor N M, et al. 2000. Care of patients and their families with familial adenomatous polyposis[J]. Mayo Clin Proc, 75 (1): 57-67.

Kinzler K W, Vogelstein B. 1996. Lessons from hereditary colorectal cancer[J]. Cell, 87 (2): 159-170.

Kirchhoff T, Satagopan J M, Kauff N D, et al. 2004. Frequency of BRCA1 and BRCA2 in unselected Ashkenazi Jewish patients with colorectal cancer[J]. J Natl Cancer Inst, 96 (1): 68-70.

Klausner R D, Handler S D. 1994. Familial occurrence of pleomorphic adenoma[J]. Int J Pediatr Otorhinolaryngol, 30(3): 205-210.

Klein A P, Borges M, Griffith M, et al. 2009. Absence of deleterious palladin mutations in patients with familial pancreatic cancer[J].

Cancer Epidemiol Biomarkers Prev，18（4）：1328-1330.

Koh T H，Cooper J E，Newman C L，et al. 1986. Pancreatoblastoma in a neonate with Wiedemann-Beckwith syndrome[J]. Eur J Pediatr，145（5）：435-438.

Koinuma K，Shitoh K，Miyakura Y，et al. 2004. Mutations of BRAF are associated with extensive hMLH1 promoter methylation in sporadic colorectal carcinomas[J]. Int J Cancer，108（2）：237-242.

Koornstra J J，Kleibeuker J H，Vasen H F A. 2008. Small-bowel cancer in Lynch syndrome：is it time for surveillance[J]. Lancet Oncol，9（9）：901-905.

Kuiper R P，Vissers L E，Venkatachalam R，et al. 2011. Recurrence and variability of germline EPCAM deletions in Lynch syndrome[J]. Hum Mutat，32（4）：407-414.

Laiho P，Launonen V，Lahermo P，et al. 2002. Low-level microsatellite instability in most colorectal carcinomas[J]. Cancer Res，62（4）：1166-1170.

Laken S J，Peterson G M，Gruber S B，et al. 1997. Familial colorectal cancer in Ashkenazim due to a hypermutable tract in APC[J]. Nat Genet，17（1）：79-83.

Lal G，Liu L，Hogg D，et al. 2000. Patients with both pancreatic adenocarcinoma and melanoma may harbor germline CDKN2A mutations[J]. Genes Chromosomes Cancer，27（4）：358-361.

Lammi L，Arte S，Somer M，et al. 2004. Mutations in AXIN2 cause familial tooth agenisis and predispose to colorectal cancer[J]. Am J Hum Genet，74（5）：1043-1050.

Langan J E，Cole C G，Huckle E J，et al. 2004. Novel microsatellite markers and single nucleotide polymorphisms refine the tylosis with esophageal cancer t（TOC）minimal region on 17q25 to 42.5 kb：sequencing does not identify the causative gene[J]. Hum Genet，114（6）：534-540.

Lanspa S J，Lynch H T，Smyrk T C，et al. 1990. Colorectal adenomas in the Lynch syndromes. Results of a colonoscopy screening program[J]. Gastroenterology，98（5 Pt 1）：1117-1122.

Lichtenstein P，Holm N V，Verkasalo P K，et al. 2000. Environmental and heritable factors in the causation of cancer -- analyses of cohorts of twins from Sweden，Denmark，and Finland[J]. N Engl J Med，343（2）：78-85.

Ligtenberg M J L，Kuiper R P，van Kessel A G，et al. 2013. EPCAM deletion carriers constitute a unique subgroup of Lynch syndrome patients[J]. Fam Cancer，12（2）：169-174.

Lim W，Olschwang S，Keller J J，et al. 2004. Relative frequency and morphology of cancers in STK11 mutation carriers[J]. Gastroenterology，126（7）：1788-1794.

Liu H-X，Zhou X-L，Liu T，et al. 2003. The role of hMLH3 in familial colorectal cancer[J]. Cancer Res，63（8）：1894-1899.

Lubbe S J，Webb E L，Chandler I P，et al. 2009. Implications of familial colorectal cancer risk profiles and microsatellite instability status[J]. J Clin Oncol，27（13）：2238-2244.

Lucci-Cordisco E，Zito I，Gensini F，et al. 2003. Hereditary nonpolyposis colorectal cancer and related conditions[J]. Am J Med Genet A，122A（4）：325-334.

Lynch H T，Brand R E，Hogg D，et al. 2002. Phenotypic variation in eight extended CDKN2A germline mutation familial atypical multiple mole melanoma-pancreatic carcinoma-prone families：the familial atypical mole melanoma-pancreatic carcinoma syndrome[J]. Cancer，94（1）：84-96.

Lynch H T，Ens J A，Lynch J F. 1990. The Lynch syndrome II and urological malignancies[J]. J Urol，143（1）：24-28.

Lynch H T，Smyrk T C，Watson P，et al. 1993. Genetics，natural history，tumor spectrum and pathology of hereditary non-polyposis colorectal cancer：an updated review[J]. Gastroenterology，104（5）：1535-1549.

Lynch H T，Smyrk T，Kern S E，et al. 1996. Familial pancreatic cancer：a review[J]. Semin Oncol，23（2）：251-275.

MacDonald C E，Wicks A C，Playford R J. 2000. Final results from 10 year cohort of patients undergoing surveillance for Barrett's esophagus：observational study[J]. BMJ，321（7271）：1252-1255.

Macklin M T. 1960. Inheritance of cancer of the stomach and large intestine in man[J]. J Natl Cancer Inst，24：551-571.

Malats N，Casals T，Porta M，et al. 2001. Cystic fibrosis transmembrane regulator（CFTR）DeltaF508 mutation and 5T allele in patients with chronic pancreatitis and exocrine pancreatic cancer. PANKRAS II Study Group[J]. Gut，48（1）：70-74.

Mathers J C，Movahedi M，Macrae F，et al. 2012. Long-term effect of resistant starch on cancer risk in carriers of hereditary colorectal cancer：an analysis from the CAPP2 randomised controlled trial[J]. Lancet Oncol，13（12）：1242-1249.

Mathew C G，Lewis C M. 2004. Genetics of inflammatory bowel disease：progress and prospects[J]. Hum Mol Genet，13 Spec No 1：R161-R168.

McConnell R B. 1966. The Genetics of Gastrointestinal Disorders[M]. Oxford：Oxford University Press.

McGivern A，Wynter C V A，Whitehall V L J，et al. 2004. Promoter hypermethylation frequency and BRAF mutation distinguish hereditary non-polyposis colon cancer from sporadic MSI-H colon cancer[J]. Fam Cancer，3（2）：101-107.

Mehenni H，Resta N，Park J-G，et al. 2006. Cancer risks in LKB1 germline mutation carriers[J]. Gut，55（7）：984-990.

Merrick Y，Albeck H，Nielsen N H，et al. 1986. Familial clustering of salivary gland carcinoma in Greenland[J]. Cancer，57（10）：2097-2102.

Michaels L，Lee K，Manuja S L，et al. 1999. Family with low-grade neuroendocrine carcinoma of salivary glands，severe sensorineural hearing loss，and enamel hypoplasia[J]. Am J Med Genet，83（3）：183-186.

Mitchell R J，Farrington S M，Dunlop M G，et al. 2002. Mismatch repair genes hMLH1 and hMSH2 and colorectal cancer：a HuGE review[J]. Am J Epidemiol，156（10）：885-902.

Miyanaga O，Miyamoto Y，Shirahama M，et al. 1989. A clinico-pathological study of hepatocellular carcinoma patients with other primary malignancies[J]. Gan No Rinsho，35（15）：1729-1734.

Mocci E，Milne R L，Méndez-Villamil E Y，et al. 2013. Risk of pancreatic cancer in breast cancer families from the Breast Cancer Family Registry[J]. Cancer Epidemiol Biomarkers Prev，22（5）：803-811.

Moran A，O'Hara C，Khan S，et al. 2012. Risk of cancer other than breast or ovarian in individuals with BRCA1 and BRCA2 mutations[J]. Fam Cancer，11（2）：235-242.

Morson B C. 1966. Factors influencing the prognosis of early cancer of the rectum[J]. Proc R Soc Med，59（7）：607-608.

Mosbech J，Videbaek A. 1955. On the aetiology of oesophageal carcinoma[J]. J Natl Cancer Inst，15（6）：1665-1673.

Murphy K M，Brune K A，Griffin C，et al. 2002. Evaluation of candidate genes MAP2K4，MADH4，ACVR1B，and BRCA2 in familial pancreatic cancer：deleterious BRCA2 mutations in 17%[J]. Cancer Res，62（13）：3789-3793.

Müller T，Schäfer H，Rodeck B，et al. 1999. Familial clustering of infantile cirrhosis in Northern Germany：a clue to the etiology of idiopathic copper toxicosis[J]. J Pediatr，135（2 Pt 1）：189-196.

Ngeow J，Heald B，Rybicki L A，et al. 2013. Prevalence of germline PTEN，BMPR1A，SMAD4，STK11 and ENG mutations in patients with moderate-load colorectal polyps[J]. Gastreoenterology，144（7）：1402-1409.

Niederau C，Fischer R，Sonnenberg A，et al. 1985. Survival and causes of death in cirrhotic and noncirrhotic patients with primary haemochromatosis[J]. N Engl J Med，313（20）：1256-1263.

Niell B L，Long J C，Rennert G，et al. 2003. Genetic anthropology of the colorectal cancersusceptibility allele APC I1307K：evidence of genetic drift within the Ashkenazim[J]. Am J Hum Genet，73（6）：1250-1260.

Niell B L，Rennert G，Bonner J D，et al. 2004. BRCA1 and BRCA2 founder mutations and the risk of colorectal cancer[J]. J Natl Cancer Inst，96（1）：15-21.

Niessen R C，Hofstra R M，Westers H，et al. 2009. Germline hypermethylation of MLH1 and EPCAM deletions are a frequent cause of Lynch syndrome[J]. Genes Chromosomes Cancer，48（8）：737-744.

Ohue M，Tomita N，Monden T，et al. 1996. Mutations of the transforming growth factor beta type II receptor gene and microsatellite instability in gastric cancer[J]. Int J Cancer，68（2）：203-206.

Orloff M，Peterson C，He X，et al. 2011. Germline mutations in MSR1，ASCC1，and CTHRC1 in patients with Barrett esophagus and esophageal adenocarcinoma[J]. JAMA，306（4）：410-419.

Ozçelik H，Schmocker B，Nicola N D，et al. 1997. Germline BRCA2 6174delT mutations in Ashkenazi Jewish pancreatic cancer patients[J]. Nat Genet，16（1）：17-18.

Palles C，Cazier J-B，Howarth K M，et al. 2013. Germline mutations affecting the proofreading domains of POLE and POLD1 predispose to colorectal adenomas and carcinomas[J]. Nat Genet，45（2）：136-144.

Parsons M T，Buchanan D D，Thompson B，et al. 2012. Correlation of tumour BRAF mutations and MLH1 methylation with germline mismatch repair（MMR）gene mutation status：a literature review assessing utility of tumour features for MMR variant classification[J]. J Med Genet，49（3）：151-157.

Peel D，Kolodner R，Li F，et al. 1997. Relationship between replication error（RER）and MSH2/MLH1 gene mutations in population-based HNPCC kindreds[A]. Am J Hum Genet，61S：A208-1203.

Peel D J，Ziogas A，Fox E A，et al. 2000. Characterization of hereditary nonpolyposis colorectal cancer families from a population-based series of cases[J]. J Natl Cancer Inst，92（18）：1517-1522.

Perlmutter D H. 1995. Clinical manifestations of alpha 1-antitrypsin deficiency[J]. Gastroenterol Clin North Am，24（1）：27-43.

Pezzilli R，Morselli-Labate A M，Mantovani V，et al. 2003. Mutations of the CFTR gene in pancreatic disease[J]. Pancreas，27（4）：332-336.

Pharoah P D，Guilford P，Caldas C，et al. 2001. Incidence of gastric cancer and breast cancer in CDH1（E-cadherin）mutation carriers from hereditary diffuse gastric cancer families[J]. Gastroenterology，121（6）：1348-1353.

Pogue-Geile K L，Chen R，Bronner M P，et al. 2006. Palladin mutation causes familial pancreatic cancer and suggests a new cancer mechanism[J]. PLoS Med，3（12）：e516.

Powell S M. 2002. Direct analysis for familial adenomatous polyposis mutations[J]. Mol Biotechnol，20（2）：197-207.

Powell S M，Zilz N，Beazer-Barclay Y，et al. 1992. APC mutations occur early during colorectal tumorigenesis[J]. Nature，359（6392）：235-237.

Richards F M，McKee S A，Rajpar M H. 1999. Germline E-cadherin（CDH1）gene muta-tions predispose to familial gastric cancer and colorectal cancer[J]. Hum Mol Genet，8（4）：607-610.

Risk J M，Evans K E，Jones J，et al. 2002. Characterization of a 500 kb region on 17q25 and the exclusion of candidate genes as the familial tylosis esophageal cancer（TOC）locus[J]. Oncogene，21（41）：6395-6402.

Roberts N J，Jiao Y，Yu J，et al. 2012. ATM mutations in patients with hereditary pancreatic cancer[J]. Cancer Discov，2（1）：41-46.

Robson M E，Glogowski E，Sommer G，et al. 2004. Pleomorphic characteristics of a germline KIT mutation in a large kindred with gastrointestinal stromal tumours，hyper-pigmentation，and dysphagia[J]. Clin Cancer Res，10（4）：1250-1254.

Rodriguez-Bigas M A，Boland C R，Hamilton S R，et al. 1997. A National Cancer Institute workshop on hereditary nonpolyposis colorectal cancer syndrome：meeting highlights and Bethesda guidelines[J]. J Nat Cancer Inst，89（23）：1758-1762.

Rogers C D，Couch F J，Brune K，et al. 2004. Genetics of the FANCA gene in familial pancreatic cancer[J]. J Med Genet，41（12）：e126.

Rootwelt H，Høie K，Berger R，et al. 1996. Fumarylacetoacetase mutations in tyrosinaemia type I[J]. Hum Mutat，7（3）：239-243.

Rosenberg P S，Greene M H，Alter B P. 2003. Cancer incidence in persons with Fanconi anemia[J]. Blood，101（3）：822-826.

Saarinen S，Vahteristo P，Lehtonen R，et al. 2012. Analysis of a Finnish family confirms RHBDF2 mutations as the underlying factor in tylosis with esophageal cancer[J]. Fam Cancer，11（3）：525-528.

Salaria S N，Illei P，Sharma R，et al. 2007. Palladin is overexpressed in the non-neoplastic stroma of infiltrating ductal adenocarcinomas of the pancreas，but is only rarely overexpressed in neoplastic cells[J]. Cancer Biol Ther，6（3）：324-328.

Salovaara R，Loukola A，Kristo P，et al. 2000. Population-based molecular detection of hereditary nonpolyposis colorectal cancer[J]. J Clin Oncol，18（11）：2193-2200.

Sampson J R，Jones N. 2009. MUTYH-associated polyposis[J]. Best Pract Res Clin Gastroenterol，23（2）：209-218.

Sayed M G，Ahmed A F，Ringold J R，et al. 2002. Germline SMAD4 or BMPR1A mutations and phenotype of juvenile polyposis[J]. Ann Surg Oncol，9（9）：901-906.

Scott N，Lansdown M，Diament R，et al. 1990. Helicobacter gastritis intestinal metaplasia in a gastric cancer family[J]. Lancet，335（8691）：728.

Sharer N，Schwarz M，Malone G，et al. 1998. Mutations of the cystic fibrosis gene in patients with chronic pancreatitis[J]. N Engl J Med，339（10）：645-652.

Shaw D，Blair V，Framp A，et al. 2005. Chromoendoscopic surveillance in hereditary diffuse gastric cancer: an alternative to prophylactic gastrectomy? [J]. Gut，54（4）: 461-468.

Sheikholeslami M-R，Schaefer R F，Mukunyadzi P. 2004. Diffuse giant inflammatory polyposis: a challenging clinicopathologic diagnosis[J]. Arch Pathol Lab Med，128（11）: 1286-1288.

Shine I，Allison P R. 1966. Carcinoma of the esophagus with tylosis（keratosis palmaris et plantaris）[J]. Lancet，1（7444）: 951-953.

Sidransky D. 1997. Nucleic acid-based methods for the detection of cancer[J]. Science，278（5340）: 1054-1058.

Sjursen W，Haukanes B I，Grindedal E M，et al. 2010. Current clinical criteria for Lynch syndrome are not sensitive enough to identify MSH6 mutation carriers[J]. J Med Genet，47（9）: 579-585.

Slater E，Amrillaeva V，Fendrich V，et al. 2007. Palladin mutation causes familial pancreatic cancer: absence in European families[J]. PLoS Med，4（4）: e164.

Sniderman King L，Trahms C，Scott C R. 1993. Tyrosinemia Type 1//Pagon R A，Bird T D，Dolan C R，et al. editors. GeneReviews™ Seattle（WA）: University of Washington，Seattle.

Solomon S，Das S，Brand R，et al. 2012. Inherited pancreatic cancer syndromes[J]. Cancer J，18（6）: 485-491.

Spigelman A D，Phillips R K. 1991. Screening for cancer and pre-cancer in the esophagus，stomach and duodenum[J]. Hosp Update，17: 220-228.

Spigelman A D，Williams C B，Talbot I C，et al. 1989. Upper gastrointestinal cancer in patients with familial adenomatous polyposis[J]. Lancet，2（8666）: 783-785.

Spirio L，Olschwang S，Groden J，et al. 1993. Alleles of the APC gene: an attenuated form of familial polyposis[J]. Cell，75（5）: 951-957.

St John D J，McDennett F T，Hopper J L，et al. 1993. Cancer risks in relatives with common colorectal cancer[J]. Ann Intern Med，118（10）: 785-790.

Steinhagen E，Shia J，Markowitz A J，et al. 2012. Systematic immunohistochemistry screening for Lynch syndrome in early age-of-onset colorectal cancer patients undergoing surgical resection[J]. J Am Coll Surg，214（1）: 61-67.

Stephenson B M，Finan P J，Gascoyne J，et al. 1991. Frequency of familial colorectal cancer[J]. Br J Surg，78（10）: 1162-1166.

Streubel B，Lamprecht A，Dierlamm J，et al. 2000. T（14: 18）（q32: q21）involving IGH and MALT1 is a frequent chromosomal aberration in MALT lymphoma[J]. Blood，101（6）: 2335-2339.

Struewing J P，Hartge P，Wacholder S，et al. 1997. The risk of cancer associated with specific mutations of BRCA1 and BRCA2 among Ashkenazi Jews[J]. N Engl J Med，336（20）: 1401-1408.

Su H，Hu N，Shih J，et al. 2003. Gene expression analysis of esophageal squamous cell carcinoma reveals consistent molecular profiles related to a family history of upper gastrointestinal cancer[J]. Cancer Res，63（14）: 3872-3876.

Sutter C，Dallenbach-Hellweg G，Schmidt D. 2004. Molecular analysis of endometrial hyperplasia in HNPCC-suspicious patients may predict progression to endometrial carcinoma[J]. Int J Gynecol Pathol，23（1）: 18-25.

Sweetser S，Ahlquist D A，Osborn N K，et al. 2012. Clinicopathologic features and treatment outcomes in Cronkhite-Canada syndrome: support for autoimmunity[J]. Dig Dis Sci，57（2）: 496-502.

Tai D-I，Chen C-H，Chang T-T，et al. 2002. Eight-year nationwide survival analysis in relatives of patients with hepatocellular carcinoma: role of vital infection[J]. J Gastroenterol Hepatol，17（6）: 682-689.

Teich N，Schulz H-U，Witt H，et al. 2003. N34S，a pancreatitis associated SPINK1 mutation，is not associated with sporadic pancreatic cancer[J]. Pancreatology，3（1）: 67-68.

Thompson D，Easton D F. 2002. Cancer incidence in BRCA1 mutation carriers[J]. J Natl Cancer Inst，94（18）: 1358-1365.

Tischkowitz M，Xia B. 2010. PALB2/FANCN: recombining cancer and Fanconi anemia[J]. Cancer Res，70（19）: 7353-7359.

Traverso G，Shuber A，Levin B，et al. 2002. Detection of APC mutations in fecal DNA from patients with colorectal tumors[J]. N Engl J Med，346（5）: 311-320.

Tresallet C，Brouquet A，Julié C，et al. 2012. Evaluation of predictive models in daily practice for the identification of patients with Lynch syndrome[J]. Int J Cancer，130（6）: 1367-1377.

Triantafillidis J K，Kosmidis P，Kottaridis S. 1993. Familial stomach cancer[J]. Am J Gastroenterol，88（10）：1789-1790.

Trufant J W，Greene L，Cook D L，et al. 2012. Colonic ganglioneuromatous polyposis and metastatic adenocarcinoma in the setting of Cowden syndrome：a case report and literature review[J]. Hum Pathol，43（4）：601-604.

Umar A，Boland C R，Terdiman J P，et al. 2004. Revised Bethesda guidelines for hereditary nonpolyposis colorectal cancer（Lynch syndrome）and microsatellite instability[J]. J Natl Cancer Inst，96（4）：261-268.

Urrita R，DiMagno E P. 1996. Genetic markers：the key to early diagnosis and improved survival in pancreatic cancer？[J]. Gastroenterology，110（1）：306-310.

Ushio K，Sasagawa M，Doi H，et al. 1976. Lesions associated with familial polyposis coli. Studies of lesions of the stomach，duodenum，bones and teeth[J]. Gastrointest Radiol，1（1）：67.

van Lier M G F，Wagner A，Mathus-Vliegen E M H，et al. High cancer risk in Peutz-Jeghers syndrome：a systematic review and surveillance recommendations[J]. Am J Gastroenterol，105（6）：1258-1264.

Varley J M，McGowan G，Thorncroft M，et al. 1995. An extended Li-Fraumeni kindred with gastric carcinoma and a codon 175 mutation in TP53[J]. J Med Genet，32（12）：942-945.

Vasen H F. 2007. Review article：the Lynch syndrome（hereditary nonpolyposis colorectal cancer）[J]. Aliment Pharmacol Ther，26 Suppl 2：113-126.

Vasen H F，Abdirahman M，Brohet R，et al. 2010. One to 2-year surveillance intervals reduce risk of colorectal cancer in families with Lynch syndrome[J]. Gastroenterology，138（7）：2300-2306.

Vasen H F，Gruis N A，Frants R R，et al. 2000. Risk of developing pancreatic cancer in families with familial atypical multiple mole melanoma associated with a specific 19 deletion of p16（p16-Leiden）[J]. Int J Cancer，87（6）：809-811.

Vasen H F，Watson P，Mecklin J P，et al. 1999. New clinical criteria for hereditary non-polyposis colorectal cancer（HNPCC，Lynch syndrome）proposed by the international collaborative group on HNPCC[J]. Gastroenterology，116（6）：1453-1456.

Vasen H F，Wijnen J T，Menko F H，et al. 1996. Cancer risk in families with hereditary nonpolyposis colorectal cancer diagnosed by mutation analysis[J]. Gastroenterology，110（4）：1020-1027.

Vasen H F，Stormorken A，Menko F H，et al. 2001. Msh2 mutation carriers are at higher risk of cancer than Mlh1 mutation carriers：a study of hereditary nonpolyposis colorectal cancer families[J]. J Clin Oncol，19（20）：4074-4080.

Vasen H F A，Möslein G，Alonso A，et al. 2007. Guidelines for the clinical management of Lynch syndrome（hereditary non-polyposis cancer）[J]. J Med Genet，44（6）：353-362.

Vasen H F，Möslein G，Alonso A，et al. 2008. Guidelines for the clinical management of familial adenomatous polyposis（FAP）[J]. Gut，57（5）：704-713.

Vasen H F，Möslein G，Alonso A，et al. 2010. Recommendations to improve identification of hereditary and familial colorectal cancer in Europe[J]. Fam Cancer，9（2）：109-115.

Vasen H F，van der Meulen-de Jong A E，de Vos Tot Nederveen Cappel W H，et al. 2009. Familial colorectal cancer risk：ESMO clinical recommendations[J]. Ann Oncol，20 Suppl 4：51-53.

Verna E C，Hwang C，Stevens P D，et al. 2010. Pancreatic cancer screening in a prospective cohort of high-risk patients：a comprehensive strategy of imaging and genetics[J]. Clin Cancer Res，16（20）：5028-5037.

Villanueva A，Newell P，Hoshida Y. 2010. Inherited hepatocellular carcinoma[J]. Best Pract Res Clin Gastroenterol，24（5）：725-734.

Villarroel M C，Rajeshkumar N V，Garrido-Laguna I，et al. 2011. Personalizing cancer treatment in the age of global genomic analyses：PALB2 gene mutations and the response to DNA damaging agents in pancreatic cancer[J]. Mol Cancer Ther，10（1）：3-8.

Vogt S，Jones N，Christian D，et al. 2009. Expanded extracolonic tumour spectrum in MUTYH-associated polyposis[J]. Gastroenterology，137（6）：1976-1985.

Vu T-T-V，Zeitouni A G，Tsinalis P，et al. 2008. Familial clustering of parotid gland lymphoepithelioma in North America[J]. J Otolaryngol Head Neck Surg，37（1）：23-26.

Wagner A，Barrows A，Wijnen J T，et al. 2003. Molecular analysis of hereditary nonpolyposis colorectal cancer in the United States：high mutation detection rate among clinically selected families and characterization of an American founder genomic deletion of the

MSH2 gene[J]. Am J Hum Genet，72（5）：1088-1100.

Walshe J M，Waldenström E，Sams V，et al. 2003. Abdominal malignancies in patients with Wilson's Disease[J]. QJM，96（9）：657-662.

Wang L，Cunningham J M，Winters J L，et al. 2003. BRAF mutations in colon cancer are not likely attributable to defective DNA mismatch repair[J]. Cancer Res，63（17）：5209-5212.

Watson P，Vasen H F，Mecklin J P，et al. 2008. The risk of extra-colonic，extra-endometrial cancer in the Lynch syndrome[J]. Int J Cancer，123（2）：444-449.

West N J，Clark S K，Phillips R K，et al. 2010. Eicosapentaenoic acid reduces rectal polyp number and size in familialadenomatous polyposis[J]. Gut，59（7）：918-925.

Whitcomb D C，Gorry M C，Preston R A，et al. 1996. Hereditary pancreatitis is caused by a mutation in the cationic trypsinogen gene[J]. Nat Genet，14（2）：141-145.

Whitelaw S C，Murday V A，Tomlinson I P，et al. 1997. Clinical and molecular features of the hereditary mixed polyposis syndrome[J]. Gastroenterology，112（2）：327-334.

Wijnen J，de Leeuw W，Vasen H，et al. 1999. Familial endometrial cancer in female carriers of MSH6 germline mutations[J]. Nat Genet，23（2）：142-144.

Wijnen J，Khan P M，Vasen H，et al. 1997. Hereditary nonpolyposis colorectal cancer families not complying with the Amsterdam criteria show extremely low frequency of mismatch-repair gene mutations[J]. Am J Hum Genet，61（2）：329-335.

Williams C B，Fairclough P D. 1991. Colonoscopy[J]. Curr Opin Gastroenterol，7（1）：55-65.

Williams C B，Goldblatt M，Delaney P V. 1982. Top and tail endoscopy and follow-up in Peutz-Jeghers syndrome[J]. Endoscopy，14（3）：22-34.

Winawer S J，Zauber A G，O'Brien M J，et al. 1993. Randomised comparison of surveillance intervals after colonoscopic removal of newly diagnosed adenomas. The National Polyp Study Workgroup[J]. N Engl J Med，328（13）：901-906.

Witt H，Luck W，Becker M，et al. 2001. Mutation in the SPINK1 trypsin inhibitor gene，alcohol use，and chronic pancreatitis[J]. JAMA，285（21）：2716-2717.

Worthley D L，Phillips K D，Wayte N，et al. 2012. Gastric adenocarcinoma and proximal polyposis of the stomach（GAPPS）：a new autosomal dominant syndrome[J]. Gut，61（5）：774-779.

Wu J，Matthaei H，Maitra A，et al. 2011. Recurrent GNAS mutations define an unexpected pathway for pancreatic cyst development[J]. Sci Transl Med，3（92）：92ra66.

Wu Y，Berends M J，Post J G，et al. 2001. Germline mutations in EXO1 gene in patients with hereditary nonpolyposis colorectal cancer（HNPCC）and atypical HNPCC forms[J]. Gastroenterology，120（7）：1580-1587.

Yonemoto R H，Slayback J B，Byron Jr R L，et al. 1969. Familial polyposis of the entire gastrointestinal tract[J]. Arch Surg，99（4）：427-434.

Zacharin M，Bajpai A，Chow C W，et al. 2011. Gastrointestinal polyps in McCune Albright syndrome[J]. J Med Genet，48（7）：458-461.

Zha S，Yegnasubramin V，Nelson W G，et al. 2004. Cyclooxygenases in cancer：progress and perspective[J]. Cancer Lett，215（1）：1-20.

Zhang W，Bailey-Wilson J E，Li W，et al. 2000. Segregation analysis of esophageal cancer in a moderately high-incidence area of northern China[J]. Am J Hum Genet，67（1）：110-119.

Zhou X P，Woodford-Richens K，Lehtonen R，et al. 2001. Germline mutations in BMPR1A/ALK3 cause a subset of juvenile polyposis syndrome and of Cowden and Bannayan-Riley-Ruvalcaba syndromes[J]. Am J Hum Genet，69（4）：704-711.

Zogopoulos G，Rothenmund H，Eppel A，et al. 2007. The P239S palladin variant does not account for a significant fraction of hereditary or early onset pancreas cancer[J]. Hum Genet，121（5）：635-637.

Zügel N P，Hehl J A，Jechart G，et al. 2001. Colorectal carcinoma in Cronkhite-Canada syndrome[J]. Z Gastroenterol，39（5）：365-367.

第6章 生殖系统

雪莉·V. 霍奇森[1]，威廉·D. 福尔克斯[2]，查瑞斯·恩格[3]，依蒙·R. 马赫[4]

6.1 乳腺癌

6.1.1 背景：流行病学和家族史

乳腺癌（breast cancer）是女性最常见的非皮肤癌，占所有新发癌症的 20%。英国女性患乳腺癌的终身风险是 1/9，乳腺癌年发病率从年龄<30 岁女性的低于 10/100 000，到年龄>85 岁女性的 300/100 000。北美地区乳腺癌的发病率与英国相近，但略高于英国。男性乳腺癌很少见（<1/100 000）。乳腺癌发病率显示出明显的地理差异：东亚女性乳腺癌发病率比其他地区白色人种女性低得多，而南美洲和西班牙女性乳腺癌发病率则低于北欧、北美和澳大利亚。在印度，大多数种族群体的患病率较低（虽然也在上升）。在北美，近年来乳腺癌的发病率似乎有所增加，主要原因可能是乳腺 X 射线摄影对乳腺导管原位癌的检出带来乳腺癌的早期诊断。值得注意的是，40 岁以下的乳腺癌发病率在全球范围内相当稳定（Narod，2012a）。几乎所有国家/地区的发病率差异都发生在 40 岁以上确诊的女性，并且在绝经后女性中更为明显（Leong et al.，2010）。这个现象提示，非遗传因素在老年乳腺癌发病中占主导地位。因为已知的高外显率乳腺癌易感基因无法解释 40 岁以下女性乳腺癌的发病（它们显然是高度"遗传性"的），肯定还有其他遗传机制在起着作用。

1948 年，Penrose 及其同事观察到乳腺癌可能在一些家庭中具有遗传基础（Penrose et al.，1948）。双胞胎研究表明，乳腺癌具有遗传易感性，因为同卵双胞胎中乳腺癌的一致性（0.28）是异卵双胞胎的 2 倍多（0.12）。在对有 44 788 对双胞胎的三国研究中，观察到乳腺癌的统计学显著性遗传因素占 27%（95%CI：4%～41%）（Lichtenstein et al.，2000）。相比之下，前列腺癌的遗传因素占 42%，因此很明显这些百分比并未反映出高外显性基因对这些疾病的影响。

乳腺癌患者的女性亲属患乳腺癌的风险增加，当发病者为双侧乳腺癌或年轻（绝经前）乳腺癌时，其亲属发生乳腺癌的相对风险率（RR）增加更为明显。对于诊断年龄为 55 岁或以上的患者，一级女性亲属发生乳腺癌的相对风险率大约为 1.8，当超过一位一级亲属患乳腺癌时，其患乳腺癌的 RR 增加至 3～4。一项针对女性乳腺癌风险的大型研究

---

① 英国伦敦，圣乔治医院癌症遗传学系。

② 加拿大魁北克省蒙特利尔，麦吉尔大学人类遗传学、医学和肿瘤学癌症遗传学系项目。

③ 美国俄亥俄州克利夫兰，克利夫兰诊所基因组医学研究所。

④ 英国剑桥，剑桥大学医学遗传学系。

（7496 名乳腺癌患者和 7438 名对照者）发现，与没有一级亲属患乳腺癌的女性相比，有一个、两个、三个或更多的一级亲属患乳腺癌的女性患乳腺癌的风险比分别为 1.80（99%*CI*：1.69～1.91）、2.93（99%*CI*：2.30～3.64）和 3.90（99%*CI*：2.03～7.49）（每组 *P* 值均＜0.0001）（Collaborative Group on Hormonal Factors in Breast Cancer，2001）。风险比在年轻时最大，亲属的确诊年龄也更年轻。对于有零个、一个、两个或更多一级亲属患乳腺癌的女性，估计 50 岁以前患乳腺癌的累积风险分别为 1.7%、3.7%和 8%，到 80 岁以前患乳腺癌的累积风险分别为 7.8%、13.3%和 21.1%，乳腺癌死亡率分别为 2.3%、4.2%和 7.6%。没有证据表明存在常染色体隐性遗传效应。一个重要的发现是，激素和饮食等其他因素并没有因家族史而异。

在有一名一级亲属患乳腺癌的女性中，如果一级亲属患乳腺癌的年龄超过 60 岁，则该女性 20～80 岁患乳腺癌的累积发病率为 12.3%，而如果一级亲属确诊年龄低于 40 岁则该率为 16.1%。另一个关键发现是在有家族史的女性中，乳腺癌大多发生在 50 岁以后，即使有两个亲属发病（Collaborative Group on Hormonal Factors in Breast Cancer，2001）。

一位 30 岁的女性，如果其母亲和姐妹患有乳腺癌，则她在 70 岁前患乳腺癌的累积风险为 17.4%，而如果家族倾向是由于乳腺癌易感基因的高外显性突变，则患乳腺癌的风险高达 43%（Peto et al.，1996），提示大多数此类家族倾向都不是由于这些基因。

乳腺癌和卵巢癌易感性之间存在重叠的流行病学证据。一级亲属患乳腺癌，则该女性卵巢癌年龄校正相对风险率估计为 1.7（乳腺癌相对风险率为 2.1）；一级亲属患卵巢癌，则该女性患乳腺癌和卵巢癌的相对风险率分别为 1.6 和 2.8。一项研究表明，由于一级亲属患结肠癌，则乳腺癌相对风险率估计为 5，但一般来说，后续关于结直肠癌患者患乳腺癌的风险，以及乳腺癌患者患结直肠癌的风险研究并不支持这一发现（Newschaffer et al.，2001）。在这种情况下，唯一与乳腺癌和结直肠癌相关的基因是 *CHEK2*（Meijers-Heijboer et al.，2001，2003），但这可能仅在荷兰和芬兰具有临床相关性。一些 "乳腺癌/结直肠癌" 家族可能存在两个基因的突变，其中一个与乳腺癌相关，另一个与结直肠癌相关（Thiffault et al.，2004）。值得注意的是，最近的前瞻性研究表明携带胚系错配修复基因突变的患者乳腺癌发病率增加了 4 倍（Win et al.，2012）（参见第 5 章 Lynch 综合征）。

6.1.2　*BRCA1* 和 *BRCA2*——癌症的基因与风险

BRCA1 和 *BRCA2* 被发现 20 年来，仍然是最重要的乳腺癌易感基因（Narod，2012b）。位于染色体 17q12-23 上的 *BRCA1* 与大多数存在遗传性乳腺癌和卵巢癌的家族有关，并且占遗传性乳腺癌的约 40%，特别是在乳腺癌发病年龄为 45 岁或更低的情况下（图 6.1 和图 6.2）。

位于染色体 13q 上的 *BRCA2* 在一年后被发现。*BRCA2* 胚系突变赋予对乳腺癌的强烈易感性，同 *BRCA1* 突变相比，患卵巢癌风险较低。*BRCA2* 突变携带者患乳腺癌的终身风险的基因外显率低于 *BRCA1* 突变的情况，而且发病年龄相对较晚：在家族史未选择的病例中，70 岁时 *BRCA1* 突变携带者乳腺癌的平均累积风险为 65%（95%*CI*：44%～78%）。在 *BRCA2* 携带者中，累积风险估计为 45%（31%～56%）（图 6.1 和图 6.2）。

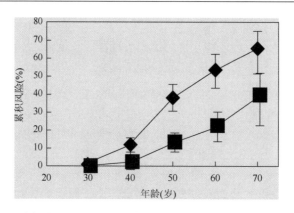

图 6.1 *BRCA1* 突变携带者到 70 岁时乳腺癌（菱形）和卵巢癌（方块）的累积发病率

经许可摘自 Antoniou 等（2003）

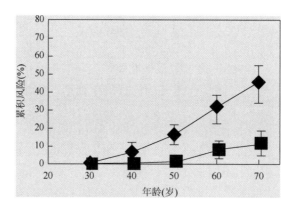

图 6.2 *BRCA2* 突变携带者到 70 岁时乳腺癌（菱形）和卵巢癌（方块）的累积发病率

经许可摘自 Antoniou 等（2003）

相对风险率如表 6.1 所示，年龄依赖性外显率如图 6.1（*BRCA1*）和图 6.2（*BRCA2*）所示（Mavaddat et al.，2013）。与 *BRCA1* 突变相比，*BRCA2* 突变发生其他癌症的范围更广。这些癌症部位包括前列腺癌、胃癌、胰腺癌和男性乳腺癌（Couch et al.，1997）。在这项大型国际研究中，如下恶性肿瘤的相对风险率（*RR*）均观察到统计学上的升高：前列腺癌（估计 *RR* = 4.65；95%*CI*：3.48～6.22），胰腺癌（*RR* = 3.51；95%*CI*：1.87～6.58），胆囊和胆管癌（*RR* = 4.97；95%*CI*：1.50～16.52），胃癌（*RR* = 2.59；95%*CI*：1.46～4.61）和恶性黑色素瘤（*RR* = 2.58；95%*CI*：1.28～5.17）。65 岁以下男性的前列腺癌相对风险率为 7.33（95%*CI*：4.66～11.52）（表 6.2）。在早期出生队列中，女性的风险显著降低。

表 6.1 *BRCA1* 和 *BRCA2* 突变携带者的相对风险率估计值（95%浮动 *CI*）*

年龄组	*BRCA1*		*BRCA2*	
	乳腺癌	卵巢癌	乳腺癌	卵巢癌
20～29 岁	18（4.4～75）	1.0	19（4.4～82）	1.0
30～39 岁	36（25～52）	38（17～88）	16（9.3～29）	1.0

续表

年龄组	BRCA1		BRCA2	
	乳腺癌	卵巢癌	乳腺癌	卵巢癌
40～49 岁	31（25～52）	61（38～99）	9.5（5.9～15）	6.3（1.4～28）
50～59 岁	16（9.6～27）	30（14～65）	11（6.6～17）	19（9.1～41）
60～69 岁	11（5.0～25）	48（22～109）	9.2（5.1～17）	7.3（1.8～30）

*基于国家和特定队列的背景发生率的表格（Antoniou et al.，2003）。

表 6.2　**BRCA2 突变相关的风险：按发病年龄划分的非乳腺/卵巢部位***

部位	0～65 岁		65～85 岁	
	相对风险率	95%CI	相对风险率	95%CI
颊腔+咽	1.52	0.44～5.19	3.15	0.77～4.83
胃	2.57	1.13～5.84	1.93	0.77～4.83
胰腺	5.54	2.72～11.32	1.61	0.45～5.72
前列腺	7.33	4.66～11.52	3.39	2.34～4.92
除乳腺、卵巢、前列腺、胰腺外的所有其他部位	1.48	1.15～1.91	1.30	0.96～1.76

*乳腺癌联盟，改编自：BRCA2 突变携带者的癌症风险.1999. 美国国家癌症研究所杂志，91（15）：1310-1316。

　　BRCA1 和 BRCA2 的特定突变会导致更高卵巢癌相对风险率，但目前该信息的临床意义有限。当然，男性可能会传递乳腺癌的易感性，但这种突变通常对男性乳腺癌是非外显性的。在男性乳腺癌的家族中，80%是由于 BRCA2 突变，20%是由于 BRCA1 突变。

　　在德系犹太血统的个体中，BRCA1 和 BRCA2 存在高频率的特异性胚系突变［约 2%；BRCA1 c.68_69delAG（也称为 185delAG 或 187delAG）、c.5266dupC BRCA1（也称为 5382insC）和 c.5946delT BRCA2（也称为 6174delT）突变］，这类家族的女性所患乳腺癌 30%发生在 40 岁以前，40%乳腺癌家族和 60%乳腺癌/卵巢癌家族携带这两种胚系突变中的一种。在其他种族群体中也发现了高频率的特异性 BRCA1/2 突变，可能是由于奠基者效应，如冰岛的 999del5 BRCA2 突变，在 0.6%的人群中，7.7%的女性乳腺癌患者和 40%的男性乳腺癌患者体内检测到这种突变。在一项来自波兰的研究中，在检测到突变的 35 个家族中，有 33 个（94%）发现了频发突变。三种 BRCA1 突变——c.5266dupC、c.181T＞G 和 4153delA，分别占突变的 51%、20%和 11%（Gorski et al.，2000）。而 BRCA2 的突变却很少见。这些观察结果简化了波兰人种的 BRCA1/2 基因检测。已知许多其他人群在这两个基因中的一个或另一个中具有奠基者突变（Fackenthal and Olopade，2007）。

　　在 40 岁以下的女性乳腺癌患者中，估计 5.3%与 BRCA1 突变有关，而在 70 岁以上的患者中，这一比例估计为 1%（Easton et al.，1995），随后的突变分析研究证明这些估计大致准确（Whittemore et al.，2004b）。

6.1.3　BRCA 蛋白的功能

BRCA1 和 *BRCA2* 是没有已知同源性的大基因，分别包含 22 个和 26 个外显子（图 6.3）。BRCA1 和 BRCA2 蛋白的许多（并非所有）功能都围绕着促进双链 DNA 断裂的修复。此外，BRCA1 还具有与 DNA 修复无关的功能。这些功能包括细胞检查点控制、蛋白质泛素化和染色质重塑，BRCA1 可能还具有转录因子的作用（Narod and Foulkes，2004）（关于基因组完整性、DNA 修复和 BRCA1 之间错综复杂关系的近期的优秀综述，参见 Li and Greenberg，2012；Silver and Livingston，2012）。在上述综述中讨论了 BRCA1 功能探索的最新进展，包括一些 RING-指 *BRCA1* 突变对 E3 泛素连接酶活性的潜在差异影响（这在临床上可能是重要的，因为一些突变可能具有不同的临床效应），在 *BRCA1* 敲除小鼠模型中发现臂间染色质位点减少，它们的形态学也发生了变化。这项聚焦于 BRCA1 与异染色质之间关系的研究得到了先前关于 *BRCA1* 相关和基底样型（但 *BRCA1* 完整）乳腺癌研究的支持，其中似乎丧失了对无活性 X 染色体沉默的维持（Ganesan et al.，2005）。这两项研究都指出了 BRCA1 在肿瘤抑制中的更广泛的作用。女性 *BRCA1* 突变携带者如此易患乳腺癌和卵巢癌的关键谜团仍未解开。已经提出了几个假说，如乳腺发育过程中雌激素驱动的增殖开始受 BRCA1 蛋白水平的影响还存在一段有限的时间（Elledge and Amon，2002；Scully and Livingston，2000），*BRCA1* 等位基因丢失率在组织之间存在差异（Monteiro，2003），而且 BRCA1 在乳腺干细胞调节中还起到了作用（Foulkes，2004），最近的研究表明，BRCA1 参与去除加合物（如紫外光产物）的作用可能延伸到去除以 DNA 加合物形式存在的雌激素代谢产物（Pathania et al.，2011）。此外，这种功能可能在 *BRCA1* 杂合突变的细胞中受损，因此乳腺癌的特异性与肿瘤对雌激素的依赖性有关（Pathania et al.，2011）。

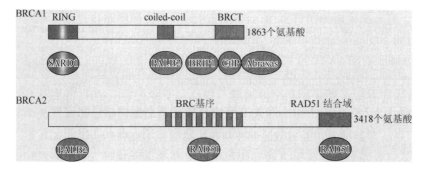

图 6.3　BRCA1 和 BRCA2 及结合伙伴（按相应的互作域进行颜色编码）

一方面，BRCA1 由 1863 个氨基酸组成，并包含三个重要的功能域：一个与 BARD1 结合的 RING 结构域，介导与染色体稳定性有关的各种蛋白质的泛素化；一个与 PALB2 结合的 coiled-coil 结构域，将其连接到 BRCA2；一个与磷酸化蛋白质结合的 BRCT 结构域，如蛋白复合物 Abraxas-CtIP-BRIP1，可调节同源修复。另一方面，BRCA2 是一种较大含 3418 个氨基酸的蛋白质，作为 DNA 重组酶 RAD51 的支架。它包含 8 个与 RAD51 结合的 BRC 基序和在其羧基端的另一个特殊的 RAD51 结合域。BRCA2 介导将 RAD51 加载到单链 DNA 上，这是双链 DNA 同源修复的关键步骤（图由 Andrew Shuen 医学博士提供）

BRCA1 或 BRCA2 缺陷的细胞对交联 DNA 链或破坏双链 DNA 的化疗药物敏感，如顺铂和丝裂霉素 C（Yuan et al.，1999；Moynahan et al.，2001；Tassone et al.，2003）。在这些细胞中，双链断裂以容易出错的方式修复（如通过非同源末端连接），这种错误可能导致染色体重排（Patel et al.，1998；Zhong et al.，1999）。值得注意的是，BRCA1 和 BRCA2 在共同途径中起作用，该途径负责维持基因组的完整性和染色体稳定性（Venkitaraman，2002）。在过去几年中，几个研究小组已把这种共性运用在治疗上。对接受含顺铂新辅助化疗的三阴性癌症患者的研究表明，BRCA1 突变携带者比非携带者更容易达到病理完全缓解的目标（Silver et al.，2010）。在关于 BRCA1 突变携带者的非对照研究中也观察到类似的现象（Byrski et al.，2009）。总之，这些研究表明 BRCA1 突变（也可能是 BRCA2 突变）携带者可能比其他乳腺癌女性更能从含铂化疗药物中获益。更确切的研究正在进行中。因为 BRCA1 或 BRCA2 杂合突变的乳腺癌和卵巢癌患者可能携带 BRCA1 或 BRCA2 体细胞的二次"打击"，导致相关蛋白的功能无效，进而导致同源 DNA 修复受损，PARP 抑制剂（PARPi）可将单链断裂转变为双链断裂，因此成为治疗携带 BRCA1/2 突变的乳腺癌和卵巢癌的有用化疗药物。一项关于 BRCA1/2 携带者的延长的 I 期临床研究（Fong et al.，2009）和两项 II 期临床研究显示，PARPi 在治疗转移性乳腺癌（Tutt et al.，2010）和卵巢癌（Audeh et al.，2010）中起效，但大多数三阴性乳腺癌对其没有反应（Gelmon et al.，2011）。尽管这些药物通常最初在许多突变携带者中有效，但又会通过许多不同的机制产生耐药性，最显著的机制是突变恢复，其恢复开放阅读框，导致功能性 BRCA1 或 BRCA2 蛋白的表达（Swisher et al.，2008；Norquist et al.，2011；Edwards et al.，2008；Sakai et al.，2008）。也许正是因为这种耐药性，PARPi 治疗卵巢癌的长期研究并未显示出总生存期的提高（Ledermann et al.，2012）。

如上所述，在没有潜在的 BRCA1 或 BRCA2 突变的情况下，大多数三阴性乳腺癌对 PARPi 没有反应，但最近的一项研究表明对 PARPi 无效的三阴性乳腺癌可能通过加入 PIK3CA 抑制剂而被转化为对 PARPi 敏感（Ibrahim et al.，2012；Pérez et al.，2012）。

6.1.4 其他涉及乳腺癌易感性的基因

现在许多研究已经在乳腺癌人群中测试了 BRCA1 和 BRCA2 突变，因此可以评估这两种基因对乳腺癌家族聚集的影响。Peto 等（1999）在 46 岁之前确诊的 617 名乳腺癌患者中发现了 30 个 BRCA1/2 突变。有趣的是，只有 5 个 BRCA 突变携带者的母亲或姐妹患有乳腺癌，而 587 个非携带者的亲属中有 64 人患有乳腺癌。根据人口乳腺癌发病率估计的乳腺癌数量，并假设突变敏感性为 64% 之后，这相当于观察到的家族性乳腺癌风险大约有 16% 是由 BRCA1 或 BRCA2 引起的。在之前的一项关联性研究中，超过 80% 的患有 6 个或以上乳腺癌病例的家庭被发现与 BRCA1 或 BRCA2 有关，但在有 4 或 5 个病例的家庭中这一比例下降到 40%，为其他基因留下了空间（Ford et al.，1998）。

在过去的几年中，已有四个基因成为强有力的候选乳腺癌易感基因——它们是 CHEK2、BRIP1、ATM 和 PALB2（Foulkes，2008）。另外，还发现了其他所谓的"中度外显"的候选乳腺癌易感基因（如 RAD50 和 NBS1）。重要的是要认识到，所有这些基因要么突变频率太低，要么外显率太低，不足以解释剩余家族病例的一小部分。特别是，*BRIP1* 似乎在乳腺癌的发生中起到非常有限的作用（Seal et al.，2006；Wong et al.，2011），但最近报道它与卵巢癌具有关联性（见下文）。在具有强烈乳腺癌家族史的家庭中，这些中度风险等位基因可能在临床上有一定作用（Byrnes et al.，2008）。同一作者提出，至少一些 *PALB2* 等位基因的乳腺癌外显率与一些 *BRCA2* 等位基因一样高（Erkko et al.，2008；Southey et al.，2010）。

大约50%的患有 Li-Fraumeni 综合征的女性患有乳腺癌，这类乳腺癌特别容易发生在年轻时。据估计，Li-Fraumeni 综合征家庭中45岁以下女性患乳腺癌的相对风险率为17.9（Garber et al.，1991）。然而，这部分患者在整体乳腺癌病例中占的比例可能非常低，因为不到1%的乳腺癌病例可以证明存在胚系 *TP53* 突变（Borresen et al.，1992），甚至在早发性乳腺癌中，*TP53* 突变起到的作用也很小（Sidransky et al.，1992）。

与乳腺癌中度至高度外显率相关的其他基因包括 *PTEN*（Cowden 综合征）、*STK11*（Peutz-Jeghers 综合征）和 *CDKN2A*（遗传性恶性黑色素瘤）。这三个基因中的所有突变对乳腺癌发病率的贡献可以忽略不计，但其携带者患乳腺癌风险可高达50%。Klinefelter 综合征（XXY）也与乳腺癌风险增加有关。

流行病学数据显示，共济失调毛细血管扩张症患者的女性亲属的早发性乳腺癌相对风险率增加，*ATM* 杂合突变引起的乳腺癌比例总体上估计为7%，其中发生老年乳腺癌的比例低于年轻乳腺癌。最初的研究表明，即使在放射敏感性个体中，很小比例的乳腺癌可归因于该基因的突变。一个错义突变 *ATM**7271 T＞G 与一些家庭的乳腺癌高风险相关（Chenevix-Trench et al.，2002），但它并不常见于遗传性乳腺癌（Szabo et al.，2004）。最全面的遗传流行病学研究表明，*ATM* 突变携带者中乳腺癌的相对风险率为2.2（95%*CI*：1.2～4.3），但40岁以下患乳腺癌的相对风险率接近5（Thompson et al.，2005）。这项研究得到了一项明确的分子研究的支持，该研究发现来自英国家族性乳腺癌家系的443名女性中有12名女性，而521名对照中只有2名女性存在 *ATM* 有害突变，导致估计的乳腺癌相对风险率为2.37（95%*CI*：1.51～3.78）（Renwick et al.，2006），这与流行病学研究的估计值非常相似。该研究还强调了在研究具有中度风险的罕见等位基因时需要进行大样本的研究。上面列出的先前的阴性研究结果不足以发现低至2.4的相对风险率。相对风险率在2.0～5.0被称为中等风险等位基因，而低于此范围的通常被归为低风险等位基因。

新一代测序揭示了一种罕见的新型突变导致体细胞镶嵌的现象。已经在少数乳腺癌和卵巢癌中发现截短基因 *PPM1D* 体细胞突变，但有趣的是，它们似乎不可遗传。它们仅存在于淋巴细胞中，而不存在于携带这些突变者所发生的肿瘤中。此外，它们不存在于迄今为止检测到 *PPM1D* 体细胞突变携带者的后代中，并且鉴定 *PPM1D* 突变携带者将是一个挑战。然而，乳腺癌和卵巢癌的相对风险率很大（可能＞20），并且需要预防性干预措施（Ruark et al.，2013）。

通过强大的全基因组关联分析（genome-wide association study，GWAS）已经发现了几个低风险乳腺癌易感性等位基因（Easton et al.，2007），并且可能还有数百个此类等位基因，但目前它们在临床中的作用还非常有限。希望未来的风险计算程序，如 BOADICEA（Antoniou et al.，2004），也可能是 BRCAPRO，能够将这些基因型纳入风险模型。如果是这样，低风险等位基因可能对规划筛选方案有相当大的意义（Pharoah et al.，2008）。在此之前，低风险等位基因都被临床医生作为高外显率等位基因的修饰因子。例如，已发现 ESR1、TOX3 和一个 2q（不在一个基因中）的单核苷酸多态性（SNP）可以改变 BRCA1 携带者的乳腺癌风险。相比之下，到目前为止，11 个 SNP 改变了 BRCA2 导致相关乳腺癌的风险，这可能与已知的相较于雌激素受体（estrogen receptor，ER）阴性的乳腺癌，更多 SNP 参与修饰 ER 阳性乳腺癌的事实相关。几个等位基因也改变了 BRCA1 或 BRCA2 突变携带者中卵巢癌的风险（Barnes and Antoniou，2012）。显然，可能在未来 10 年左右将会识别出更多这样的基因位点，并且应用于临床，但目前它们的效应尚不足以改变对这些突变携带者的临床推荐。

6.1.5　乳腺癌的组织病理学及其与遗传学的关系

BRCA1 突变携带者中出现的乳腺癌通常在形态学（Lakhani et al.，1998）、免疫病理学（Lakhani et al.，2002）、细胞遗传学（Wessels et al.，2002）、基因表达（Hedenfalk et al.，2001；Van't Veer et al.，2002；Sorlie et al.，2003）、突变基础（Nik-Zainal et al.，2012）上有别于 BRCA2 或非 BRCA1/2 携带者的乳腺癌。BRCA1 相关的乳腺癌通常是高级别的浸润性导管癌。尽管现在很少使用该术语，但研究表明，与匹配的对照相比，非典型性髓性表型在 BRCA1 相关乳腺癌中更常见（Lakhani et al.，1998）。与其他类型的乳腺癌相比，BRCA1 相关的乳腺癌更可能是三阴性（triple negative，TN）[雌激素受体（estrogen receptor，ER）、孕激素受体（progesterone receptor，PR）和人表皮生长因子受体 2（human epidermal growth factor receptor 2，HER2）阴性]（Schneider et al.，2008）。值得注意的是，一些研究也观察到 PALB2 突变携带者患 TN 乳腺癌的比例高，但尚需进行全面的研究来证实（Tischkowitz and Xia，2010）。BRCA2 相关癌症通常是 ER 阳性，与散发性乳腺癌不同，ER 阳性肿瘤的比例不随年龄增长而增加（Foulkes et al.，2004）。已经注意到，HER2 阳性常见于具有胚系 TP53 突变的女性所发生的乳腺癌（Wilson et al.，2010；O'Shaughnessy et al.，2011），其可以帮助选择进行该胚系 TP53 测试的人。

导管原位癌（ductal carcinoma in situ，DCIS）和小叶癌在 BRCA1 突变携带者中的代表性不足。对 DCIS 女性的测序研究显示，BRCA1 和 BRCA2 突变的比例很低（分别为~1% 和 2.5%）（Claus et al.，2005）。

6.1.6　遗传咨询

对有乳腺癌家族史的女性进行遗传咨询（genetic counseling）需要根据家族史获得的经验数据初步评估其患乳腺癌的终身风险，所述家族史包括所有一级亲属和二级亲属以及尽可能多的远亲所患乳腺癌的类型和发病年龄等信息。重要的是尝试并确认诊断是否会对临床决策产生重大影响。风险评估可以通过流行病学数据获得，或借助于使用这些数据计算风险的计算机程序获得，并且可以表示为终身风险或在较短时间内发生癌症的风险，如随后的 10 年内（Antoniou et al.，2004）。IBIS 和 BRCAPRO 等程序也可以计算 *BRCA1/2* 突变携带者的概率，尽管 IBIS 仅限于未受累女性。手工评分，非贝叶斯方法，如曼彻斯特评分系统具有简单易行和用户友好性的优势，是一个依赖于受影响亲属数量的评分系统。它们避免使用计算机程序（Evans et al.，2004）。基于家族史和基因检测的筛查指南"家族性乳腺癌：初级、二级和三级保健中有家族性乳腺癌风险妇女的分类和护理（CG14 的部分更新）"可以在英国国立健康与临床优化研究所（National Institute for Health and Care Excellence，NICE）的网站 http://www.now.org.uk/cg41 上获得。

母亲患有胚系乳腺癌易感基因突变的女性有 50% 的遗传易感性风险，因此她一生患乳腺癌的风险约为 40%（假设乳腺癌基因外显率为 80%）。然而，如果她 50 岁之后依然健康，她的实际风险将会下降，因为大多数遗传性乳腺癌发生在较年轻的年龄，她度过了相当大的风险期。基因突变携带者的女儿如果到 50 岁时仍未患病，那她的遗传易感性风险已经下降到原来的大约 1/3，随着年龄的增长，如果她仍保持健康，那么她的遗传易感性就变得更低。

家族 *BRCA1* 或 *BRCA2* 胚系突变的可能性多来自家族史数据，提供完整的家族史数据以便为遗传咨询顾问提供开具这种突变检测的指针。这种机会非常依赖于受影响妇女的诊断年龄（诊断时平均年龄低于 35 岁的乳腺癌家庭中有 17% 的可能性发生 *BRCA1* 突变，但诊断时的平均年龄超过 59 岁时，这个比例则降到了 1%）。卵巢癌的家族史增加了发现 *BRCA1* 突变的机会，在德系犹太血统的妇女中，*BRCA1* 基因突变与多发性原发性乳腺癌或卵巢癌有关（Couch et al.，1997）。

对希望并且符合条件进行基因检测的妇女给予咨询和基因检测的初始模型包括冗长的初步咨询，其中充分讨论了基因检测的风险和获益，同时适当注意了阳性或阴性检测结果的所有影响，并提供了心理支持。在进行测试之前，应详细讨论预防性措施和检测干预措施的选项，并进一步讨论保险和就业问题。该模型的前提之一是清楚存在许多潜在心理后遗症，特别是与精神疾病有关的后遗症。此外，需要仔细考虑对检测和预防措施可能带来的任何影响（van Oostrom et al.，2003）。这些检测只是部分实施，因为检测到胚系 *BRCA1* 或 *BRCA2* 突变可能会给受累妇女带来很大的心理影响，有些影响可能与原发癌症诊断所带来的心理震惊程度相当。此外，详细的咨询需要涵盖识别具有不确定意义的胚系突变的可能性，特别是在尚未进行广泛抽样的人群中。

这种传统模式是女性接受基因检测最常见的情况。然而，最近已开始对未经详细咨询的未受累妇女实施基于人群的检测（Metcalfe et al.，2010）。虽然不知道其长期影响，但短期数据未显示出可能带来的任何危害（Metcalfe et al.，2012）。显然，如果癌症发病率降低超过"知晓所带来的风险"和外科手术干预（如预防性卵巢切除术）的负面影响，那么在癌症诊断之前进行测试是最佳的。如果没有长期的随访，尚不确定这一点。然而，如果乳腺癌患者的初始治疗在很大程度上受到诊断时突变状态的积极影响，那么快速、低成本、个体化基因检测的益处可能会大于不全面咨询所造成的伤害。涉及全面咨询的早期研究表明，在诊断当时或之后很快就被确定为基因突变携带者的女性与后来才被确定为携带者的女性相比，倾向于作出不同的手术决策（Schwartz et al.，2004，2005）。因此，至少在诊断时考虑测试是有先例的。

6.1.7 筛查和预防

乳腺癌的筛查基于早期癌症的检测，而不是癌前病变的检测（Smith et al.，2000）。尽管进行的荟萃分析显示40～49岁女性常规进行乳腺X射线摄影筛查会使乳腺癌死亡率降低18%，但该工具对检测绝经前妇女的有效性仍存在争议。事实上，经过数十年的研究，"乳腺 X 射线摄影争议"持续存在许多尖锐的评论（Rogers，2003），新的数据也似乎不太可能有助于轻松解决这个问题（Goodman，2002）。

对那些由于乳腺癌家族史而风险增加的女性来说，筛查的效率似乎应该更高，但事实并非如此，年度乳腺 X 射线筛查对 *BRCA1/2* 携带者似乎是无效的（Brekelmans et al.，2001；Goffin et al.，2001；Tilanus-Linthorst et al.，2002），其他筛查方式如磁共振成像（magnetic resonance imaging，MRI）却具有优势。

MRI 是一种非电离成像技术，已被证明对浸润性乳腺癌敏感。同乳腺 X 射线摄影相比，MRI 的敏感性不容易受到致密乳房的影响。德国前瞻性非随机试验项目（该项目包含 192 名无症状被证实或怀疑为 *BRCA1/2* 突变携带者）的初步结果表明，乳腺 MRI 的敏感性和特异性均优于常规乳腺 X 射线摄影和高频乳腺超声检查（Kuhl et al.，2000）。在北美和欧洲进行的大型研究证实，MRI 在检测 *BRCA1/2* 携带者的乳腺癌方面优于乳腺 X 射线摄影（Kriege et al.，2004；Warner et al.，2004，2011）。目前尚不清楚这些结果是否会转化为更好的长期随访结果，但中位生存期数据令人鼓舞（Rijnsburger et al.，2010；Passaperuma et al.，2012）。有趣的是，在那些 MRI 检测到的乳腺癌患者中，*BRCA1* 突变携带者的存活率低于 *BRCA2* 突变携带者，因此年轻的 *BRCA* 突变携带者可能需要不同的筛查方案（Heijnsdijk et al.，2012）。

对于一些极高乳腺癌风险的女性（如 *BRCA1/2* 突变携带者，那些患有 Cowden 综合征、Li-Fraumeni 综合征或偶尔未确诊的乳腺癌/卵巢癌显性遗传家系的后代），预防性双侧乳房切除术可能是首选方案，但是这些女性还需要详细咨询和讨论不同类型的外科手术后乳腺癌的残留风险（皮下乳房切除术，保留乳头，残留的少量腺体可能会带来风险；全乳房切除术，保留或不保留乳头，可能是首选方案）。关于这种预防性手术效果的相关信息仍在积累，但到目前为止，*BRCA1/2* 突变携带者在全乳房切除术后，浸润性乳腺癌的发生已罕见（Meijers-Heijboer et al.，2001；Rebbeck et al.，2004）；相比之下，*BRCA1*（Rebbeck et al.，2004）和 *BRCA2*（Kasprzak et al.，2005）突变携带者行皮下乳房切除术后浸润性乳腺癌的发生尚有报道。对于可能患有乳腺癌的 *BRCA1/2* 突变携带者的女性，也应考虑对侧乳房预防性切除术，因为在 10 年随访期间，对侧乳腺癌的风险大幅增加至约 40%。值得注意的是，他莫昔芬和卵巢切除术降低了乳腺癌的风险（Metcalfe et al.，2004）。乳腺癌诊断时进行基因检测可能会增加对侧乳房切除术的概率（Schwartz et al.，2004）。

目前，*BRCA1/2* 携带者的许多筛查方案都包括卵巢癌检测，但糖类抗原 125（CA125）和经阴道超声定期评估的真实价值（如果有的话）是未知的，并且病例报道（如 Hebert-Blouin et al.，2002）和最近的生物学数据（Berns and Bowtell，2012）结合模型（Brown and Palmer，2009）均表明，这些癌症很快就会出现，并且可能不适合目前已有的任何筛查形式。

在有乳腺癌家族史的女性中，化学预防的作用仍不明确，但对于这些有风险的女性，可考虑使用他莫昔芬等药物；虽然数据还存在矛盾，但即使对于注定会发生雌激素受体阴性乳腺癌的女性来说也是有益的。尽管美国肿瘤学家很少为她们开具他莫昔芬（Robson，2002），但现在对于绝经后乳腺癌高风险且有子宫的妇女，已经推荐给予5年他莫昔芬或雷洛昔芬，除非她们有血栓栓塞性疾病或子宫内膜癌的过去史或为高风险者。在最新的NICE指南中，也提供了风险评估和检测的指导（http://www.now.org.uk/CG164）。

使用口服避孕药（oral contraceptive，OCP），即使是相对较短的时间，也可以降低 *BRCA1/2* 突变携带者患卵巢癌的风险（Narod et al.，1998）。OCP对乳腺癌风险的影响尚不太清楚，有四项主要研究。一项大型病例对照研究显示，早期使用如1975年以前使用和长期使用（>5年）OCP，导致 *BRCA1* 突变携带者发生乳腺癌的风险显著增加，而对于 *BRCA2* 突变携带者则不然（Narod et al.，2002）。相比之下，一项基于人群的研究却发现对于 *BRCA1* 突变携带者，没有证据表明OCP会增加其患乳腺癌的风险，甚至有证据提出其发生乳腺癌的风险反而有所降低（Milne et al.，2005）。还有一项研究发现，对于使用OCP一年的女性，不会增加其发生50岁以下乳腺癌的风险；对于 *BRCA2* 携带者，使用OCP超过5年的患病风险略有增加（Haile et al.，2006）。最近一项针对1593例 *BRCA1/2* 突变携带者的回顾性队列研究发现，使用口服避孕药的 *BRCA1/2* 突变携带者患乳腺癌的风险增加（校正风险比=1.47；95%*CI*：1.16～1.87）。风险比（hazard ratio，*HR*）不受停止使用时间、开始使用年龄或开始使用年份的影响。*BRCA1* 和 *BRCA2* 突变携带者患乳腺癌的风险增加与较长时间使用OCP有关，对于第一次足月妊娠之前就开始使用OCP的年轻女性（在第一次足月妊娠之前使用4年或更长时间），这个效应最为明显。对于 *BRCA1* 突变携带者，*HR* 为1.49（95%*CI*：1.05～2.11），对于 *BRCA2* 突变携带者，*HR*=2.58（95%*CI*：1.21～5.49）（Brohet et al.，2007）。因此，这四项研究并未达成共识。也许，在完成更大规模的前瞻性研究之前，谨慎的做法是避免给年轻 *BRCA1/2* 突变携带者（即年龄小于25岁）使用OCP。另外，如果该年轻女性并不愿意了解自己的基因突变状态，在考虑将OCP用于已知遗传风险的年轻女性之前进行基因检测的决定需要仔细考虑。

6.2 子 宫 肿 瘤

子宫体的肿瘤（子宫颈的肿瘤参见后面的章节）起自内膜或肌层。最常见的子宫肌层肿瘤为子宫平滑肌瘤，而最常见的内膜肿瘤为子宫内膜癌。

6.3 子 宫 肌 瘤

子宫平滑肌瘤（uterine leiomyoma）是具有一些结缔组织成分的良性平滑肌肿瘤。它们非常常见，35岁以上的女性中有20%会发生，且发病率随年龄增长而增加。它们在非裔加勒比妇女中更为常见。相较于自然人群，子宫平滑肌瘤在先证者的一级亲属中可能更为常见。子宫平滑肌瘤是至少两种遗传性肿瘤综合征的组成瘤：即遗传性平滑肌瘤-肾细胞癌综合征（hereditary leiomyomatosis and renal cell carcinoma，HLRCC），又称多发性皮肤子宫平滑肌瘤病（multiple cutaneous and uterine leiomyomatosis，MCUL）及 Cowden 综合征。HLRCC/MCUL 是由编码延胡索酸水合酶（fumarate hydratase，FH）基因的杂合突变所致（Alam et al.，2001；Tomlinson et al.，2002）。FH 是编码参与电子传递和三羧酸循环的线粒体酶的核基因（Eng et al.，2003）。FH 的胚系杂合突变将导致 HLRCC，而纯合胚系突变则会导致严重的神经变性（Eng et al.，2003）。尽管在具有孤立的平滑肌瘤的女性患者中寻找 FH 突变并不合理，但对于家族性子宫平滑肌瘤病的罕见病例则应当进行 FH 测序，即使在缺乏 FH 突变其他相关特征的情况下（Tolvanen et al.，2012）。尽管在散发性子宫平滑肌瘤中几乎没有发现体细胞内 FH 基因突变，但通过遗传和非遗传机制发生的双等位基因失活在这些散发性肿瘤中存在一定的发生频率（Kiuru et al.，2002；Lehtonen et al.，2004）。

子宫平滑肌瘤在自然人群中很常见，这使得很难界定它是否为 Cowden 综合征的真正组成瘤，但在一些研究中已显示出了相关性（http://www.nccn.org/professionals/physician_gls/pdf/genetics_screening.pdf）。在同时携带 PTEN 和 SDHC 杂合突变的女性中已发现了子宫平滑肌瘤（Zbuk et al.，2007）。

6.4 子 宫 癌

子宫癌（carcinoma of the uterus）是女性中第九常见的恶性肿瘤，在英国的发病率为 13/100 000。在美国，大约 4% 的女性会在一生中罹患子宫癌。最常见的组织学类型为腺癌，而腺瘤性增生（子宫内膜癌前期、子宫内膜上皮内瘤变）可能是其癌前病变。在所有的子宫内膜腺癌中，子宫内膜样癌是最常见的组织学类型，鳞状细胞癌、平滑肌肉瘤和中胚叶混合瘤也可能发生，但很少见。

流行病学研究表明，在具有这种癌症家族史的女性中，子宫内膜癌的相对风险略有增加，导致了大约 1% 的子宫内膜癌可能源于遗传因素的结论。子宫内膜腺癌是 Lynch 综合征（过去称为遗传性非息肉病性结直肠癌）和 Cowden 综合征的组成成分。在一项试图控制评估偏倚的大型法国研究中，MLH1 突变携带者患子宫内膜癌的风险到 70 岁时为 54%（95%CI：20%～80%），对 MSH2 来说为 21%（8%～77%），对 MSH6 来说为 16%（8%～32%）。尽管这些点估计具有确定的价值，但置信区间对于临床来说也太宽了。相比之下，最近一项对 113 个有 MSH6 突变家族的回顾，估算出到 80 岁时突变携带者罹患子宫内膜癌的风险很高（44%，95%CI：30%～58%）；对于任何与 Lynch 综合征相关的癌症，男性为 47%（95%CI：32%～66%），女性为 65%（95%CI：53%～78%）。与普通人群的发病率相比，女性突变携带者的子宫内膜癌发病率增加了 26 倍（HR = 25.5，95%CI：16.8～38.7），与 Lynch 综合征相关的其他癌症的发病率增加了 6 倍（HR = 6.0，95%CI：3.4～10.7）（Baglietto et al.，2010）。一如在家系癌症门诊所常见的，这展示了在比较聚焦于癌症密集家系的研究与那些基于人群或以各种方式调整过调查偏倚的研究时所遇到的一些问题。

在法国的研究中，女性在三个基因共同作用下，到 40 岁时患子宫内膜癌的风险为 2% 或更低，提示强化早期筛查很可能是不合理的。在一项国际合作研究中，无肿瘤既往史的错配修复基因突变（合并在一起）携带者子宫内膜癌的 10 年累积风险大约为 10%（95%*CI*：3.5%～26%）（Win et al.，2012）。相反，同一组作者发现，对于具有错配修复基因突变和既往被诊断为结直肠癌的女性，子宫内膜癌的 10 年累积风险为 23.4%（95%*CI*：15%～36%）。大约 1/4 诊断为 Lynch 综合征相关结直肠癌的女性将在确诊后 10 年内发生子宫内膜癌（Obermair et al.，2010）。在做出筛查和预防性手术选择前，应考虑到这些发现。值得注意的是，没有证据表明具有 *MSH2* 突变的女性患子宫内膜癌的风险像之前所推测的那样高于 *MLH1* 携带者（Vasen et al.，2001）。一项回顾性研究表明，在 MMR 突变携带者中进行预防性手术能够有效预防子宫内膜癌和卵巢癌（Schmeler et al.，2006），但尚未开展前瞻性的研究。在法国的研究中，到 50 岁时患卵巢癌的风险为 3%（Bonadona et al.，2011），而在癌症家系登记研究中所确定的 MMR 突变在之后 10 年的患癌风险则为 3%（Win et al.，2012）。法国研究中 *MLH1* 和 *MSH2* 携带者的风险在 50 岁之后迅速增加，到 70 岁时可达 20%～25%，因此可以对围绝经或绝经后的 MMR 突变基因携带者进行子宫切除术及双侧输卵管卵巢切除术（在 Lynch 综合征患者中已经发现了 NB 输卵管癌）（Palma et al.，2008）。

在患有子宫内膜癌的女性中识别 Lynch 综合征时，鉴于在临床或形态学的基础上识别 MMR 基因突变携带者较困难，已指出需要在所有偶见的子宫内膜癌病例中使用免疫组化来检测这四种 MMR 蛋白（Clarke and Cooper，2012）。不过，很明显，在所有这些接受了测试的女性中，只有很少一部分人发现了胚系突变。

子宫内膜癌可见于患 Cowden 综合征的女性中，而最近的一项研究显示，其发生内膜癌的终身风险与 *MSH2* 突变携带者的风险相似，为 28%（Tan et al.，2012）。一旦被证实，这将意味着需要对 *PTEN* 突变携带者进行预防性子宫切除术和加强检测。这已被视为临床诊断 Cowden 综合征的一项主要标准（http://www.nccn.org/professionals/physician_gls/pdf/genetics_screening.pdf）。

应考虑对所有有风险的个体开展子宫恶性疾病的临床检测。的确，美国国立综合癌症网络（National Comprehensive Cancer Network，NCCN）实践指南建议对患 Lynch 综合征的女性从 30 岁起，以及对患 Cowden 综合征的女性从 35～40 岁起每年通过子宫内膜的盲法排斥活检进行子宫检测（www.nccn.org）。在绝经后，将每年检测改为对子宫内膜进行（经腹或经阴道的）超声检查，并对可疑病变进行活检。这些建议与 2006 年由一组欧洲专家所提出的相似（Vasen et al.，2007），但由于检测的价值仍属未知，建议将其提供给 35～40 岁的 MMR 突变携带者，最好作为临床试验的一部分（Vasen et al.，2013）。根据其年龄的不同，携带 MMR 基因突变并患有结直肠肿瘤的女性在接受肠道肿瘤手术时应考虑同时进行预防性子宫切除术。

6.5　绒 毛 膜 癌

任何类型的妊娠均可能导致绒毛膜癌（choriocarcinoma）。作为绒毛膜癌的前期病变，葡萄胎被认为是两个精子融合的结果（没有卵子的参与）。在美国，侵袭性葡萄胎，即绒毛膜癌的发生率为 15 000 例妊娠中有 1 例。本病存在明显的地理差异，在东南亚和远东的发病率要高出 10 倍。家族性双亲葡萄胎（familial biparental hydatidiform mole，FBHM）是唯一仅出现在女性中的隐性疾病，存在异质性，一个基因座被定位至 19q13，而该基因座上的致病基因 *NLRP7* 被鉴定为首个导致绒毛膜癌的基因（Murdoch et al.，2006）。该蛋白质参与细菌诱导的炎症细胞内调节，并且是白细胞介素的负调控因子。第二个基因，*C6orf221*（*ECAT1*），被发现在三个 FBHM 家系中均发生了突变（Parry et al.，2011）。具有 *ECAT1* 和 *NLRP7* 突变的家系表型似乎无法区分。

6.6 输 卵 管 癌

输卵管癌（fallopian tube carcinoma）被认为是罕见的，而在未携带 *BRCA1/2* 突变的女性中，情况仍然如此。然而，在过去的 10 年中，越来越多有说服力的数据表明，貌似起源于卵巢的高级别浆液性癌（high-grade serous carcinoma，HGSC）实际上有相当比例起源于输卵管（Colgan et al.，2001；Crum et al.，2007；Crum et al.，2012；Piek et al.，2001；Piek et al.，2008）。在 *BRCA1/2* 突变的携带者中，输卵管癌的风险明显增加（Zweemer et al.，2000；Rutter et al.，2003），而接近 40% 的输卵管癌患者携带 *BRCA1/2* 突变（Vicus et al.，2010）。甚至有人提出，对普通及高风险女性进行远端输卵管切除术可能是预防 HGSC 的一种方法（Tone et al.，2012）。输卵管癌也被报道于 Lynch 综合征中（Palma et al.，2008），但罕见。最近的一项针对 31 名输卵管癌患者的 12 个 DNA 修复相关癌症基因的二代测序研究，明确有害的突变在 *BRCA1* 中有 7 例，在 *BRCA2* 中有 2 例，在 *BARD1* 中有 1 例，而在一例中观察到了罕见的嵌合性新发错义突变（Walsh et al.，2011）。这些结果表明，外显子组测序或基于基因组套的多基因筛选可能会很快取代目前劳动密集型和昂贵的"逐个基因检查"的策略（表 6.3）。

表 6.3 卵巢肿瘤相关的遗传病

综合征	基因	卵巢癌的遗传易感性比例/%	70 岁时卵巢癌的风险/%	其他临床特征
遗传性乳腺-卵巢癌	*BRCA1*	60	20~50	乳腺癌、输卵管癌、腹膜癌、胰腺癌
遗传性乳腺-卵巢癌	*BRCA2*	25	10~30	乳腺癌、前列腺癌、胰腺癌、黑色素瘤
RAD51C 相关的易感性卵巢癌	*RAD51C*	<1	≤10	双等位突变携带者的 Fanconi 贫血样症状
RAD51C 相关的易感性卵巢癌	*RAD51D*	<1	≤10	无报道
BRIP1 相关的易感性卵巢癌	*BRIP1*	<1	≤10	双等位突变携带者的乳腺癌、胰腺癌和直肠癌（中等风险）Fanconi 贫血
HNPCC/Lynch 综合征	*MLHH1*，*MSH2*，*MSH6*，*PMS2*	10	≤10	结肠癌、子宫内膜癌、小肠癌、尿路上皮癌和胰腺癌
Peutz-Jeghers 综合征	*STK11*	<1（卵巢性索间质肿瘤）	<5	黏膜皮肤黑色素斑、胃肠道错构瘤性息肉、宫颈恶性腺瘤、乳腺癌、胃肠道恶性腺瘤、胰腺癌

综合征	基因	卵巢癌的遗传易感性比例/%	70 岁时卵巢癌的风险/%	其他临床特征
Cowden 综合征	*PTEN*	<1	<3	多发性错构瘤、黏膜皮肤征象、乳腺癌、甲状腺癌
痣样基底细胞癌综合征（Gorlin 综合征）	*PTCH*	<1	<2	基底细胞/痣癌、掌/足底凹陷、骨骼异常、牙源性角化囊肿、髓母细胞瘤
DICER1-PPB 多发肿瘤综合征	*DICER1*	<1［卵巢性索间质肿瘤（主要为卵巢）支持-间质细胞瘤］	<5	囊性肾瘤、结节性甲状腺肿、胃肠道错构瘤、垂体母细胞瘤、其他罕见的表现
多发性内生软骨瘤病［奥利尔（Ollier）病和马富奇（Maffucci）综合征］	*IDH1* 和 *IDH2* 的体细胞嵌合突变	<1	<2	骨软骨瘤病、血管瘤
表皮松解性掌跖角化病	*KRT9*	<1	<2	表皮松解性角化过度症

6.7　卵巢肿瘤

卵巢肿瘤（ovarian tumor）可能起源于生殖、上皮或颗粒/卵泡膜细胞。生殖细胞肿瘤包括皮样囊肿、畸胎瘤和性腺母细胞瘤。性索间质肿瘤则可能起源于间质，可能包括颗粒细胞瘤，可能分泌性激素；还可能见到良性的浆液性和黏液性囊腺纤维瘤，大多数卵巢癌均为浆液性和黏液性腺癌。卵巢的癌症大多来源于上皮细胞，更多的是来源于体腔上皮（即腹膜癌）。恶性畸胎瘤、胚胎细胞癌、性索间质肿瘤、绒毛膜癌和无性细胞瘤则要少见得多。

6.8　卵巢癌

在英国，卵巢癌（ovarian carcinoma，OC）的发病率大约为 15/100 000；在英国和北美，到 70 岁时的终身风险大约为 1.5%，在南欧则略低，是西欧和北美女性中第五常见的恶性肿瘤。卵巢癌的致死率非常高，是西方国家妇科恶性肿瘤死亡最常见的原因。在世界范围内，出生于北美或欧洲的以色列犹太妇女是卵巢癌发病率最高的人群之一——这些人很可能是德系犹太人（每 10 万人中有 13.5 人，累积发病率至 74 岁时为 1.55%）。在以色列的非犹太人中，这些数字分别为每 10 万人中有 3 人和 0.32%。这些观察与接近 30% 未经选择的患卵巢癌的德系犹太妇女携带突变的发现相符（Moslehi et al.，2000）。这个数字要远高于在其他组中所观察到的。早期的数据表明，对 *BRCA1* 来说，在未经选择的非德系妇女卵巢癌患者中，预计 4%～9% 会携带 *BRCA1* 突变，0～4% 会携带 *BRCA2* 突变，尽管这一数字在某些奠基者人群中（如冰岛人群）会更高。利用更全面的突变分析，最新的数据表明，在未选择种族的人群中，大约 15% 的卵巢癌女性患者携带 *BRCA1*（10%）或 *BRCA2*（5%）突变。值得注意的是，大约 50% 的 *BRCA2* 突变携带者在 60 岁之后被诊断出卵巢癌，而 90% 的 *BRCA1* 突变携带者在 60 岁之前被诊断出卵巢癌。无论家族史如何，在 41～50 岁被诊断为卵巢癌的女性中有 20%～25% 携带 *BRCA1/2* 突变（Pal et al.，2005）。这些发现对癌症遗传学服务的转诊指南具有重要的意义。在德系犹太人中，这些比例要高得多，尽管一些研究纳入了经挑选的病例。总体而言，德系犹太妇女中 25%～30% 的卵巢癌可归因于三个奠基者突变中的一个，而较年轻的女性主要为 *BRCA1* 突变，较大年龄的女性主要为 *BRCA2* 突变。与普通人群相比，*BRCA1* 基因携带者诊断卵巢癌的年龄要低得多。与上述两组人群相比，*BRCA2* 相关卵巢癌的诊断年龄往往较大。

患有卵巢癌的女性比预期更有可能具有卵巢肿瘤的家族史，并且卵巢癌患者的一级女性亲属的患病风险增加。表 6.4 总结了来自世界各地的一系列研究，可以看出，具有与卵巢癌阳性家族史相关的卵巢癌的优势比差别很大，但如果先证者在年轻时被诊断出来则优势比通常更高。如果两名一级亲属受累，死于卵巢癌的风险则要大得多。在这项研究中，卵巢癌患者亲属的胃癌和直肠癌死亡率也显著增加，但有趣的是，所观察到的结肠癌、乳腺癌和胰腺癌的死亡率增加并未达到统计学上的显著性。

表 6.4 有 OC 家族史的妇女罹患卵巢癌的风险：在识别出 *BRCA1/2* 之前的研究

研究的亲属	国家	年龄组/岁	病例	对照	优势比（95%CI）	参考文献
任意	美国	全部	150	300	"无阳性关联"	Wynder 等（1969）
一级+二级	美国	<50	150	150	15.7（0.9～278）	Casagrande 等（1979）
一级	美国	45～74	62	1068	18.2（4.8～69）	Hildreth 等（1981）
一级	美国	18～80	215	215	11.3（0.6～211）	Cramer 等（1983）
一级	希腊	全部	146	243	∞（3.4～∞）	Tzonou 等（1984）
一级	日本	N/A	110	220	∞（0.1～∞）	Mori 等（1988）
一级	美国	20～54	493	2465	3.6（1.8～7.1）	Schildkraut 和 Thompson（1988）
二级					2.9（1.6～5.3）	
一级	美国	20～79	296	343	3.3（1.1～9.4）	Hartge 等（1989）
一级+姑（姨）妈	加拿大	全部	197	210	2.5（0.7～11.1）	Koch 等（1989）
一级	意大利	25～74	755	2023	1.9（1.1～3.6）	Parazzini 等（1992）
一级	美国	N/A	883	人群	2.1（1.0～3.4）	Goldgar 等（1994）
一级	美国	<65	441	2065	8.2（3.0～23）	Rosenberg 等（1994）
一级	美国	全部	662	2647	4.3（2.4～7.9）	Kerber 和 Slattery（1995）

多年来人们已经认识到对卵巢癌似乎存在一种呈常染色体显性遗传并在易感女性中具有高癌症外显率的易感性，而 *BRCA1* 和 *BRCA2* 的鉴定则允许更准确地估计与年龄相关的累积发病率（即外显率）。一个对 22 项研究的分析表明，未基于乳腺癌或卵巢癌家族史进行选择的 *BRCA1/2* 携带者患卵巢癌的风险在 40 岁之前非常低（两种基因均低于 2%），但对于 *BRCA1* 来说将随年龄增长而大幅升高，从 45 岁起每年超过 1%，到 65 岁时达到每年 2.5%。对 *BRCA2* 来说，这一风险较低，从较晚的年龄开始升高，但从未达到每年 1%（Antoniou et al.，2003）。

　　在 *BRCA1/2* 携带者病例中出现的卵巢肿瘤是恶性的，以浆液性乳头状囊腺癌为主，而黏液性和交界性卵巢癌则较为少见。

　　人群中 *BRCA1* 突变的频率估计大约为 1/800，而 *BRCA2* 则要低一些，但在某些种族或地理区域中，它可能有显著的差异。因此，在德系犹太人中三种 *BRCA1/2* 奠基者突变的发生率大约为 1/50。冰岛人群携带奠基者 *BRCA2* 999del5 突变的频率为 0.4%。在未经选择的卵巢癌女性系列中 *BRCA1* 和 *BRCA2* 突变的频率已得到广泛的研究，尤其是在所谓的奠基者人群中。由于地理条件或宗教信仰，当相对较小的群体与其他群体发生了遗传学隔离时，可能会产生奠基者效应。倘若这个隔离群体中的个体携带某种罕见的遗传改变，在没有选择的情况下，下一代中该等位基因的频率则可能增加。特定的 *BRCA1* 和 *BRCA2* 突变已经在不同的人群中被发现，如德系犹太人、冰岛人、瑞典人、挪威人、奥地利人、荷兰人、英国人、比利时人、俄罗斯人、匈牙利人、法裔加拿大人和波兰人的家族［由 Fackenthal 和 Olopade（2007）综述］。对于在特定种族起源的个体中充分表征的奠基者突变的知识可以简化遗传咨询和测试，因为突变筛选可以局限于特定的突变组。

　　奠基者突变（通常指 *BRCA1* 中的 *BRCA1* 185delAG 和 5382insC，*BRCA2* 中的 6174delT）已经在东欧血统的德系犹太家族中被鉴定出来。这些突变由大约 2.5%的德系犹太人群携带。这些奠基者突变在患有卵巢癌的德系犹太妇女中尤为常见，即使其没有乳腺癌/卵巢癌家族史（表 6.4）。

这些结果表明，在患卵巢癌的女性中，*BRCA1*和*BRCA2*突变在德系犹太女性中的发生率至少是非德系犹太女性的3倍。有趣的是，在未经其他方面筛选的非常年轻的病例（诊断时未满30岁）中，尚未观察到*BRCA1/2*突变，即使根据流行病学的研究，基因突变可能在易感性中扮演重要的角色。

　　存在 *BRCA1/2* 突变携带者中卵巢癌的基因型-表型关系的证据。对 32 个欧洲家系的系列研究初步发现，*BRCA1* 基因 3′部分（第 13～24 号外显子）的突变相比于卵巢癌与更高频率的乳腺癌存在关联。这一观察尚未得到大多数更大规模研究的证实（Stoppa-Lyonnet et al.，1997；Ford et al.，1998），尽管一项研究提供了支持原始发现的不够显著的证据（Moslehi et al.，2000）。在 25 个英国乳腺癌/卵巢癌家族系列中，当 *BRCA2* 截短突变位于第 11 外显子［卵巢癌集群区域（ovarian cancer cluster region，OCCR），第 3035～6629 号核苷酸］大约 3.3 kb 的区域中时，卵巢癌比乳腺癌更为常见。来自英国境外确定的 45 个 *BRCA2* 突变携带者家族的其他数据为这种聚类提供了支持。通过对 164 个 *BRCA2* 突变家族进行分析，发现其中 67 个家族具有 *OCCR* 突变（Thompson and Easton，2001）。相较于非 *OCCR* 突变，有 *OCCR* 突变的家族卵巢癌与乳腺癌的比值比为 3.9（$P<0.0001$），证实了 *OCCR* 在卵巢癌风险方面的重要性，但是当排除了德系犹太病例（6174delT 是第 11 号外显子突变）后，上述影响消失了。多个病例的卵巢癌家族具有 *OCCR* 之外的突变的病例报道降低了将这些观察应用于临床的冲动（Al Saffar and Foulkes，2002）。

　　卵巢癌是否存在癌前病变尚不确定（Scully，2000）。对高风险女性预防性给予卵巢切除的标本进行仔细的组织病理学分析，无论是由于她们被确定为 *BRCA1/2* 突变的携带者还是基于其家族史，对于是否存在可能演变为侵袭性癌的组织学改变这一问题，结果上互相矛盾。在对一名具有 *BRCA1* 突变的女性预防性给予卵巢切除的标本中发现了一个微小的原位癌（Werness et al.，2000），但原位癌在卵巢组织中罕见，而这一发现尚未得到重复。或许该肿瘤起源于已经植入卵巢的异位输卵管上皮。后来，人们开始关注这样一个假设，即临床诊断的 *BRCA1/2* 相关性卵巢癌的起源是远端输卵管（参见关于输卵管癌的章节）。

在卵巢切除后的 *BRCA1/2* 携带者中，每年发生原发性腹膜浆液性癌的概率被认为是 0.2%（Finch et al.，2006）。在这项研究中，卵巢切除术对高级别浆液性癌的保护作用大约为 80%，这与来自以色列的一项人群研究结论一致（Rutter et al.，2003）。这两项研究表明，与经选择的系列相比，其保护作用要小得多（Rebbeck et al.，2002），这意味着在接受预防性手术的女性中，这种癌症可能成为 *BRCA1/2* 突变携带者晚年健康的主要威胁之一。从组织学或外观上，在 *BRCA1/2* 突变携带者中发生的腹膜癌与卵巢癌无法区分，而这在预防突变携带者的癌症方面代表了一个重大的挑战。整个腹膜表面恶性转化潜在风险的增加，被认为反映了卵巢上皮与腹膜共同起源于胚胎的中胚层。然而，由于排卵后的反复损伤和（或）局部高水平的雌激素暴露，卵巢表面的腹膜可能特别容易发生恶性转化——抑或这可能导致输卵管伞端上皮的植入，当其内化在卵巢内时，则可能发生恶变。有些腹膜癌可多灶性发生，尤其在 *BRCA1* 突变的情况下，并且可能存在某种与 *BRCA1* 相关的腹膜乳头状浆液性癌的独特分子发病机制（Schorge et al.，2000）。这些癌症起源于输卵管似乎令人难以置信。

BRCA 突变携带者中卵巢癌的疾病进程被认为与散发性卵巢癌不同。43 例浆液性卵巢腺癌（占总数的 81%）的精算中位生存期为 77 个月，而根据其家族史判断没有 *BRCA1* 突变的年龄、分期和组织学类型匹配的对照组的中位生存期则为 29 个月（$P<0.001$）。这种良好的预后部分归因于患者相对年轻（平均年龄 48 岁），但也被认为与 *BRCA1* 突变直接相关。该研究在方法论上受到了质疑，但是另一项使用历史队列方法的研究得到了类似的结果（Boyd et al.，2000）。此外，在那些接受含铂化疗的女性中，遗传性病例的生存率更高。其他稍晚的研究支持了这样的观点，即 *BRCA1/2* 相关的卵巢癌的预后更好，但这种生存优势的持续性（诊断后 5 年最为明显）仍然存在疑问。

其他基因的突变也会导致卵巢癌（表 6.3）。Lynch 综合征是最常见的导致癌症的常染色体疾病之一，占所有结直肠癌的 3%～4%（Moreira et al.，2012）。*MLH1* 和 *MSH2* 的突变在未根据癌症家族史进行选择的卵巢癌患者中较为罕见。MMR 突变携带者发生卵巢癌的风险大约为 8%，其中 *MLH1* 和 *MSH2* 突变携带者的风险最高，而 *MSH6* 突变携带者的风险最低（Walsh et al.，2011）。Lynch 综合征中大多数有症状的卵巢癌（77%～81%）在早期（FIGO Ⅰ 期和 Ⅱ 期）即被诊断，并可能具有相对良好的预后 [由 Vasen 等（2013）综述]。在 Carney 综合征中，卵巢癌的风险可能增加（Stratakis et al.，2000），但其例数对于准确的风险评估来说太少了。

与 Fanconi 贫血遗传学通路（Fanconi 贫血样）相关的基因中，越来越多的癌症易感等位基因：*BRIP1*（Rafnar et al.，2011）、*RAD51C*（Meindl et al.，2010）和 *RAD51D*（Loveday et al.，2011）已被证明可能导致卵巢癌。此外，在卵巢癌患者中也发现了包括 *BARD1*、*CHEK1*、*MRE11A*、*NBN* 和 *RAD50* 在内的参与同源修复的多个基因的罕见突变（Walsh et al.，2011）。

　　识别具有这些突变的患者可能具有重要的临床意义，因为具有 Fanconi 贫血和同源修复通路缺陷的肿瘤对铂制剂和 PARP 抑制剂敏感。PARP 抑制剂治疗具有胚系 *BRCA* 突变的女性卵巢癌的有效性已得到认可，但稍后的试验却未能证实这种治疗对总生存期有益（Ledermann et al.，2012），可能是由于发生了耐药性（Barber et al.，2013）。

　　遗传性卵巢癌的预防是一个重要的话题，并且超出了本书的范围；从医学上讲，口服避孕药可能使风险显著降低（40% 以上）（Narod et al.，1998；Whittemore et al.，2004a）。从手术的角度看，切除卵巢（Rutter et al.，2003）是一种选择。对于具有胚系 *BRCA1* 或 *BRCA2* 突变的女性，通常会进行预防性输卵管卵巢切除术，因为有证据表明，这可以极大降低罹患卵巢癌的风险，并将绝经前女性患乳腺癌的风险降低 50%（Rutter et al.，2003；Domchek et al.，2010）。这也可用于患 Lynch 综合征的女性（Schmeler et al.，2006）。虽然手术在预防卵巢浆液性乳头状癌方面明显有效，但对腹膜仍存在风险（如上所述）。

　　在可以通过手术治愈或对化疗更敏感的阶段，早期发现癌症将对预后产生重大的影响。传统的卵巢癌筛查方法是测定血清肿瘤标志物 CA125、经阴道超声检查及临床检查。这些方法均无法单独达到所需的灵敏度水平；例如，CA125 仅能检测大约 2/3 的 I 期卵巢肿瘤。在普通人群中，临床检查与经腹、经阴道超声（van Nagell et al.，2000）及单独或组合的血清 CA125 筛选试验均已在各种条件下被作为潜在的筛选试验来评估。然而，目前还没有一种检测方法或检测方法的组合被证明对人群的普筛有效。在对其之前研究更长的随访中，Jacobs 及其同事证实，尽管筛查组的中位生存期显著优于对照组，但两者因初诊癌症死亡的人数并无显著差异。在 10 977 名对照组中有 18 人死亡，相比 10 958 名筛查组女性中有 9 人死亡，相对风险率为 2.0（95% *CI*：0.78～5.13）（Jacobs et al.，1999）。该研究尚有待于长期随访。

　　对具有卵巢癌高风险的女性，建议每年进行一次盆腔检查、经阴道超声检查，并从 20 多岁或者家族中卵巢癌的最低发病年龄提前 5 年每 6～12 个月行一次血清 CA125 检测。然而，显示这类筛查明显获益的数据仍然不能令人信服。在缺乏良好支持性证据的情况下，将这些测试局限在研究环境中是恰当的。遗传性卵巢癌的一个令人担忧的特征是高度恶性的癌症可能出现在超声波所无法检测的非常小的病灶中。一个病例报道，对于一名最终诊断出致命的晚期卵巢癌的女性，推荐早期进行预防性卵巢切除术，延迟手术可能是危险的（Rose and Hunter，1994）。对于经证实的 *BRCA1/2* 携带者的研究支持这一发现。在 33 例 *BRCA1/2* 突变的女性中，有 3 人的预防性卵巢切除术的标本在检查时发现了早期卵巢癌病变。值得注意的是，在这三例中有两例于诊断时为双侧性，并且都是在组织病理学检查而不是在手术室中被发现的（Lu et al.，2000）。同样，在预防性卵巢切除术中，*BRCA1/2* 突变携带者的输卵管中也可能发现高危病变或明显的癌症（Leeper et al.，2002；Carcangiu et al.，2004；McEwen et al.，2004）。在后者的研究中，60 例连续接受预防性卵巢切除术的 *BRCA1/2* 突变妇女中有 5 人患有隐匿性卵巢癌或输卵管癌：随访 4 年时发生了一例死亡。在一项来自美国的类似研究中，30 例 *BRCA1/2* 突变携带者中有五例在手术中观察到了癌症：一例为原发性腹膜癌，三例患有输卵管癌，而另一例患有卵巢腺纤维瘤，相邻区域为低恶性的潜在癌（Leeper et al.，2002）。总之，这些研究表明将超声和 CA125 常规用于 *BRCA1/2* 突变携带者进行卵巢癌筛查是不够敏感的，但还在等待决定性的研究，而在筛查的确切益处得到证明之前，提倡高危妇女在育龄期之后进行预防性卵巢切除术是恰当的。

6.9　其他卵巢肿瘤

非上皮性卵巢肿瘤在 Peutz-Jeghers 综合征（通常分泌激素的卵巢性索间质肿瘤以及卵巢颗粒细胞肿瘤）和 Gorlin 综合征（卵巢纤维瘤）中的频率有所增加，而奥利尔（Ollier）病和马富奇（Maffucci）综合征均与伴发假性性早熟的卵巢颗粒细胞肿瘤相关。曾报道过一个家系，母亲自己在儿童时期曾罹患卵巢肿瘤，两个女儿均患有卵巢生殖细胞肿瘤，而她的第三个孩子则患有软组织肉瘤，但这类家族性女性生殖细胞肿瘤病例报道的匮乏则提示大多数散发形式的卵巢生殖细胞肿瘤不能归因于癌症易感基因的遗传性突变（Giambartolomei et al.，2009）。畸胎瘤被认为是致病性的，起源于第一次减数分裂后的单个女性生殖细胞。

有一例关于 *BRCA2* 携带者中发生混合卵巢生殖细胞肿瘤的个案报道——有趣的是，未发现杂合性丢失，因此有可能这是一个无关的偶然发现（Hamel et al.，2007）。卵巢纤维瘤已被报道于一个家系中，被作为一种常染色体性别限制性显性性状来遗传。卵巢性索间质肿瘤可发生在 *STK11* 突变的携带者（通常具有环状小管）中，并随后发现与胚系 *DICER1* 突变存在关联，尤其是在支持-间质细胞瘤（Sertoli-Leydig cell tumor，SLCT）中，可能存在相关的雄激素化（Rio Frio et al.，2011；Slade et al.，2011）。在这种场景下，SLCT 可能与甲状腺肿瘤（Rio Frio et al.，2011）或 DICER1-PPB 综合征的其他特征相关（Schultz et al.，2011）。SLCT 也偶见于 *STK11* 突变的携带者中（Hales et al.，1994；Howell et al.，2010）。

性腺母细胞瘤是一种不会发生转移的发育不全的性腺瘤，但可能与无性细胞瘤和其他恶性生殖细胞成分相关。绝大多数（96%）的性腺母细胞瘤发生于性腺发育不全的46，XY 个体中。有这种肿瘤的患者大多数为女性表型，其余则是伴发生殖器异常和未下降睾丸的男性表型（Giambartolomei et al.，2009）。

6.10　宫　颈　癌

大约 1% 的女性患宫颈癌（cancer of the cervix），在加拿大和英国的发病率分别为8/100 000 和 12.5/100 000，但在某些国家的发病率要高得多，如津巴布韦为 67/100 000，哥伦比亚为 24/100 000。宫颈癌与人乳头瘤病毒（human papilloma virus，HPV）密切相关，的确，HPV 的感染几乎是宫颈鳞状细胞癌发生所必需的。病毒蛋白 E6 和 E7 始终在这些肿瘤中存留和表达，并被证实可分别与 p53 和 Rb 的蛋白产物相结合。因此，这些病毒蛋白可能会干扰细胞蛋白正常的肿瘤抑制功能。宿主因子也可能在宫颈癌的发病机制中扮演一定的角色，因为具有 HLA-DQw3 的女性发生这种肿瘤似乎具有更高的风险。其他的 HLA 单倍型也与风险增加相关（Apple et al.，1995）。

据记载在子宫腔内暴露有己烯雌酚的女性中，宫颈癌的发病率有所增加。尽管宫颈癌可能作为外胚层发育不良和先天性角化不良等遗传性皮肤病的一种并发症，但这种癌症的遗传易感性很少见。

对患有宫颈癌的女性家族史的研究并未发现在女性亲属中宫颈癌患病率明显增加，尽管已观察到了一些家族聚集（Ahlbom et al.，1997；Magnusson et al.，2000；Horn et al.，2002），正如预期的那样，特别是如果把 HLA 数据考虑在内。相当一部分家族因素似乎都是非遗传性的，但这可能取决于所研究的关系：在 Magnusson 研究中，共同的环境解释了姐妹之间的一致性，但无法解释母亲和女儿之间的一致性。同样，在一项系统的研究中，吸烟相关癌症（肺癌、喉癌、唇癌和宫颈癌）也是相互关联的（Goldgar et al.，1994）。尽管如此，乳腺癌连锁联盟的确在 BRCA1 突变的携带者中发现宫颈癌的发病偏多（RR = 3.72，95%CI：<2.26~6.10，P<0.001）（Thompson and Easton，2002），但没有后续的研究。

在英国，宫颈癌筛查被作为人口筛查项目的一部分来提供，而未建议对患有遗传性癌症综合征的女性家族进行额外的筛查，除了 Peutz-Jeghers 综合征以外，患有 Peutz-Jeghers 综合征合并卵巢环管状性索间质肿瘤的女性有时会发生子宫颈恶性腺瘤，导致雌激素过度分泌（Beggs et al.，2010）。它在病因学上与鳞状细胞癌不同。子宫颈原发性黑色素瘤罕见，并似乎与 CDKN2A 或 BRCA2 的突变无关。

子宫颈的胚胎性肿瘤包括胚胎性横纹肌肉瘤（cervix embryonal rhabdomyosarcoma，cERMS）（McClean et al.，2007）和原始神经外胚叶肿瘤（Snijders-Keilholz et al.，2005）；后者现已被重新归类为尤因肉瘤（Fletcher et al.，2002）。两种类型的宫颈肿瘤都与胚系 DICER1 突变相关（Foulkes et al.，2011），并且于胚胎性横纹肌肉瘤中已发现在 DICER1 的 RNaseIIIb 结构域中存在体细胞的"二次打击"（Heravi-Moussavi et al.，2012）。

6.11　女性生殖系统的其他肿瘤

子宫、宫颈和卵巢以外的女性生殖器官的癌症的发病率大约为 3.6/100 000。

6.12　外生殖器癌

外生殖器癌（cancer of the external genitalia）很少见。宫颈和外生殖器的鳞状细胞癌可能合并角化不良和先天性外胚层发育不良。外阴癌可能伴发外阴的硬化性苔藓（可能偶尔作为家族性疾病发生，Vanin et al.，2002）。外阴肿瘤通常为"非遗传性"，并与 HPV 感染和吸烟有关（Daling et al.，2002；Engelman et al.，2003）。存在一种可能性，即导致吸烟者癌症易感性改变的基因的遗传多态性也可能改变对于外阴和肛门癌的易感性。这可能出现在外阴 Paget 病和外阴鲍恩（Bowen）病中。外阴 Paget 病是一种罕见的大汗腺上皮内癌，并偶尔与潜在的腺癌相关（Tinari et al.，2002）。外阴鲍恩病是 11 号染色体短臂异常。在外阴癌中还发现了 PRAD1 和 TP53 基因的异常。外阴癌在 Fanconi 贫血（Fanconi anemia，FA）和莫里斯（Morris）综合征中的发生率有所增加。似乎 FA 患者中外阴癌的患病率增加与 HPV 的易感性增加有关，而在 FA 患者中 FA 合

并外阴鳞状细胞癌患者 *Arg72* 纯合的比例有所增加，*Arg72* 是 *p53* 的一种多态性，与
HPV 感染的易感性增加相关（Kutler et al.，2003）。

外阴原发性恶性黑色素瘤为第二常见的外阴恶性肿瘤，是一种侵袭性癌症，通常发
生在无毛的皮肤上，因此并非与紫外线（ultraviolet light，UV）相关（Ragnarsson-Olding，
2004）。在 15%的病例中发现了皮肤黑色素瘤的家族史，并且在一个病例中发现黑皮质素
1 型受体的胚系突变（Wechter et al.，2004）。

6.13 阴 道 癌

阴道癌（vaginal carcinoma），这种鳞状细胞癌发生率的增加与妊娠期母体摄入己烯
雌酚有关。侵袭性上皮性和原位阴道癌具有许多与宫颈癌相同的风险因素，包括与 HPV
感染的密切关系（Daling et al.，2002）。已在一名携带有害 *PALB2* 突变者中发现了阴道上
皮内瘤的形成（K.A. Schrader，个人交流）。

已报道的罕见类型的阴道肿瘤为布伦纳（Brenner）瘤和平滑肌瘤。后者被描述为一
种成年发作型神经鞘瘤、多发性痣和多发性阴道平滑肌瘤的显性遗传综合征的一部分。
在该病中，痣似乎是先天性的。小阴唇的巨型肥大以及肿瘤性的成纤维细胞和上皮细胞
增生可见于涉及关节炎、耳聋和视网膜色素变化的 Ramon 综合征。

原发性外阴和阴道骨外尤因肉瘤、外周原始神经外胚叶肿瘤已被报道（Vang et al.，2000）。

6.14 前 列 腺 癌

前列腺癌（prostate cancer）是北美男性中最常见的癌症及癌症死亡的第二常见原因。
群体前列腺癌风险到 65 岁时大约为 0.5%，到 75 岁时大约为 2%。前列腺癌的病因尚不
清楚，但雄激素刺激则是通过对 40 岁以前被阉割的男性发病率低的观察而被牵涉其中，
此外还涉及高脂肪饮食。在 Mormon 家族中进行的遗传流行病学研究则提供了遗传学贡献
的证据，即前列腺癌的遗传率要高于乳腺癌或结直肠癌。Steinberg 等（1990）开展的一项
病例对照研究发现,15%的前列腺癌患者具有受累的父亲或兄弟，而对照组仅为 8%（表 6.5）。

表 6.5 根据种族、年龄和家族史的前列腺癌累积风险

分组	按年龄分列的前列腺癌累积风险		
	50 岁	60 岁	70 岁
白色人种男性			
无家族史/%	0.2	2	7.5
具有一名一级亲属/%	0.4	5.2	19
具有两名或以上的一级亲属/%	0.8	10	38
黑色人种男性			
无家族史/%	0.4	3.6	10.6
具有一名一级亲属/%	1.1	9.2	27.1
具有两名或以上的一级亲属/%	2.1	18	34

注：改编自 Nieder 等（2003）。

　　此外，相对风险也将随下列因素而增加：①受累亲属的数量，以至于具有一、二和三位受累一级亲属的男性患前列腺癌的风险将分别增加 2 倍、5 倍和 11 倍；②先证者在更小的年龄发生前列腺癌。Meikle 和 Smith（1990）发现，在 45～50 岁发生前列腺癌的男性兄弟中，前列腺癌的相对风险增加了 17 倍。对 740 名前列腺癌患者家族史的分离分析表明，该病的家族聚集可能是源于一个罕见的高外显率的显性遗传易感基因。在最可能的遗传模型中，43% 的早发性前列腺癌（在 <55 岁的男性中）将发生在基因携带者中，但在年龄 <85 岁的男性病例中只有 9%。这种推荐的某个（或多个）显性易感基因的模型和提议与乳腺癌的相似。Johns 和 Houlston（2003）对 13 项一级亲属中前列腺癌风险的研究进行了荟萃分析。他们发现，在具有一个和两个受累亲属的男性中，一级亲属的汇总相对风险率分别为 2.5 和 3.5。如果其受累亲属具有早发性疾病（<60 岁），则风险还会增加。Nieder 等（2003）根据家族史的细节和种族（表 6.5）提出了按年龄的累积风险。家族性与散发性前列腺癌的临床过程似乎相似，尽管这种疾病在非裔美国人中可能更具攻击性。

　　已通过家族连锁研究定位了多个前列腺癌的易感基因座（如 CAPB、HPC1、HPC2、HPX、MSR1、PCAP、HPC20、RNASEL），但其中没有一个等同于在许多人群中出现的主要高外显率易感基因（如同家族性乳腺癌中的 BRCA1 和 BRCA2）。尽管已报道了三种候选的前列腺癌易感基因的突变，即 RNASEL（HPC1，1q24-q25）、MSR1（8p22-p23）和 ELAC2（HPC2，17p11），在大多数病例中这些基因似乎并不代表罕见的高外显的基因座，而前列腺癌的家族风险可能通过一个多种相互作用的低风险遗传变异模型来更好地解释。另外，胚系 BRCA2 突变确实在家族聚集的前列腺癌或早发病例中占有一个小而显著的比例（2%～5%）（Edwards et al.，2002），并且在携带者中前列腺癌的相对风险率显著升高，在突变携带者中年龄越小风险越高（相对风险率为 4.71）（Kirchhoff et al.，2004）。在患有 Lynch 综合征的男性中，前列腺癌的风险也有所增加，在 MSH2 突变携带者中最高。Kaplan-Meier 分析表明，MMR 突变携带者到 70 岁时的累积风险相比于普通人群的 8.0%，可能高达 30%（SE 0.088）（Grindedal et al.，2009；Barrow et al.，2013）。

　　在具有 BRCA2 胚系突变的男性中，前列腺癌的预后似乎比普通人群更差。与携带 BRCA1 突变的人以及普通人群中的男性相比，携带 BRCA2 突变的男性更容易发生早发性前列腺癌（Grönberg et al.，2001；Willems et al.，2008；Tryggvadóttir et al.，2007；Mitra et al.，2008）并具有更短的生存期（Narod et al.，2008；Edwards et al.，2010）。在后一项研究中，具有胚系 BRCA2 突变的男性的中位生存期为 4.8 年，相比之下对照组为 8.5 年（P = 0.002）。在 BRCA2 突变携带者的大多数肿瘤中均发现了杂合性缺失，并且多变量分析证实 BRCA2 突变携带者中前列腺癌的较低的生存率与胚系 BRCA2 突变本身存在关联。其他人也提议，这些男性生存率的下降可能是由于在因前列腺癌而死亡的 BRCA2 携带者的大多数肿瘤中存在侵袭性表型（Gleason 评分 ≥8，以及高的 T 期，≥pT3）（Thorne et al.，2011）。在冰岛人群中，奠基者 BRCA2 突变携带者前列腺癌的预后较差已有报道（Sigurdsson et al.，1997；Tryggvadóttir et al.，2007）。此外，德系犹太人的 BRCA2 奠基者突变 c.5946delT（p.Ser1982fs），使前列腺癌的风险增加了 3 倍，并且携带者比非携带者更容易患上高级别的前列腺癌（Gallagher et al.，2010）。

Grönberg 等（2001）报道了一个携带截短 *BRCA2* 突变的大家系，该突变导致了父亲和他的四个患有早发性疾病的儿子的遗传性前列腺癌。在诊断出患有乳腺癌的三个女儿中也检测到了这种突变。所有患前列腺癌的男性均死于转移性疾病。因此，对前列腺癌进行更积极的筛查和治疗可能是合理的，并且正在进行一项名为 IMPACT 的国际研究。

通过对 17q21-22 区一个先前鉴定的易感基因座的大规模平行测序所进行的精细定位（Zuhlke et al.，2004）揭示了一个 *HOXB13* G84E 突变，其在四个无血缘关系的家族中与该病共分离并在一个大型的病例对照人群中被确认为风险等位基因（Ewing et al.，2012）。对一组国际的前列腺癌家族样本的独立分析证实 G84E 是一种致病突变，存在于 5% 的前列腺癌家族中，估计的比值比为 4.42（Xu et al.，2013）。尽管在大多数西方人群中，男性该等位基因的频率低于 1/1000，但 G84E 变异在北欧人群中的出现率则要高得多，并被发现于一个常见的单倍型模块中，提示存在一种起源于芬兰的奠基者效应；在非裔美国人和亚洲人中，该错义变异似乎罕见或不存在（Gudmundsson et al.，2012）。虽然尚不清楚 G84E 变异如何导致了前列腺癌的易患性，但该突变的重现及失活突变的缺乏提示其为一种功能获得性突变。需要对 G84E 变异进行功能研究，以阐明其在癌症易感性中的作用。

可以从 40 岁起为前列腺癌风险升高的男性提供每年一次的前列腺特异性抗原（prostate specific antigen，PSA）检测和直肠指检。倘若 *PSA* > 3 mg/mL，携带 *BRCA1/2* 突变的男性则应在 40～69 岁时接受每年一次的 PSA 伴前列腺活检的筛查（Mitra et al.，2011）。

全基因组关联分析已发现了至少 50 个与前列腺癌风险增加相关的独立基因座。其单独的比值比均小于 1.5，但等位基因的组合以及将等位基因与其他已确立的风险因素如体重指数和家族史相结合，则可能有助于提高前列腺癌的风险预估。它们还可以被用于调整那些携带具有更高外显率的等位基因者的风险，如 *HOXB13* 和 *BRCA2* 突变。

6.15 睾 丸 肿 瘤

睾丸癌（testicular neoplasms）仅占男性全部恶性肿瘤的 1%（其发病率为 4/100 000），但却是 15～35 岁年龄组中最常见的癌症。大多数肿瘤具有生殖细胞起源（精原细胞瘤、畸胎瘤），但有些则来源于基质细胞（支持细胞），而性腺母细胞瘤中包含生殖细胞和基质细胞。

睾丸生殖细胞肿瘤的家族聚集占所有成人病例的近 2%。在一份文献综述中，引述了患有睾丸癌的 24 对父子、45 对非双胞胎兄弟和 12 对同卵双胞胎兄弟。在 70% 的同卵双胞胎兄弟中该肿瘤具有相同的组织学类型，而在其他亲缘程度者中则大多具有不同的组织学。睾丸肿瘤在大约 4% 的患者中为双侧性，提示其存在某种遗传学基础。在一项荷兰的单中心研究中，睾丸癌的相对风险在兄弟中增加了 9～13 倍（Sonneveld et al.，1999）。在瑞典家庭癌症数据库的一项分析中，家族风险对于父亲来说增加了 3.8 倍，对兄弟来说增加了 8.3 倍，对儿子来说增加了 3.9 倍，并且尽管精原细胞瘤的发病年龄要晚于畸胎瘤（30 岁 *vs.* 40 岁），但两种肿瘤类型的家族风险却相似（Dong et al.，2001）。Forman 等

（1992）发现罹患睾丸癌者的兄弟到 50 岁时患睾丸癌的风险为 2%，相当于相对风险增加了 10 倍。家族性病例的平均诊断年龄略低于散发病例（29.5 岁 *vs.* 32.5 岁）。

　　具有高睾丸癌发病率的大家族也见于报道但很少见：Lynch 和 Walzak（1980）研究了一个大型的近亲婚配的荷兰家族，其中 4 人具有经组织学证实的睾丸癌，Goss 和 Bulbul（1990）报道了一个大的癌症易患家族（包括早发性乳腺癌），其中 5 名男性患有睾丸癌。Nicholson 和 Harland（1995）、Heimdal 等（1997）提议睾丸癌的家族聚集可能归因于某个隐性基因。然而，家族性睾丸癌似乎在遗传上是异质的，并且已经定位了一个 X 连锁的基因座（见下文）。

　　睾丸癌的主要风险因素为隐睾症，后者将伴随增加至少 10 倍的风险，而如果想降低这种风险，则应当在儿童早期对患有隐睾症的男孩进行睾丸固定术。遗传因素与隐睾症有关，因为多达 14% 的隐睾症男性具有一位患病的亲属，但尚不清楚这可能在多大程度上解释睾丸肿瘤的家族性发生。X 连锁鱼鳞病（类固醇硫酸酯酶缺乏症）的患者似乎具有增加罹患隐睾症和睾丸肿瘤的风险。睾丸微钙化也是一个风险因素（Coffey et al.，2007）。

　　克兰费尔特（Klinefelter）综合征很少被报道会导致睾丸肿瘤，但在某些情况下这可能与隐睾症有关。然而，在一个病例中，双侧睾丸畸胎瘤发生在了一对罹患 Klinefelter 综合征的同胞中。在具有睾丸女性化综合征的患者中睾丸癌（精原细胞瘤、支持细胞瘤、畸胎癌和胚胎细胞癌）的风险明显增加，而预防性性腺切除术通常在青春期之后进行。性腺母细胞瘤发生在 XY 单纯性腺发育不全（见下文）及 WAGR 综合征（Wilms 瘤-无虹膜-性器官及尿道畸形-智力发育迟缓）患者中。一部分支持细胞瘤（钙化的大细胞）可以是家族性的，并且可能与 Carney 综合征中的心脏黏液瘤、内分泌活动和色素性皮肤损伤存在关联。类似的睾丸病变（管内大细胞透明化的支持细胞瘤）也见于 Peutz-Jeghers 综合征（http://www.uscap.org/site~/96th/SPECSURGH3v.htm）中，通常表现为男性乳房发育（Ulbright et al.，2007）。

　　对生殖细胞睾丸肿瘤的染色体分析提示 12p 等臂染色体作为一个特异性的发现。尽管已提出了 HLA 单倍型与睾丸癌之间的各种关联，但对于受累同胞对的 HLA Ⅰ 类分析未提供 HLA 相关的睾丸癌易感基因的证据。然而，Rapley 等（2000）利用与 X 遗传相符的家族将睾丸生殖细胞肿瘤易感性 1（testicular germ cell tumor 1，*TGCT1*）的基因座定位至 Xq27。与 Xq27 连锁的病例更可能具有未下降的睾丸和双侧疾病。存在基因座异质性的明确证据，并可能存在常染色体上的易感基因座。

　　更近期的数据表明，没有单一的基因座能够解释大部分的家族性睾丸肿瘤（Crockford et al.，2006）。有趣的是，一个涉及不育症被称为 "*gr/gr*" 缺失的 Y 染色体基因座，属于一个低外显的睾丸肿瘤（尤其是精原细胞瘤）易感等位基因，其人群频率为 0.013，而精原细胞瘤的比值比则为 3.0（$P = 0.0004$）。全基因组关联分析已在 6 个基因座上发现了低外显率的变异，提示 *KITLG*、*SPRY4* 和 *BAK1*（均参与 KIT/KITL 途径）、*TERT* 和 *ATF7IP*（均参与端粒酶调控）、*DMRT1*（参与性别确定）均涉及肿瘤的发生（Kanetsky et al.，2009；Rapley et al.，2009；Turnbull et al.，2010）。这六个位点，连同 "*gr/gr*" 缺失，占 TGCT 家族性的风险不到 15%，这就意味着尚存在更多的风险等位基因有待于发现。因此，测试这些等位基因的临床效用目前是有限的。

　　可通过适当的措施预防高风险个体中睾丸肿瘤的发生。应尽早纠正隐睾症，以避免睾丸肿瘤风险的增加。应该去除对肿瘤发生具有显著风险的非功能性睾丸（如同在睾丸女性化综合征或双性人状态中）。被认为具有家族性睾丸肿瘤高风险的个体可以通过定期自我检查和超声检查来检测。

6.16　间性状态下的睾丸肿瘤

　　性腺母细胞瘤是一种发育不良的性腺肿瘤，不会转移，但可能与无性细胞瘤和其他恶性生殖细胞元素有关。绝大多数（96%）的性腺母细胞瘤发生于 46, XY 个体发育不良的性腺中。大多数这种肿瘤的患者为女性表型，其余为男性表型，表现为生殖器异常和睾丸未下降。肿瘤通常为双侧性，通常在十多岁时发生，并可能分泌雌激素或睾酮。

　　在没有任何 Y 染色体物质存在的性腺发育不全的个体中很少见到生殖细胞肿瘤。因此，患有 Turner 综合征且染色体构成为 45, X、45, X/46, XX、46, X, del(Xp)或 46, X, del(Xq)的女孩患这种肿瘤的风险并未增加，但在因染色体嵌合现象如 45, X/46, XY 所导致的性腺发育不全或存在 Y 片段的情况下，在发育不良的性腺中性腺母细胞瘤则是一个显著的风险，可能发生在接近 20%的病例中。然而，在一项基于人群的 Turner 综合征女孩的研究中，通过 PCR 分析检测 Y 染色体材料，Gravholt 等（2000）发现尽管 Turner 综合征中 Y 染色体材料的出现率较高（12.2%），但在 Y 阳性的患者中性腺母细胞瘤的发生率低于之前的估计值（7%～10%）。已建议对这些患者进行性腺摘除，除非他们具有几乎正常的有阴囊、睾丸的男性表型。不过，仍需要仔细随访（可能包括睾丸活检）。一例具有 Turner 综合征、性腺母细胞瘤和 46, XY（del Yp）核型的女性婴儿的报告表明，诱导性腺母细胞瘤的 Y 染色体基因与性别决定因子不同，并已将 Y 染色体的性腺母细胞瘤易感区精细定位于靠近着丝粒且提出了候选基因（Lau, 1999）。

　　在 Klinefelter 综合征（47, XXY）或 XYY 综合征中很可能没有增加的性腺母细胞瘤风险。然而，性腺母细胞瘤与由 9p 缺失引起的性逆转（Livadas et al., 2003）和由 11p13 缺失引起的 WAGR 综合征存在关联。

　　单基因缺陷也能够导致性腺发育不全，而性腺肿瘤则见于至少 30%的 XY 病例中。这些肿瘤属于性腺母细胞瘤或无性细胞瘤，出现在十多岁或二十多岁时。常染色体隐性形式的 XX 性腺发育不全很可能与性腺母细胞瘤的风险增加无关，但 XY 单纯性腺发育不全（Swyer 综合征）则常常并发这种肿瘤。受累个体身材正常，并且没有 Turner 综合征的特征，但具有条索状的性腺。H-Y 抗原可能是阳性也可能不是。有人提出，性腺母细胞瘤和无性细胞瘤的风险仅限于 H-Y 抗原阳性的病例。XY 单纯性腺发育不全也可以表现为一种常染色体隐性遗传病，而性腺肿瘤则经常伴发该组疾病之一的家族性睾丸发育不全综合征。同样，H-Y 抗原阳性的病例似乎更容易发生性腺母细胞瘤，其发病率为 55%。性腺母细胞瘤可能与弗雷泽（Frasier）综合征中的肾功能损害和性腺发育不全存在关联。

　　尽管卵巢和睾丸肿瘤均见于报道，但真两性畸形（同时具有睾丸和卵巢组织的个体）性腺肿瘤的发生率似乎较低。完全睾丸女性化（X 连锁隐性遗传）与睾丸恶性肿瘤的风险增加（约 5%）存在关联，最常见的是精原细胞瘤。假如会发生恶性肿瘤，通常在 25 岁之后，因此睾丸切除术可以推迟到青春期女性化后。在包括赖芬斯坦（Reifenstein）综合征在内的不完全雄激素不敏感状态下，发生肿瘤的风险被认为较低。

在持续性 Müllerian 管和假阴道会阴部发育不全的综合征中，位置异常的睾丸易发生精原细胞瘤、绒毛膜癌、胚胎癌、性腺母细胞瘤或畸胎癌。性腺肿瘤的发病率可能略有增加——在 46, XX 病例中将近 4%，而在 46, XY 病例中则为 10%。

在易患性腺肿瘤的人群中，建议在十多岁时预防性地去除性腺。

6.17 附睾肿瘤

良性附睾囊腺瘤（epididymal tumors）发生于 von Hippel-Lindau 病中，这时它们通常是双侧的。尽管阴囊超声扫描可用于证实亚临床受累，但单独存在的附睾囊肿并非鉴定 von Hippel-Lindau 病家族中基因携带者的一个可靠标准。

（译 林卫 李响 羊晓勤）

参 考 文 献

Ahlbom B D，Yaqoob M，Larsson A，et al. 1997. Genetic and linkage analysis of familial congenital hypothyroidism：exclusion of linkage to the TSH receptor gene[J]. Hum Genet，99（2）：186-190.

Al Saffar M，Foulkes W D. 2002. Hereditary ovarian cancer resulting from a non-ovarian cancer cluster region（OCCR）BRCA2 mutation：is the OCCR useful clinically？[J]. J Med Genet，39（11）：e68.

Alam N A，Bevan S，Churchman M，et al. 2001. Localization of a gene（MCUL1）for multiple cutaneous leiomyomata and uterine fibroids to chromosome 1q42.3-q42[J]. Am J Hum Genet，68（5）：1264-1269.

Antoniou A，Pharoah P D，Narod S，et al. 2003. Average risks of breast and ovarian cancer associated with BRCA1 or BRCA2 mutations detected in case series unselected for family history：a combined analysis of 22 studies[J]. Am J Hum Genet，72（5）：1117-1130.

Antoniou A C，Pharoah P P，Smith P，et al. 2004. The BOADICEA model of genetic susceptibility to breast and ovarian cancer[J]. Br J Cancer，91（8）：1580-1590.

Apple R J，Becker T M，Wheeler C M，et al. 1995. Comparison of human leukocyte antigen DR-DQ disease associations found with cervical dysplasia and invasive cervical carcinoma[J]. J Natl Cancer Inst，87（6）：427-436.

Audeh M W，Carmichael J，Penson R T，et al. 2010. Oral poly（ADP-ribose）polymerase inhibitor olaparib in patients with BRCA1 or BRCA2 mutations and recurrent ovarian cancer：a proof-of-concept trial[J]. Lancet，376（9737）：245-251.

Baglietto L，Lindor N M，Dowty J G，et al. 2010. Risks of Lynch syndrome cancers for MSH6 mutation carriers[J]. J Natl Cancer Inst，102（3）：193-201.

Barber L J，Sandhu S，Chen L，et al. 2013. Secondary mutations in BRCA2 associated with clinical resistance to a PARP inhibitor[J]. J Pathol，229（3）：422-429.

Barnes D R，Antoniou A C. 2012. Unravelling modifiers of breast and ovarian cancer risk for BRCA1 and BRCA2 mutation carriers：update on genetic modifiers[J]. J Intern Med，271（4）：331-343.

Barrow P J，Ingham S，O'Hara C，et al. 2013. The spectrum of urological malignancy in Lynch syndrome[J]. Fam Cancer，12（1）：57-63.

Beggs A D，Latchford A R，Vasen H F，et al. 2010. Peutz-Jeghers syndrome：a systematic review and recommendations for management[J]. Gut, 59 (7): 975-986.

Berns E M, Bowtell D D. 2012. The changing view of high-grade serous ovarian cancer[J]. Cancer Res, 72 (11): 2701-2704.

Bonadona V, Bonaiti B, Olschwang S, et al. 2011. Cancer risks associated with germline mutations in MLH1, MSH2, and MSH6 genes in Lynch syndrome[J]. JAMA, 305 (22): 2304-2310.

Borresen A L, Andersen T I, Garber J, et al. 1992. Screening for germline TP53 mutations in breast cancer patients[J]. Cancer Res, 52 (11): 3234-3236.

Boyd J, Sonoda Y, Federici M G, et al. 2000. Clinicopathologic features of BRCA-linked and sporadic ovarian cancer[J]. JAMA, 283 (17): 2260-2265.

Brekelmans C T, Seynaeve C, Bartels C C, et al. 2001. Effectiveness of breast cancer surveillance in BRCA1/2 gene mutation carriers and women with high familial risk[J]. J Clin Oncol, 19 (4): 924-930.

Brohet R M, Goldgar D E, Easton D F, et al. 2007. Oral contraceptives and breast cancer risk in the international BRCA1/2 carrier cohort study: a report from EMBRACE, GENEPSO, GEOHEBON, and the IBCCS Collaborating Group[J]. J Clin Oncol, 25 (25): 3831-3836.

Brown P O, Palmer C. 2009. The preclinical natural history of serous ovarian cancer: defining the target for early detection[J]. PLoS Med, 6 (7): e1000114.

Byrnes G B, Southey M C, Hopper J L. 2008. Are the so-called low penetrance breast cancer genes, ATM, BRIP1, PALB2 and CHEK2, high risk for women with strong family histories? [J]. Breast Cancer Res, 10 (3): 208.

Byrski T, Huzarski T, Dent R, et al. 2009. Response to neoadjuvant therapy with cisplatin in BRCA1-positive breast cancer patients[J]. Breast Cancer Res Treat, 115 (2): 359-363.

Carcangiu M L, Radice P, Manoukian S, et al. 2004. Atypical epithelial proliferation in fallopian tubes in prophylactic salpingo-oophorectomy specimens from BRCA1 and BRCA2 germline mutation carriers[J]. Int J Gynecol Pathol, 23 (1): 35-40.

Casagrande J T, Louie E W, Pike M C, et al. 1979. "Incessant ovulation" and ovarian cancer[J]. Lancet, 2 (8135): 170-173.

Chenevix-Trench G, Spurdle A B, Gatei M, et al. 2002. Dominant negative ATM mutations in breast cancer families[J]. J Natl Cancer Inst, 94 (3): 205-215.

Clarke B A, Cooper K. 2012. Identifying Lynch syndrome in patients with endometrial carcinoma: shortcomings of morphologic and clinical schemas[J]. Adv Anat Pathol, 19 (4): 231-238.

Claus E B, Petruzella S, Matloff E, et al. 2005. Prevalence of BRCA1 and BRCA2 mutations in women diagnosed with ductal carcinoma in situ[J]. JAMA, 293 (8): 964-969.

Coffey J, Huddart R A, Elliott F, et al. 2007. Testicular microlithiasis as a familial risk factor for testicular germ cell tumor[J]. Br J Cancer, 97 (12): 1701-1706.

Colgan T J, Murphy J, Cole D E, et al. 2001. Occult carcinoma in prophylactic oophorectomy specimens: prevalence and association with BRCA germline mutation status[J]. Am J Surg Pathol, 25 (10): 1283-1289.

Collaborative Group on Hormonal Factors in Breast Cancer. 2001. Familial breast cancer: collaborative reanalysis of individual data from 52 epidemiological studies including 58, 209 women with breast cancer and 101, 986 women without the disease[J]. Lancet, 358 (9291): 1389-1399.

Couch F J, DeShano M L, Blackwood M A, et al. 1997. BRCA1 mutations in women attending clinics that evaluate the risk of breast cancer[J]. N Engl J Med, 336 (20): 1409-1415.

Cramer D W, Hutchison G B, Welch W R, et al. 1983. Determinants of ovarian cancer risk. I. Reproductive experiences and family history[J]. J Natl Cancer Inst, 71 (4): 711-716.

Crockford G P, Linger R, Hockley S, et al. 2006. Genome-wide linkage screen for testicular germ cell tumour susceptibility loci[J]. Hum Mol Genet, 15 (3): 443-451.

Crum C P, Drapkin R, Kindelberger D, et al. 2007. Lessons from BRCA: the tubal fimbria emerges as an origin for pelvic serous cancer[J]. Clin Med Res, 5 (1): 35-44.

Crum C P, McKeon F D, Xian W. 2012. BRCA, the oviduct, and the space and time continuum of pelvic serous carcinogenesis[J].

Int J Gynecol Cancer，22 Suppl 1：S29-S34.

Daling J R，Madeleine M M，Schwartz S M，et al. 2002. A population based study of squamous cell vaginal cancer：HPV and cofactors[J]. Gynecol Oncol，84（2）：263-270.

Domchek S M，Friebel T M，Singer C F，et al. 2010. Association of risk-reducing surgery in BRCA1 or BRCA2 mutation carriers with cancer risk and mortality[J]. JAMA，304（9）：967-975.

Dong C，Lonnstedt I，Hemminki K. 2001. Familial testicular cancer and second primary cancers in testicular cancer patients by histological type[J]. Eur J Cancer，37（15）：1878-1885.

Easton D E，Ford D，Bishop D T，et al. 1995. Breast and ovarian cancer incidence in BRCA1 mutation carriers[J]. Am J Hum Genet，56（1）：265-271.

Easton D F，Pooley K A，Dunning A M，et al. 2007. Genome-wide association study identifies novel breast cancer susceptibility loci[J]. Nature，447（7148）：1087-1093.

Edwards S L，Brough R，Lord C J，et al. 2008. Resistance to therapy caused by intragenic deletion in BRCA2[J]. Nature，451（7182）：1111-1115.

Edwards S M，Kote-Jarai Z，Meitz J，et al. 2002. Two percent of men with early-onset prostate cancer harbor germline mutations in the BRCA2 gene[J]. Am J Hum Genet，72（1）：1-12.

Edwards S M，Evans DG，Hope Q，et al. 2010. UK Genetic Prostate Cancer Study Collaborators and BAUS Section of Oncology. Prostate cancer in BRCA2 germline mutation carriers is associated with poorer prognosis[J]. Br J Cancer，103（6）：918-924.

Elledge S J，Amon A. 2002. The BRCA1 suppressor hypothesis：an explanation for the tissue-specific tumor development in BRCA1 patients[J]. Cancer Cell，1（2）：129-132.

Eng C，Kiuru M，Fernandez M J，et al. 2003. A role for mitochondrial enzymes in inherited neoplasia and beyond[J]. Nat Rev Cancer，3：193-202.

Engelman D E，Andrade LA，Vassallo J. 2003. Human papillomavirus infection and p53 protein expression vulvar intraepithelial neoplasia and invasive squamous cell carcinoma[J]. Braz J Med Biol Res，36（9）：1159-1165.

Erkko H，Dowty J G，Nikkila J，et al. 2008. Penetrance analysis of the PALB2 c.1592delT founder mutation[J]. Clin Cancer Res，14（14）：4667-4671.

Evans D G，Eccles D M，Rahman N，et al. 2004. A new scoring system for the chances of identifying a BRCA1/2 mutation outperforms existing models including BRCAPRO[J]. J Med Genet，41（6）：474-480.

Ewing C M，Ray A M，Lange E M，et al. 2012. Germline mutations in HOXB13 and prostate-cancer risk[J]. N Engl J Med，366（2）：141-149.

Fackenthal J D，Olopade O I. 2007. Breast cancer risk associated with BRCA1 and BRCA2 in diverse populations[J]. Nat Rev Cancer，7（12）：937-948.

Finch A，Beiner M，Lubinski J，et al. 2006. Salpingo-oophorectomy and the risk of ovarian，fallopian tube，and peritoneal cancers in women with a BRCA1 or BRCA2 mutation[J]. JAMA，296（2）：185-192.

Fletcher C D M，Unni K K，Mertens F，editors. 2002. Pathology and genetics of tumors of soft tissue and bone[M]. Lyon：IARC Press.

Fong P，Boss D，Yap T，et al. 2009. Inhibition of poly（ADP-ribose）polymerase in tumors from BRCA mutation carriers[J]. N Engl J Med，361（2）：123-134.

Ford D，Easton D F，Stratton M，et al. 1998. Genetic heterogeneity and penetrance analysis of the BRCA1 and BRCA2 genes in breast cancer families[J]. Am J Hum Genet，62（3）：676-689.

Forman D，Oliver R T D，Brett A R，et al. 1992. Familial testicular cancer：a report of the UK register，estimation of risk and HLA class I sib pair analysis[J]. Br J Cancer，65（2）：255-262.

Foulkes W D. 2004. BRCA1 functions as a breast stem cell regulator[J]. J Med Genet，41（1）：1-5.

Foulkes W D. 2008. Inherited susceptibility to common cancers[J]. N Engl J Med，359（20）：2143- 2153.

Foulkes W D，Bahubeshi A，Hamel N，et al. 2011. Extending the phenotypes associated with DICER1 mutations[J]. Hum Mutat，

32 (12): 1381-1384.

Foulkes W D, Metcalfe K, Sun P, et al. 2004. Estrogen receptor status in BRCA1-and BRCA2-related breast cancer: the influence of age, grade, and histological type[J]. Clin Cancer Res, 10 (6): 2029-2034.

Gallagher D J, Gaudet M M, Pal P, et al. 2010. Germline BRCA mutations denote a clinicopathologic subset of prostate cancer[J]. Clin Cancer Res, 16 (7): 2115-2121.

Ganesan S, Richardson A L, Wang Z C, et al. 2005. Abnormalities of the inactive X chromosome are a common feature of BRCA1 mutant and sporadic basal-like breast cancer[J]. Cold Spring Harb Symp Quant Biol, 70: 93-97.

Garber J E, Goldstein A M, Kantor A F, et al. 1991. Follow-up study of twenty-four families with Li-Fraumeni syndrome[J]. Cancer Res, 51 (22): 6094-6097.

Gelmon K A, Tischkowitz M, Mackay H, et al. 2011. Olaparib in patients with recurrent high-grade serous or poorly differentiated ovarian carcinoma or triple-negative breast cancer: a phase 2, multicentre, open-label, non-randomised study[J]. Lancet Oncol, 12 (9): 852-861.

Giambartolomei C, Mueller C M, Greene M H, et al. 2009. A mini-review of familial ovarian germ cell tumors: an additional manifestation of the familial testicular germ cell tumor syndrome[J]. Cancer Epidemiol, 33 (1): 31-36.

Goffin J, Chappuis P O, Wong N, et al. 2001. Re: Magnetic resonance imaging and mammography in women with a hereditary risk of breast cancer[J]. J Natl Cancer Inst, 93 (22): 1754-1755.

Goldgar D E, Easton D F, Cannon-Albright L A, et al. 1994. Systematic population-based assessment of cancer risk in first-degree relatives of cancer probands[J]. J Natl Cancer Inst, 86 (21): 1600-1608.

Goodman S N. 2002. The mammography dilemma: a crisis for evidence-based medicine? [J]. Ann Int Med, 137(5 Part 1): 363-365.

Gorski B, Byrski T, Huzarski T, et al. 2000. Founder mutations in the BRCA1 gene in Polish families with breast-ovarian cancer[J]. Am J Hum Genet, 66 (6): 1963-1968.

Goss P E, Bulbul M A. 1990. Familial testicular cancer in five members of a cancer-prone kindred[J]. Cancer, 66 (9): 2044-2046.

Gravholt C H, Fedder J, Naeraa R W, et al. 2000. Occurrence of gonadoblastoma in females with Turner syndrome and Y chromosome material: a population study[J]. J Clin Endocrinol Metab, 85 (9): 3199-3202.

Grindedal E M, Moller P, Eeles R, et al. 2009. Germ-line mutations in mismatch repair genes associated with prostate cancer[J]. Cancer Epidemiol Biomarkers Prev, 18 (9): 2460-2467.

Grönberg H, Ahman A K, Emanuelsson M, et al. 2001. BRCA2 mutation in a family with hereditary prostate cancer[J]. Genes Chromosomes Cancer, 30 (3): 299-301.

Gudmundsson J, Sulem P, Gudbjartsson D F, et al. 2012. A study based on whole-genome sequencing yields a rare variant at 8q24 associated with prostate cancer[J]. Nat Genet, 44 (12): 1326-1329.

Haile R W, Thomas D C, McGuire V, et al. 2006. BRCA1 and BRCA2 mutation carriers, oral contraceptive use, and breast cancer before age 50[J]. Cancer Epidemiol Biomarkers Prev, 15 (10): 1863-1870.

Hales S A, Cree I A, Pinion S. 1994. A poorly differentiated Sertoli-Leydig cell tumor associated with an ovarian sex cord tumor with annular tubules in a woman with Peutz-Jeghers syndrome[J]. Histopathology, 25 (4): 391-393.

Hamel N, Wong N, Alpert L, et al. 2007. Mixed ovarian germ cell tumor in a BRCA2 mutation carrier[J]. Int J Gynecol Pathol, 26 (2): 160-164.

Hartge P, Schiffman M H, Hoover R, et al. 1989. A case-control study of epithelial ovarian cancer[J]. Am J Obstet Gynecol, 161 (1): 10-16.

Hebert-Blouin M N, Koufogianis V, Gillett P, et al. 2002. Fallopian tube cancer in a BRCA1 mutation carrier: rapid development and failure of screening[J]. Am J Obstet Gynecol, 186 (1): 53-54.

Hedenfalk I, Duggan D, Chen Y, et al. 2001. Gene-expression profiles in hereditary breast cancer[J]. N Engl J Med, 344 (8): 539-548.

Heijnsdijk E A, Warner E, Gilbert F J, et al. 2012. Differences in natural history between breast cancers in BRCA1 and BRCA2 mutation carriers and effects of MRI screening-MRISC, MARIBS, and Canadian Studies combined[J]. Cancer Epidemiol Biomarkers

Prev，21（9）：1458-1468.

Heimdal K，Olsson H，Tretli S，et al. 1997. A segregation analysis of testicular cancer based on Norwegian and Swedish families[J]. Br J Cancer，75（7）：1084-1087.

Heravi-Moussavi A，Anglesio M S，Cheng S W，et al. 2012. Recurrent somatic DICER1 mutations in nonepithelial ovarian cancers[J]. N Engl J Med，366（3）：234-242.

Hildreth N G，Kelsey J L，LiVolsi V A，et al. 1981. An epidemiologic study of epithelial carcinoma of the ovary[J]. Am J Epidemiol，114（3）：398-405.

Horn L C，Raptis G，Fischer U. 2002. Familial cancer history in patients with carcinoma of the cervix uteri[J]. Eur J Obstet Gynecol Reprod Biol，101（1）：54-57.

Howell L，Bader A，Mullassery D，et al. 2010. Sertoli Leydig cell ovarian tumor and gastric polyps as presenting features of Peutz-Jeghers syndrome[J]. Pediatr Blood Cancer，55（1）：206-207.

Ibrahim Y，García-García C，Serra V，et al. 2012. PI3K inhibition impairs BRCA1/2 expression and sensitizes BRCA-proficient triple-negative breast cancer to PARP inhibition[J]. Cancer Discov，2（11）：1036-1047.

Jacobs I J，Skates S J，MacDonald N，et al. 1999. Screening for ovarian cancer：a pilot randomised controlled trial[J]. Lancet，353（9160）：1207-1210.

Johns L E，Houlston R S. 2003. A systematic review and meta-analysis of familial prostate cancer risk[J]. BJU Int，91（9）：789-794.

Kanetsky P A，Mitra N，Vardhanabhuti S，et al. 2009. Common variation in KITLG and at 5q31.3 predisposes to testicular germ cell cancer[J]. Nat Genet，41（7）：811-815.

Kasprzak L，Mesurolle B，Tremblay F，et al. 2005. Invasive breast cancer following bilateral subcutaneous mastectomy in a BRCA2 mutation carrier：a case report and review of the literature[J]. World J Surg Oncol，3：52.

Kerber R A，Slattery M L. 1995. The impact of family history on ovarian cancer risk. The Utah Population Database[J]. Arch Int Med，155（9）：905-912.

Kirchhoff T，Kauff N D，Mitra N，et al. 2004. BRCA mutations and risk of prostate cancer in Ashkenazi Jews[J]. Clin Cancer Res，10（9）：2918-2921.

Kiuru M，Lehtonen R，Arola J，et al. 2002. Few FH mutations in sporadic counterparts of tumor types observed in hereditary leiomyomatosis and renal cell cancer families[J]. Cancer Res，62（16）：4554-4557.

Koch M，Gaedke H，Jenkins H. 1989. Family history of ovarian cancer patients：a case-control study[J]. Int J Epidemiol，18（4）：782-785.

Kriege M，Brekelmans C T，Boetes C，et al. 2004. Efficacy of MRI and mammography for breast-cancer screening in women with a familial or genetic predisposition[J]. N Engl J Med，351（5）：427-437.

Kuhl C K，Schmutzler R K，Leutner C C，et al. 2000. Breast MR imaging screening in 192 women proved or suspected to be carriers of a breast cancer susceptibility gene：preliminary results[J]. Radiology，215（1）：267-279.

Kutler D I，Wreesmann V B，Goberdhan A. 2003. Human papillomavirus DNA and p53 polymorphisms in squamous cell carcinomas from Fanconi anemia patients[J]. J Natl Cancer Inst，95（22）：1718-1721.

Lakhani S R，Jacquemier J，Sloane J P，et al. 1998. Multifactorial analysis of differences between sporadic breast cancers and cancers involving BRCA1 and BRCA2 mutations[J]. J Natl Cancer Inst，90（15）：1138-1145.

Lakhani S R，van de Vijver M J，Jacquemier J，et al. 2002. The pathology of familial breast cancer：predictive value of immuno-histochemical markers estrogen receptor，progesterone receptor，HER-2，and p53 in patients with mutations in BRCA1 and BRCA2[J]. J Clin Oncol，20（9）：2310-2318.

Lau Y F. 1999. Gonadoblastoma，testicular and prostate cancers，and the TSPY gene[J]. Am J Hum Genet，64（4）：921-927.

Ledermann J，Harter P，Gourley C，et al. 2012. Olaparib maintenance therapy in platinum-sensitive relapsed ovarian cancer[J]. N Engl J Med，366（15）：1382-1392.

Leeper K，Garcia R，Swisher E，et al. 2002. Pathologic findings in prophylactic oophorectomy specimens in high-risk women[J]. Gynecol Oncol，87（1）：52-56.

Lehtonen R，Kiuru M H，Vanharanta S，et al. 2004. Biallelic inactivation of fumarate hydratase（FH）occurs in nonsyndromic uterine leiomyomas but is rare in other tumors[J]. Am J Pathol，164（1）：17-22.

Leong S P，Shen Z Z，Liu T J，et al. 2010. Is breast cancer the same disease in Asian and Western countries？[J]. World J Surg，34（10）：2308-2324.

Li M L，Greenberg R A. 2012. Links between genome integrity and BRCA1 tumor suppression[J]. Trends Biochem Sci Trends Biochem Sci，37（10）：418-424.

Lichtenstein P，Holm N V，Verkasalo P K，et al. 2000. Environmental and heritable factors in the causation of cancer-analyses of cohorts of twins from Sweden，Denmark，and Finland[J]. N Engl J Med，343（2）：78-85.

Livadas S，Mavrou A，Sofocleous C，et al. 2003. Gonadoblastoma in a patient with del（9）（p22）and sex reversal：report of a case and review of the literature[J]. Cancer Genet Cytogenet，143（2）：174-177.

Loveday C，Turnbull C，Ramsay E，et al. 2011. Germline mutations in RAD51D confer susceptibility to ovarian cancer[J]. Nat Genet，43（9）：879-882.

Lu K H，Garber J E，Cramer D W，et al. 2000. Occult ovarian tumors in women with BRCA1 or BRCA2 mutations undergoing prophylactic oophorectomy[J]. J Clin Oncol，18（14）：2728-2732.

Lynch H T，Walzak M P. 1980. Genetics in urogenital cancer[J]. Urol Clin North Am，7（3）：815-829.

Magnusson P K，Lichtenstein P，Gyllensten U B. 2000. Heritability of cervical tumours[J]. Int J Cancer，88（5）：698-701.

Mavaddat N，Peock S，Frost D，et al. 2013. Cancer risks for BRCA1 and BRCA2 mutation carriers：results from prospective analysis of EMBRACE[J]. J Natl Cancer Inst，105（11）：812-822.

McClean G E，Kurian S，Walter N，et al. 2007. Cervical embryonal rhabdomyosarcoma and ovarian Sertoli-Leydig cell tumor：a more than coincidental association of two rare neoplasms？[J]. J Clin Pathol，60（3）：326-328.

McEwen A R，McConnell D T，Kenwright D N，et al. 2004. Occult cancer of the fallopian tube in a BRCA2 germline mutation carrier at prophylactic salpingooophorectomy[J]. Gynecol Oncol，92（3）：992-994.

McLennan J，Sun P，Foulkes W D，et al. 2004. Contralateral breast cancer in BRCA1 and BRCA2 mutation carriers[J]. J Clin Oncol，22（12）：2328-2335.

Meijers-Heijboer H，van Geel B，van Putten W L，et al. 2001. Breast cancer after prophylactic bilateral mastectomy in women with a BRCA1 or BRCA2 mutation[J]. N Engl J Med，345（3）：159-164.

Meijers-Heijboer H，Wijnen J，Vasen H，et al. 2003. The CHEK2 1100delC mutation identifies families with a hereditary breast and colorectal cancer phenotype[J]. Am J Hum Genet，72（5）：1308-1314.

Meikle A W，Smith J A. 1990. Epidemiology of prostate cancer[J]. Urol Clin North Am，17：709-718.

Meindl A，Hellebrand H，Wiek C，et al. 2010. Germline mutations in breast and ovarian cancer pedigrees establish RAD51C as a human cancer susceptibility gene[J]. Nat Genet，42（5）：410-414.

Metcalfe K，Lynch H T，Ghadirian P，et al. 1988. Reproductive，genetic，and dietary risk factors for ovarian cancer[J]. Am J Epidemiol，128（4）：771-777.

Metcalfe K A，Mian N，Enmore M，et al. 2012. Long-term follow-up of Jewish women with a BRCA1 and BRCA2 mutation who underwent population genetic screening[J]. Breast Cancer Res Treat，133（2）：735-740.

Metcalfe K A，Poll A，Royer R，et al. 2010. Screening for founder mutations in BRCA1 and BRCA2 in unselected Jewish women[J]. J Clin Oncol，28（3）：387-391.

Milne R L，Knight J A，John E M，et al. 2005. Oral contraceptive use and risk of early-onset breast cancer in carriers and noncarriers of BRCA1 and BRCA2 mutations[J]. Cancer Epidemiol Biomarkers Prev，14（2）：350-356.

Mitra A，Fisher C，Foster C S，et al. 2008. Prostate cancer in male BRCA1 and BRCA2 mutation carriers has a more aggressive phenotype[J]. Br J Cancer，98（2）：502-507.

Mitra A V，Bancroft E K，Barbachano Y，et al. 2011. Targeted prostate cancer screening in men with mutations in BRCA1 and BRCA2 detects aggressive prostate cancer：preliminary analysis of the results of the IMPACT study[J]. BJU Int，107（1）：28-39.

Monteiro A N. 2003. BRCA1：the enigma of tissue-specific tumor development[J]. Trends Genet，19（6）：312-315.

Moreira L，Balaguer F，Lindor N，et al. 2012. Identification of Lynch syndrome among patients with colorectal cancer[J]. JAMA，308（15）：1555-1565.

Moslehi R，Chu W，Karlan B，et al. 2000. BRCA1 and BRCA2 mutation analysis of 208 Ashkenazi Jewish women with ovarian cancer[J]. Am J Hum Genet，66（4）：1259-1272.

Moynahan M E，Cui T Y，Jasin M. 2001. Homology-directed DNA repair，mitomycin-c resistance，and chromosome stability is restored with correction of a Brca1 mutation[J]. Cancer Res，61（12）：4842-4850.

Murdoch S，Djuric U，Mazhar B，et al. 2006. Mutations in NALP7 cause recurrent hydatidiform moles and reproductive wastage in humans[J]. Nat Genet，38（3）：300-302.

Narod S A. 2012a. Breast cancer in young women[J]. Nat Rev Clin Oncol，9（8）：460-470.

Narod S A. 2012b. The tip of the iceberg：A Countercurrents Series[J]. Curr Oncol，19（3）：129-130.

Narod S A，Dube M P，Klijn J，et al. 2002. Oral contraceptives and the risk of breast cancer in BRCA1 and BRCA2 mutation carriers[J]. J Natl Cancer Inst，94（23）：1773-1779.

Narod S A，Neuhausen S，Vichodez G，et al. 2008. Rapid progression of prostate cancer in men with a BRCA2 mutation[J]. Br J Cancer，99（2）：371-374.

Narod S A，Risch H，Moslehi R，et al. 1998. Oral contraceptives and the risk of hereditary ovarian cancer. Hereditary Ovarian Cancer Clinical Study Group[J]. N Engl J Med，339（7）：424-428.

Newschaffer C J，Topham A，Herzberg T，et al. 2001. Risk of colorectal cancer after breast cancer[J]. Lancet，357（9259）：837-40.

Nicholson P W，Harland S J. 1995. Inheritance and testicular cancer[J]. Br J Cancer，71（2）：421-426.

Nieder A M，Taneja S S，Zeegers M P. 2003. Genetic counselling for prostate cancer risk[J]. Clin Genet，63（3）：169-176.

Nik-Zainal S，Alexandrov L B，Wedge D C，et al. 2012. Mutational processes molding the genomes of 21 breast cancers[J]. Cell，149（5）：979-993.

Norquist B，Wurz K A，Pennil C C，et al. 2011. Secondary somatic mutations restoring BRCA1/2 predict chemotherapy resistance in hereditary ovarian carcinomas[J]. J Clin Oncol，29（22）：3008-3015.

O'Shaughnessy J，Osborne C，Pippen J E，et al. 2011. Iniparib plus chemotherapy in metastatic triple-negative breast cancer[J]. N Engl J Med，364（3）：205-214.

Obermair A，Youlden D R，Young J P，et al. 2010. Risk of endometrial cancer for women diagnosed with HNPCC-related colorectal carcinoma[J]. Int J Cancer，127（11）：2678-2684.

Pal T，Permuth-Wey J，Betts J A，et al. 2005. BRCA1 and BRCA2 mutations account for a large proportion of ovarian carcinoma cases[J]. Cancer，104（12）：2807-2816.

Palma L，Marcus V，Gilbert L，et al. 2008. Synchronous occult cancers of the endometrium and fallopian tube in an MSH2 mutation carrier at time of prophylactic surgery[J]. Gynecol Oncol，111（3）：575-578.

Parazzini F，Negri E，La Vecchia C，et al. 1992. Family history of reproductive cancers and ovarian cancer risk：an Italian case-control study[J]. Am J Epidemiol，135（1）：35-40.

Parry D A，Logan C V，Hayward B E，et al. 2011. Mutations causing familial biparental hydatidiform mole implicate c6orf221 as a possible regulator of genomic imprinting in the human oocyte[J]. Am J Hum Genet，89（3）：451-458.

Passaperuma K，Warner E，Causer P A，et al. 2012. Long-term results of screening with magnetic resonance imaging in women with BRCA mutations[J]. Br J Cancer，107（1）：24-30.

Patel K J，Yu VP，Lee H，et al. 1998. Involvement of Brca2 in DNA repair[J]. Mol Cell，1（3）：347-357.

Pathania S，Nguyen J，Hill S J，et al. 2011. BRCA1 is required for postreplication repair after UV-induced DNA damage[J]. Mol Cell，44（2）：235-251.

Penrose L S，Mackenzie H J，Karn M N. 1948. A genetic study of human mammary cancer[J]. Ann Eugen，14（Pt 3）：234-266.

Pérez J，Rodón J，Cortés J，et al. 2012. PI3K inhibition impairs BRCA1/2 expression and sensitizes BRCA-proficient triple-negative breast cancer to PARP inhibition[J]. Cancer Discov，2（11）：1036-1047.

Peto J，Collins N，Barfoot R，et al. 1999. Prevalence of BRCA1 and BRCA2 gene mutations in patients with early-onset breast cancer[J]. J Nat Cancer Inst，91（11）：943-949.

Peto J，Easton D F，Matthews F E，et al. 1996. Cancer mortality in relatives of women with breast cancer：the OPCS study[J]. Int J Cancer，65（3）：275-278.

Pharoah P D，Antoniou A C，Easton D F，et al. 2008. Polygenes，risk prediction，and targeted prevention of breast cancer[J]. N Engl J Med，358（26）：2796-2803.

Piek J M，van Diest P J，Verheijen R H. 2008. Ovarian carcinogenesis：an alternative hypothesis[J]. Adv Exp Med Biol，622：79-87.

Piek J M，van Diest P J，Zweemer R P，et al. 2001. Dysplastic changes in prophylactically removed Fallopian tubes of women predisposed to developing ovarian cancer[J]. J Pathol，195（4）：451-456.

Rafnar T，Gudbjartsson D F，Sulem P，et al. 2011. Mutations in BRIP1 confer high risk of ovarian cancer[J]. Nat Genet，43（11）：1104-1107.

Ragnarsson-Olding B K. 2004. Primary malignant melanoma of the vulva-an aggressive tumour for modelling the genesis of non-UV light-associated melanoma[J]. Acta Oncol，43（5）：421-435.

Rapley E A，Crockford G P，Teare D，et al. 2000. Localization to Xq27 of a susceptibility gene for testicular germ-cell tumours[J]. Nat Genet，24（2）：197-200.

Rapley E A，Turnbull C，Al Olama A A，et al. 2009. A genome-wide association study of testicular germ cell tumor[J]. Nat Genet，41（7）：807-810.

Rebbeck T R，Friebel T，Lynch H T，et al. 2004. Bilateral prophylactic mastectomy reduces breast cancer risk in BRCA1 and BRCA2 mutation carriers：the PROSE Study Group[J]. J Clin Oncol，22（6）：1055-1062.

Rebbeck T R，Lynch H T，Neuhausen S L，et al. 2002. Prophylactic oophorectomy in carriers of BRCA1 or BRCA2 mutations[J]. N Engl J Med，346（21）：1616-1622.

Renwick A，Thompson D，Seal S，et al. 2006. ATM mutations that cause ataxia-telangiectasia are breast cancer susceptibility alleles[J]. Nat Genet，38（8）：873-875.

Rijnsburger A J，Obdeijn I M，Kaas R，et al. 2010. BRCA1-associated breast cancers present differently from BRCA2-associated and familial cases：long-term follow-up of the Dutch MRISC Screening Study[J]. J Clin Oncol，28（36）：5265-5273.

Rio Frio T，Bahubeshi A，Kanellopoulou C，et al. 2011. DICER1 mutations in familial multinodular goiter with and without ovarian Sertoli-Leydig cell tumors[J]. JAMA，305（1）：68-77.

Robson M. 2002. Tamoxifen for primary breast cancer prevention in BRCA heterozygotes[J]. Eur J Cancer，38 Suppl 6：S18-S19.

Rogers L F. 2003. Screening mammography：target of opportunity for the media[J]. Am J Roentgenol，180（1）：1.

Rose P G，Hunter R E. 1994. Advanced ovarian cancer in a woman with a family history of ovarian cancer，discovered at referral for prophylactic oophorectomy. A case report[J]. J Reprod Med，39（11）：908-910.

Rosenberg L，Palmer J R，Zauber A G，et al. 1994. A case-control study of oral contraceptive use and invasive epithelial ovarian cancer[J]. Am J Epidemiol，139（7）：654-661.

Ruark E，Snape K，Humburg P，et al. 2013. Mosaic PPM1D mutations are associated with predisposition to breast and ovarian cancer[J]. Nature，493（7432）：406-410.

Rutter J L，Wacholder S，Chetrit A，et al. 2003. Gynecologic surgeries and risk of ovarian cancer in women with BRCA1 and BRCA2 Ashkenazi founder mutations：an Israeli population-based case-control study[J]. J Natl Cancer Inst，95（14）：1072-1078.

Sakai W，Swisher E M，Karlan B Y，et al. 2008. Secondary mutations as a mechanism of cisplatin resistance in BRCA2-mutated cancers[J]. Nature，451（7182）：1116-1120.

Schildkraut J M，Thompson W D. 1988. Familial ovarian cancer：a population based case-control study[J]. Am J Epidemiol，128（3）：456-466.

Schmeler K M，Lynch H T，Chen L M，et al. 2006. Prophylactic surgery to reduce the risk of gynecologic cancers in the Lynch syndrome[J]. N Engl J Med，354（3）：261-269.

Schneider B P，Winer E P，Foulkes W D，et al. 2008. Triple-negative breast cancer：risk factors to potential targets[J]. Clin Cancer Res，14（24）：8010-8018.

Schorge J O，Muto M G，Lee S J，et al. 2000. BRCA1-related papillary serous carcinoma of the peritoneum has a unique molecular pathogenesis[J]. Cancer Res，60（5）：1361-1364.

Schultz K A，Pacheco M C，Yang J，et al. 2011. Ovarian sex cord-stromal tumors，pleuropulmonary blastoma and DICER1 mutations：A report from the International Pleuropulmonary Blastoma Registry[J]. Gynecol Oncol，122（2）：246-250.

Schwartz M D，Lerman C，Brogan B，et al. 2004. Impact of BRCA1/BRCA2 counseling and testing on newly diagnosed breast cancer patients[J]. J Clin Oncol，22（10）：1823-1829.

Schwartz M D，Lerman C，Brogan B，et al. 2005. Utilization of BRCA1/BRCA2 mutation testing in newly diagnosed breast cancer patients[J]. Cancer Epidemiol Biomarkers Prev，14（4）：1003-1007.

Scully R E. 2000. Influence of origin of ovarian cancer on efficacy of screening[J]. Lancet，355（9209）：1028-1029.

Scully R，Livingston D M. 2000. In search of the tumor-suppressor functions of BRCA1 and BRCA2[J]. Nature，408（6811）：429-432.

Seal S，Thompson D，Renwick A，et al. 2006. Truncating mutations in the Fanconi anemia J gene BRIP1 are low-penetrance breast cancer susceptibility alleles[J]. Nat Genet，38（11）：1239-1241.

Sidransky D，Tokino T，Helzlsouer K，et al. 1992. Inherited p53 gene mutations in breast cancer[J]. Cancer Res，52（10）：2984-2986.

Sigurdsson S，Thorlacius S，Tomasson J，et al. 1997. BRCA2 mutation in Icelandic prostate cancer patients[J]. J Mol Med（Berl），75（10）：758-761.

Silver D P，Livingston D M. 2012. Mechanisms of BRCA1 tumor suppression[J]. Cancer Discov，2（8）：679-684.

Silver D P，Richardson A L，Eklund A C，et al. 2010. Efficacy of neoadjuvant Cisplatin in triple-negative breast cancer[J]. J Clin Oncol，28（7）：1145-1153.

Slade I，Bacchelli C，Davies H，et al. 2011. DICER1 syndrome：clarifying the diagnosis，clinical features and management implications of a pleiotropic tumor predisposition syndrome[J]. J Med Genet，48（4）：273-278.

Smith T E，Lee D，Turner B C，et al. 2000. True recurrence vs. new primary ipsilateral breast tumor relapse：an analysis of clinical and pathologic differences and their implications in natural history，prognoses，and therapeutic management[J]. Int J Radiat Oncol Biol Phys，48（5）：1281-1289.

Snijders-Keilholz A，Ewing P，Seynaeve C，et al. 2005. Primitive neuroectodermal tumor of the cervix uteri: a case report - changing concepts in therapy[J]. Gynecol Oncol，98（3）：516-519.

Sonneveld D J，Sleijfer D T，Schrafford Koops H，et al. 1999. Familial testicular cancer in a single-centre population[J]. Eur J Cancer，35（9）：1368-1373.

Sorlie T，Tibshirani R，Parker J，et al. 2003. Repeated observation of breast tumor subtypes in independent gene expression data sets[J]. Proc Natl Acad Sci U S A，100（14）：8418-8423.

Southey M C，Teo Z L，Dowty J G，et al. 2010. A PALB2 mutation associated with high risk of breast cancer[J]. Breast Cancer Res，12（6）：R109.

Steinberg G S，Carter B S，Beaty T H，et al. 1990. Family history and the risk of prostate cancer[J]. Prostate，17（4）：337-347.

Stoppa-Lyonnet D，Laurent-Puig P，et al. 1997. BRCA1 sequence variations in 160 individuals referred to a breast/ovarian family cancer clinic. Institute Curie Breast Cancer Group[J]. Am J Hum Genet，60（5）：1021-1030.

Stratakis C A，Papageorgiou T，Premkumar A，et al. 2000. Ovarian lesions in Carney complex：clinical genetics and possible predisposition to malignancy[J]. J Clin Endocrinol Metab，85（11）：4359-4366.

Swisher E M，Sakai W，Karlan B Y，et al. 2008. Secondary BRCA1 mutations in BRCA1-mutated ovarian carcinomas with platinum resistance[J]. Cancer Res，68（8）：2581-2586.

Szabo C I，Schutte M，Broeks A，et al. 2004. Are ATM mutations 7271T->G and IVS10-6T->G really high-risk breast cancer-susceptibility alleles[J]. Cancer Res，64（3）：840-843.

Tan M H，Mester J L，Ngeow J，et al. 2012. Lifetime cancer risks in individuals with germline PTEN mutations[J]. Clin Cancer Res，18（2）：400-440.

Tassone P，Tagliaferri P，Perricelli A，et al. 2003. BRCA1 expression modu-lates chemosensitivity of BRCA1-defective HCC1937 human breast cancer cells[J]. Br J Cancer, 88 (8): 1285-1291.

Thiffault I, Hamel N, Pal T, et al. 2004. Germline truncating mutations in both MSH2 and BRCA2 in a single kindred[J]. Br J Cancer, 90 (2): 483-491.

Thompson D, Duedal S, Kirner J, et al. 2005. Cancer risks and mortality in heterozygous ATM mutation carriers[J]. J Natl Cancer Inst, 97 (11): 813-822.

Thompson D, Easton D. 2001. Variation in cancer risks, by mutation position, in BRCA2 mutation carriers[J]. Am J Hum Genet, 68 (2): 410-419.

Thompson D, Easton D F. 2002. Cancer incidence in BRCA1 mutation carriers[J]. J Natl Cancer Inst, 94 (18): 1358-1365.

Thorne H, Willems A J, Niedermayr E, et al. 2011. Decreased prostate cancer-specific survival of men with BRCA2 mutations from multiple breast cancer families[J]. Cancer Prev Res (Phila), 4 (7): 1002-1010.

Tilanus-Linthorst M, Verhoog L, Obdeijn I M, et al. 2002. A BRCA1/2 mutation, high breast density and prominent pushing margins of a tumor independently contribute to a frequent false-negative mammography[J]. Int J Cancer, 102 (1): 91-95.

Tinari A, Pace S, Fambrini M, et al. 2002. Vulvar Pagets disease: review of the literature, considerations about histogenetic hypothesis and surgical approaches[J]. Eur J Gynaecol Oncol, 23 (6): 551-552.

Tischkowitz M, Xia B. 2010. PALB2/FANCN: recombining cancer and Fanconi anemia[J]. Cancer Res, 70 (19): 7353-7359.

Tolvanen J, Uimari O, Ryynanen M, et al. 2012. Strong family history of uterine leiomyomatosis warrants fumarate hydratase mutation screening[J]. Hum Reprod, 27 (6): 1865-1869.

Tomlinson I P, Alam N A, Rowan A J, et al. 2002. Germline mutations in FH predispose to dominantly inherited uterine fibroids, skin leiomyomata and papillary renal cell caricinoma[J]. Nat Genet, 30 (4): 406-410.

Tone A A, Salvador S, Finlayson S J, et al. 2012. The role of the fallopian tube in ovarian cancer[J]. Clin Adv Hematol Oncol, 10(5): 296-306.

Tryggvadóttir L, Vidarsdóttir L, Thorgeirsson T, et al. 2007. Prostate cancer progression and survival in BRCA2 mutation carriers[J]. J Natl Cancer Inst, 99 (12): 929-935.

Turnbull C, Rapley E A, Seal S, et al. 2010. Variants near DMRT1, TERT and ATF7IP are associated with testicular germ cell cancer[J]. Nat Genet, 42 (7): 604-607.

Tutt A, Robson M, Garber J E, et al. 2010. Oral poly(ADP-ribose)polymerase inhibitor olaparib in patients with BRCA1 or BRCA2 mutations and advanced breast cancer: a proof-of-concept trial[J]. Lancet, 376 (9737): 235-244.

Tzonou A, Day N E, Trichopoulos D, et al. 1984. The epidemiology of ovarian cancer in Greece: a case-control study[J]. Eur J Cancer Clin Oncol, 20 (8): 1045-1052.

Ulbright T M, Amin M B, Young R H. 2007. Intratubular large cell hyalinizing sertoli cell neoplasia of the testis: a report of 8 cases of a distinctive lesion of the Peutz-Jeghers syndrome[J]. Am J Surg Pathol, 31 (6): 827-835.

van Nagell J, DePriest P D, Reedy M B, et al. 2000. The efficacy of transvaginal sonographic screening in asymptomatic women at risk for ovarian cancer[J]. Gynecol Oncol, 77 (3): 350-356.

van Oostrom I, Meijers-Heijboer H, Lodder L N, et al. 2003. Long-term psychological impact of carrying a BRCA1/2 mutation and prophylactic surgery: a 5-year followup study[J]. J Clin Oncol, 21 (20): 3867-3874.

Van't Veer L J, Dai H Y, van de Vijver M J, et al. 2002. Gene expression profiling predicts clinical outcome of breast cancer[J]. Nature, 415 (6871): 530-536.

Vang R, Taubenberger J K, Mannion C M, et al. 2000. Primary vulvar and vaginal extraosseous Ewing's sarcoma/peripheral neuroectodermal tumour: diagnostic confirmation with CD99 immunostaining and reverse transcriptase-polymerase chain reaction[J]. Int J Gynaecol Pathol, 19 (2): 103-109.

Vanin K, Scurry J, Thorne H, et al. 2002. Overexpression of wild-type p53 in lichen sclerosus adjacent human papillomavirus-negative vulvar cancer[J]. J Invest Dermatol, 119 (5): 1027-1033.

Vasen H F, Moslein G, Alonso A, et al. 2007. Guidelines for the clinical management of Lynch syndrome (hereditary non-polyposis cancer) [J]. J Med Genet, 44 (6): 353-362.

Vasen H F, Stormorken A, Menko F H, et al. 2001. Msh2 mutation carriers are at higher risk of cancer than mlh1 mutation carriers:

a study of hereditary nonpolyposis colorectal cancer families[J]. J Clin Oncol，19（20）：4074-4080.

Vasen H F A，Blanco I，Aktan K，et al. 2013. Revised guidelines for the clinical management of Lynch syndrome（HNPCC）[J]. Gut，62（6）：812-823.

Venkitaraman A R. 2002. Cancer susceptibility and the functions of BRCA1 and BRCA2[J]. Cell，108（2）：171-182.

Vicus D，Finch A，Cass I，et al. 2010. Prevalence of BRCA1 and BRCA2 germ line mutations among women with carcinoma of the fallopian tube[J]. Gynecol Oncol，118（3）：299-302.

Walsh T，Casadei S，Lee M K，et al. 2011. Mutations in 12 genes for inherited ovarian，fallopian tube，and peritoneal carcinoma identified by massively parallel sequencing[J]. Proc Natl Acad Sci U S A，108（44）：18032-18037.

Warner E，Hill K，Causer P，et al. 2011. Prospective study of breast cancer incidence in women with a BRCA1 or BRCA2 mutation under surveillance with and without magnetic resonance imaging[J]. J Clin Oncol，29（13）：1664-1669.

Warner E，Plewes D B，Hill K A，et al. 2004. Surveillance of BRCA1 and BRCA2 mutation carriers with magnetic resonance imaging，ultrasound，mammography，and clinical breast examination[J]. JAMA，292（11）：1317-1325.

Wechter M E，Gruber S B，Haefner H K，et al. 2004. Vulvar melanoma：a report of 20 cases and review of the literature[J]. J Am Acad Dermatol，50（4）：554-562.

Werness B A，Parvatiyar P，Ramus S J，et al. 2000. Ovarian carcinoma in situ with germline BRCA1 mutation and loss of heterozy-gosity at BRCA1 and TP53[J]. J Natl Cancer Inst，92（13）：1088-1091.

Wessels L F A，van Welsem T，Hart A A M，et al. 2002. Molecular classification of breast carcinomas by comparative genomic hybridization：a specific somatic genetic profile for BRCA1 tumors[J]. Cancer Res，62（23）：7110-7117.

Whittemore A S，Balise R R，Pharoah P D，et al. 2004a. Oral contraceptive use and ovarian cancer risk among carriers of BRCA1 or BRCA2 mutations[J]. Br J Cancer，91（11）：1911-1915.

Whittemore A S，Gongm G，John E M，et al. 2004b. Prevalence of BRCA1 mutation carriers among US non-hispanic Whites[J]. Cancer Epidemiol Biomarker Prev，13（12）：2078-2083.

Willems A J，Dawson S J，Samaratunga H，et al. 2008. Loss of heterozygosity at the BRCA2 locus detected by multiplex ligation-dependent probe amplification is common in prostate cancers from men with a germline BRCA2 mutation[J]. Clin Cancer Res，14（10）：2953-2961.

Wilson J R，Bateman A C，Hanson H，et al. 2010. A novel HER2-positive breast cancer phenotype arising from germline TP53 mutations[J]. J Med Genet，47（11）：771-774.

Win A K，Young J P，Lindor N M，et al. 2012. Colorectal and other cancer risks for carriers and noncarriers from families with a DNA mismatch repair gene mutation：a prospective cohort study[J]. J Clin Oncol，30（9）：958-964.

Wong M W，Nordfors C，Mossman D，et al. 2011. BRIP1，PALB2，and RAD51C mutation analysis reveals their relative importance as genetic susceptibility factors for breast cancer[J]. Breast Cancer Res Treat，127（3）：853-859.

Wynder E L，Dodo H，Barber H R. 1969. Epidemiology of cancer of the ovary[J]. Cancer，23（2）：352-370.

Xu J，Lange E M，Lu L，et al. 2013. HOXB13 is a susceptibility gene for prostate cancer：results from the International Consortium for Prostate Cancer Genetics（ICPCG）[J]. Hum Genet，132（1）：5-14.

Yuan S S，Lee S Y，Chen G，et al. 1999. BRCA2 is required for ionizing radiation-induced assembly of rad51 complex in vivo[J]. Cancer Res，59（15）：3547-3551.

Zbuk K M，Patocs A，Shealy A，et al. 2007. Germline mutations in PTEN and SDHC in a woman with epithelial thyroid cancer and carotid paraganglioma[J]. Nat Clin Pract Oncol，4（10）：608-612.

Zhong Q，Chen C F，Li S，et al. 1999. Association of BRCA1 with the hRad50-hMre11-p95 complex and the DNA damage response[J]. Science，285（5428）：747-750.

Zuhlke K A，Madeoy J J，Beebe-Dimmer J，et al. 2004. Truncating BRCA1 mutations are uncommon in a cohort of hereditary prostate cancer families with evidence of linkage to 17q markers[J]. Clin Cancer Res，10（18 Pt 1）：5975-5980.

Zweemer R P，van Diest P J，Verheijen R H，et al. 2000. Molecular evidence linking primary cancer of the fallopian tube to BRCA1 germline mutations[J]. Gynecol Oncol，76（1）：45-50.

第7章 泌尿系统

雪莉·V. 霍奇森[①]，威廉·D. 福尔克斯[②]，查瑞斯·恩格[③]，依蒙·R. 马赫[④]

7.1 肾肿瘤

肾脏的癌症约占所有癌症和癌症死亡的 1.5%（在英国的发病率为 5～8/100 000，并且在男性中更为常见）。肾脏的癌症分为三种主要的类型：①肾母细胞瘤（Wilms 瘤）；②肾细胞癌（renal cell carcinoma，RCC）（腺癌）；③肾盂的髓样癌和移行细胞癌。

7.2 Wilms 瘤

Wilms 瘤（Wilms tumor）是儿童中最常见的实体肿瘤，发病率大约为每 10 万活产儿中有 10 例，并在所有的儿童癌症中占 8%。散发性和家族性均存在，尽管后者相对少见，仅 1%的 Wilms 瘤患者具有阳性家族史（Breslow et al.，1996）。Wilms 瘤的中位诊断年龄为 3～4 岁，而 80%的患者到 5 岁时才被发现。大约 5%的病例具有双侧肿瘤：这部分患者的确诊年龄相对较早（平均 30 个月），并更多地具有肾脏胚胎残余和先天性异常（Breslow and Beckwith，1982）。与视网膜母细胞瘤不同，其发病年龄和双侧肿瘤的比例在家族性与散发性病例中并无显著的差异。Wilms 瘤与散发性无虹膜（见下文）、Beckwith-Wiedemann 综合征、偏身肥大、泌尿生殖系统异常（大约 5%的 Wilms 瘤患儿具有泌尿生殖系统异常）、德尼-德拉什（Denys-Drash）综合征、Frasier 综合征、Perlman 综合征、过度生长综合征（Simpson-Golabi-Behmel 综合征）及镶嵌型非整倍性存在显著的关联。此外，Wilms 瘤有时也与神经纤维瘤病 1 型、*BRCA1* 突变及 Bloom 综合征相关（Rahman et al.，1996）。家族性 Wilms 瘤可作为一种不完全外显的常染色体显性性状来遗传。

Wilms 瘤被认为来源于肾脏间充质干细胞或后肾胚细胞。类似于后肾胚细胞（肾脏胚胎残余）的细胞团块可能持续存在至婴儿期，并可见于 1%的正常婴儿肾脏、近 40%的单侧 Wilms 瘤肾脏和几乎 100%的双侧 Wilms 瘤肾脏中（Beckwith et al.，1990）。肾脏胚胎残余被分为肾周残余和肾内残余。与肾周残余相比，伴随肾内残余的肿瘤似乎发病更早，并更多地伴有先天异常。

---

① 英国伦敦，圣乔治医院癌症遗传学系。

② 加拿大魁北克省蒙特利尔，麦吉尔大学人类遗传学、医学和肿瘤学癌症遗传学系项目。

③ 美国俄亥俄州克利夫兰，克利夫兰诊所基因组医学研究所。

④ 英国剑桥，剑桥大学医学遗传学系。

7.3 WAGR 综合征和 *WT1* 基因

大多数患有 WAGR 综合征（Wilms 瘤-无虹膜-性器官及尿道畸形-智力发育迟缓）的儿童具有细胞遗传学上可见的涉及 11 号染色体短臂 1 区 3 带（11p13）缺失，而虹膜缺损与 Wilms 瘤的关联则是源于相隔大约 700 kb 的 *WT1*（Wilms 瘤 1）和 *PAX6*（虹膜缺损）基因的缺失。虹膜缺损为完全外显，而 Wilms 瘤则仅发生在 50%的病例中。对具有散发性虹膜缺损的患者，发生 Wilms 瘤的风险大约为 15%（Muto et al.，2002），而分子细胞遗传学检测与遗传分析则能够确定基因缺失的程度进而估计 Wilms 瘤的风险（Clericuzio et al.，2011）。

在散发性虹膜缺损的患者中有较高的 Wilms 瘤风险，尤其当患者同时具有生殖系统异常和学习障碍（智力落后）时，即所谓的 WAGR 综合征。这代表了一种邻接基因综合征。接近 2%的 Wilms 瘤患者具有虹膜缺损，而一般人群发病率为 2/100 000。Wilms 瘤与散发性虹膜缺损，而非家族性虹膜缺损存在关联。对具有散发性虹膜缺损的患者而言，其 Wilms 瘤的发病风险估计高达 1/3，但这看起来被高估了，而该风险可能接近 15%（Muto et al.，2002）。Wilms 瘤与虹膜缺损的关联源于虹膜缺损（*PAX6*）与 Wilms 瘤 1（*WT1*）基因的连续缺失。尽管许多有 Wilms 瘤和虹膜缺损的患者具有细胞遗传学上可见的染色体 11p13 缺失，Wilms 瘤同样可能发生在那些涉及 *PAX6* 与 *WT1* 的亚显微缺失的患者中——的确发现 Wilms 瘤事实上更常见于那些具有亚显微缺失的患者中（van Heyningen et al.，2007）。分子细胞遗传学和基因分析可以确定缺失的范围，从而明确 Wilms 瘤的发病风险（Clericuzio et al.，2011）。具有 *PAX6* 基因内突变的患者并无 Wilms 瘤的风险，但仅有 50%具有 *WT1* 缺失的患者会发生 Wilms 瘤（Muto et al.，2002）。WAGR 综合征的其他特征包括智力落后、生殖器性别模糊及性腺母细胞瘤，而在一些病例中，还存在肥胖（Gül et al.，2002）。相比于非 WAGR 综合征的患儿，Wilms 瘤合并虹膜缺损的患儿更可能发生双侧肿瘤（36%），其确诊年龄也更小。此外，WAGR 综合征患儿具有显著高的风险发生肾衰竭，尽管这要低于 Denys-Drash 综合征（分别为 38%、62%）（Breslow et al.，2000）。

WT1 基因编码一种锌指蛋白，主要表达于肾小球发育关键时期的肾胚细胞中。*WT1* 基因产物在泌尿生殖系统的正常发育中扮演着关键的角色（参见 Denys-Drash 综合征）。体细胞 *WT1* 突变可见于不到 10%的散发性 Wilms 瘤中，而在家族性 Wilms 瘤中很少见。Pelletier 等（1991）报道了一对具有合并胚系 *WT1* 突变的 Wilms 瘤的父子（儿子同时伴有尿道下裂和隐睾症）。然而，见于 *WT1* 突变携带者中的相关泌尿生殖系统发育异常减少了家族传递的机会。见于 Denys-Drash 综合征中的严重生殖器发育异常与显性负性效应的 *WT1* 突变相关。

另一个 Wilms 瘤基因（*WT2*）已通过杂合性研究被定位于染色体 11p15 区 Beckwith-Wiedemann 基因座所在的区域。染色体 11p15.5 区等位基因丢失倾向于影响与基因组印记效应相对应的母源等位基因，并与 *WT2* 作为一种母源印记表达的肿瘤抑制基因相一致。*CDKN1C*（*p57KIP2*）基因是一种潜在的印记肿瘤抑制基因，在许多贝-维（Beckwith-Wiedemann）综合征患者中发生突变或沉默，但在散发性 Wilms 瘤中貌似未发生突变。与 *IGF2* 过度表达相关的 *IGF2* 印记丢失发生在一部分 Beckwith-Wiedemann 综合征（Lim and Maher，2010）及大多数散发性 Wilms 瘤的患者中。

Rahman 等（1996）将家族性 Wilms 瘤基因（*FWT1*）定位至染色体 17q12-21 区。与 *FWT1* 连锁的家族较非连锁的家系及散发性病例发病更晚，并且没有发育异常（Rahman et al.，1998）。此外，*FWT1* 家族也存在外显不全（15%～26%）的证据，提示 *FWT1* 可能存在低估（Rahman et al.，2000）。还有一个家族性 Wilms 瘤基因（*FWT2*）被定位于 19q13.3-q13.4 区，但存在更多的基因座异质性的证据（Huff et al.，1997；Rapley et al.，2000）。Wilms 瘤也可能发生在具有双等位 *BRCA2* 突变的儿童中（见 Fanconi 贫血 D1 型）。

作为一种具有分化的隔膜但没有胚胎成分，同时合并胸膜肺母细胞瘤和卵巢支持-间质细胞瘤的良性肾肿瘤，囊性肾瘤与 *DICER1* 突变有关（Hill et al.，2009）。此外，Wilms 瘤也被证明是与 *DICER1* 突变相关的肿瘤谱的组成部分（Foulkes et al.，2011）。

所有具有 Wilms 瘤（如合并有散发性虹膜缺损、偏身肥大和 Beckwith-Wiedemann 综合征）高风险的患儿均应接受仔细随访。典型的检测方案包括从出生到 8 岁每 3 个月进行一次的肾脏超声检查。尽管如此，Wilms 瘤可能发生在超声检查的间隔期，因而建议教会其父母进行腹部触诊。对 Wilms 瘤进行检测的确切风险阈值目前尚缺乏共识。Scott 等（2006a，b）建议仅对患 Wilms 瘤风险超过 5% 的儿童进行筛查，并且仅对具有偏身肥大和 11p15 父源单亲二体或孤立的 *H19* 超甲基化的儿童进行筛查。相反，Clericuzio 和 Martin（2009）则建议对所有具有特发性偏身肥大的儿童提供腹部超声筛查。

7.4　肾细胞癌（腺癌、肾上腺样瘤）

肾细胞癌（renal cell carcinoma，RCC）占肾脏恶性肿瘤的近 90%。家族性肾细胞癌的病例并不常见，大约占所有病例的 3%。McLaughlin 等（1984）通过一项基于人群的病例对照研究，发现在 2.4% 患者中存在肾细胞癌家族史，相比之下对照组为 1.4%。散发性肾细胞癌在组织病理学上具有异质性。最常见的类型为透明细胞癌（传统的肾细胞癌），占全部病例的 75%～80%。非透明细胞组织病理类型最常见的为乳头状肾细胞癌（约占全部病例的 15%），可分为 1 型和 2 型。其余类型包括肾嫌色细胞癌和嗜酸细胞瘤，以及其他罕见类型的肾细胞癌。在一些病例中，家族性肾细胞癌的遗传学病因与组织病理学特征之间存在良好的对应关系。因此，von Hippel-Lindau（VHL）病是导致肾癌易感性最常见综合征的病因，而 VHL 病相关的肾细胞癌无一例外地均具有透明细胞的镜下特征。*MET* 原癌基因的胚系突变是导致 1 型乳头状肾细胞癌的原因，而具有胚系延胡索酸水合酶突变的遗传性平滑肌瘤患者中的肾细胞癌则通常被划分为 2 型乳头状或集合管肾细胞癌。然而，在伯特-霍格-迪贝（Birt-Hogg-Dubé，BHD）综合征中，尽管典型的肿瘤具有嫌色细胞-嗜酸细胞瘤的混合表现，但也可能出现包括透明细胞癌在内的其他类型的肾细胞癌。类似地，与胚系 *SDHB* 突变相关的肾细胞癌的组织学亚型也并不一致（Maher，2010）。

家族性肾细胞癌的特征在于：①与散发病例相比，发病年龄较早；②多为双侧性；③多灶性。此外，可能存在某种易感综合征（如 VHL 病、遗传性平滑肌瘤与肾细胞癌综合征或者 Birt-Hogg-Dubé 综合征、胚系琥珀酸氢化酶亚基基因突变等）。家族性病例的平均确诊年龄大约为 45 岁，比散发病例早 15 年以上（Maher et al., 1990）。

除上述的主要肾细胞癌易感综合征外，家族性透明细胞肾细胞癌可能与体质性的易位相关，通常涉及但不局限于 3 号染色体。Cohen 等（1979）率先报道了这类家系，在三代人中包含 10 位患者。在该家族中，肾细胞癌与 t(3;8)(p14.2;q24.1)共分离，并估计每个易位携带者到 60 岁时发生这种癌症的风险为 87%。随后该家系又被发现发生甲状腺癌的风险更高。已有至少 10 个其他的 3 号染色体易位-肾细胞癌家系被报道，尽管这些染色体的断点和伙伴染色体各不相同。在最初描述的 t(3;8)(p14.2;q24.1)家族中，3p 的断裂发生在脆性位点并破坏了脆性组氨酸三联体（FHIT）肿瘤抑制基因。然而，FHIT（以及 8 号染色体的 TRC8 基因）在肾细胞癌中的确切角色尚不清楚，并且有人推测易位染色体的不稳定性可能是这个或其他与 3 号染色体易位相关的肾细胞癌家族的重要因素。所有可能具有肾细胞癌易感性的患者均应检查染色体易位。具有 3 号染色体易位和肾细胞癌家系的成年易位携带者均应进行定期的肾脏检测（如每年一次的肾脏磁共振成像或超声检查）。然而，似乎无须对偶然发现的 3 号染色体易位携带者的肾细胞癌进行随访，除非存在肾细胞癌的个人或家族史（或者易位可能破坏了某个肾细胞癌的抑制基因）（Woodward et al., 2010）。

对于所有潜在的遗传性透明细胞肾细胞癌（如家族性、年轻发病或多发性肾细胞癌）的病例，均应当寻找 VHL 病的临床和分子遗传学证据。

非 VHL 病的家族性透明细胞肾细胞癌通常以常染色体显性遗传的肾细胞癌易感性为特征（Teh et al., 1997；Woodward et al., 2000）。根据肾肿瘤的组织病理学（见上文）对家族性非综合征性肾细胞癌进行判断是有用的，如 1 型乳头状肾细胞癌的表现将提示对 MET 基因进行分析，而非透明细胞肾细胞癌则可以排除 VHL 病的可能性。在一系列具有提示遗传性非综合征性肾细胞癌（主要是透明细胞类型）特征的患者中，SDHB 和 FLCN（BHD 基因）中的胚系突变各在大约 5%的病例中被检出（Ricketts et al., 2008；Woodward et al., 2008）。因此，调查潜在的遗传性肾细胞癌的首选方法是测试一组遗传性肾细胞癌基因（如 VHL、FLCN、SDHB、SDHD、MET、FH）中的突变。

肾肿瘤（由上皮和基质成分混合而成）可见于甲状旁腺功能亢进-颌骨肿瘤综合征中，并偶见于结节性硬化症（尽管在这种疾病中最常见的肾肿瘤为血管平滑肌脂肪瘤）。在具有 Cowden 综合征或 Cowden 样综合征的患者中可能发生肾肿瘤，尤其是那些存在胚系表观突变（KLLN 的启动子甲基化已被发现）的人群。肾细胞癌的诊疗策略将在相关综合征的章节中讨论。

7.5 输尿管癌和肾盂癌

肾盂癌大约占所有肾脏恶性肿瘤的 10%。肾盂癌的环境原因包括职业暴露（与膀胱癌类似）和长期摄入过量的非那西丁。

家族性输尿管和肾盂移行细胞癌的病例很少见。Lynch 等（1979）报道了两个具有膀胱和肾盂癌倾向的家系，而 Burkland 和 Juzek（1966）也观察到了家族性输尿管癌的病例

（母亲和儿子）。输尿管和肾盂癌是遗传性非息肉病性结直肠癌（hereditary nonpolyposis colorectal cancer，HNPCC）综合征（Lynch 综合征）的特征，而一些 HNPCC 家系中可能存在尿路上皮癌的聚集发病。有人提出，上尿路的尿路上皮癌中存在一种反向生长（内生）的模式，可作为识别微卫星不稳定性频率较高的肿瘤的标志，进而有助于识别那些需要进行 HNPCC 检测的患者（Hartmann et al.，2002）。

肾髓样癌是发生在具有镰状细胞贫血特征或疾病的年轻患者中罕见的高侵袭性肿瘤（Noguera-Irizarry et al.，2003）。

7.6　膀　胱　癌

膀胱癌（bladder cancer）占所有癌症的 4%（在英国男性中的发病率为 30/100 000，在女性中为 10/100 000），是男性中第五常见的癌症，在六十多岁时达到高峰。包括烟草、用于制造染料的胺类化合物和血吸虫病等在内的环境因素已明确与膀胱肿瘤发生相关，而遗传因素也可能与之相关。90% 的膀胱肿瘤为可能包含鳞状细胞癌或腺癌成分的移行细胞癌。肉瘤、黑色素瘤或小细胞未分化癌则相对罕见。

Fraumeni 和 Thomas（1967）及 McCullough 等（1975）均报道了家族性膀胱癌。在这些报道中，来自两代家族的 10 名个体罹患膀胱癌。Lynch 等（1979）也描述了两个存在膀胱和肾盂过渡性细胞癌倾向的家族，其中一名个体在 24 岁时就发生了膀胱癌。膀胱癌的家族聚集可能反映其共同暴露于环境危害或遗传易感性。与 Lynch（HNPCC）综合征相关的膀胱和其他尿路上皮癌，以及具有胚系 $Rb1$ 突变的患者罹患膀胱癌的风险增加均提示了遗传因素所扮演的角色。然而，遗传因素对膀胱癌风险最重要的影响可能在于确定个体对环境致癌物的易感性，如烟草或芳香胺化合物的职业暴露。因此，对膀胱癌遗传易感性的研究主要着眼于识别低外显的易感基因上，并且已经确定了大量小幅增加膀胱癌风险的单核苷酸多态性（SNP）。这些 SNP 与参与致癌物质解毒、细胞周期控制、细胞凋亡和维持 DNA 完整性的基因相连锁（Golka et al.，2011）。

膀胱肿瘤往往是多灶同时发生或者为多发性。然而，尽管这些特征是遗传易感性的经典提示，但分子研究表明，多中心性并不能反映多个原发性肿瘤的高发生率，而是单一的原发肿瘤通过周围尿路播散出其他肿瘤的转化事件。膀胱癌的高风险个体应当每 6 个月进行一次尿常规和尿细胞学检查，并在这些测试出现异常时进行膀胱尿道镜检查。尿沉渣微卫星 DNA 标记分析可能为检测膀胱癌复发提供了一种新的方法（Steiner et al.，1997）。

（译 李响）

参 考 文 献

Beckwith J B，Kiviat N B，Bonadio J F. 1990. Nephrogenic rests，nephroblastomatosis and the pathogenesis of Wilms tumor[J]. Pediatr Pathol，10（1-2）: 1-36.

Breslow N E，Beckwith J B. 1982. Epidemiological features of Wilms' tumor: results of the national Wilms' tumor study[J]. J Natl Cancer Inst，68（3）: 429-436.

Breslow N E, Olson J, Moksness J, et al. 1996. Familial Wilms' tumor: a descriptive study[J]. Med Pediatr Oncol, 27 (5): 398-403.

Breslow N E, Takashima JR, Ritchey ML, et al. 2000. Renal failure in the Denys-Drash and Wilms' tumor-aniridia syndromes[J]. Cancer Res, 60 (15): 4030-4032.

Burkland C E, Juzek R H. 1966. Familial occurrence of carcinoma of the ureter[J]. J Urol, 96 (5): 697-701.

Clericuzio C, Hingorani M, Crolla J A, et al. 2011. Clinical utility gene card for: WAGR syndrome[J]. Eur J Hum Genet, 19 (4).

Clericuzio C L, Martin R A. 2009. Diagnostic criteria and tumor screening for individuals with isolated hemihyperplasia[J]. Genet Med, 11 (3): 220-222.

Cohen A J, Li F P, Berg S, et al. 1979. Hereditary renal cell carcinoma associated with a chromosomal translocation[J]. N Engl J Med, 301 (11): 592-595.

Foulkes W D, Bahubeshi A, Hamel N, et al. 2011. Extending the phenotypes associated with DICER1 mutations[J]. Hum Mutat, 32 (12): 1381-1384.

Fraumeni J F Jr, Thomas L B. 1967. Malignant bladder tumors in a man and his three sons[J]. JAMA, 201 (7): 97-99.

Golka K, Selinski S, Lehmann M L, et al. 2011. Genetic variants in urinary bladder cancer: collective power of the "wimp SNPs" [J]. Arch Toxicol, 85 (6): 539-554.

Gül D, Oğur G, Tunca Y, et al. 2002. Third case of WAGR syndrome with severe obesity and constitutional deletion of chromosome (11) (p12p14) [J]. Am J Med Genet, 107 (1): 70-71.

Hartmann A, Zanardo L, Bocker-Edmonston T, et al. 2002. Frequent microsatellite instability in sporadic tumors of the upper urinary tract[J]. Cancer Res, 62 (23): 6796-6802.

Hill D A, Ivanovich J, Priest J R, et al. 2009. DICER1 mutations in familial pleuropulmonary blastoma[J]. Science, 325 (5943): 965.

Huff V, Amos C I, Douglass E G, et al. 1997. Evidence for genetic heterogeneity in familial Wilms' tumor[J]. Cancer Res, 57 (10): 1859-1862.

Lim D H, Maher E R. 2010. Genomic imprinting syndromes and cancer[J]. Adv Genet, 70: 145-175.

Lynch H T, Walzak M P, Fried R, et al. 1979. Familial factors in bladder cancer[J]. J Urol, 122 (4): 458-461.

Maher E R. 2010. Genetics of familial renal cancers[J]. Nephron Exp Nephrol, 118 (1): e21-e26.

Maher E R, Yates J R, Ferguson-Smith M A. 1990. Statistical analysis of the two stage mutation model in von Hippel-Lindau disease and in sporadic cerebellar haeman-gioblastoma and renal cell carcinoma[J]. J Med Genet, 27 (5): 311-314.

McCullough D L, Lamma D L, McLaughlin A P, et al. 1975. Familial transitional cell carcinoma of the bladder[J]. J Urol, 113 (5): 629-635.

McLaughlin J K, Mandel J S, Blot W J, et al. 1984. A population-based case-control study of renal cell carcinoma[J]. J Natl Cancer Inst, 72 (2): 275-284.

Muto R, Yamamori S, Ohashi H, et al. 2002. Prediction by FISH analysis of the occurrence of Wilms tumor in aniridia patients[J]. Am J Med Genet, 108 (4): 285-289.

Noguera-Irizarry W G, Hibshoosh H, Papadopoulos K P. 2003. Renal medullary carcinoma: case report and review of the literature[J]. Am J Clin Oncol, 26 (5): 489-492.

Pelletier J, Bruening W, Li F P, et al. 1991. WT1 mutations contribute to abnormal genital system development and hereditary Wilms' tumour[J]. Nature, 353 (6343): 431-434.

Rahman N, Abidi F, Arbour L, et al. 1998. Confirmation of FWT1 as a Wilms' tumour susceptibility gene and phenotypic characteristics of Wilms' tumour attributable to FWT1[J]. Hum Genet, 103 (5): 547-556.

Rahman N, Arbour L, Tonin P, et al. 1996. Evidence for a familial Wilms' tumour gene (FWT1) on chromosome 17q12-q21[J]. Nat Genet, 13 (4): 461-463.

Rahman N, Arbour L, Houlston R, et al. 2000. Penetrance of mutations in the familial Wilms tumor gene FWT1[J]. J Natl Cancer Inst, 92 (8): 650-652.

Rapley E A, Crockford G P, Teare D, et al. 2000. Localization to Xq27 of a susceptibility gene for testicular germ-cell tumours[J].

Nat Genet，24（2）：197-200.

Ricketts C，Woodward E R，Killick P，et al. 2008. Germline SDHB mutations and familial renal cell carcinoma[J]. J Natl Cancer Inst，100（17）：1260-1262.

Scott R H，Stiller C A，Walker L，et al. 2006. Syndromes and constitutional chromosomal abnormalities associated with Wilms tumour[J]. J Med Genet，43（9）：705-715.

Scott R H，Walker L，Olsen Ø E，et al. 2006. Surveillance for Wilms tumour in at-risk children：pragmatic recommendations for best practice[J]. Arch Dis Child，91（12）：995-999.

Steiner G，Schoenberg M P，Linn J F，et al. 1997. Detection of bladder cancer recurrence by microsatellite analysis of urine[J]. Nat Med，3（6）：621-624.

Teh B T，McArdle J，Chan S P，et al. 1997. Clinicopathologic studies of thymic carcinoids in multiple endocrine neoplasia type 1[J]. Medicine（Baltimore），76（1）：21-29.

van Heyningen V，Hoovers J M，de Kraker J，et al. 2007. Raised risk of Wilms tumour in patients with aniridia and submicroscopic WT1 deletion[J]. J Med Genet，44（12）：787-790.

Woodward E R，Clifford S C，Astuti D，et al. 2000. Familial clear cell renal cell carcinoma（FCRC）：clinical features and mutation analysis of the VHL，MET，and CUL2 candidate genes[J]. J Med Genet，37（5）：348-353.

Woodward E R，Ricketts C，Killick P，et al. 2008. Familial non-VHL clear cell（conventional）renal cell carcinoma：clinical features，segregation analysis，and mutation analysis of FLCN[J]. Clin Cancer Res，14（18）：5925-5930.

Woodward E R，Skytte A B，Cruger D G，et al. 2010. Population-based survey of cancer risks in chromosome 3 translocation carriers[J]. Genes Chromosomes Cancer，49（1）：52-58.

第8章 血液和淋巴

雪莉·V. 霍奇森[1]，威廉·D. 福尔克斯[2]，查瑞斯·恩格[3]，依蒙·R. 马赫[4]

8.1 白 血 病

白血病（leukemia）占所有癌症的大约 2%，在英国的发病率大约为 8/100 000。急性髓细胞性白血病（acute myeloid leukemia，AML）和急性淋巴细胞白血病（acute lymphoblastic leukemia，ALL）占所有癌症的大约 1% 和癌症死亡的 1.5%。白血病的年龄发病率在儿童和老年人中呈现出两个高峰。遗传因素并不被认为在急性白血病或慢性髓细胞性白血病的发病机制中扮演突出的角色，但与慢性淋巴细胞白血病（chronic lymphocytic leukemia，CLL）相关。Gunz 等（1975）研究了 909 名白血病患者的亲属中白血病的发病率。一级亲属中白血病的总体发病率为预期的 3 倍，尽管只有 2% 的患者具有患白血病的一级亲属。在白血病的主要亚型中，亲属的风险增加在 CLL 中最为明显，在急性白血病中增加较少，而在慢性髓细胞性白血病中则不存在。在已报道的家族聚集性白血病中，个体亲属的白血病类型并不总是一致。家族性白血病并不一定提示某种遗传学原因，也需要考虑共同暴露于致白血病的环境因素，尤其在儿童急性白血病中。在西方国家，白血病影响 1%～2% 的人口。B 细胞 CCL 是白血病最常见的类型，占所有病例的大约 30%。CLL 的发病率从 35 岁开始呈对数式增长，诊断的中位年龄为 65 岁。在 ALL 患儿的兄弟姐妹尤其是双胞胎中发现白血病的相对风险增加，提示了遗传因素的作用显著。环境因素暴露也可能扮演一定的角色，尤其是在儿童急性白血病中，在人口突然涌入、人口不断混合的城镇，某种传染性疾病被推测为导致病例数增加的原因，另一个可能的原因则是发现某些核设施周围区域病例的增加（Kinlen，2011；Bithell et al.，2008）。最近的全基因组关联分析已经确定了可能导致白血病相对风险小的变化的基因座，尤其是CLL（Brown，2008）。

与白血病易感性相关的遗传性疾病如表 8.1 所示，并将在第 11 章中详细讨论。遗传性疾病应仅占儿童白血病的 3%。

---

① 英国伦敦，圣乔治医院癌症遗传学系。

② 加拿大魁北克省蒙特利尔，麦吉尔大学人类遗传学、医学和肿瘤学癌症遗传学系项目。

③ 美国俄亥俄州克利夫兰，克利夫兰诊所基因组医学研究所。

④ 英国剑桥，剑桥大学医学遗传学系。

表 8.1　白血病相关的遗传病

共济失调毛细血管扩张症

布-戴（Blackfan-Diamond）综合征（先天性纯红细胞再生障碍）

布卢姆（Bloom）综合征

范科尼（Fanconi）贫血

双等位错配修复基因突变

免疫缺陷疾病（如重症联合免疫缺陷病、常见变异型免疫缺陷病）

色素失调症

科斯特曼（Kostmann）综合征

利-弗劳梅尼（Li-Fraumeni）综合征

林奇（Lynch）综合征

N 综合征

神经纤维瘤病 1 型

塞克尔（Seckel）综合征

施-戴（Shwachman-Diamond）综合征

21 三体综合征（唐氏综合征）

威-奥（Wiskott-Aldrich）综合征

8.2　急性淋巴细胞白血病

作为儿童时期最常见的恶性肿瘤，急性淋巴细胞白血病（ALL）占儿科年龄组白血病的 80%。ALL 在成人中较为少见，约占急性白血病的 15%。ALL 是由淋巴母细胞的恶性增殖所致，后者是 B 和 T 淋巴细胞的前体细胞。ALL 是一种异质性疾病，并且已使用各种标准来进行亚分类。例如，形态学（如法国-美国-英国分类）、免疫表型分型（如 T 细胞、B 细胞和各种前体 B 细胞亚型）或细胞遗传学标准[如 t(9;22)、t(4;11)、t(1;19) 和 t(12;21)]。免疫学分类可以通过对免疫球蛋白重链和轻链基因排列的分子表征来改进，以进一步确定 ALL 的起源细胞。

大约 3% 的儿童白血病与遗传学异常有关，而不到 8% 的病例与辐射暴露有关，因此绝大多数病例原因不明，尽管也有感染性（如病毒）起源的假定。Gunz 等（1975）发现仅 2% 的急性白血病患者具有患白血病的一级亲属，而 Till 等（1975）观察到，仅 1.4% 的 ALL 患儿具有患白血病或淋巴瘤的近亲。然而，在双胞胎，尤其是同卵双胞胎中，存在着儿童白血病的显著风险。因此，Miller（1971）估计，在 6 岁以下罹患急性白血病的同卵双胞胎中，孪生兄妹发生白血病的风险为 1/6，其风险在婴儿期最高，随年龄的增长而降低，并似乎与共同的胎盘循环有关。因此，这似乎提示白血病谱系出现在子宫内双胞胎中的一个并迁移到了另一个（Ford et al.，1993）。

成人 ALL 的家族聚集很少见到报道，并可能反映共同的环境和（或）遗传因素。De Moor（1988）在 74 名成年 ALL 患者中发现 5 人具有患急性白血病或淋巴瘤的亲属，并且这部分家族性白血病患者 HLA-Cw3 抗原的出现率高于预期。Horwitz 等（1996）在家族性白血病中注意到了早现（anticipation）的证据，但对于 ALL 来说，这仅仅是基于 4 个家系，每个家系包含两名受累的个体。与儿童 ALL 相比，成人急性白血病的双胞胎风险并不高。与 ALL 相关的特定遗传病包括唐氏综合征（Down syndrome，DS）、染色体断裂综合征（共济失调毛细血管扩张症、Bloom 综合征）、Li-Fraumeni 综合征和免疫缺陷症（严重联合型、布鲁顿无丙种球蛋白血症、腺苷脱氨酶缺乏症）。最近在家族性前细胞 B 细胞 ALL 中发现了 *PAX5* 的胚系突变（Shah et al.，2013）。

8.3　急性髓细胞性白血病

尽管急性髓细胞性白血病（AML）是儿童中急性白血病最常见的类型，但 AML 在成人中占主导地位。AML 的总体发病率为每年 2.5/100 000，在 60 岁以上者中发病率最高。与 AML 易感性相关的遗传性疾病包括唐氏综合征、Fanconi 贫血、神经纤维瘤病 1 型（neurofibromatosis type 1，NF1）以及 Kostmann 综合征和 DNA 修复缺陷（第 11 章）。已描述了一种小脑性共济失调、发育不良性贫血和 AML 易感性（与骨髓细胞中的 7 号单体相关）的常染色体显性遗传综合征（Daghistani et al.，1990）。骨髓细胞 7 号单体是慢性骨髓增生性疾病和 AML 中的常见发现，而只有一小部分患儿会出现共济失调性全血细胞减少症。7 号单体是 AML 家族性病例中最常见的异常，而 AML 与 7 号单体的家族聚集的确可能发生（Kwong et al.，2000）。

除上面列出的疾病外，对 AML 的遗传易感性很罕见（Horwitz et al.，1997）。真正的非综合征性家族性 AML 包括伴有骨髓增生异常和 7 号单体的常染色体隐性遗传性疾病，而一些呈常染色体显性遗传的大家系也见于报道（Horwitz et al.，1996，1997）。已确认了一种以血小板减少症和血小板致密颗粒储存池缺乏、血小板功能障碍以及强烈的 AML 和淋巴瘤易感性倾向为特征的常染色体显性遗传病，其中潜在的遗传缺陷为 *RUNX1*（runt 相关转录因子 1）（*AML1*、*CBFA2*）基因的胚系突变（Dowton et al.，1985；Ganly et al.，2004）。*RUNX1* 首先被鉴定为 21 号染色体上的基因，在 AML 患者中检测到的体细胞易位 t(8;21)(q22;q22.12) 中发生了重排。RUNX1 蛋白与调节许多参与造血的基因的核心结合转录因子（core binding factor，CBF）复合。伴有一种失活性胚系 *CEBPA*（CCAAT 增强子结合蛋白）突变的家族性 AML 已在其他的家族中被发现，该基因编码粒细胞分化因子 C/EBPα。在一个家系的三个受累患者中，在明显的白血病发作之前有 10～30 年的潜伏期（Smith et al.，2004）。最近在一系列的骨髓增生异常和骨髓增生性疾病患者中发现 12% 具有 *EZH2*（一种组蛋白甲基转移酶基因）中的纯合或单等位基因胚系失活突变（Ernst et al.，2011）。

Davies 等（2003）发现普拉德-威利（Prader-Willi）综合征患者 AML 的风险有所增加（40 倍），而其他癌症则不然。

已在家族性 AML 中发现了早现的证据，在 9 个传递该病家系的 79 个人中，祖父母一代的平均发病年龄为 57 岁，相比之下父母一代为 32 岁，而最年轻的一代为 13 岁。

一种罕见类型的 AML——红白血病（FAB-M6 型），在少数病例中可能是家族性的（Di Guglielmo 综合征）。家族性红白血病是白血病性质或白血病的前期状态，其中红细胞增殖是主要特征。血液学特征则包括具有巨幼红细胞成分的无效和过度活跃的红细胞生成，伴有不同程度的成髓细胞增殖（Park et al.，2002）。有报道称促红细胞生成素受体（*EPOR*）的错义突变与红白血病之间可能存在关联（Le Couedic et al.，1996），但是 *EPOR* 突变在红白血病中的角色尚不清楚。

8.4 慢性粒细胞白血病

慢性粒细胞白血病（chronic myeloid leukemia，CML）是由多能骨髓干细胞的恶性转化所致。通常，该病具有三期病程，具有一个初始的慢性期（中位生存期为 3.5 年），之后是加速期，然后在 3～12 个月后进入与治疗反应差相关的急性急变期。慢性粒细胞白血病的标志是费城（Ph）染色体，这是与人类恶性肿瘤相关联的首个一致的染色体畸变（Nowell and Hungerford，1960）。现在已经认识到，Ph 染色体存在于超过 90% 的慢性粒细胞白血病患者中，而一部分貌似 Ph 阴性的慢性粒细胞白血病具有借助细胞遗传学技术无法检测的变异型 Ph 易位（Kurzrock et al.，1988）。Ph 染色体并非慢性粒细胞白血病所特有，而是也见于一小部分 ALL 患者（20% 的成人，5% 的儿童）和 AML（2% 的成人）中（并且与预后不良相关）。经典的 Ph 染色体来源于一个涉及 9 号和 22 号染色体的易位 t(9;22)(q34;q11)。9 号染色体上的断裂点涉及 Abelson 癌基因（*ABL*），而在 22 号染色体上，断裂点发生在一个最初被称为断点簇（*BCR*）的小区域内。*BCR* 是一个 90 kb 的基因内的中心区段，现在被称为 *BCR* 基因（Laurent et al.，2001）。t(9;22) 易位导致 *BCR* 基因 5′近端的第 1～3 号外显子与 *ABL* 序列（第 2～11 号外显子，1a 和 1b 外显子）的靠近。

与慢性粒细胞白血病相关的环境因子包括辐射和化学（如苯）暴露（Jacobs，1989），但遗传易感性的证据相对较少。已发现了家族性的慢性粒细胞白血病，并且在患者的健康近亲中观察到了异常的血液学发现（骨髓增生性疾病的证据）。不过，慢性粒细胞白血病的家族性病例似乎很罕见。

8.5 慢性淋巴细胞白血病

慢性淋巴细胞白血病（chronic lymphocytic leukemia，CLL）是最常见的白血病类型，占全部病例的 30% 以上，并且尤其发生在老年人中，发病率的峰值在 60～80 岁。大多数病例为 B 细胞类型。这类白血病的家族风险在所有白血病中为最高，患者亲属具有显著增加的风险罹患 CLL [$RR = 7.52$（3.63～15.56）]、非霍奇金淋巴瘤 [$RR = 1.45$（0.98～2.16）] 及霍奇金淋巴瘤 [$RR = 2.35$（1.08～5.08）]（Goldin et al.，2010；Yuille et al.，2000）。

此外，大约 13%的家族性 CLL 患者外表健康的亲属具有可通过流式细胞分析检测到的单克隆血 B 淋巴细胞群（对照中为 3%）。

与急性白血病和慢性粒细胞白血病相反，有大量证据表明遗传因素在 CLL 中扮演着一定的角色。在一些家族性 CLL 的报道中，在未受累的亲属中已发现了自身免疫性或免疫性疾病，提示在免疫功能紊乱与淋巴网状恶性肿瘤之间存在关联。CLL 患者的同胞中有超过 4 倍的风险发生血液增生性恶性肿瘤。病例对照研究则显示，其亲属的相对风险范围为 2.3～5.7（Houlston et al.，2003）。在 CLL 的家族性病例中，发病的平均年龄较散发性病例早 10 年以上，并且注意到第二原发性肿瘤的风险增加（Ishibe et al.，2001）。在来自 7 个显性遗传性 CLL 家系的 18 名患者中，Horwitz 等（1996）描述了在大多数病例中早现的证据，并且其他人已证实了这一点，其后代的诊断年龄似乎比受累的父母早 20 年。

Rawstron 等（2002）在 14%的亲属中检测到了亚临床水平的 CLL 样细胞，而在正常对照中这一比例为 1%，这提示尽管家族性病例中 CLL 的终身风险为 20%～30%，但可能存在显著的亚临床疾病的发病率。CLL 病例的一级亲属淋巴增殖性疾病的相对风险：B 细胞非霍奇金淋巴瘤为 1.8，惰性 B 细胞非霍奇金淋巴瘤为 2.2，滤泡性淋巴瘤为 1.6，毛细胞白血病为 3.3，LPL/Waldenström 巨球蛋白血症为 4%（Goldin et al.，2010）。

罕见的高外显率和更为常见的低外显率易感性等位基因被认为与家族性 CLL 有关。最近的全基因组关联分析发现 CLL 和 ALL 的几个低外显率风险等位基因（Di Bernardo et al.，2008；Crowther-Swanepoel et al.，2010）各自赋予了疾病小的相对风险（每个等位基因 1.2～1.7），它们独立地起作用，因此携带 13 个或更多风险等位基因的 2%的人群患病的风险将增加 8 倍。有趣的是，这些变异参与了淋巴细胞的发育（Houlston，2010）。

DAPK1 是一种 Ca^{2+}/钙调蛋白依赖性丝氨酸/苏氨酸激酶，可部分作为细胞凋亡的正调节因子，通过 p53 的磷酸化引起 DAPK1 的表达丧失或减少，其胚系突变将导致对于 CLL 的遗传易感性（Lynch et al.，2002，2008b；Raval et al.，2007）。由于 HOXB7 结合的增加，CLL 等位基因的 DAPK1 表达可能下调，而启动子甲基化则将导致 DAPK1 表达的额外丧失。

共济失调毛细血管扩张症（ATM）基因的体细胞失活可见于超过 20%的 CLL 病例中，而在一些病例中还存在胚系突变。然而，尽管杂合 ATM 突变可能会增加 CLL 的风险，但胚系 ATM 突变可能并非家族性 CLL 的主要原因（Houlston et al.，2003）。Wiley 等（2002）发现，与对照组相比，CLL 患者细胞溶解型 P2X7 受体基因的功能丧失性多态性偏多。然而在另一项研究中，该 P2X7 的单核苷酸多态性与 CLL 的存活率相关，但与 CLL 的风险无关（Thunberg et al.，2002）。

家族聚集性（同胞或亲子对）毛细胞白血病是 CLL 的一种罕见亚型，患病率为每 150 000 人中有 1 例，已经报道了至少 30 例（Colovic et al.，2001；Cetiner et al.，2003）。已经提出与特异性 HLA 单倍型的连锁关系，但遗传和环境因素对家族性病例的影响尚不清楚。

受累者的一级亲属自身患 CLL 的风险可能增加 8 倍，而患其他任何淋巴增殖性疾病的相对风险为 2.6，但考虑到这些疾病的人群风险较低，绝对风险较低，并且早期检测 CLL 不太可能影响结局，因此不建议进行检测。

可能常见于特定遗传性疾病中的其他白血病亚型包括幼年型粒-单核细胞白血病（juvenile myelomonocytic leukemia，JMML），其中大约 10%的病例出现在神经纤维瘤病 1 型（neurofibromatosis type 1，NF1）和努南（Noonan）综合征的患儿中。后者为 RAS 信号通路中某种癌基因（包括 *PTPN11*、*SOS1*、*RAF1*、*KRAS* 和 *CBL*）的胚系功能获得性突变所导致的疾病（Pandit et al.，2007）。Noonan 综合征的患儿在出生后的前几周内发生 JMML 或者一种类似于 JMML 的与 MPD/NS 相关的骨髓增生性疾病的风险增加。JMML 约占儿童骨髓增生异常综合征病例的 30%和白血病的 2%。尽管 JMML 是一种需要造血干细胞移植的侵袭性疾病，但 MPD/NS 可能在未经治疗的情况下消退，而自发缓解的病例也见于报道（Bastida et al.，2011）。

CBL 是一种 E3 泛素蛋白连接酶，通过标记其降解来造成蛋白酪氨酸激酶的失活。如同 *PTPN11*、*KRAS* 和 *NRAS* 一样，该基因的体细胞突变在多种白血病中得到了很好的表征，尤其是 JMML 和 CML。*CBL* 基因的胚系突变已在极少数具有 JMML 易感性的 Noonan 综合征患者中被发现（Niemeyer et al.，2010）。这些患儿具有生长受损、发育迟缓和隐睾症。

由 *SPRED1* 基因的胚系突变所导致的 Legius 综合征是一种以牛奶咖啡斑、腋窝和腹股沟雀斑、神经纤维瘤和神经鞘瘤为特征的综合征。在这种疾病中，JMML 的风险也有所增加。

在唐氏综合征中，急性巨核细胞白血病的风险增加了 500 倍，患白血病的总体风险大约为 2%，而大约 10%的唐氏综合征患者在出生时罹患暂时性骨髓增生性疾病（transient myeloproliferative disorder，TMD）。TMD 是骨髓原始细胞的克隆性增殖，通常具有原始巨核细胞白血病的特征并且几乎仅出现在唐氏综合征患者中（Klusmann et al.，2007；Izraeli et al.，2007）。其表现从无症状的白细胞增多到严重的疾病，导致多器官衰竭。这种异常将在大约 80%的病例中消退，但约 20%的病例会发生 AML，通常在 5 岁之前（Rabin and Whitlock，2009）。TMD 是一种白血病前状态，并且需要在疾病进程中发生额外的调节巨核细胞祖细胞增殖的基因（如 *GATA1* 和 *RUNX1*）突变（Izraeli，2005）。*GATA1* 突变几乎普遍存在于唐氏综合征患儿的 AML 中，并且这些突变可能在患儿的生命早期出现。

患有唐氏综合征的儿童也倾向于发生 ALL 而非急性巨核细胞白血病。20%~33%的唐氏综合征 ALL 病例具有 *JAK2* 第 14 号外显子中的点突变,相比之下非唐氏综合征 ALL 患者在 41 个 *JAK2* 突变中只有 0 个（Kearney et al.，2009）。具有 *JAK2* 突变的患者通常比其他 ALL 患者更早发病并具有更高的白细胞计数（Tigay，2009）。*JAK2* 突变通过 JAK/STAT 信号通路促进细胞生长来赋予细胞一种优势（Mulligan，2008），而在唐氏综合征患者中发现的突变似乎对唐氏综合征 ALL 具有特异性（Bercovich et al.，2008；Rabin and Whitlock，2009）。

在非唐氏综合征患者中，ALL 最常见的遗传学关联是 12 号和 21 号染色体之间的 *TEL-AML1* 易位，后者占儿童 ALL 的大约 25%（Armstrong and Look，2005）。通过这种易位形成的融合蛋白引起白血病发生的机制尚不清楚，但 TEL 和 AML1 的作用已被证明在造血中是至关重要的。易位破坏了被称为核心结合因子的 AML1 部分，导致 B 细胞祖细胞的正常分化被破坏（Ford et al.，2009）。这种易位可以在患者出生时的血细胞中找到，这比 ALL 患者典型的发病年龄要早很多年，因为这种疾病需要很多年才能发展到足以出现临床表现（Armstrong and Look，2005）。

8.6　红细胞增多症

红细胞增多可能是一种原发性异常，如同在红细胞增多症（polycythemia）中或者继发于各种原因，包括缺氧、肾囊肿或肿瘤，以及遗传性疾病（良性原发性家族性红细胞增多症或家族性红细胞增多症），诸如遗传性血红蛋白变异（如血红蛋白 Chesapeake）、促红细胞生成素调节的家族性异常（Kralovics et al.，1998）和隐性的 VHL 基因突变，如同在真性家族性红细胞增多症中（Ang et al.，2002）。然而，有证据表明常染色体显性遗传的原发性家族性红细胞增多症存在更多的基因座（Jedlickova et al.，2003）。

真性红细胞增多症是一种罕见的骨髓增生性疾病（每年每百万人中有 5 个新发病例），其中红细胞量的增加通常与白细胞和血小板计数的增加有关。红细胞增多症通常呈慢性病程，但具有发生急性白血病转化的显著风险。

8 号和 9 号三体、del(13q) 和 dupl(1q) 已被发现于少数罹患红细胞增多症的患者以及大多数具有白血病转化的患者中（Heim and Mitelman，1987）。超过 95% 的真性红细胞增多症患者和 50%～60% 患有原发性血小板增多症的个体具有细胞质酪氨酸激酶基因 JAK2 的一种获得性活化点突变 V617F，这似乎是导致骨髓祖细胞克隆性扩增的体细胞突变。在其余病例中，JAK2 基因可能存在其他的突变，家族性红细胞增多症是罕见的，但在携带包括 JAK2 的 3′部分的相同单体型区域的个体中，先证者的一级亲属患本病的相对风险为 3～4 倍（Campbell，2009）。这必须区别于与白血病无关的更为常见的良性家族性红细胞增多症。

本病的遗传似乎是不完全外显的常染色体显性遗传（Kralovics et al.，2003）。MPL 突变可以在没有明显 JAK2 突变的骨髓增生性疾病的患者中检测到（Ma et al.，2011）。

8.7　血小板增多症

原发性或特发性血小板增多症（thrombocythemia）是一种骨髓增生性疾病，其特征为巨核细胞增生和血小板计数升高。主要的并发症是出血和血栓形成事件，偶尔也会发生急性白血病转化。家族性原发性血小板增多症已见于报道（Eyster et al.，1986）。家族性病例可以作为一种常染色体显性性状而遗传，并且可能由 3 号染色体上的血小板生成素（THPO）基因或染色体 1p34 区其受体 c-Mpl 的突变引起（Ding et al.，2004；Kondo et al.，1998）。已经报道了涉及多代的大家系（以及在一些病例中男性与男性的传递）（Schlemper et al.，1994；Kikuchi et al.，1995，van Dijken et al.，1996）。在 5% 的血小板增多症患者中可以见到 MPL 基因的激活突变，后者编码驱动血小板生成的主要激素的受体，而 50%～60% 的病例在 JAK2 中具有体细胞点突变（Scott et al.，2007）。还发现了 TET2、ASXL1 和 SH2B3 基因的体细胞突变。

8.8　淋　巴　瘤

恶性淋巴瘤（lymphoma）的两大类型为霍奇金病（刚好占总数的不到 1/2）和非霍奇金淋巴瘤。后者是一组异质性疾病，大多数为单克隆 B 细胞来源，较少数为 T 细胞或非 T 非 B 型。表 8.2 中列出了易患恶性淋巴瘤的遗传性疾病，并将在第 11 章中讨论。显然，导致临床免疫缺陷的遗传性疾病与恶性淋巴瘤之间存在密切的关联。此外，继发于治疗性免疫抑制或人类免疫缺陷病毒（human immunodeficiency virus，HIV）感染的免疫缺陷患者中淋巴增殖性疾病的发病率增加。尽管免疫缺陷个体中的许多淋巴瘤为 B 细胞起源，但一些淋巴瘤来源于其他细胞，如 T 细胞（Baumler et al.，2003）。

表 8.2　易于发生恶性淋巴瘤的遗传性疾病

共济失调毛细血管扩张症
Chediak-Higashi 综合征（白细胞异常色素减退综合征）
常见变异型免疫缺陷病
高 IgM 综合征
低丙种球蛋白血症
重症联合免疫缺陷病
威斯科特-奥尔德里奇（Wiskott-Aldrich）综合征
X 连锁淋巴增殖性疾病

肿瘤，尤其是淋巴增殖性疾病，是免疫缺陷病的第二大死亡原因，据估计，15%～25%患有三种主要免疫缺陷综合征（Wiskott-Aldrich 综合征、共济失调毛细血管扩张症和常见变异型免疫缺陷病）的患者会罹患癌症。发生于免疫缺陷病患者中的癌症大约 60% 为淋巴瘤，而非霍奇金淋巴瘤在这些患者中的概率大约是霍奇金病的 6 倍。

造血系统恶性肿瘤患者的亲属中淋巴瘤的风险略有增加（Chang et al.，2005；Altieri et al.，2006）。

在患有结肠腺癌、淋巴瘤和脑肿瘤的儿童患者中（Menko et al.，2004；Poley et al.，2007）已经鉴定出 *MSH6* 基因的纯合胚系突变，并且在其他患者中检测到参与微卫星 DNA 错误修复的其他基因的双等位胚系突变。因此，白血病是 MMR 基因胚系突变的纯合状态的一种特征，后者在杂合个体中将导致 Lynch 综合征（体质性错配修复缺陷）。

已发现一部分淋巴瘤患者具有穿孔素基因的胚系突变。具有该基因双等位突变的患者可能患有家族性噬血细胞性淋巴组织细胞增生症（hemophagocytic lymphohistiocytosis，HLH），但已发现少数这类患者具有霍奇金淋巴瘤或非霍奇金淋巴瘤（Clementi et al.，2005）。

8.9　霍　奇　金　病

霍奇金病（Hodgkin disease）在英国的发病率为每 10 万人中有 2～3 人。对霍奇金病发病年龄的分析显示出双峰分布，其中一个峰出现在 25 岁左右，然后在中年时下降至平坦，此后随着年龄的增加，发生率逐渐上升，达到第二个峰值。在社会经济地位较高的人群以及较小的家庭中，这种疾病在男性中比在女性中更常见。霍奇金病的病因尚不清楚，但有人提出了一种感染因子，尤其是在较小的年龄组和结节状硬化的亚型中。已发现了多发性硬化的家族聚集与年轻成年人发病的霍奇金淋巴瘤（Hodgkin lymphoma，HL）之间的关联，从而表明这两种疾病共享环境和（或）体质因素（Hjalgrim et al.，2004；Shugart et al.，2000）。

Ferraris 等（1997）回顾了有关家族性霍奇金病的文献。他们证实在家族性病例中男性偏多，在家族和散发病例中男女比例相似（1.5∶1），家族病例的年龄分布在 15～34 岁出现一个主要的峰值。遗传和环境因素（如病毒感染）均与霍奇金病的家族聚集有关。对罹患霍奇金病的 432 对双胞胎的分析显示，在 187 对异卵双胞胎中有 0 对同患霍奇金病，而在 179 对同卵双胞胎中则有 10 对——每组的预期病例＞0.1（Mack et al.，1995）。与异卵双胞胎相比，同卵双胞胎中更高的一致性明显提示了在年轻成年人中霍奇金病家族聚集的遗传因素。在瑞典的一项霍奇金病研究中，Shugart 等（2000）估计其遗传率为 28%，并认为有显著证据表明霍奇金病的亲子对预期（平均差异 14 年）。霍奇金淋巴瘤在患者亲属中的相对风险大约为 3.1，并且慢性淋巴细胞白血病和非霍奇金淋巴瘤的相对风险也有所增加，而这些相对风险在年轻患者的亲属中更高（Goldin et al.，2004）。

流行病学证据表明，霍奇金病可能是特定感染因子的罕见结果，可能是 EB 病毒（Epstein-Barr virus，EBV）。然而，EBV 感染是常见并且通常无症状的，提示其他因素如遗传性免疫应答变异可能与霍奇金病的易感性有关。因此，一些小组研究了霍奇金病和 *HLA* 基因座之间的连锁。多病例家族的连锁研究已证实其与 *HLA* 基因座上的某个易感基因有关，并且与隐性基因一致，这可能导致霍奇金病患者同胞的相对风险增加 2 倍（Chakravarti et al.，1986）。还证实了与 *HLA* Ⅱ类区域的连锁（Klitz et al.，1994）；特别是，*HLA-DPB1* 基因座上的等位基因涉及特定的组织学亚型，并且被推测与 EBV 阳性的病例存在关联（Taylor et al.，1999；Alexander et al.，2001）。最近的一项评估表明，HLA 决定因子与一种或多种其他基因叠加起来可增加对霍奇金病的易感性（Shugart and Collins，2000）。在免疫缺陷患者中霍奇金病的发病率增加，并且在原发性免疫缺陷病相关的肿瘤中大约占 10%。在免疫缺陷患者中诊断霍奇金病的平均年龄为 10.9 岁，尽管范围很宽，从不到 1 岁到 73 岁（Kersey et al.，1988）。与患有霍奇金病并且没有免疫缺陷病的儿童患者相比，混合细胞和淋巴细胞耗竭亚型偏多。然而，在免疫缺陷个体中发生的大多数淋巴瘤均被归类为非霍奇金淋巴瘤。最近发现的在经典型霍奇金淋巴瘤中反复出现的涉及 *JAK2*、t(4;9)(q21;p24)*JAK2* 重排，包括新型的 *SEC31A-JAK2* 融合具有重要的意义；t(4;9)(q21;p24)导致了一种新的 *SEC31A-JAK2* 融合体，在体外具有致癌作用，并作为一种对 JAK 抑制剂敏感的体质性活化的酪氨酸激酶（van Roosbroeck et al.，2011）。

NPAT（核蛋白共济失调毛细血管扩张症）基因座的胚系突变已在一个家族中被发现与结节性淋巴细胞为主的霍奇金淋巴瘤共分离，同时也在该病的散发病例中被检测到，这表明这些突变增加了该病的风险（*OR* = 4.11）（Saarinen et al.，2011a，b）。

8.10 非霍奇金淋巴瘤

非霍奇金淋巴瘤（non-Hodgkin lymphoma，NHL）是一组异质性疾病，具有广泛的组织学、免疫学和细胞遗传学亚型。非霍奇金淋巴瘤是原发性免疫缺陷综合征最常伴发的肿瘤（表 8.2），也可能发生于慢性淋巴细胞白血病患者的亲属中。

合并原发性免疫缺陷的非霍奇金淋巴瘤的最常见原因为共济失调毛细血管扩张症、Wiskott-Aldrich 综合征、常见变异型免疫缺陷病以及重症联合免疫缺陷病（Kersey et al., 1988），并且是所有这些疾病中主要的恶性肿瘤。诊断时的平均年龄为 7 岁（范围从 1 岁到 75 岁），而大脑和胃肠道为最常见的部位。与非免疫缺陷患者的非霍奇金淋巴瘤相比，淋巴结受累较为少见。原发性免疫缺陷儿童中的大多数非霍奇金淋巴瘤属于 B 细胞来源，而共济失调毛细血管扩张症中的淋巴瘤则非常不均匀，可能出现所有主要的组织学亚型。其免疫缺陷的严重程度与恶性风险之间似乎没有关系（Kersey et al., 1988）。

已认识到血液淋巴增殖性癌症的家族聚集倾向。Pottern 等（1991）发现 4.5% 的非霍奇金淋巴瘤患者至少有一个同胞，而 3.3% 的父母患有血液增生性癌症，而仅 1.7% 的对照具有受累的同胞，2.2% 具有患血液增生性癌症的父母。在非霍奇金淋巴瘤患者的一级亲属中，白血病和淋巴瘤的患病风险将增加 4 倍。当血细胞增生性癌症发生家族聚集时，通常没有特定的肿瘤类型模式，因此尽管可能发生一致的癌症，但看起来可能是广泛的细胞类型。任何一级亲属的造血系统恶性病史都被发现与所有的非霍奇金淋巴瘤的风险增加有关（$OR = 1.8$），在同胞中比在亲子中更为明显（Chang et al., 2005）。淋巴瘤的家族聚集并不常见，但 Lynch 等（1989）报道了一个独特的家庭，在 3 代中共有 7 例恶性淋巴瘤（6 例非霍奇金淋巴瘤和 1 例霍奇金淋巴瘤），并具有常染色体显性遗传。然而，大多数家系集群都很小。在具有垂直传递的非霍奇金淋巴瘤的家族聚集中，已发现了早现的证据（Wiernik et al., 2000；Shugart et al., 2001）。

Wiernik 等（2000）分析了 11 篇已发表的关于多代家族性 NHL 的报道，以及 18 例先前未报告的家族性 NHL 的早现证据。所有家系（分别为 48.5 岁和 78.3 岁）和所选择的配对（分别为 52.5 岁和 71.5 岁）中的儿童与亲代的发病年龄的中位数显著不同。在子代与美国国家癌症研究所检测、流行病学和最终结果数据库（the surveillance, epidemiology, and end results program of the National Cancer Institute，SEER）人群的发病年龄之间观察到了显著的差异，但在亲代和 SEER 人群之间则不然。他们因此得出结论，即家族性 NHL 的早现是一种真实的现象。

利用瑞典家族癌症数据库，Altieri 等（2005）计算了 4455 名罹患 NHL 的后代中NHL 组织病理学特异性亚型的标准化发病率（standardized incidence ratio，SIR），其亲代或同胞罹患不同类型的淋巴增殖性恶性肿瘤。有亲代 NHL 病史患者 NHL 的 SIR（1.8）和弥漫性大 B 细胞淋巴瘤的 SIR（2.3）显著增加。对于 NHL（1.9）、滤泡性淋巴瘤（2.3）和未明确指定的 B 细胞淋巴瘤（3.4），具有同胞 NHL 病史的患者的 SIR 显著增加。亲代具有组织病理学特点一致的癌症病史者，弥漫性大 B 细胞淋巴瘤、滤泡性 NHL、浆细胞性骨髓瘤和慢性淋巴细胞白血病的家族风险将显著增加（*SIR* 分别为 11.8、6.1、2.5 和 5.9）。

Clementi 等（2005）报道了 4 例具有穿孔素基因突变以及噬血细胞综合征（噬血细胞淋巴组织细胞增生症）特征的非霍奇金淋巴瘤患者。

弥漫性大 B 细胞淋巴瘤（diffuse large B cell lymphoma，DLBCL）是非霍奇金淋巴瘤最常见的类型，占所有病例的 30%～40%。恶性细胞的存活将有赖于核因子-κB（NF-κB）信号转导途径的体质性激活。在正常的 B 细胞中，抗原受体诱导的 NF-κB 活化需要 CARD11——一种细胞质支架蛋白。已在大约 10%的大 B 细胞淋巴瘤活检中发现了 *CARD11* 的错义突变，全部位于编码卷曲螺旋结构域的外显子中。这类实验性的 *CARD11* 突变体将引起体质性 NF-κB 活化并在抗原受体受刺激时增强 NF-κB 的活性（Lenz et al.，2008；Davis et al.，2010）。

滤泡性淋巴瘤易感性被发现与染色体 6p21.33 区的一个 SNP 存在关联（Skibola et al.，2009）。

8.11 骨 髓 瘤

罹患多发性骨髓瘤（multiple myeloma，MM）的同胞对的报道表明，遗传因素偶尔可能导致骨髓瘤，而 Hemminki（2002）发现多发性骨髓瘤病例的后代患病风险增加了 4 倍。Horwitz 等（1985）回顾了 30 个有两名受累同胞的家系以及另外 9 个有三名受累同胞的家系。在两份关于患有多发性骨髓瘤的双胞胎的报告中（Judson et al.，1985；Comotti et al.，1987），一份强调了共享环境的影响，而另一份则是遗传因素。据报道，在骨髓瘤患者的同胞中浆细胞紊乱的发生率为 2%，但这可能并不过分（Horwitz et al.，1985）。曾报道了少数包含若干多发性骨髓瘤病例的家族，尽管其很罕见（Lynch et al.，2008b）。Lynch 等（2001）描述了一个患有家族性多发性骨髓瘤的大型家系，其中有三个病例，另外还有两名亲属具有某种意义未明单克隆丙种球蛋白血症。尽管尚无常规筛查骨髓瘤患者亲属的情况，但当发现家族性骨髓瘤时，应筛查其一级亲属（通过血液和尿液电泳），而那些具有良性单克隆丙种球蛋白血症者应接受检测。有证据表明，多发性骨髓瘤病例（*SIR* 2.45）、慢性淋巴细胞白血病（*SIR* 2.45）和非霍奇金淋巴瘤（*SIR* 1.34）的亲属中多发性骨髓瘤的相对风险有所增加（Altieri et al.，2005）。B 细胞增殖性疾病的遗传易感性已经被确定，而 IgG/A 和 IgM 疾病可以在家族中同时发生，其中增强的 B 细胞反应性可见于与患者血缘很近的健康个体中（Steingrimsdottir et al.，2011）。

8.12 Waldenström 巨球蛋白血症

作为一种罕见的非霍奇金淋巴瘤亚型，Waldenström 巨球蛋白血症（Waldenström macroglobulinemia，WM）的家族性发病并不常见，但已为人所熟知（Renier et al.，1989；Blattner et al.，1980）。有研究表明，4%的受累个体的亲属具有单克隆 IgM 成分（Kalff and

Hijmans，1969）。在 Blattner 等（1980）所描述的家系中，4 名受累亲属都有一个共同的 HLA 单倍型（A2，B8，DRw3）。但是，在另外两份报道中，未发现一致的 HLA 关联。在家族性 Waldenström 巨球蛋白血症的亲属之间，单克隆 IgM 轻链的类型可能有所不同，如同发生于 Waldenström 巨球蛋白血症的同卵双胞胎中的那样（Fine et al.，1986）。家族性 Waldenström 巨球蛋白血症患者的亲属时常发生自身免疫病和出现免疫球蛋白异常，提示在这些家族中 Waldenström 巨球蛋白血症可能是异常免疫球蛋白合成控制机制遗传易感性的一种表现（McMaster，2003）。已发现了 Waldenström 巨球蛋白血症与染色体 4q 的连锁（McMaster et al.，2006）。在 200 名健康对照中，只有 4 人（2%）被发现为 paratarg-7（pP-7）的携带者，而 pP-7 的携带者状态与显著增加的 IgM-MGUS/Waldenström 巨球蛋白血症风险相关（优势比 = 6.2；$P = 0.001$）。pP-7 的携带状态是遗传的一种显性性状。继 IgA/IgG-MGUS 和多发性骨髓瘤之后，IgM-MGUS/WM 是与 pP-7 携带状态相关联的第二种肿瘤（Grass et al.，2011）。

8.13　组织细胞增生症

组织细胞增生症（histiocytosis）是一组异质性疾病，其特征为组织细胞的异常增殖，而非恶性组织细胞疾病，又分为两大类：①朗格汉斯细胞组织细胞增生症 [包括组织细胞增多症 X、嗜酸性肉芽肿、莱特勒-西韦（Letterer-Siwe）病和汉-许-克（Hand-Schüller-Christian）病，并以 Birbeck 颗粒为特征]；②噬血细胞综合征（包括家族性红细胞吞噬性淋巴细胞增多症，又称家族性淋巴组织细胞增生症或家族性网状内皮细胞增生症）。

朗格汉斯细胞组织细胞增生症（Langerhans cell histiocytosis，LCH）被认为是一种非遗传性疾病，但偶尔也可能是家族性的（Arico et al.，1999）。大多数这类病例为同卵双胞胎，而一致率为 85%（这并不一定表明为遗传因素所致，因为无法排除通过胎盘内血管吻合在子宫内的扩散）。

已经确定了 B 细胞增殖性疾病的遗传易感性，而 IgG/A 和 IgM 病可以在家族中同时发生，其中增强的 B 细胞应答可见于与病例存在血缘关系的健康受试者中（Steingrimsdottir et al.，2011）。

家族性噬血细胞淋巴组织细胞增生症是一种罕见的常染色体隐性遗传病（每年 1.2/1 000 000 儿童），通常出现在儿童早期（80%在 2 岁之前），伴有生长迟缓、发热、贫血和肝脾肿大，以及组织学上多个系统（肝、脾、淋巴结、骨髓、中枢神经系统）的淋巴组织细胞浸润。若不进行治疗，预后很差。家族性噬血细胞淋巴组织细胞增生症是一种异质性疾病。穿孔素基因的突变占病例的 30%，而大约 10%与 9 号染色体上的 *FHL1* 基因座连锁（Göransdotter Ericson et al.，2001）。最近在一部分家族性噬血细胞淋巴组织细胞增生症（familial hemophagocytic lymphohistiocytosis，FHL）3 型中发现了 *hMunc13-4* 突变，后者为参与囊泡启动功能的 Munc13 蛋白家族成员。hMunc13-4 的失活将导致含有裂解颗粒的穿孔素的胞吐作用缺陷（Feldmann et al.，2003）。可能涉及不同家族的其他基因包括 *RAG1* 和 *RAG2*、*Syntaxin11* 基因以及 *Syntaxin2*。

一种与感觉神经性耳聋和关节挛缩相关的常染色体隐性形式的组织细胞增多症——Faisalabad 组织细胞增生症，已被定位至 11q25。对家族性噬血细胞淋巴组织细胞增生症的一项研究提示了进一步的遗传异质性，在两个一级表兄妹受累的无血缘关系的加拿大家庭中，未发现 FHL 与 9q21.3-q22 或 10q21-q22 的连锁（Graham et al.，2000）。

（译 兰海涛 吕扬成）

参 考 文 献

Alexander F E，Jarrett R F，Cartwright R A，et al. 2001. Epstein-Barr Virus and HLA-DPB1-*0301 in young adult Hodgkin's disease：evidence for inherited susceptibility to Epstein-Barr Virus in cases that are EBV（+ve）[J]. Cancer Epidemiol Biomark Prev，10（6）：705-709.

Altieri A，Bermejo J L，Hemminki K. 2005. Familial risk for non-Hodgkin lymphoma and other lymphoproliferative malignancies by histopathologic subtype：the Swedish Family-Cancer Database[J]. Blood，106（2）：668-672.

Altieri A，Chen B，Bermejo J L，et al. 2006. Familial risks and temporal incidence trends of multiple myeloma[J]. Eur J Cancer，42（11）：1661-1670.

Ang S O，Chen H，Hirota K，et al. 2002. Disruption of oxygen homeostasis underlies congenital Chuvash polycythemia[J]. Nat Genet，32（4）：614-621.

Arico M，Nichols K，Whitlock J A，et al. 1999. Familial clustering of Langerhans cell histiocytosis[J]. Br J Haematol，107（4）：883-888.

Armstrong S A，Look A T. 2005. Molecular genetics of acute lymphoblastic leukemia[J]. J Clin Oncol，23（26）：6306-6315.

Bastida P，García-Miñaúr S，Ezquieta B，et al. 2011. Myeloproliferative disorder in Noonan syndrome[J]. J Pediatr Hematol Oncol，33（1）：e43-e45.

Baumler C，Duan F，Onel K，et al. 2003. Differential recruitment of caspase 8 to cFlip confers sensitivity or resistance to Fas-mediated apoptosis in a subset of familial lymphoma patients[J]. Leuk Res，27（3）：841-851.

Bercovich D，Ganmore I，Scott L M，et al. 2008. Mutations of JAK2 in acute lymphoblastic leukemia associated with Down syndrome[J]. Lancet，372（9648）：1484-1492.

Bithell J F，Keegan T J，Kroll M E，et al. 2008. Childhood leukaemia near British nuclear installations：methodological issues and recent results[J]. Radiat Prot Dosimetry，132（2）：191-197.

Blattner W A，Garber J E，Mann D L，et al. 1980. Waldenström's macroglobulinaemia and autoimmune disease in a family[J]. Ann Int Med，93（6）：830-832.

Brown J. 2008. Inherited predisposition to chronic lymphatic leukemia[J]. Expert Rev Hematol，1（1）：51-61.

Campbell P J. 2009. Somatic and germline genetics at the JAK2 locus[J]. Nat Genet，41（4）：385-386.

Cetiner M，Adiguzel C，Argon D，et al. 2003. Hairy cell leukemia in father and son[J]. Med Oncol，20（4）：375-378.

Chakravarti A，Halloran S L，Bale S J，et al. 1986. Etiological heterogeneity in Hodgkin's disease：HLA linked and unlinked determinants of susceptibility independent of histological concordance[J]. Genet Epidemiol，3（6）：407-415.

Chang E T，Smedby K E，Hjalgrim H，et al. 2005. Family history of hematopoietic malignancy and risk of lymphoma[J]. J Natl Cancer Inst，97（19）：1466-1474.

Clementi R，Locatelli F，Dupre L，et al. 2005. A proportion of patients with lymphoma may harbor mutations of the perforin gene[J]. Blood，105（11）：4424-4428.

Colovic M D，Jankovic G M，Wiernik P H. 2001. Hairy cell leukemia in first cousins and review of the literature[J]. Eur J Haematol，67（3）：185-188.

Comotti B，Bassan R，Buzzeti M，et al. 1987. Multiple myeloma in a pair of twins[J]. Br J Haematol，65（1）：123-124.

Crowther-Swanepoel D，Broderick P，Di Bernardo M C，et al. 2010. Common variants at 2q37.3，8q24.21，15q21.3 and 16q24.1

influence chronic lymphocytic leukaemia risk[J]. Nat Genet，42（2）：132-136.

Daghistani D，Toledano S R，Curless R. 1990. Monosomy 7 syndrome[J]. Cancer Genet Cytogenet，44（2）：263-269.

Davies H D，Leusink G L，McConnell A，et al. 2003. Myeloid leukemia in Prader-Willi syndrome[J]. J Pediatr，142（2）：174-178.

Davis R E，Ngo V N，Lenz G，et al. 2010. Chronic active B-cell-receptor signalling in diffuse large B-cell lymphoma[J]. Nature，463（7277）：88-92.

De Moor P. 1988. A hereditary form of acute lymphoblastic leukemia[J]. Leukemia，2（8）：556.

Di Bernardo M C，Crowther-Swanepoel D，Broderick P，et al. 2008. A genome-wide association study identifies six susceptibility loci for chronic lymphocytic leukemia[J]. Nat Genet，40（10）：1204-1210.

Ding J，Komatsu H，Wakita A，et al. 2004. Familial essential thrombocythemia associated with a dominant-positive activating mutation of the c-MPL gene，which encodes for the receptor for thrombopoietin[J]. Blood，103（11）：4198-4200.

Dowton S B，Beardsley D，Jamison D，et al. 1985. Studies of a familial platelet disorder[J]. Blood，65（3）：557-563.

Ernst T，Chase A J，Score J，et al. 2011. Inactivating mutations of the histone methyltransferase gene EZH2 in myeloid disorders[J]. Nat Genet，42（8）：722-725.

Eyster M，Saletan S L，Rabellino E M，et al. 1986. Familial essential thrombocythemia[J]. Am J Med，80（3）：497-502.

Feldmann J，Callebaut I，Raposo G，et al. 2003. Munc13-4 is essential for cytolytic granules fusion and is mutated in a form of familial hemophagocytic lymphohistiocytosis（FHL3）[J]. Cell，115（4）：461-473.

Ferraris A M，Racchi O，Rapezzi D，et al. 1997. Familial Hodgkin's disease：a disease of young adulthood？[J]. Ann Hematol，74（3）：131-134.

Fine J M，Müller J Y，Rochu D，et al. 1986. Waldenstrom's macroglobulinaemia in monozygotic twins[J]. Acta Med Scand，220（4）：369-373.

Ford A M，Palmi C，Bueno C，et al. 2009. The TEL-AML1 leukaemia fusion gene dysregulates the TGF-β pathway in early B lineage progenitor cells[J]. J Clin Invest，119（4）：826-836.

Ford A M，Ridge S A，Cabrera M E，et al. 1993. In utero rearrangements in the trithorax-related oncogene in infant leukemia[J]. Nature，363（6427）：358-360.

Ganly P，Walker L C，Morris C M. 2004. M. Familial mutations of the transcription factor RUNX1（AML1，CBFA2）predispose to acute myeloid leukaemia[J]. Leuk Lymphoma，45（1）：1-10.

Goldin L R，Pfeiffer R M，Hemminki K. 2004. Familial risk of lymphoproliferativce tumours in families of patients with chronic lymphocytic leukaemia：results from the Swedish Family-Cancer Database[J]. Blood，104（6）：1850-1854.

Goldin L R，Slager SL，Caporaso N E. 2010. Familial chronic lymphocytic leukaemia[J]. Curr Opin Hematol，17（4）：350-355.

Göransdotter Ericson K，Fadeel B，Nilsson-Ardnor S，et al. 2001. Spectrum of perforin gene mutations in familial hemophagocytic lymphohistiocytosis[J]. Am J Hum Genet，68（3）：590-597.

Graham G E，Graham L M，Bridge P J，et al. 2000. Further evidence for genetic heterogeneity in familial hemophagocytic lymphohistiocytosis（FHLH）[J]. Pediatr Res，48（2）：227-232.

Grass S，Preuss K D，Wikowicz A，et al. 2011. Hyperphosphorylated paratarg-7：a new molecularly defined risk factor for monoclonal gammopathy of undetermined significance of the IgM type and Waldenstrom macroglobulinemia[J]. Blood，117（10）：2918-2923.

Gunz F W，Gunz J P，Veale A M，et al. 1975. Familial leukaemia：a study of 909 families[J]. Scand J Haematol，15（2）：117-31.

Heim S，Mitelman F. Cancer cytogenetics[M]. New York：Alan Liss Inc.；1987.

Hemminki K. 2002. Re：familial multiple myeloma：a family study and review of the literature[J]. J Natl Cancer Inst，94（6）：462-463.

Hjalgrim H，Rasmussen S，Rostgaard K，et al. 2004. Familial clustering of Hodgkin lymphoma and multiple sclerosis[J]. J Natl Cancer Inst，96（10）：780-784.

Horwitz L J，Levy R N，Rosner F. Multiple myeloma in three siblings[J]. Arch Intern Med，145（8）：1449-1450.

Horwitz M，Benson K F，Li F Q，et al. 1997. Genetic heterogeneity in familial acute myelogenous leukemia：evidence for a second locus at chromosome 16q21-23.2[J]. Am J Hum Genet，61（4）：873-881.

Horwitz M，Goode E L，Jarvik G P. 1996. Anticipation in familial leukemia[J]. Am J Hum Genet，59（5）：990-998.

Houlston R S. 2010. Low penetrance susceptibility to hematological malignancy[J]. Curr Opin Genet Dev，20（3）：245-250.

Houlston R S，Sellick G，Yuille M，et al. 2003. Causation of chronic lymphocytic leukemia - insights from familial disease[J]. Leuk Res，27（10）：871-876.

Ishibe N，Sgambati M T，Fontaine L，et al. 2001. Clinical characteristics of familial B-CLL in the National Cancer Institute Familial Registry[J]. Leuk Lymphoma，42（1-2）：99-108.

Izraeli S. 2005. Perspective：chromosomal aneuploidy in leukemia - lessons from Down syndrome[J]. Hematol Oncol，24（1）：3-6.

Izraeli S，Rainis L，Hertzberg L，et al. 2007. Trisomy of chromosome 21 in leukemogenesis[J]. Blood Cell Mol Dis，39（2）：156-159.

Jacobs A. 1989. Benzene and leukemia[J]. Br J Haematol，72（2）：119-121.

Jedlickova K，Stockton D W，Prchal J T. 2003. Possible primary familial and congenital polycythemia locus at 7q22.1-7q22.2[J]. Blood Cell Mol Dis，31（3）：327-331.

Judson I R，Wiltshaw E，Newland A C. 1985. Multiple myeloma in a pair of monozygotic twins：the first reported case[J]. Br J Haematol，60（3）：551-554.

Kalff M W，Hijmans W. 1969. Immunoglobulin analysis in families of macroglobulinaemia patients[J]. Clin Exp Immunol，5（5）：479-498.

Kearney L，De Castro D G，Yeung J，et al. 2009. Specific JAK2 mutation（JAK2R683）and multiple gene deletions in Down syndrome acute lymphoblastic leukemia[J]. Blood，113（3）：646-648.

Kersey J H，Shapiro R S，Filipovich A H. 1988. Relationship of immunodeficiency to lymphoid malignancy[J]. Pediatr Infect Dis J，7（5 Suppl）：510-512.

Kikuchi M，Tayama T，Hayakawa H，et al. 1995. Familial thrombocytosis[J]. Br J Haematol，89（4）：900-902.

Kinlen L. 2011. Childhood leukaemia，nuclear sites，and population mixing[J]. Br J Cancer，104（1）：12-18.

Klitz W，Aldrich C L，Fildes N，et al. 1994. Localization of predisposition to Hodgkin disease in the HLA class II region[J]. Am J Hum Genet，54（3）：497-505.

Klusmann J H，Creutzig U，Zimmerman M，et al. 2007. Treatment and prognostic impact of transient leukemia in neonates with Down syndrome[J]. Blood，111（6）：2991-2998.

Kondo T，Okabe M，Sanada M，et al. 1998. Familial essential thrombocythemia associated with one-base deletion in the 5'-untranslated region of the thrombopoietin gene[J]. Blood，92（4）：1091-1096.

Kralovics R，Sokol L，Prchal J T. 1998. Absence of polycythemia in a child with aunique erythropoietin receptor mutation in a family with autosomal dominant primary polycythemia[J]. J Clin Invest，102（1）：124-129.

Kralovics R，Stockton DW，Prchal JT. 2003. Clonal hematopoiesis in familial polycythemia vera suggests the involvement of multiple mutational events in the early pathogenesis of the disease[J]. Blood，102（10）：3793-3796.

Kurzrock R，Guterman J U，Talpaz M. 1988. The molecular genetics of Philadelphia chromosome-positive leukaemias[J]. N Engl J Med，319（15）：990-998.

Kwong Y L，Ng M H，Ma S K. 2000. Familial acute myeloid leukemia with monosomy 7：late onset and involvement of a multipotential progenitor cell[J]. Cancer Genet Cytogenet，116（2）：170-173.

Laurent E L，Talpaz M，Kantarjian H，et al. 2001. The BCR gene and Philadelphia chromosome-positive leukaemogenesis[J]. Cancer Res，61（6）：2343-2355.

Le Couedic J P，Mitjavila M T，Villeval J L，et al. 1996. Missense mutation of the erythropoietin receptor is a rare event in human erythroid malignancies[J]. Blood，87（4）：1502-1511.

Lenz G，Davis R E，Ngo V N，et al. 2008. Oncogenic CARD11 mutations in human diffuse large B cell lymphoma[J]. Science，319（5870）：1676-1679.

Lynch H T，Ferrara K，Barlogie B，et al. 2008. Familial myeloma[J]. N Eng J Med，359（2）：152-157.

Lynch H T，Ferrara K M，Weisenburger D D，et al. 2008. Genetic counseling for DAPK1 mutation in a chronic lymphocytic leukemia family[J]. Cancer Genet Cytogenet，186（2）：95-102.

Lynch H T，Marcus J N，Weisenburger D D，et al. 1989. Genetic and immunopathological findings in a lymphoma family[J]. Br J

Cancer，1989，59（4）：622-626.

Lynch H T，Sanger W G，Pirruccello S，et al. 2001. Familial multiple myeloma: a family study and review of the literature[J]. J Natl Cancer Inst，93（19）：1479-1483.

Lynch H T，Weisenburger D D，Quinn-Laquer B，et al. 2002. Hereditary chronic lymphocytic leukemia: an extended family study and literature review[J]. Am J Med Genet，115（3）：113-117.

Ma W，Zhang X，Wang X，et al. 2011. MPL mutation profile in Jak2 mutation-negative patients with myeloproliferative disorders[J]. Diagn Mol Pathol，20（1）：34-39.

Mack T M，Cozen W，Shibata D K. 1995. Concordance for Hodgkin's Disease in identical twins suggesting genetic susceptibility to the young-adult form of the disease[J]. N Engl J Med，332（7）：413-418.

McMaster M L. 2003. Familial Waldenstrom's macroglobulinemia[J]. Semin Oncol，30（2）：146-152.

McMaster M L，Goldin L R，Bai Y，et al. 2006. Genomewide linkage screen for Waldenstraom macroglobulinaemia susceptibility loci in high-risk families[J]. Am J Hum Genet，79（4）：695-701.

Menko F H，Kaspers G L，Meijer G A，et al. 2004. A homozygous MSH6 mutation in a child with café-au-lait spots, oligodendroglioma and rectal cancer[J]. Fam Cancer，3（2）：123-127.

Miller R W. 1971. Deaths from childhood leukemia and solid tumours among twins and other sibs in the United States，1960-67[J]. J Natl Cancer Inst，46（1）：203-209.

Mulligan C G. 2008. JAK2 - a new player in acute lymphoblastic leukemia[J]. Lancet，372（9648）：1448-1450.

Niemeyer C M，Kang M W，Shin D H，et al. 2010. Germline CBL mutations cause developmental abnormalities and predispose to juvenile myelomonocytic leukemia[J]. Nat Genet，42（9）：794-800.

Nowell P C，Hungerford D A. 1960. A minute chromosome in human chronic granulocytic leukemia[J]. Science，132（3438）：1497.

Pandit B，Sarkozy A，Pennacchio L A，et al. 2007. Gain-of-function RAF1 mutations cause Noonan and LEOPARD syndromes with hypertrophic cardiomyopathy[J]. Nat Genet，39（8）：1007-1012.

Park S，Picard F，Dreyfus F. 2002. Erythroleukemia: a need for a new definition[J]. Leukemia，16（8）：1399-1401.

Poley J W，Wagner A，Hoogmans M M，et al. 2007 Biallelic germline mutations of mismatch-repair genes: a possible cause for multiple pediatric malignancies[J]. Cancer，109（11）：2349-2356.

Pottern L M，Linet M，Blair A，et al. 1991. Familial cancers associated with subtypes of leukemia and non-Hodgkin's lymphoma[J]. Leuk Res，15（5）：305-314.

Rabin K R，Whitlock J A. 2009. Malignancy in children with trisomy 21[J]. Oncologist，14（2）：164-173.

Raval A，Tanner S M，Byrd J C. 2007. Downregulation of death associated protein kinase 1（DAPK1）in chronic lymphatic leukemia[J]. Cell，129（5）：879-890.

Rawstron A C，Yuille M R，Fuller J，et al. 2002. Inherited predisposition to CLL is detectable as subclinical monoclonal B-lymphocyte expansion[J]. Blood，100（7）：2289-2290.

Renier G，Ifrah N，Chevailler A，et al. 1989. Four brothers with Waldenstrom's macroglobulinaemia[J]. Cancer，64（7）：1554-1559.

Saarinen S，Aavikko M，Aittomäki K，et al. 2011. Exome sequencing reveals germline NPAT mutation as a candidate risk factor for Hodgkin lymphoma[J]. Blood，118（3）：493-498.

Schlemper R J，van der Maas A P，Eikenboom J C. 1994. Familial essential thrombocythemia: clinical characteristics of 11 cases in one family[J]. Ann Hematol，68（3）：153-158.

Scott L M，Tong W，Levine R L，et al. 2007. JAK2 exon 12 mutations in polycythemia vera and idiopathic erythrocytosis[J]. N Engl J Med，356（5）：459-468.

Shah S，Schrader K A，Waanders E，et al. 2013. A recurrent germline PAX5 mutation confers susceptibility to pre-B cell acute lymphoblastic leukemia[J]. Nat Genet，45（10）：1226-1231.

Shugart Y Y，Collins A. 2000. Combined segregation and linkage analysis of 59 Hodgkin's disease families indicates the role of HLA determinants[J]. Eur J Hum Genet，8（6）：460-463.

Shugart Y Y，Hemminki K，Vaittinen P，et al. 2000. A genetic study of Hodgkin's lymphoma: an estimate of heritability and anticipation based on the familial cancer database in Sweden[J]. Hum Genet，106（5）：553-556.

Shugart Y Y，Hemminki K，Vaittinen P，et al. 2001. Apparent anticipation and heterogeneous transmission patterns in familial Hodgkin's and non-Hodgkin's lymphoma：report from a study based on Swedish cancer database[J]. Leuk Lymphoma，42（3）：407-415.

Skibola C F，Bracci P M，Halperin E，et al. 2009. Genetic variants at 6p21.33 are associated with susceptibility to follicular lymphoma[J]. Nat Genet，41（8）：873-875.

Smith M L，Cavenagh J D，Lister T A，et al. 2004. Mutation of CEBPA in familial acute myeloid leukemia[J]. N Engl J Med，351（23）：2403-2407.

Steingrimsdottir H，Einarsdottir H K，Haraldsdottir V，et al. 2011. Familial monoclonal gammopathy：hyper-responsive B cells in unaffected family members[J]. Eur J Haematol，86（5）：396-404.

Taylor G M，Gokhale D A，Crowther D，et al. 1999. Further investigation of the role of HLA-DPB1 in adult Hodgkin's disease（HD）suggests an influence on susceptibility to different HD subtypes[J]. Br J Cancer，80（9）：1405-1411.

Thunberg U，Tobin G，Johnson A，et al. 2002. Polymorphism in the P2X7 receptor gene and survival in chronic lymphocytic leukemia[J]. Lancet，360（9349）：1935-1939.

Tigay J H. 2009. A comparison of acute lymphoblastic leukemia in Down syndrome and non-Down syndrome children：the role of trisomy 21[J]. J Pediatr Nurs，26（6）：362-368.

Till M M，Jones L H，Penticess C R，et al. 1975. Leukaemia in children and their grand-parents：studies of immune function in six families[J]. Br J Haematol，29（4）：575-586.

van Dijken P J，Woldendorp K H，van Wouwe J P. 1996. Familial thrombocytosis in infancy presenting with a leukaemoid reaction[J]. Acta Pediatr，85（9）：1132-1134.

van Roosbroeck K，Cox L，Tousseyn T，et al. 2011. JAK2 rearrangements，including the novel SEC31A-JAK2 fusion，are recurrent in classical Hodgkin lymphoma[J]. Blood，117（15）：4056-4064.

Wiernik P H，Wang S Q，Hu X P，et al. 2000. Age of onset evidence for anticipation in familial non-Hodgkin's lymphoma[J]. Br J Haematol，108（1）：72-79.

Wiley J S，Dao-Ung L P，Gu B J，et al. 2002. A loss-of-function polymorphic mutation in the cytolytic P2X7 receptor gene and chronic lymphocytic leukemia：a molecular study[J]. Lancet，359（9312）：1114-1119.

Yuille M R，Matutes E，Marossy A，et al. 2000. Familial chronic lymphocytic leukemia: a survey and review of published studies[J]. Br J Haematol，109（4）：794-799.

第9章 肌肉骨骼系统

雪莉·V. 霍奇森[1]，威廉·D. 福尔克斯[2]，查瑞斯·恩格[3]，依蒙·R. 马赫[4]

9.1 骨 肿 瘤

一般来说，骨骼、肌肉或结缔组织的肉瘤很罕见，尤其是在儿童中。骨肿瘤（bone tumors）约占儿童恶性肿瘤的 5%（骨肉瘤 3%，尤因肉瘤 2%），其在英国的发病率约为 10/1 000 000。1983～1992 年，美国国家癌症研究所检测、流行病学和最终结果数据库（SEER）登记的白色人种儿童（0～14 岁）的恶性骨肿瘤的年龄标准化发病率为 6.4/1 000 000。软组织肉瘤稍微多见（10/1 000 000）。该数据库登记的黑色人种儿童的发病率相似，但尤因肉瘤除外，这种病在黑色人种儿童中的发病率是普通儿童的 9 倍（Parkin，1998）。

9.2 骨 肉 瘤

骨肉瘤（osteosarcoma）在男性中比女性更为常见，并呈现两个年龄高峰，一个在青春期，另一个则与软骨肉瘤相仿，在 60～70 岁。该肿瘤好发于快速生长的骨骼，而在 Paget 病中风险升高（Wu et al.，1991）。与健康对照相比，骨肉瘤患儿在确诊时身材明显偏高（Gelberg et al.，1997）。尤因肉瘤患儿也存在类似但不显著的差异。有时可观察到 Paget 病的家族聚集现象；涉及若干基因位点，并且已在患者中检测到了 TNFRSF-11A 基因的突变（Hughes et al.，2000）。

家族性骨肉瘤很少见，但是也在一些家族中发现了多个病例。一项关于家族性骨肉瘤的研究在 24 个家庭中发现了 59 例患者。7 例患有 Paget 病、3 例有多处骨折病史、2 例合并有双侧视网膜母细胞瘤，1 例合并有其他部位的骨肉瘤（Hillmann et al.，2000）。肉瘤易患家族曾被报道，其中的骨肉瘤患者存在 TP53 胚系突变（Lynch et al.，2003），并且约 3% 的骨肉瘤患儿可能携带 TP53 胚系突变。他们并非全部有 Li-Fraumeni 综合征的家族史（Toguchida et al.，1992；McIntyre et al.，1994）。

骨肉瘤也可能发生于具有视网膜母细胞瘤基因胚系突变的个体中（相对风险较正常值高 500 倍），尤其当存在各种辐射时（Mertens and Bramwell，1995）。骨肉瘤也可见于

---

① 英国伦敦，圣乔治医院癌症遗传学系。
② 加拿大魁北克省蒙特利尔，麦吉尔大学人类遗传学、医学和肿瘤学癌症遗传学系项目。
③ 美国俄亥俄州克利夫兰，克利夫兰诊所基因组医学研究所。
④ 英国剑桥，剑桥大学医学遗传学系。

多发性骨软骨瘤病、多发性内生软骨瘤病、Bloom 综合征（Fuchs and Pritchard，2002），以及罗特蒙德-汤姆森（Rothmund-Thomson）病（Cumin et al.，1996；Leonard et al.，1996）。本病的特征为皮肤萎缩、毛细血管扩张、皮肤色素沉着或减退、先天性骨骼异常、身材矮小、早衰和对恶性肿瘤易感等。其致病基因 *RECQL4* 的截短突变（Kitao et al.，1999；Simon et al.，2010）与骨肉瘤发生的关联似乎比其他类型的突变更强（Wang et al.，2003）。然而，*RECQL4* 基因的突变在散发性骨肉瘤中并不常见（Nishijo et al.，2004）。既往曾报道过一个罹患家族性牙骨质瘤的家系，其中一人进展为骨肉瘤（Rossbach et al.，2005）。

单骨纤维性结构不良（散发性）和 McCune-Albright 综合征（纤维性骨营养不良综合征）均存在恶变的风险，后者以多骨纤维性结构不良、皮肤牛奶咖啡斑色素沉着和性早熟等为特点，并可以检测到 Gs 蛋白的活化突变（*GNSA1* 基因的后合子突变）（Alman et al.，1996）。多骨纤维性结构不良患者发生恶性退变的风险要高于单骨病变的患者，这被认为是由于前者病变数量更多，而不是单个病灶恶变的风险增加。GSα 的体细胞突变在两者中均有发现（Lumbroso et al.，2004；Pollandt et al.，2001）。在遗传易感的个体中（如 Li-Fraumeni 综合征），原发肿瘤接受放疗的部位可能继发骨肉瘤（Li et al.，1978）。骨肉瘤也可能作为 OSLAM 综合征的一部分，既往曾报道 1 个很可能呈常染色体显性遗传的儿童期骨肉瘤，合并红系肥大细胞增多症、巨幼细胞骨髓象和肢体畸形家系（Mulvihill et al.，1977）。

遗传性多发性骨软骨瘤病（骨干续连症）是一种常染色体显性遗传性骨骼发育不良，估计人群发病率为 9/1 000 000。其特征为在骨骼生长活跃的区域中出现许多有软骨帽覆盖的骨软骨瘤（Ahn et al.，1995）。最常见的部位为长骨、骨盆、肩胛骨和肋骨，但颅骨和脊柱骨通常不受影响。前臂的马德隆畸形很常见。多发性骨软骨瘤将导致骨性畸形、骨生长发育异常及轻度的身材矮小。影像学上几乎完全外显，但也有许多亚临床病变。骨软骨瘤的生长在儿童期和青春期最为迅速，通常在 10 岁前可以确诊。本病的主要并发症是骨软骨瘤的恶变。对于这一风险的估计因人而异，但其发生率很可能低于 10%。患者需警惕肿瘤生长速度明显加快、出现疼痛和炎症等，建议对这类变化定期进行检测。倘若发生骨肉瘤，其发生时间将早于散发的骨软骨瘤患者，平均年龄约为 30 岁（10～50 岁）（Hennekam，1991）。一例具有 t(8;11)(q24.11;p15.5)平衡易位的患者所表现的多发性骨软骨瘤，导致了目前已鉴定的 8q24.1、11p13 和 19p 三个位点之一被发现，其胚系突变可导致本病的发生（Lüdecke et al.，1991；Wuyts et al.，1996）。此外，在 *EXT1* 和 *EXT2* 基因中也发现了胚系突变（Heinritz et al.，2009）。两种基因均参与编码硫酸乙酰肝素生物合成的糖基转移酶。具有 *EXT1* 突变者发生肉瘤的风险比 *EXT2* 突变更大。多发性骨软骨瘤Ⅲ型已被定位于 19 号染色体（*EXT3*）。在 *EXT1* 突变的携带者中筛查肉瘤是合理的（Porter et al.，2004；Seki et al.，2001）。

多发性骨软骨瘤也见于混合性软骨瘤病患者中，后者为一种常染色体显性遗传病，特征是身材矮小、掌骨和长骨中多发性骨软骨瘤和软骨瘤。其中的骨软骨瘤突向关节的方向，并且它们有退化甚至消失的趋势。本病是由染色体 12q24 上 *PTPN11* 基因突变引起的（Sobreira et al.，2010）。

Langer-Giedion 综合征（毛发鼻指/趾综合征Ⅱ型）的特征为后天性身材矮小、头发稀疏、异常面容（梨形鼻、长人中、小颌畸形、招风耳）以及多发性骨软骨瘤（Buhler et al.，1987）。大约 70%的患者发育迟缓。本病为涉及 8q24.1 区的邻接基因综合征，涉及染色体8q24 区 TRPS1 和 EXT1 基因功能性拷贝的丢失（Lüdecke et al.，1995）。

骨软骨瘤-干皮-短指症 E 型很可能是一种常染色体显性遗传病，其特征为黄斑萎缩、多发性骨软骨瘤和短指（Mollica et al.，1984）。

一种染色体 11p11 区的邻接基因综合征，即 DEFECT 11 涉及 EXT2 基因。在该疾病中，多发性骨软骨瘤将发生在出生后数年内，数量逐渐增加，直到青春期结束。它们将导致畸形和不对称生长，但发展为骨肉瘤的风险很小。本病通常为散发性。

9.3　软　骨　肉　瘤

软骨肉瘤（chondrosarcoma）的发病率随年龄的增长而升高。软骨肉瘤被描述为多发性软骨瘤病（Ollier 病；见下文）、遗传性多发性骨软骨瘤、马富奇（Maffucci）综合征（Hecht et al.，1997），以及其他发生骨软骨瘤病的一种并发症。这些综合征中恶性肿瘤的发生率约为 18%（Sun et al.，1985）。有两个小组最近报道 IDH1 和 IDH2 的体细胞嵌合突变是奥利尔（Ollier）病和 Maffucci 综合征的主要致病原因（Pansuriya et al.，2011；Amary et al.，2011）。

尽管在数个家庭中曾发现罹病的同胞，多发性软骨瘤病（Ollier 病）通常为散发性。由内生软骨瘤导致的骨骼畸形，尤其是长骨的，可导致不对称的双侧肢体缩短、弯曲或畸形。内生软骨瘤在青春期结束前会一直生长。在成年期，病变组织可能发生肉瘤性变性（软骨肉瘤），而颅内神经胶质瘤（Chang and Prados，1994）、卵巢幼年型颗粒细胞瘤和性早熟亦见于本病中（Tamimi and Bolen，1984）。

以多发性内生软骨瘤和皮下血管瘤为特征的 Maffucci 综合征具有较高发生恶变的风险，据报道恶变为软骨肉瘤和其他恶性肿瘤的风险为 30%（Albrechts and Rapini，1995；Kaplan et al.，1993）。颅内脊索瘤也曾见于该综合征中（Nakayama et al.，1994）。有人提议，由 PTHR1（甲状旁腺激素相关蛋白）基因的一种 c.448C＞T 胚系突变造成的 R105C 可能是导致内生软骨瘤病的重要原因（Hopyan et al.，2002），但随后的一项研究并未在内生软骨瘤病患者中发现任何的 PTHR1 突变（Rozeman et al.，2004）。

与 EXT2 基因胚系突变相关的遗传性多发性骨软骨瘤病易发生家族性软骨肉瘤（Hecht et al.，1997），并且在 11 号染色体的 EXT2 定位区域发现了杂合性缺失（参见前面的内容）。

9.4　尤　因　肉　瘤

尤因肉瘤（Ewing sarcoma）好发于青春期，在黑色人种中罕见，并非放射线诱导所致。其发病率为每年 1.7/1 000 000。家族性病例很罕见，并且该肿瘤很少作为特定家族性癌症综合征的一部分。它很可能是包括皮肤肿瘤、骨和软组织的原始神经外胚叶肿瘤家族的一员。视网膜母细胞瘤既往曾作为初发肿瘤在 10 例尤因肉瘤患者中被发现，而尤因肉瘤也曾发生在白血病和淋巴瘤之后（Coppes et al.，2001）。腹股沟疝在尤因肉瘤患儿中较为多见。

t(11;22)(q24;q12)易位发生在多达 95%的尤因肉瘤以及原始神经外胚叶肿瘤、外周神经上皮瘤和 Askin 肿瘤中。部分无此易位的尤因肉瘤存在更为复杂的染色体重排，或者涉及 22q12 与其他染色体之间的重排。总体而言，92%的肿瘤具有 22q12 的断点，88%具有 11q23.3 的断点（Griffin et al.，1986）。在肿瘤发展的后期曾观察到 der(16)t(1;16)(q11;q11)（Mugneret et al.，1987）。t(11;22)的结果是产生了一种异常的转录因子蛋白（Granwetter，1995；Lin et al.，1999）。这些染色体重排都不会遗传。

9.5　横纹肌肉瘤

软组织肉瘤占所有儿童期癌症的 8%，占儿童期癌症死亡的 2%，每年发病率约为 8/1 000 000。大约 1/2 发生在 3 岁以下的儿童中，男女发病率相近。横纹肌肉瘤（rhabdomyosarcoma）占儿科软组织肉瘤的 2/3（McDowell，2003），最常见于头颈部（40%）、泌尿生殖道（20%）和四肢（20%）（Crist and Kun，1991）。依据组织学分类标准，横纹肌肉瘤可分为两种主要亚型：胚胎型和葡萄状型（全部肿瘤的 2/3）、腺泡型（1/3）。

大多数横纹肌肉瘤为散发性，但它们易与神经纤维瘤病 1 型（Brems et al.，2009）、Beckwith-Wiedemann 综合征（Lapunzina，2005）和 Li-Fraumeni 综合征相混淆。对于不伴特定遗传综合征的软组织肉瘤的分离分析提示本病的遗传率为 0.13，源于一个假定的、在 30 岁和 60 岁时分别具有 50%和 90%的外显率的罕见常染色体显性遗传基因（人群频率为 0.000 02）。倘若先证者存在两处以上的肿瘤，其一级亲属的患病风险将显著增加（Burke et al.，1991）。

TP53 的胚系突变可能存在于大约 10%的横纹肌肉瘤尤其是眼眶周围的横纹肌肉瘤患儿中（Diller et al.，1995），而横纹肌肉瘤是继乳腺癌后 Li-Fraumeni 综合征中第二常见的肿瘤（Olivier et al.，2003）。胚胎型横纹肌肉瘤（占 Beckwith-Wiedemann 综合征中肿瘤的 6%）特异性地在染色体 11p 上存在与 Beckwith-Wiedemann 基因同一区域的等位基因缺失。2 号和 13 号染色体之间的 t(2;13)(q37;q14)易位被特别地发现于横纹肌肉瘤中（Meddeb et al.，1996）；尽管其在腺泡型横纹肌肉瘤中最为常见，但也见于胚胎和未分化的类型中。胚胎型横纹肌肉瘤是与 Costello 综合征相关的最常见的肿瘤（Gripp，2005），并且它们见于所有罹患 "RAS 信号通路相关综合征"（即伴有 Ras/MAPK 信号通路相关基因的胚系突变）的儿童中，包括 Noonan 综合征、LEOPARD 综合征和心-面-皮肤综合征（Tidyman and Rauen，2009；Denayer et al.，2010）。也见于具有 *PMS2* 双等位基因突变（Kratz et al.，2009）以及患有尼梅亨断裂（Nijmegen Breakage）综合征（Meyer and Spunt，2004）的个体中。胚胎型横纹肌肉瘤，尤其是发生于子宫颈者，既往也见于 *DICER1* 突变的携带者中（Bahubeshi et al.，2011；Foulkes et al.，2011）。

9.6　其　他　肉　瘤

滑膜肉瘤好发于青少年和年轻的成年人，特别是男性，没有种族偏好，并且没有家族发病的报道。这些肿瘤被发现具有 X;18 染色体易位 t(X;18)(p11.2;q11.2)，涉及 Xp11.2 断裂点，并导致形成一种拼接的转录物（Gilgenkrantz et al.，1989；de Leeuw et al.，1995；Carbano et al.，2002；de Leeuw et al.，1994）。

对具有家族史的软组织肉瘤患儿的研究发现，其更多地具有 Li-Fraumeni 综合征、肉瘤、胃癌以及神经纤维瘤病的家族史，并认为其中 1/3 的病例具有遗传易感性（Hartley et al.，1993）。

骨外黏液样软骨肉瘤被发现存在 9;22 染色体易位 t(9;22)(q31;q12.2)，从而产生一个 NR4A3/TFG 融合基因（Hisaoka et al.，2004）。

卡波西肉瘤（多发性特发性出血性肉瘤）偶尔发现于来自同一家庭的多名成员中，提示存在常染色体显性的遗传方式。本病的体征为皮肤紫红色结节、斑块和斑点，以四肢最为常见，但可发生在任何部位，包括身体内部。由于肿瘤对淋巴管的浸润，可伴发水肿，而病变会扩散，经常伴有转移，并往往导致致命的结果，尽管也有自行消退的报道。该病在意大利或犹太裔人群中更为常见（DiGiovanna and Safai，1981）。卡波西肉瘤通常为散发性，并且见于免疫抑制的器官移植接受者；它是艾滋病患者最常罹患的肿瘤，而艾滋病病毒感染是其发生的重要风险因素：艾滋病患者罹患卡波西肉瘤的风险是普通人群的 2 万倍。Foster 等（2000）发现 IL6 基因启动子区域的多态性与感染 HIV 的男性患者对于卡波西肉瘤的易感性之间存在密切关联。在卡波西肉瘤的患者中，IL6 等位基因 GG 的纯合子的比例偏高，伴随 IL-6 产量的增加，而等位基因 C 的纯合子则比例偏低。研究者在卡波西肉瘤组织中检测到了一种新的疱疹病毒，称为 KS 相关疱疹病毒（Kaposi's sarcoma-associated herpes virus，KSHV）或人疱疹病毒 8（human herpes virus 8，HHV8），提示病毒感染可能在本病的发病中扮演重要角色（Kedes et al.，1996）。

子宫平滑肌瘤（子宫肌瘤）发生在患有平滑肌瘤病的个体中，其中延胡索酸水合酶（fumarate hydratase，FH）基因的胚系突变可造成这些肿瘤，如 2 型乳头状肾细胞癌的易感性。

9.7　横纹肌样肿瘤

横纹肌样肿瘤（rhabdoid tumor）是一种侵袭性的儿童恶性肿瘤，主要发生在婴幼儿期。当其发生于中枢神经系统时，称为非典型畸胎样/横纹肌样肿瘤，而当其发生于肾脏和肾外部位时，称为恶性横纹肌样肿瘤（malignant rhabdoid tumor，MRT）。本病大多数与染色体 22q11.2 区 SMARCB1 基因的功能丢失有关，并且大约 1/3 的横纹肌样肿瘤患者具有 SMARCB1 基因的胚系突变。曾报道携带此类基因突变的家族存在不完全外显和性腺嵌合的情况，并且患者亲属也可能发生横纹肌样肿瘤、神经鞘瘤或神经鞘瘤病（Eaton et al.，2011）。

9.8　骶尾部畸胎瘤

在出生数年之后，大多数畸胎瘤均为性腺型。曾报道过一家三代均患有卵巢家族性良性囊性畸胎瘤的病例（Brenner and Wallach，1983）。尽管婴儿期性腺生殖细胞肿瘤更常见为四倍体或二倍体，成人睾丸生殖细胞肿瘤往往是非整倍体，这提示它们可能具有不同的病因（Silver et al.，1994）。事实上，大多数畸胎瘤均发生在骶尾部，并往往是良性的，可能伴有骶骨、椎骨、胃肠道或泌尿生殖道的畸形。曾报道具有可变外显率、呈常染色体显性遗传模式的家族性畸胎瘤，并且部分患者合并有骶骨脊膜向前膨出、骶骨缺损或不伴畸胎瘤的皮肤凹陷（Yates et al.，1983）。库拉里诺（Currarino）三联征包括第 1 骶椎完整的部分骶骨发育不全（"镰刀形骶骨"）、骶前包块以及肛门直肠畸形。部分 Currarino 综合征可能是由 HLXB9 同源框基因的突变所致（Kim et al.，2007）。

（译　段宏　姜愚　张红英）

参 考 文 献

Ahn J，Lüdecke H J，Lindow S，et al. 1995. Cloning of the putative tumor suppressor gene for hereditary multiple exostoses（EXT1）[J]. Nat Genet，11（2）：137-143.

Albrechts A E，Rapini R P. 1995. Malignancy in Maffucci's syndrome[J]. Dermatol Clin，13（1）：73-78.

Alman B A，Greel D A，Wolfe H J. 1996. Activating mutations of Gs protein in monostatic fibrous lesions of bone[J]. J Orthop Res，14（2）：311-315.

Amary M F，Damato S，Halai D，et al. 2011. Ollier disease and Maffucci syndrome are caused by somatic mosaic mutations of IDH1 and IDH2[J]. Nat Genet，43（12）：1262-1265.

Bahubeshi A，Tischkowitz M，Foulkes W D. 2011. miRNA processing and human cancer：DICER1 cuts the mustard[J]. Sci Transl Med，3（111）：111ps46.

Brems H，Beert E，de Ravel T，et al. 2009. Mechanisms in the pathogenesis of malignant tumors in neurofibromatosis type 1[J]. Lancet Oncol，10（5）：508-515.

Brenner S H，Wallach R C. 1983. Familial benign cystic teratoma[J]. Int J Gynaecol Obstet，21（2）：167-169.

Buhler E M，Buhler U K，Beutler C，et al. 1987. A final word on the tricho-rhino-phalangeal syndrome[J]. Clin Genet，31（4）：273-275.

Burke E，Li F，Janov A J，et al. 1991. Cancer in relatives of survivors of childhood sarcoma[J]. Cancer，67（5）：1467-1469.

Carbano M，Rizzo P，Powers A，et al. 2002. Molecular analyses，morphology and immuno-histochemistry together differentiate pleural synovial sarcomas from mesotheliomas：clinical implications[J]. Anticancer Res，22（6B）：3443-3448.

Chang S，Prados M G. 1994. Identical twins with Ollier's disease and intracranial gliomas：case report[J]. Neurosurgery，34（5）：903-906.

Coppes R P，Zeilstra L J，Kampinga H H，et al. 2001. Early to late sparing of radiation damage to the parotid gland by adrenergic and muscarinic receptor agonists[J]. Br J Cancer，85（7）：1055-1063.

Crist W M，Kun L E. 1991. Common solid tumours of childhood[J]. New Engl J Med，324（7）：461-471.

Cumin I，Cohen J Y，David A，et al. 1996. Rothmund-Thomson syndrome and osteosarcoma[J]. Med Pediatr Oncol，26（6）：414-416.

de Leeuw B，Balemans M，Weghuis D O，et al. 1994. Molecular cloning of the synovial sarcoma-specific molecular translocation（X：18）（p.11.2：q11.2）breakpoint[J]. Hum Mol Genet，3（5）：745-749.

de Leeuw B，Balemans M，Olde Weghuis D，et al. 1995. Identification of two alternative fusion genes，SYT-SSX1 and SYT-SSX2，in t（X：18）（p11.2；q11.2）-positive synovial sarcomas[J]. Hum Mol Genet，4（6）：1097-1099.

Denayer E，Devriendt K，de Ravel T，et al. 2010. Tumour spectrum in children with Noonan syndrome and SOS1 or RAF1 mutations[J]. Genes Chromosomes Cancer，49（3）：242-252.

DiGiovanna J J，Safai S. 1981. Kaposi's sarcoma[J]. Am J Med，71（5）：779-783.

Diller L，Sexsmith E，Gottlieb A，et al. 1995. Germline p53 mutations are frequently detected in young children with rhabdomyosarcoma[J]. J Clin Invest，95（4）：1606-1611.

Eaton K W，Tooke L S，Wainwright L M，et al. 2011. Spectrum of SMARCB1/INI1 mutations in familial and sporadic rhabdoid tumors[J]. Pediatr Blood Cancer，56（1）：7-15.

Foster C B，Lehrnbecher T，Samuels S，et al. 2000. An IL6 promoter polymorphism is associated with a lifetime risk of development of Kaposi sarcoma in men infected with human immunodeficiency virus[J]. Blood，96（7）：2562-2567.

Fuchs B，Pritchard D J. 2002. Etiology of osteosarcoma[J]. Clin Orthop Relat Res，397：40-52.

Gelberg K H，Fitzgerald E F，Hwang S，et al. 1997. Growth and development and other risk factors for osteosarcoma in children and young adults[J]. Int J Epidemiol，26（2）：272-278.

Gilgenkrantz S，Mujica P，Chery M，et al. 1989. Mapping the breakpoint at 11 p11.2 in synovial sarcoma[A]. Cytogenet Cell Genet，51（1-4）：1004.

Granwetter L. 1995. Ewing's sarcoma and extracranial peripheral neuroectodermal tumors[J]. Curr Opin Oncol，7（4）：355-360.

Griffin C A，McKeon C，Israel M A，et al. 1986. Comparison of constitutional and tumour-associated 11；22 translocations：nonidentical breakpoints on chromosomes 11 and 22[J]. Proc Natl Acad Sci U S A，83（16）：6122-6126.

Gripp K W. 2005. Tumour predisposition in Costello syndrome[J]. Am J Med Genet C Semin Med Genet，137C（1）：72-77.

Hartley A L，Birch J M，Blair V，et al. 1993. Patterns of cancer in the families of children with soft tissue sarcomas[J]. Cancer，72（3）：923-930.

Hecht J T，Hogue D，Wang Y，et al. 1997. Hereditary multiple exostoses（EXT）：mutational studies of familial EXT1 cases and EXT-associated malignancies[J]. Am J Hum Genet，60（1）：80-86.

Heinritz W，Hüffmeier U，Strenge S，et al. 2009. New mutations of EXT1 and EXT2 genes in German patients with multiple osteochondromas[J]. Ann Hum Genet，73（Pt 3）：283-291.

Hennekam R C. 1991. Hereditary multiple exostoses[J]. J Med Genet，1991，28（4）：262-266.

Hillmann A，Ozaki T，Winkelmann W. 2000. Familial occurrence of osteosarcoma. A case report and review of the literature[J]. J Cancer Res Clin Oncol，126（9）：497-502.

Hisaoka M，Ishida T，Imamura T，et al. 2004. TFG is a novel fusion partner of NOR1 in extraskeletal myxoid chondrosarcoma[J]. Genes Chromosomes Cancer，40（4）：325-328.

Hopyan S，Gokgoz N，Poon R，et al. 2002. A mutant PTH/PTHrP type I receptor in enchondromatosis[J]. Nat Genet，30（3）：306-310.

Hughes A E，Ralston S H，Marken J，et al. 2000. Mutations in TNFRSF11A，affecting the signal peptide of RANK，cause familial expansile osteolysis[J]. Nat Genet，24（1）：45-48.

Kaplan R P，Wang J T，Amron D M，et al. 1993. Maffucci's syndrome：two case reports with a literature review[J]. J Am Acad Dermatol，29（5 Pt 2）：894-899.

Kedes D H，Operskalski E，Busch M，et al. 1996. The seroepidemiology of human herpesvirus 8（Kaposi's sarcoma-associated herpesvirus）：distribution of infection in KS risk groups and evidence for sexual transmission[J]. Nat Med，2（8）：918-924.

Kim I-S，Oh S-Y，Choi S-J，et al. 2007. Clinical and genetic analysis of HLXB9 gene in Korean patients with Currarino syndrome[J]. J Hum Genet，52（8）：698-701.

Kitao S，Shimamoto A，Goto M，et al. 1999. Mutations in RECQL4 cause a subset of Rothmund-Thomson syndrome[J]. Nat Genet，22（1）：82-84.

Kratz C，Holter S，Etzler J，et al. 2009. Rhabdomyosarcoma in patients with constitutional mismatch repair deficiency syndrome[J]. J Med Genet，46（6）：418-420.

Lapunzina P. 2005. Risk of tumourigenesis in overgrowth syndromes：a comprehensive review[J]. Am J Med Genet C Semin Med Genet，137C（1）：53-71.

Leonard A，Craft A W，Moss C，et al. 1996. Osteogenic sarcoma in the Rothmund-Thomson syndrome[J]. Med Pediatr Oncol，26（4）：249-253.

Li F P，Lokich J，Lapey J，et al. 1978. Familial mesothelioma after intense asbestos exposure at home[J]. JAMA，240（5）：467.

Lin P P，Brody R I，Hamelin A C，et al. 1999. Differential transactivation by alternative EWS-FLI1 fusion proteins correlates with clinical heterogeneity in Ewing's sarcoma[J]. Cancer Res，59（7）：1428-1432.

Lumbroso S，Paris F，Sultan C，et al. 2004. Activating Gsalpha mutations：analysis of 113 patients with signs of McCune-Albright syndrome - a European Collaborative Study[J]. J Clin Endocrinol Metab，89（5）：2107-2113.

Lüdecke H J，Johnson C，Wagner M J，et al. 1991. Molecular definition of the shortest region of deletion overlap in the Langer-Gideon syndrome[J]. Am J Hum Genet，49（6）：1197-1206.

Lüdecke H J，Wagner M J，Nardmann J，et al. 1995. Molecular dissection of a contiguous gene syndrome：localization of the genes involved in the Langer-Giedion syndrome[J]. Hum Mol Genet，4（1）：31-36.

Lynch H T，Deters C A，Hogg D，et al. 2003. Familial sarcoma：challenging pedigrees[J]. Cancer，98（9）：1947-1957.

McDowell H P. 2003. Update on childhood rhabdomyosarcoma[J]. Arch Dis Child，88（4）：354-357.

McIntyre J F，Smith-Sorensen B，Friend S H，et al. 1994. Germline mutations of the p53 tumour suppressor gene in children with osteosarcoma[J]. J Clin Oncol，12（5）：925-930.

Meddeb M，Valent A，Danglot G，et al. 1996. MDM2 amplification in a primary alveolar rhabdomyosarcoma displaying a t（2；13）（q35；q14）[J]. Cytogenet Cell Genet，73（4）：325-330.

Mertens W C，Bramwell V. 1995. Osteosarcoma and other tumors of bone[J]. Curr Opin Oncol，7（4）：349-354.

Meyer W H，Spunt S L. 2004. Soft tissue sarcomas of childhood[J]. Cancer Treat Rev，30（3）：269-280.

Mollica F，Li Volti S，Guarneri B. 1984. New syndrome：exostoses，anetodermia，and brachydactyly[J]. Am J Med Genet，19（4）：665-667.

Mugneret F，Aurias A，Lizard S，et al. 1987. Der（16）t（1；16）（q11；all.1）is a consistent secondary chromosome change in Ewing's sarcoma[J]. Cytogenet Cell Genet，46（1-4）：665.

Mulvihill J J，Cralnick H R，Whang-Peng J，et al. 1977. Multiple childhood osteosarcomas in an American family with erythroid macrocytosis and skeletal abnormalities[J]. Cancer，40（6）：3115-3122.

Nakayama Y，Takeno Y，Tsugu H，et al. 1994. Maffucci's syndrome associated with intracranial chordoma：case report[J]. Neurosurgery，34（5）：907-909.

Nishijo K，Nakayama T，Aoyama T，et al. 2004. Mutation analysis of the RECQL4 gene in sporadic osteosarcomas[J]. Int J Cancer，111（3）：367-372.

Olivier M，Goldgar DE，Sodha N，et al. 2003. Li Fraumeni and related syndromes：correlation between tumor type，family structure and TP53 genotype[J]. Cancer Res，63（20）：6643-6650.

Pansuriya T C，van Eijk R，d'Adamo P，et al. 2011. Somatic mosaic IDH1 and IDH2 mutations are associated with enchondroma and spindle cell hemangioma in Ollier disease and Maffucci syndrome[J]. Nat Genet，43（12）：1256-1261.

Parkin D M. 1998. Epidemiology of cancer：global patterns and trends[J]. Toxicol Lett，102-103：227-234.

Pollandt K，Engels C，Kaiser E，et al. 2001. Gsalpha gene mutations in monostotic fibrous dysplasia of bone and fibrous dysplasia-like low-grade central osteosarcoma[J]. Virchows Arch，439（2）：170-175.

Porter D E，Lonie L，Fraser M，et al. 2004. Severity of disease and risk of malignant change in hereditary multiple exostoses. A genotype-phenotype study[J]. J Bone Joint Surg Br，86（7）：1041-1046.

Rossbach H-C，Letson D，Lacson A，et al. 2005. Familial gigantiform cementoma with brittle bone disease，pathologic fractures，and osteosarcoma：a possible explanation of an ancient mystery[J]. Pediatr Blood Cancer，44（4）：390-396.

Rozeman L B，Sangiorgi L，Briaire-de Bruijn I H，et al. 2004. Enchondromatosis（Ollier disease，Maffucci syndrome）is not caused by the PTHR1 mutation p.R150C[J]. Hum Mutat，24（6）：466-473.

Seki H，Kubota T，Ikegawa S，et al. 2001. Mutation frequencies of EXT1 and EXT2 in 43 Japanese families with hereditary multiple exostoses[J]. Am J Med Genet，99（1）：59-62.

Silver S A，Wiley J M，Perlman E J. 1994. DNA ploidy analysis of pediatric germ cell tumors[J]. Mod Pathol，7（9）：951-956.

Simon T，Kohlhase J，Wilhelm C，et al. 2010. Multiple malignant diseases in a patient with Rothmund-Thomson syndrome with RECQL4 mutations：case report and literature review[J]. Am J Med Genet，152A（6）：1575-1579.

Sobreira N L M，Cirulli E T，Avramopoulos D，et al. 2010. Whole-genome sequencing of a single proband together with linkage analysis identifies a Mendelian disease gene[J]. PLoS Genet，6（6）：e1000991.

Sun T C，Swee R G，Shives T C，et al. 1985. Chondrosarcoma in Mafrucci's syndrome[J]. J Bone Joint Surg，67（8）：1214-1219.

Tamimi H K，Bolen J W. 1984. Enchondramatosis（Ollier's disease）and ovarian juvenile granulosa cell tumor[J]. Cancer，53（7）：1605-1608.

Tidyman W E，Rauen K A. 2009. The RASopathies：developmental syndromes of Ras/MAPK pathway dysregulation[J]. Curr Opin Genet Dev，19（3）：230-236.

Toguchida J，Yamaguchi T，Dayton S H，et al. 1992. Prevalence and spectrum of germline mutations of the p53 gene among patients with sarcoma[J]. N Engl J Med，326（20）：1301-1309.

Wang L L，Gannavarapu A，Kozinetz C A，et al. 2003. Association between osteosarcoma and deleterious mutations in the RECQL4 gene in Rothmund-Thomson syndrome[J]. J Natl Cancer Inst，95（9）：669-674.

Wu A U，Trumble T E，Ruwe P A. 1991. Familial incidence of Paget's disease and secondary osteogenic sarcoma. A report of three cases in a single family[J]. Clin Orthop Relat Res，265：306-309.

Wuyts W，Van Hul W，Wauters J，et al. 1996. Positional cloning of a gene involved in hereditary multiple exostoses[J]. Hum Mol Genet，5（10）：1547-1557.

Yates V D，Wilroy R S，Whittington G L，et al. 1983. Anterior sacral defects：an autosomal dominantly inherited condition[J]. J Pediatr，102（2）：239-242.

第10章 皮　肤

雪莉·V. 霍奇森①，威廉·D. 福尔克斯②，查瑞斯·恩格③，依蒙·R. 马赫④

皮肤癌的遗传易感性最常由皮肤病学家在一些显性遗传的疾病中发现，诸如家族性黑色素瘤、痣样基底细胞癌综合征、Ferguson-Smith 自愈性上皮瘤，以及 Bazex-Dupré-Christol 综合征等。还存在一些与皮肤慢性炎症相关的罕见皮肤病，如大疱性表皮松解症，其与皮肤鳞状细胞癌（cutaneous squamous cell carcinoma，CSCC）的风险增加有关。这些疾病将在本章的第一部分讨论（Tsai and Tsao，2004）。

在本章的第二部分，我们将讨论易发生皮肤癌的遗传性疾病，但这些疾病通常有更紧迫的医学影响，如白化病、染色体断裂综合征、Bloom 综合征、Fanconi 贫血、共济失调毛细血管扩张症、着色性干皮病、Cowden 综合征、疱疹样皮炎/乳糜泻、DiGeorge 综合征（迪格奥尔格综合征）、家族性高血糖、Gardner 综合征、痣样基底细胞癌综合征（Gorlin 综合征）、血色素沉着病、多发性内分泌肿瘤 2 型（multiple endocrine neoplasia type 2，MEN2B）、神经纤维瘤病 1 型（neurofibromatosis type 1，NF1）、卟啉病、结节性硬化症以及胖胝等。

一些其他的皮肤病也在家族中表现出一定的聚集，这些疾病很少与皮肤癌存在关联，如扁平苔藓或硬化萎缩性苔藓，但本章不进行讨论。

10.1　特定的皮肤癌

与 Julia A. Newton-Bishop 合著

10.1.1　黑色素瘤的遗传易感性

黑色素瘤是一种相对罕见的癌症，在北欧的大部分地区发病率约为每年 10/100 000（Parkin et al.，2001）。在许多国家中，其发病率存在性别差异，因而在某些国家，尤其是英国，女性更常见，而在炎热的国家，男性更常见。在 21 世纪大多数西方国家中，白色人种发病率显著增加，澳大利亚和新西兰具有全球最高的发病率。幸运的是，黑色素瘤在亚洲人或黑色人种中很少见（Eide and Weinstock，2005）。白色人种和深色皮肤的人之

---

① 英国伦敦，圣乔治医院癌症遗传学系。
② 加拿大魁北克省蒙特利尔，麦吉尔大学人类遗传学、医学和肿瘤学癌症遗传学系项目。
③ 美国俄亥俄州克利夫兰，克利夫兰诊所基因组医学研究所。
④ 英国剑桥，剑桥大学医学遗传学系。

间的发病率差异给出了第一个线索，即遗传学在决定某种癌症的易感性中起主要作用，而另外的环境决定因素主要是阳光照射（Jones et al., 1999）。

最常见的黑色素瘤类型为浅表播散型，其具有痣样的外观，形状、大小和颜色逐渐发生变化。黑色素瘤通常具有不规则分布的棕色、灰色、黑色或红色色调。这些肿瘤最易发生于女性的小腿和男性的躯干。预后取决于 Breslow 厚度，即由组织病理学家测量的从皮肤颗粒层到肿瘤最深处的厚度（mm），以及性别、年龄、肿瘤部位和其他组织学特征如溃疡的存在等（Balch et al., 2009）。早期诊断的较薄的肿瘤预后较好（Rees, 2003; Barsh, 1996; Elwood et al., 1990; Bahmer et al., 1990; Balch et al., 2001; Anderson and Badzioch, 1991; Augustsson et al., 1990; Hayward, 2003）。

流行病学研究已经确定，迄今发现的最有效的表型风险因素为许多或临床上非典型痣的存在(图 10.1)。存在多个痣，其中一些为临床非典型，被称为非典型痣综合征(atypical mole syndrome, AMS) 表型［又称发育不良痣综合征（Tucker et al., 2002）或家族性非典型痣和多发性黑色素瘤（familial atypical mole and multiple melanoma, FAMMM）综合征］（Bergman et al., 1992）。最初认为这种表型是高度外显率黑色素瘤易感基因遗传的指示，但现在已认识到 AMS 相对常见。例如，在一项研究中，发现普通的英国人群有 2%存在非典型痣（Newton et al., 1993），而瑞典的一项研究则发现，18%的健康个体至少有一处临床诊断的非典型痣（Augustsson et al., 1991）。具有 AMS 但无黑色素瘤家族史的个体中黑色素瘤的发病风险大约为具有非常少的痣的人的 10 倍（Bataille et al., 1996）。因此，这些人的绝对风险为中等水平。双胞胎研究表明，痣主要由遗传因素决定（Easton et al., 1991; Wachsmuth et al., 2001），并且假设在没有家族史的情况下，AMS 将提示对黑色素瘤的遗传因素易感，并有一些阳光暴露的影响（尤其是阳光假期）。最近，全基因组关联分析（genome wide association study, GWAS）发现了一些相关的基因。与痣的数量和黑色素瘤风险相关的单核苷酸多态性（SNP）存在于 TERT 基因中（Rafnar et al., 2009; Barrett et al., 2011），接近 9 号染色体上编码 CDKN2A 的基因座（Bishop et al., 2009）和 22 号染色体上被称为 PLA2G6 的基因（Bishop et al., 2009）。TERT 编码端粒酶，一种保持端粒末端（或帽）的聚合酶，可防止染色体发生端对端的融合、核溶解衰变以及非典型重组（Nan et al., 2011），因此这一观察与之前的一项研究一致，即痣多的患者具有较长的端粒（Bataille et al., 2007）。支持后两种关联（染色体 9p 和 PLA2G6 上）的生物学机制尚不完全清楚。最后，有一些证据表明编码干扰素调节因子 4（IRF4）的基因与痣的数量以及黑色素瘤风险存在关联，但这种关系的性质显然很复杂（Duffy et al., 2010），伴随对于痣数量的年龄依赖性影响。然而，即使将所有这些基因一起考虑，目前仅解释了大约 3%的痣数量的变异（未公布的利兹内部数据）（Cannon-Albright et al., 1990; Auroy et al., 2001; van der Velden et al., 2001）。

其他的表型风险因素与白皙皮肤和头发、雀斑以及一种被报道的晒伤易感性有关，通常被称为人的"皮肤类型"（Gandini et al., 2005a, b）。该表型的主要遗传决定因素（以及皮肤癌的遗传风险因子）是黑皮质素受体 1（MC1R）基因常见的遗传多态性，其编码与促黑细胞激素（melanocyte stimulating hormone, MSH）结合的黑皮质素受体发生变异，进而导致皮肤和头发中真黑色素与褐黑素（红色/黄色素）比例发生改变。这种关联由

Valverde 等（1996）率先发现，但已被其他研究散发性黑色素瘤（Raimondi et al.，2008）和家族性黑色素瘤（Demenais et al.，2010）的小组进行了广泛的研究。

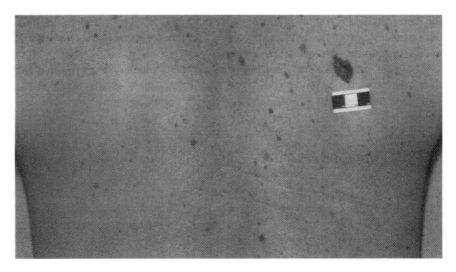

图 10.1　家族性非典型痣和多发性黑色素瘤综合征：起源于发育不良或非典型痣的黑色素瘤；注意不规则的边界和色素沉着

由 Julia A. Newton、Bishop 提供

　　由于遗传所决定的与阳光灼伤倾向相关的表型已被确定为黑色素瘤的风险因素，无疑也就存在与风险增加相关的环境因素，如严重晒伤和日光浴的历史（Gandini et al.，2005a，b；Chang et al.，2009）。

　　在 GWAS 中还探索了导致皮肤和黑色素瘤易感性表型变异的其他色素基因，包括 *SLC45A2*（Barrett et al.，2011）、*IRF4* 基因座、编码酪氨酸酶的基因（*TYR*）（Gudbjartsson et al.，2008；Barrett et al.，2011）以及刺豚鼠信号蛋白基因座 *ASIP*（Barrett et al.，2011；Gudbjartsson et al.，2008），后者是 MC1R 的激动剂，因此与其作用于同一途径，而 *MC1R* 的变异则对黑色素的合成具有影响。借助于对 *MC1R* 变异的了解，很明显我们已经识别出了"解释"参与该 GWAS 的白色人种皮肤 30% 的色素沉着变异的易感基因（未发表的数据）。

　　GWAS 还发现了一些额外的与"风险"表型（白皙的皮肤或增加的痣的数量）无关的黑色素瘤易感基因，这开辟了新的和令人感兴趣的生物学途径来更好地理解黑色素瘤的形成。这些基因包括 *ARNT*（Macgregor et al.，2011）、两个涉及 DNA 修复的基因（*PARP1* 和 *ATM*）、*CASP8*（*caspase-8* 是一个凋亡相关基因）、*CCND1* 和 *MX2*（Barrett et al.，2011）。

　　多个黑色素瘤病例的聚集主要发生在似乎单独对黑色素瘤易感的家族中。存在罕见的家族，同时表现出对皮肤黑色素瘤和眼黑色素瘤的易感性。据报道，斯堪的纳维亚家族对眼部和皮肤黑色素瘤的易感性与 9p21 中的一个基因有关（Jonsson et al.，2005），而稍后在一名眼黑色素瘤的患者中也发现了染色体 3p 上 *BAP1* 基因的一种遗传性突变（Harbour et al.，2010）。

在遗传性非息肉病性结直肠癌（Lynch 综合征）的患者中也报道了少量的黑色素瘤病例。在最近的一个系列中，在 60 个 Lynch 综合征家族中的 8 个家族里有 9 名成员发生了黑色素瘤（Ponti et al.，2008）。据报道，Li-Fraumeni 综合征和遗传性视网膜母细胞瘤患者的黑色素瘤风险有所增加。在遗传性视网膜母细胞瘤中，发现有许多黑色素瘤发生于辐射场中。着色性干皮病的患者风险明显增加，其原因为 DNA 修复缺陷。BRCA2 突变的遗传似乎也会适度增加黑色素瘤的风险（Liede et al.，2004）。

先天性异常，如神经皮肤黑变病（Arunkumar et al.，2001；De Andrade et al.，2004）和巨型先天性毛痣的患者也容易患黑色素瘤。

10.1.2　家族性黑色素瘤

存在一些罕见的家族，其患黑色素瘤的风险增加，并且其中黑色素瘤的发生趋势似乎是以不完全外显的常染色体显性方式在遗传，这是在 19 世纪由 Norris（1820）率先识别的。在这些家族中，大多数的黑色素瘤属于浅表播散型，但也可能有不太常见的亚型，如结节性黑色素瘤和恶性黑色素瘤。某些家族可能会出现眼部黑色素瘤，但这种情况罕见。在具有最常见的高外显易感基因的英国家族中已报道了 CDKN2A，几乎没有证据表明除黑色素瘤以外癌症的易感性增加。然而，其他研究小组则报道了胰腺癌（Bergman et al.，1990；Lynch and Fusaro，1991）与其他胃肠道肿瘤的关联，特别是在荷兰和美国。

在荷兰报道的具有 CDKN2A 基因奠基者突变的家族中（de Snoo et al.，2008），最近的一项研究发现，在这些家族中患胰腺癌的风险增加得非常明显，但也有证据表明其他与吸烟有关的癌症，如嘴唇、口腔、咽部以及呼吸系统癌症的风险也有所增加。为了量化非黑色素瘤癌症的风险，迄今为止已对来自其他中心的数量不足的家族进行了研究，但明显的是，一些家族对胃肠道癌和黑色素瘤具有增加的易感性，目前正由黑色素瘤遗传协会（Melanoma Genetics Consortium）、GenoMEL（www.unomes.org.org）进行探索。建议家族成员强烈反对吸烟似乎是明智的。

一些黑色素瘤家族也有非典型痣综合征患者，但并非全部。在一定比例的家族中，黑色素瘤病例中这种异常的痣表型可能是惊人的。其表型特征存在临床上的非典型痣（根据定义，直径超过 5 mm，具有不规则或模糊的边缘以及不规则分布的不规则色素沉着），数量众多而又常见的痣，以及在臀部、虹膜和耳朵等不寻常部位的痣（Newton et al.，1993）。这种表型的生物学意义，即使在黑色素瘤易发的家族中也不清楚，因为一些患黑色素瘤的家族压根没有异常的痣。在迄今已报道的英国家族中，最大家族的成员有 9 例黑色素瘤均有正常的痣（Harland et al.，1997）。总的来说，尽管这种非典型痣综合征在某种程度上与家族性黑色素瘤有关，但它无法准确提示基因携带者的状态，并且即使在这些黑色素瘤的家族中也无法可靠地用于预测谁是基因携带者（Wachsmuth et al.，1998；Newton Bishop et al.，2000）。

在决定如何在随访和风险评估方面管理非典型痣综合征的患者时，家族史是关键。具有这种表型但没有黑色素瘤个人或家族史的患者应当被指导如何自己检查他们的痣并获得有关防晒的建议，但长期随访通常不合适。具有强烈的黑色素瘤家族史的患者，无论有无非典型痣综合征，均应长期保留使用色素病变服务的权利。对具有非典型痣综合征和黑色素瘤家族史的患者的痣有专门机构进行筛查，并且这些患者都应被转诊到当地癌症中心的色素病变门诊，由皮肤科医生来会诊。在这类诊所中，重点是对痣进行临床和皮肤镜检查，使用摄影进行基线记录。只有当痣看起来正在发生变化时才会被切除，因此倘若怀疑有恶变，则它们不会被预防性切除，可能需要进行额外的遗传咨询。

目前已在理解高风险易感性的遗传学基础方面取得了进展。关于黑色素瘤家族与染色体 1p 的遗传连锁的初步报告（Bale et al.，1989）尚未得到其他小组的证实。尽管存在遗传异质性，但由其他小组报道的黑色素瘤与 9p 染色体连锁的强有力证据（Cannon-Albright et al.，1992）很快被他人证实。编码细胞周期蛋白依赖性激酶（cyclin-dependent kinase，CDK）抑制剂 p16 的肿瘤抑制基因 *CDKN2A* 位于 9p 的鉴定区域，并且所有研究家族性黑色素瘤的小组目前已鉴定出了这个基因的胚系突变，因此迄今为止 *CDKN2A* 基因仍然是高危家族性黑色素瘤已识别的主要原因。总体而言，该基因的胚系突变已经在大约 40% 的具有 3 个或更多黑色素瘤病例家族中被发现，但在仅有两个病例的家族中则要少见得多。GenoMEL 估计，到 50 岁时，对于黑色素瘤的总体 *CDKN2A* 突变外显率为 0.30（95%*CI*：0.12～0.62），到 80 岁时为 0.67（95%*CI*：0.31～0.96），有证据表明当基因携带者生活在阳光充足的气候中，如澳大利亚，其外显率更高（Bishop et al.，2002）。这些估计的置信区间仍然很宽，因此 GenoMEL 将继续改进其数据。已经证明，具有某些 *MC1R* 多态性（与在阳光下晒伤的倾向相关）的突变携带者外显率更高（Demenais et al.，2010）。倘若在研究家族以外的人群中确定 *CDKN2A* 突变携带者，则外显率可能会较低，到 50 岁时，*CDKN2A* 突变携带者患黑色素瘤的风险大约为 14%（95%*CI*：8～22），到 70 岁时为 24%（95%*CI*：15～34），到 80 岁时为 28%（95%*CI*：18～40）（Begg et al.，2005；Soufir et al.，2000；Newton B et al.，1994；Lal et al.，2000；Bartsch et al.，2002；Goldstein et al.，1994，2004）。

如上所述，在一些具有 *CDKN2A* 胚系突变的家族中，胰腺癌的易感性也有所增加，体现在超过 45 岁的患者中（de Snoo et al.，2008）。这似乎尤其见于具有截短突变的家族中，如 *p16*-Leiden 奠基者突变，但也见于在意大利和法国常见的具有 G101W 奠基者突变的家族中（Ghiorzo et al.，2007）。大多数这些观察到胰腺癌的 G101W 家族也患有黑色素瘤，但偶尔突变阳性家族被发现仅有胰腺癌（Ghiorzo et al.，2004）。据报道，在 *p16*-Leiden 家族中，胰腺癌的发病率是人群水平的 29 倍，而稍后则提议其终身风险为 17%。在意大利 G101W 家族中，报道了 9.4 倍风险（95%*CI*：0.8～5.7）。*p16*-Leiden 家族的胰腺癌风险已高到了在临床试验中正在研究将 MRI 筛查作为早期检测胰腺癌手段的程度。

GenoMEL 已经报道了黑色素瘤家族 *CDKN2A* 突变检测的预测因子，并显示发病年龄早、多原发灶、多发性黑色素瘤以及胰腺癌的存在均与发现突变的可能性增加存在关联（Goldstein et al.，2007），尽管尚无明显的证据表明具有 *CDKN2A* 突变的澳大利亚家族患胰腺癌的风险有所增加（Loo et al.，2003；Bishop et al.，2000；Della Torre et al.，2001；Gillanders et al.，2003；Harland et al.，2000）。

有人认为 *CDKN2A* 突变阳性的妇女具有增加罹患乳腺癌的风险（Borg et al.，2000），但这尚未得到证实，而 GenoMEL 将探讨其在乳腺癌以及其他癌症中的风险。尽管已报道了同时发生眼部和皮肤黑色素瘤的家族，但尚无证据表明 *CDKN2A* 突变携带者具有增加发生眼部黑色素瘤的风险。

CDKN2A 的胚系突变已在 10%～15% 的具有多个原发的黑色素瘤患者中被发现。然而，在少数人群确定的黑色素瘤病例中胚系突变的出现率很低：在基因、环境与黑色素瘤（genes，environment，and melanoma，GEM）研究中，可识别的突变的检出率为 1%～2%，因起源区域而异（Begg et al.，2005）。

另一个高外显的易感基因被发现于 1996 年，当时 Dracopoli 在两个家族中鉴定出了编码 *CDK4* 基因的相同的单碱基替换，在 p16（*CDKN2A* 的产物）结合的位点造成了一处蛋白质异常（Zuo et al.，1996）。该基因的胚系突变极为罕见。截至 2013 年，全世界只有大约 17 个家族被报道具有这类突变（Molven et al.，2005；Goldstein et al.，2007；Pjanova et al.，2007；Puntervoll et al.，2013）。

尽管如此，对于这些突变的鉴定强化了 p16 蛋白对黑色素瘤致癌作用至关重要的观察。Puntervoll 等（2013）报道有遗传性 *CDK4* 突变的家族具有与 *CDKN2A* 突变者非常相似的临床表现，提示在选择进行基因检测的家族中应同时筛查 *CDK4* 和 *CDKN2A* 基因。

在未发现 *CDKN2A* 突变的家族中黑色素瘤与 9p 存在连锁的证据提示其他的 *CDKN2A* 突变仍有待于发现。然而，尚未发现启动子突变的证据，除了一个 *CDKN2A* 5'-UTR 的突变外，后者将产生一个异常的起始密码子，并在北美、大洋洲和欧洲的许多家族中被鉴定出来（Liu et al.，1999）。已发现了剪接位点变异（Harland et al.，2001，2005）和 9p 缺失（Mistry et al.，2005），但仍有很大比例的黑色素瘤家族具有未发现的基因突变。

CDKN2A 是一个不寻常的基因座，具有编码另一种蛋白质 p14ARF 的替代阅读框，其在黑色素瘤发生中的角色仍然是个谜。在 1998 年，报道了对黑色素瘤和神经肿瘤具有易感性的家族，其中存在 9p 区域的胚系缺失（Bahuau et al.，1998），而对此的推测是存在编码 p14ARF 的 *CDKN2A* 和外显子 1β 的丢失。稍后报道了一个类似的家族，其缺失似乎仅导致了外显子 1β 的丧失（Randerson-Moor et al.，2001），没有证据表明后续对 p16 的影响。这一点，强化了 p14ARF 作为第三个高外显黑色素瘤易感基因的首个证据，在一个黑色素瘤家族中，发现了其 1β 外显子的胚系突变，而后者将产生异常的剪接位点（Hewitt et al.，2002），并且在一个西班牙的黑色素瘤家族中发现了影响 p14ARF 的小插入（Rizos et al.，2001）。

因此总的来说，共识是存在 3 个影响 p16、CDK4 和 p14ARF 的高外显易感基因，而最近有证据表明另一个位于 1p22 的 *BAP1* 很可能在眼部黑色素瘤家族中扮演一定的角色（Harbor et al.，2010）。在英国，已经分别在 53% 和 68% 具有 3 个和 4 个以上病例的家族中发现了可能的胚系突变（Harland、Bishop 和 Newton-Bishop 未发表的数据）。这个数字在其他一些地区较低，尤其是在一些疾病高发的区域，在那里低外显的基因可能更明显（Goldstein et al.，2007）。因此人们认为，居住在炎热国家（如澳大利亚）的北欧起源的人群所发生的家族聚集性黑色素瘤，可能是源于多个较低外显基因的遗传（如以上描述的与色素沉着和痣风险表型有关的那些）及强烈的阳光照射。然而，对于 *BAP1* 胚系突变的鉴定意味着剩余的家族可能具有"精品"突变，或者仅属于该家族或极少数家族的特殊突变。

正在开展对于黑色素瘤家族的基因检测，但不同国家的接受程度差异很大（de Snoo et al.，2003；Newton-Bishop et al.，2010；Kefford et al.，2002）。Leachman 等（2009）主张基于三个的原则（家族中有 3 个以上的病例或同一个体中有 3 个或更多的原发肿瘤）来提供遗传咨询，但基因检测的价值对许多人来说仍然不清楚。当筛查胰腺癌被证明有效，以及对于已发生胰腺癌的家族，阳性的 *CDKN2A* 突变测试可能最终是有价值的。一个名为 EUROPAC 的欧洲筛查研究计划已解答了这个问题。然而，在没有胰腺癌的情况下，阳性测试不太可能改变管理的方式。由于在许多家族中目前尚无法识别因果突变，即使有多个黑色素瘤病例，也有可能存在尚未鉴定的突变，因此阴性检测结果的用处有限。一个在线的遗传咨询软件包已被放在了 GenoMEL 的网站上（www.abamonall.org）。

迄今为止已鉴定的大多数 *CDKN2A* 突变似乎与肿瘤共分离，并且根据对 p16 蛋白结构已有的了解，在一定程度上可以预测哪些突变是真实的，哪些是沉默的。p16（INK4A）是 CDK 抑制剂家族的成员，后者中的其他成员为 p15（INK4B）、p18（INK4C）和 p19（INK4D）。该组的成员具有显著的序列同源性，并具有由 4 个或 5 个所谓的锚蛋白重复序列所决定的结构。发生在锚蛋白重复序列之外的突变被认为可能不重要，影响蛋白质的可能性不大，如常见的 *CDKN2A* 多态性 Ala148Thr。然而，在这些重复序列之外的一些剪接位点，变异正在不断地被发现。为了证明鉴定的突变是显著的，已经开发了 p16 蛋白的功能测试。最广泛采用的测试是突变蛋白结合 CDK4 和 CDK6 能力的测试，但它并非全面的功能测试。对于发现于世界各地的大家族中的突变，如 Arg24Pro、Met53Ile 和 23ins24，可以确信这些突变是真实的，并且基因检测会产生可解释的结果。对于新的突变，在测试之前似乎需要异常的功能测试结果。GenoMEL 维护着这些突变的一个数据库（eMelanoBase），其现在是 LOVD 的一部分（莱顿开放变异数据库，http://chromium.liacs.nl/ LOVD2/home.php）。

10.1.3　巨型先天性黑色素细胞痣

1%的新生儿具有巨型先天性黑色素细胞痣（giant congenital melanocytic naevus），但幸运的是，巨痣（定义为直径 20 cm 或更大）罕见，在一项研究中被估计为 20 455 例活产婴儿中只有一例（Castilla et al.，1981）。大多数病例为散发性，并且被认为是源于合子后突变，可能发生在 *NRAS* 基因上（Phadke et al.，2011）。曾报道过在同一个大家族中有超过一例的患者，其遗传方式被推测为多基因的优势遗传模式（de Wijn et al.，2010）。由于其罕见性和发表偏倚，先天性痣中黑色素瘤的风险尚不清楚，而已发表的巨型痣的预估风险值为 2%～14%（Shah，2010；Yun et al.，2012），伴随的黑色素瘤很大比例发生于 10 岁之前（Shah，2010；Arai et al.，2004；Angelo et al.，2001；Makkar and Frieden，2002；Ruiz-Maldonado et al.，1992；Hoanq et al.，2002）。

使用 MRI 可以识别中枢神经系统中的颅内黑变病和其他异常（Kinsler et al.，2001）。神经黑色素沉着症可能伴发脑积水或其他神经系统症状（Kinsler et al.，2001）。极小部分的神经皮肤黑变病最终可导致颅内黑色素瘤，但其发病率尚未确定。

10.1.4　基底细胞癌

这种上皮肿瘤起源于表皮的基底层及其表皮附属器（图 10.2）。

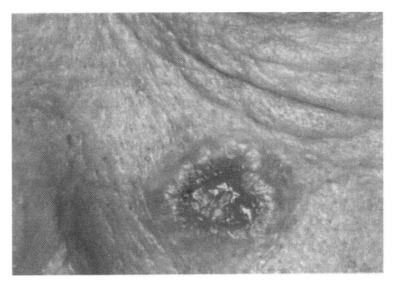

图 10.2　基底细胞癌的典型外观

基底细胞癌（basal cell carcinoma，BCC）为局部侵袭性，很少发生转移。它是影响浅肤色人群最常见的皮肤肿瘤，并且主要出现在皮肤的暴露区域（主要为头部和颈部，尽管也可能发生在躯干），总之它确实是最常见的癌症之一。砷是一种已知的易感环境因子（Boonchai et al.，2000），但现在是一种罕见的致病因素。BCC 可能在放疗后发生，过去认为它是发生在头皮上的多个病灶，是使用放射线治疗头皮癣后的结果，而现在更常见的是作为放疗癌症甚至非癌症疾病如强直性脊柱炎等的后期结果。其病因的线索是皮损的分布，如沿脊柱呈矩形分布的多个病变更可能与放疗而非遗传易感性有关。近来自荷兰的一项研究纳入了 444 131 例在 1973～2008 年通过组织学确诊的 BCC 病例，经年龄校正后的发病率（欧洲标准人口）增加了大约 3 倍，在男性中从 40/100 000 增加到 148/100 000，在女性中从 34/100 000 加到 141/100 000。荷兰公民患 BCC 的终身风险为 1/6～1/5（Flohil et al.，2011）。

大多数 BCC 病例为散发性，但有一些证据表明其也存在家族聚集现象（de Zwaan and Haass，2010），并且关联研究显示与色素基因有一定的关联，如黑色素瘤和色素基因之间的关系。红发个体对阳光特别敏感，因此与红发相关的基因变异与黑皮素 1 受体基因（*MC1R*）（Scherer et al.，2008；Han et al.，2006；Bastiaens et al.，2001a，b；Box et al.，

2001a，b）和刺豚鼠信号蛋白基因座（*ASIP*）变异风险的增加有关（Nan et al.，2009）。其他色素基因的多态性也与疾病风险相关，如眼皮肤白化病 A2 基因（*OCA2*）（Box et al.，2001a，b）、*SLC45A2*（Stacey et al.，2009）和干扰素调节基因 4（*IRF4*）（Han et al.，2011）。尚未发现疾病风险与色素沉着基因座有关，但已显示与 GWAS 易感性相关的基因座包括编码角蛋白 5 的基因、9p 附近 *CDKN2A* 基因座和编码端粒酶的 *TERT*，因此影响端粒长度（Stacey et al.，2009；Baird，2010）。BCC 和黑色素瘤都与色素基因相关，因此对患者经常会同时发生这两种疾病不难理解（Farndon et al.，1992；Gorlin，1984；Guarneri et al.，2000；Happle，2000）。与 BCC 易感性相关的遗传性疾病包括 Gorlin 综合征（痣样基底细胞癌综合征），其特征为面容异常、骨异常、牙源性角化囊肿和掌跖点状凹陷，这些改变均先于多发性 BCC 的发展。在阳光照射较多的人群中，BCC 的发生数量会增加，放疗会显著增加皮肤和脑膜的肿瘤风险，因此必须尽可能避免。较罕见的肿瘤包括成神经管细胞瘤和卵巢纤维瘤。在英国，约有 30 827 人受累（流行率）（Evans et al.，2010）。在 9p22.3 的 "patched" *PTCH1* 基因中的遗传突变已被证明是痣样基底细胞癌综合征的致病原因（Hahn et al.，1996；Johnson et al.，1996），*PTCH1* 的第二个等位基因在体细胞水平上发生丢失，之后随着时间的推移这种基因携带者会发展成 BCC。patched 是 hedgehog 途径的负调节剂，是一种增殖信号转导途径，现在已知其在许多癌症以及 BCC（de Zwaan and Haass，2010）中是至关重要的。散发性 BCC 显示染色体 9q 等位基因丢失，并且在这种肿瘤中已经高频率地检测到导致痣样基底细胞癌综合征的 patched 的突变，这支持了 patched 是普通皮肤癌的 "看门人" 的观点。patched 控制 smoothened 的活动，并且最近 BCC 的治疗发展包括探索用于治疗非常晚期疾病的 smoothened 抑制剂（Skvara et al.，2011）。在着色性干皮病、汗孔角化病、白化病、Bazex-Dupré-Christol 综合征和罕见的 Rombo 综合征患者（Van Steensel et al.，2001）中也观察到对 BCC 的易感性增加。

10.1.5 Bazex 综合征

Bazex 综合征，即 Bazex-Dupré-Christol 综合征（不要与 Bazex 描述的非遗传性副肿瘤性角化病相混淆，在后者中患者的手、足和面部发生银屑病变化，伴随与内部恶性肿瘤相关的甲改变），特征为滤泡性萎缩，尤其是在面部、手、脚和肘部出现 "冰镐" 痕迹（尤其是在手背上）（图 10.3），但没有手掌或足底的凹陷和多发粟粒（图 10.4）（Kidd et al.，1996；Vabres et al.，1995）。从本质上说这是一种影响毛囊的疾病，这可以通过受累个体中存在的少毛症来说明，后者自婴儿期就很明显。如同在痣样基底细胞癌综合征中那样，受累儿童可能在生命的早期出现毛囊的良性增生，如毛发上皮瘤（Yung and Newton-Bishop，2005）。从 10 岁起，面部可能出现多个 BCC，但存在各异的表现度，这可能与儿童时期的防晒程度有关。偶尔患儿可出现被描述为 BCC 的色素增生性病变（Abuzahra et al.，2011；Parren et al.，2011），但作者的经验是，这些将很难与被描述为 "毛发上皮瘤" 的 "良性" 增生区分开来。Bazex 综合征为一种 X 连锁显性遗传，男女均可，并且与 Xq14-q27.1 上的 *DXS1192* 基因存在连锁（Abuzahra et al.，2011；Parren et al.，2011）。

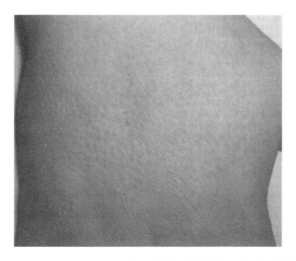

图 10.3　Bazex-Dupré-Christol 综合征中的滤泡性萎缩性皮肤病（"冰镐"痕迹）

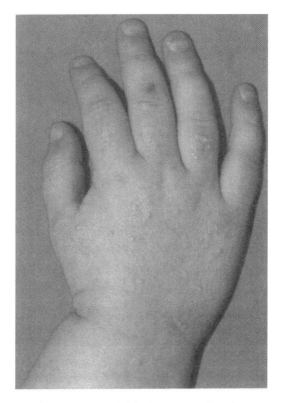

图 10.4　Bazex 综合征婴儿手背上的粟粒疹

10.1.6　Rombo 综合征

　　龙博（Rombo）综合征是一种罕见的综合征（Ashinoff et al.，1993），最初在一个四代家族中被发现，其中受累的个体在儿童时期面颊皮肤出现滤泡性萎缩。在受累的成年人中，出现毛细血管扩张和皮肤丘疹，尤其常见于面部，并且患者的睫毛和眉毛存在异常。基底细胞癌从二十多岁开始频繁发生。其临床表型与上述的 Bazex-Dupré-Christol 综合征有许多相似之处。Parren 和 Frank（2011）相信这两种疾病相似但不同，因为据报道 Rombo 综合征具有从男性到男性的传递，因此被认为可能是一种常染色体显性遗传。

10.1.7 鳞状细胞癌

鳞状细胞癌（squamous cell carcinoma，SCC）来源于表皮角质形成细胞。SCC 的发病率显示出明显的地理差异。这种疾病最常见于世界上浅色皮肤的人暴露于大量阳光照射的地方。因此，其在美国南方的州要比北方的州常见得多；在户外工作者中，其在浅色皮肤者中的发病率要远高于黑色皮肤人群（Carrucci，2004）。因此，上述导致皮肤色素沉着的遗传变异和对阳光暴露的反应被认为在确定 SCC 的易感性方面是重要的。白化病患者具有较大发生 SCC 的风险，特别是当他们生活在热带地区时。接触砷、焦油、石油衍生物以及 X 射线和 γ 射线者也易发生 SCC。在英国，随着相关行业工作条件的改善，因接触这些致癌物而发生的 SCC 已变得少见。SCC 在慢性免疫抑制的个体中更为常见，而器官移植受者目前在多发性 SCC 的患者中占据了显著的比例。有证据表明，由于硫唑嘌呤的代谢产物可以整合到皮肤细胞的 DNA 中，使用硫唑嘌呤治疗的患者发生 SCC 的风险特别高（Kalra et al.，2011），而用其他药物来替代这种药物的措施可能会减少未来 SCC 的发病率。

SCC 也可能发生在慢性瘢痕、溃疡和窦道中，但随着这些慢性病得到了更好的控制，目前在发达国家这种情况要少见得多。然而，在无法控制瘢痕形成的疾病中仍然可以见到 SCC，如导致水疱和溃疡的遗传性皮肤病（如大疱性表皮松解症）和与白斑相关的病症，如先天性角化不良和硬化萎缩性苔藓。

SCC 也可能发生在外胚层发育不良、Rothmund-Thomson 综合征、硬化肥胀症和持久性豆状角化过度病中。易于发生皮肤 SCC 的遗传性疾病可能也容易发生黏膜的 SCC。例如，先天性角化不良和外胚层发育不良容易导致舌癌、食管癌和宫颈癌。

10.1.8 疣状表皮发育不良

疣状表皮发育不良（epidermodysplasia verruciformis，EV）是一种罕见的遗传性皮肤病，该病患者对人乳头瘤病毒（human papilloma virus，HPV）存在免疫缺陷。该病通常呈隐性遗传，但其遗传学机制并不完全清楚，而在某些家族中，遗传方式并不符合隐性遗传的模式（Robati et al.，2009）。在一些慢性免疫抑制诸如 HIV 阳性的患者中，可能会出现拟表型（Jacobelli et al.，2011）。受累个体在儿童时期的躯干和四肢出现扁平疣，后者随时间推移逐渐演变成为形态各异的疣状病变。一些病变的外观类似于躯干上的花斑癣或基底细胞乳头状瘤以及暴露部位的光化性角化病（癌前病变）（Vohra et al.，2010）。最终，SCC 会发生在可能转移的疣状斑块内（Vohra et al.，2010；Kim et al.，2010）。

已在受累的患者中发现了许多的 HPV 亚型，并且据报道感染 HPV-5 和 HPV-8 的病变更可能发生转化，但偶尔也在其他与 EV 相关的 SCC 中发现了 HPV-22b（Kim et al.，2010）。

与隐性遗传的 EV 相关的基因被定位于 2p21-2p24 和 17q25 两个基因座，随后在 17p25 发现了与该病相关的两个相邻的新基因 *EVER1* 和 *EVER2* 的无义突变（Ramoz et al.，2002）。EVER 蛋白由许多参与免疫的细胞类型表达，如树突状细胞和淋巴细胞（Rezaei et al.，2011）。25%的 EV 患者没有可鉴定的 *EVER1* 或 *EVER2* 基因的突变（Orth，2006）。

10.1.9　Ferguson-Smith 自愈性上皮瘤（多发性自愈性鳞状上皮瘤）

Ferguson-Smith 自愈性上皮瘤（Ferguson-Smith-type self-healing epithelioma），又称多发性自愈性鳞状上皮瘤（multiple self-healing squamous epithelioma），是一种罕见的显性遗传的疾病，最早在来自艾尔郡（Ayrshire）的苏格兰人群中被发现（Shaw Dunn and Ferguson Smith，1934）。据推测，所有病例都可能起源于同一个人（奠基者效应），但最近已在染色体 9q31-32 上确定了致病基因 *TGFBR1*（Bose et al.，2006；Goudie et al.，2011），并发现了不同的突变，表明情况并非如此。已发现 *TGFBR1* 基因的功能缺失突变是该病的发病基础。有趣的是，该基因的错义突变将导致伴血管受累的 Marfan 相关疾病，但没有癌症易感性（Goudie et al.，1991，2011）。

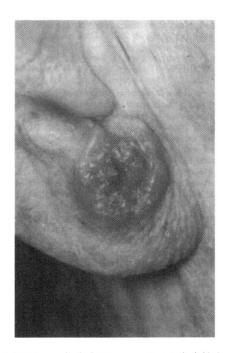

图 10.5　一位患有 Ferguson-Smith 自愈性上皮瘤的女士耳朵上的角化棘皮瘤

本病的特征在于青春期后出现的多发性皮肤角化棘皮瘤（图 10.5），后者将增大，发生溃疡，并最终愈合，有时伴有钙化，留下凹痕以及不规则的瘢痕，这在外观上可能非常难看。大多数病变发生在头颈部等皮肤暴露的区域，尤其是在有毛囊皮脂腺的地方。其病变类似于 SCC，但很少转移（至淋巴结）并且通常不会以侵袭性的方式出现。如上所述，过去曾发现对于病变的治疗（如放疗）似乎增加了痣样基底细胞癌综合征中肿瘤的侵袭性（Robertson et al.，2010；Orlow，1997；Griffiths，2002；Shiflett et al.，2002；Ward et al.，2002）。不同受累个体的发病年龄和病变数量存在显著的差异。除皮肤外，在患者的其他部位偶尔可见到肿瘤，如肛门肿瘤和 SCC 样外阴病变。该病的管理方式主要是防晒，这很重要（不会导致维生素 D 缺乏），并尽量避免放射治疗。据报道，使用阿维 A 酸（acitretin）治疗晚期疾病（Robertson et al.，2010）将有助于控制皮肤病变。

10.2　易患皮肤恶性肿瘤的遗传性疾病

10.2.1　白化病

眼皮肤白化病（oculocutaneous albinism）是一组常染色体隐性遗传的黑色素合成障碍性疾病，其临床表现为皮肤苍白、白发、眼球震颤和畏光。存在相当大的遗传异质性，已描述了许多不同的类型。光化性皮肤损伤、鳞状细胞癌和基底细胞癌是眼皮肤白化病为人熟知的并发症；恶性黑色素瘤则是一种少见的并发症。

所有的白化病患者皮肤恶性肿瘤的风险均有所增加。这种对于癌症的易感性似乎与缺乏皮肤色素有关，而这也证明了黑色素的保护性质。然而，在患有白癜风或斑驳病的患者中，缺乏黑色素（和黑色素细胞）的皮肤区域似乎不易发生恶性肿瘤，不像白化病患者那样应避免阳光照射并在暴露时使用防晒霜（Iannello et al.，2003；Karim et al.，2002）。

10.2.2　Birt-Hogg-Dubé 综合征

伯特-霍格-迪贝（Birt-Hogg-Dubé）综合征，这种常染色体显性遗传病的特征是皮肤纤维性脂肪瘤、肺囊肿以及发生自发性气胸的倾向。这些患者发生肾肿瘤的风险增加，最常见的为嫌色细胞和嗜酸细胞混合瘤（Toro et al.，1999）。其致病基因 *FLCL* 定位于 17 号染色体上（Schmidt，2004）。

10.2.3　Brooke-Spiegler 综合征

布鲁克-施皮格勒（Brooke-Spiegler）综合征，又称多发性圆柱瘤，是一种常染色体显性遗传病，其特征在于皮肤附属器的多个良性肿瘤，是发生在头部的光滑、圆顶形、坚硬的粉红色肿瘤（头巾肿瘤），包括发生在成年早期并可能非常难看的汗管瘤和毛发上皮瘤，有时还有螺旋腺瘤。基底细胞上皮瘤可能发生在这些病变中，而放射治疗可能会加剧这种趋势（Szepietowski et al.，2001；Welch et al.，1968）。

该肿瘤发生在有毛的皮肤上，并且与基底细胞癌或鳞状细胞癌无关。该病已被连锁至染色体 16q12-13 区（Biggs et al.，1995；Fenske et al.，2000），而 *CYLD* 基因的突变已被鉴定可导致该病。基因型-表型的相关性直到最近才得到描述，在具有轻度疾病（肿瘤偏小）的家族中，致病突变为 *CYLD* 基因的 R758X（Oiso et al.，2004；Blake and Toro，2009）。圆柱瘤病肿瘤抑制因子的缺失将通过激活 NF-κB 通路来抑制细胞凋亡。有人建议，由于阿司匹林也可以抑制 NF-κB 的功能，可以顺理成章地用来治疗局部圆柱瘤，并且目前正在进行 1 期临床试验（Gutierrez et al.，2002；Bernends，2003；Brummelkamp et al.，2003；Lakhani，2004）。

10.2.4　腺性唇炎

　　腺性唇炎（cheilitis glandularis），这种罕见的疾病可以作为一种常染色体显性性状来遗传，其特征为下唇弥漫性的结节性肿大，伴随唇黏膜腺体的肥大、慢性炎症和排泄管的扩张。该病发生下唇鳞状细胞癌的风险较高（Verma，2003）。

10.2.5　慢性黏膜皮肤念珠菌病综合征

　　慢性黏膜皮肤念珠菌病综合征（chronic mucocutaneous candidiasis syndrome），是一种罕见的疾病，特征为从儿童早期开始出现反复的皮肤、指甲和口咽的慢性念珠菌感染。可能存在潜在的免疫缺陷。在超过 50% 的病例中，存在相关的内分泌疾病。已报道了若干家族性慢性黏膜皮肤念珠菌病综合征的例子，部分呈常染色体隐性、部分呈常染色体显性遗传；部分病例与内分泌失调无关（Buzzi et al.，2003）。迟发性病例可能较为零星。这种疾病可能导致恶性肿瘤，尤其是口咽部的。念珠菌内分泌综合征包括甲状旁腺功能减退、甲状腺功能减退、肾上腺皮质功能减退及糖尿病，通常呈常染色体隐性遗传（Ahonen，1985；Coleman and Hay，1997；Buzzi et al.，2003；Myhre et al.，2004）。已描述了该综合征与甲状腺功能减退的垂直传递（Kirkpatrick，1994），并且已在一个家族中将免疫缺陷、黏膜皮肤念珠菌病和甲状腺疾病的综合征定位至染色体 2p。已在具有这种疾病和肌肉萎缩的患者中发现了 AIRE 基因的胚系突变（Sato et al.，2002）。在一个家族中，导致慢性黏膜皮肤念珠菌病和甲状腺疾病的免疫缺陷被定位至染色体 2p。常染色体隐性形式的家族性慢性黏膜皮肤念珠菌病（CANDF2）是由染色体 9q34 上 CARD9 基因的突变所致（Glocker et al.，2009）。常染色体显性念珠菌病（CANDF1）被定位至染色体 2p，CANDF2 则是染色体 9q34.3 上 CARD9 基因的突变所致，CANDF3（仅限于手指和脚指甲）定位于 11 号染色体，CANDF4 是由染色体 12p13.2-p12.3 上 CLEC7A 基因的突变所致，CANDF5 是染色体 22q11 上的 IL17RA 基因的突变所致，而 CANDF6 则是源于染色体 6p12 上 IL17F 基因的突变。

　　家族性慢性念珠菌病可见于常染色体隐性遗传的 ICAM-1 缺陷症中（Zuccurello et al.，2002）。

10.2.6　先天性广泛性纤维瘤病

　　先天性广泛性纤维瘤病（congenital generalized fibromatosis），是一种罕见的，很可能呈常染色体隐性遗传的疾病，其特征为从婴儿期开始出现皮肤、横纹肌、骨骼和内脏的多个橡皮状的坚硬的皮肤成纤维细胞瘤。多个皮下结节会在早期发生增殖，但倾向于自行消退。内脏受累可能是致命的。一些 X 线的特征类似于奥利尔（Ollier）病（Sty et al.，1996）。已发现了具有这种疾病的婴儿型的常染色体显性遗传家族（Zand et al.，2004）。

10.2.7　先天性角化不良

先天性角化不良（dyskeratosis congenita）通常是一种 X 连锁遗传病，尽管其他的遗传模式曾在一些家族中被发现，提示存在遗传异质性，其特征为皮肤的网状色素沉着、脱色斑、指甲营养不良（见于 98% 的患者，有的在出生时即很明显）以及黏膜白斑（87%），伴随受累男性的舌乳头萎缩。本病的体征通常出现在 10 岁之前，但也可能发生在青春期之后。可能存在牙釉质营养不良。皮肤的变化是进行性的，同时伴发皮肤异色病、毛细血管扩张和萎缩。肥厚性鳞状上皮可发生在黏膜上皮。可能发生大疱性皮疹和角化过度，尤其是手掌和脚掌，而手掌皮肤的萎缩则可能导致掌纹的消失。可能发生睑缘炎、睑外翻和鼻泪管堵塞，并且有龋齿。智力低下有时也是一种特征（42% 的病例）。可发生白斑，尤其是在口腔黏膜上，此外还有直肠和泌尿生殖道（Davidson and Connor，1988；Fogarty et al.，2003）。该病被认为存在某种免疫功能障碍，细胞免疫和 T 细胞功能的降低将导致机会性感染。其并发症包括全血细胞减少症（由于骨髓衰竭）以及皮肤和黏膜的鳞状与基底细胞癌，通常在 20 岁之后发生在白斑区。可能发生口腔、直肠、子宫颈、阴道、食管和皮肤的鳞状细胞癌，并可能存在多个原发癌。实体瘤的发病率据称有所增加（可能为多发性），而恶性肿瘤的总体发病率为 12%（Kawaguchi et al.，1990）。女性携带者通常是正常的。在本病的部分病例中发现存在过度的自发染色单体断裂，并且已在成纤维细胞中证实了增加的 X 线辐射诱导的染色单体断裂。目前已尝试将造血干细胞移植作为受累患者的治疗方式（Nobili et al.，2002）。

已证实了与 Xq28 上标志物（D9S52）的连锁，而编码 dyskerin（DKC1）的 KKC1 基因的突变是造成该病的原因。Dyskeratin 是端粒酶发挥功能所必需的蛋白质，因此该病是源于一种端粒的维持缺陷伴随细胞凋亡减少（Kirwan and Dokal，2008）。迟发性病例或具有再生障碍性贫血者，也可能是源于 TERC 的突变（Arngrimsson et al.，1993）。疾病的预期被发现与进行性的端粒缩短存在关联（Montanaro et al.，2003；Shay and Wright，2004；Vulliamy et al.，2004）。

10.2.8　外胚层发育不良

外胚层发育不良（ectodermal dysplasia）是一类异质性的外胚层发育异常的先天性弥漫性疾病（Pinheiro and Freire-Maia，1994）。已描述了三种类型的常染色体显性遗传性外胚层发育不良，并且每一种都易发生皮肤和甲床的鳞状细胞癌。有汗型 Clouston 综合征的特征为增厚、变形的发育不良的指/趾甲、稀疏的头发和掌跖增厚的角化不良的皮肤。可出现色素过度沉着的区域，尤其在覆盖关节的皮肤上（Escobar et al.，1983）。可能存在角蛋白的某种生化缺陷，并且可以证明其毛发的超微结构异常。少汗型外胚层发育不良很罕见，具有牙齿发育不全、少毛和不同程度的少汗症。Rapp-Hodgkin 综合征包括无汗型外胚层发育不良以及唇腭裂。该病患者的头发短而结实，牙齿小且呈圆锥形，并存在甲异常（Silengo et al.，1982）。无汗型外胚层发育不良是一种 X 连锁的隐性遗传病；受累男性的癌症风险未特别地增加。

其中，一些分子基础正在被确定——如 X 连锁的类型已被证明是源于编码 NEMO/1KKγ 的基因的胚系突变，而一种常染色体显性类型则被认为是源于胚系的 I κBα 突变（Courtois et al.，2003；Lane et al.，2003）。

10.2.9　大疱性表皮松解症

大疱性表皮松解症（epidermolysis bullosa，EB）是一组异质性的遗传性疾病，其特征为极度脆弱的皮肤和复发性水疱，基于水疱发生的程度进行分类。单纯型大疱性表皮松解症中常发生浅表水疱，伴随基底细胞的破坏。这种类型常呈现为常染色体显性遗传的性状，且临床症状较轻，无瘢痕形成，黏膜未受损，甲可能轻度受累。常染色体显性 Dowling-Meera 类型的单纯型大疱性表皮松解症在婴儿时期可能很严重；这种类型在组织学上具有特征性，并可以在胎儿皮肤活检中检测到。在交界型大疱性表皮松解症中，表皮的分离发生在基底膜带的透明层，导致皮肤和黏膜表面出现水疱，该型患者可能发生严重的瘢痕。存在若干临床类型的交界型大疱性表皮松解症，均呈常染色体隐性遗传。若干角蛋白基因的胚系突变被发现导致了不同类型的大疱性表皮松解症，其突变类型与表型存在对应关系（Jonkman et al.，2003；Porter and Lane，2003；Uitto et al.，2002；Lin and Carter，1989；Korge and Kreig，1996）。

在营养不良型大疱性表皮松解症中，其水疱发生在真皮中。显性和隐性遗传均有报道，但较严重的类型通常为隐性遗传。大疱的发生，尤其是在四肢上的，将导致严重的手套样瘢痕和畸形（残毁型）。胃肠道受累很常见，可导致食管狭窄、糜烂和食管蹼，并可能发生危及生命的出血；可发生慢性贫血和低蛋白血症。牙釉质存在缺陷，并可能有喉部受累。

在大疱性表皮松解症中，鳞状细胞癌可能发生在瘢痕中，但这种趋势在营养不良型中更为明显。这些癌症可能发生在多个部位，主要在四肢（Mallipeddi，2002；Tomita et al.，2003）。它们发生在年轻个体中（75%发生在 20～40 岁年龄组）并且通常分化良好或中度良好，但具有侵袭性并容易转移（Goldberg et al.，1988）。这些癌症可能发生在黏膜表面，包括食管、胃、支气管、膀胱和舌头（Tidman，1990）。基底细胞癌也可能发生在大疱性表皮松解症的瘢痕中。

单纯型大疱性表皮松解症是源于基底表皮角蛋白 *K5* 和 *K14* 基因的突变（Coulombe et al.，1991），而 *K1* 和 *K10* 突变则发生在表皮松解性鱼鳞病中。营养不良型大疱性表皮松解症是源于锚原纤维胶原基因 *COL7A* 的突变，而连接类型则是源于层粘连蛋白 5 的突变（Eady and Dunnill，1994）。具有常染色体显性遗传的大疱性表皮松解症的家族已显示出与 *K14* 基因的连锁，而其他家族则与 *K5* 基因存在连锁。已经在受累个体中证实了 *K14* 基因的突变（Bonifas et al.，1991），并且在一个营养不良型大疱性表皮松解症的家族中发现了Ⅶ型胶原基因的突变（Bale and DiGiovanna，1997）。导致大疱性表皮松解症的突变基因通常编码半桥粒（将基底细胞锚定在细胞膜上的位置）内部或周围的蛋白质，而受累蛋白质的功能定位将决定疾病的严重程度（Fuchs，1996）。这些基因包括 *KRT5*、*KRT14*、*PLEC1*、*DST*、*ITGB4*、*ITGA6*、*COL17A1*、*LAMA3*、*LAMB3*、*LAMC2* 和 *COL7A1*。已经在具有这种疾病的个体中检测到了两个相邻基因（*EVER1* 和 *EVER2*）的胚系突变（Ramoz et al.，2002；Tate et al.，2004；Majewski and Jablonska，2004）。

10.2.10　KID 综合征

KID 综合征这种罕见疾病的特征为角膜炎、鱼鳞病和耳聋。它通常作为一种散发性疾病发生，但已报道了垂直传递的例子，提示常染色体显性的遗传方式。在皮肤上有角化过度的斑块，面部有网状角化，伴随角化皮肤。出生后很快就会出现鱼鳞病，尤其是伸肌侧的皮肤。感觉神经性耳聋从出生时就存在，并且将由于角膜血管化和混浊化而导致视力丧失。头发稀疏，指/趾甲可能营养不良。尽管未证实存在一致性的免疫缺陷，但 50% 的病例将出现皮肤的复发性念珠菌感染。可能发生皮肤感染和脓肿，并进而发生多发性鳞状细胞癌。

编码连接蛋白 26 的 *GJB2* 基因的胚系突变可导致该综合征（Yotsumoto et al.，2003；Janecke et al.，2005）。

10.2.11　多发性圆柱瘤

多发性圆柱瘤（multiple cylindromatosis）是一种常染色体显性遗传病。其特征为头上出现的多个光滑的圆顶形、坚硬的粉红色肿瘤（头巾瘤），包括汗管瘤和毛发上皮瘤，并且这些可能非常难看。基底细胞上皮瘤可能发生在病变处，而放射治疗则可能加剧这种趋势。

该肿瘤发生在有毛的皮肤上，并与基底细胞癌或鳞状细胞癌无关。该病与染色体 16q12-13 上的 *D16S411* 和 *D16S416* 基因存在关联。

10.2.12　Flegel 病（持久性豆状角化过度病）

Flegel 病，又称持久性豆状角化过度病（hyperkeratosis lenticularis perstans），是一种常染色体显性遗传病，其特征为发生在腿部伸侧和足背部的点状角化症，伴随掌跖区域的鳞屑、丘疹和凹陷。角蛋白小体可能存在缺陷。存在鳞状细胞癌和基底细胞癌的风险（Li et al.，1997；Miljković，2004）。

10.2.13　幼年型玻璃样纤维瘤病

幼年型玻璃样纤维瘤病（juvenile hyaline fibromatosis）是一种常染色体隐性遗传病，特征为多发的头皮下病变。这些肿瘤可能是毁容性的，并可能伴发牙龈增生。时常出现关节挛缩和溶骨性骨病变。肿瘤在切除后可复发（Fayad et al.，1987；Katagiri et al.，1996）。该病的基因被定位于 4q21，而毛细血管形态发生基因 2（capillary morphogenesis gene 2，*CMG2*）的突变似乎同时导致了幼年型玻璃样纤维化和婴儿全身性透明变性（Rahman et al.，2002；Paller et al.，2003）。

10.2.14 Klippel-Trenaunay 综合征

Klippel-Trenaunay 综合征通常是一种散发性疾病,其特征为毛细血管瘤或海绵状血管瘤、偏身肥大和静脉曲张三联征。其他的皮肤特征包括异常的色素沉着、乳头状瘤和静脉曲张性溃疡。动静脉瘤和淋巴管异常很常见(Viljeon,1988)。

在该病的病变组织中发现了新发的 t(8;14)(q22.3;q13)易位(Wang et al.,2001)。已鉴定出至少一种基因(*RASA1*)的胚系突变会导致该综合征(Eerola et al.,2003;Tian,2003),尽管该发现最近受到了质疑(Barker et al.,2006)。

10.2.15 扁平苔藓

扁平苔藓(lichen planus),这种相当常见的皮肤病可能导致皮肤恶性肿瘤。家族性病例已见于报道,而与散发病例相比这些病例中受累者更年轻并且皮损范围更广泛(可累及甲和黏膜)(Sandhu et al.,2003)。扁平苔藓在病因学上可能存在遗传异质性,而特发的皮肤扁平苔藓病例则显示出与 *HLA* 基因的某种关联(La Nasa et al.,1995;Sandhu et al.,2003)。

10.2.16 Mibelli 汗孔角化病

Mibelli 汗孔角化病(Mibelli porokeratosis)是一种罕见的常染色体显性遗传性皮肤角化病。向外周扩散的斑块被角质脊所包围,并且存在中央萎缩。该病通常在儿童时期发病,而病变可能发生在皮肤的任何部位,缓慢扩大,并通常无症状。鳞状细胞癌、鲍恩(Bowen)病和基底细胞癌可能发生在角化性皮肤病变的区域,尤其在四肢。X线治疗可能会增加发生癌症的概率。还有其他罕见类型的汗孔角化病:播散性浅表光化性汗孔角化病和掌跖汗孔角化病,它们被作为可导致皮肤癌的常染色体显性遗传病而传播,但更多地见于成年人中且更可能出现症状。也可以看到散发病例,并且在散发病例中恶性肿瘤可能更常见。男性比女性更容易受累(Gotz et al.,1999;Goerttler and Jung,1975)。

10.2.17 变形综合征

变形综合征(proteus syndrome)是一种罕见的疾病(以希腊海神 Proteus 命名),通常为零星病例。曾报道一例从父亲到儿子的传递(Goodship et al.,1991),但鉴于诊断的困难,当时对其遗传方式仍存在相当大的争议(Turner,1999)。体细胞嵌合体被推测可以解释一些病例(Reardon et al.,1996),并且这一假设得到了大多数(若非全部)具有良好临床表征的变形综合征病例的支持,在这些病例中发现了 *AKT1* 基因的体细胞嵌合性激活突变(Lindhurst et al.,2011)。可发生先天性脂肪瘤,有时具有血管瘤或淋巴管瘤的成分，并不断进展，且与部分或完全的偏身肥大、不对称和畸形存在关联。生长加快出现在出生后的前几年里。头骨的外生骨疣可导致巨头畸形和伴发额骨凸起的头骨不对称。可发生局部畸形，尤其是手和脚，而偏身肥大（节段到整体）也很常见。皮肤特征则包括色素痣、色素沉着和脱失、线状疣状表皮痣以及足底粗糙伴大量的脑回状增生。骨骼和脂肪的过度生长可能导致奇怪的巨指。皮下错构瘤性肿瘤、区域性皮肤色素沉着、骨质异常和肺囊肿曾见于报道（Nishimura and Koslowski，1990）。智力通常正常。这种过度生长综合征在理论上存在恶性肿瘤的风险，有一个严重的病例是在 4 岁时即发生了睾丸间皮瘤（Barker et al.，2001）。

已在一部分病例中检测到 *PTEN* 基因的突变。另一条 *PTEN* 等位基因被证明在异常组织中发生了失活（Zhou et al.，2000，2001；Smith et al.，2002）。

10.2.18　硬化病（四肢的硬化萎缩和角化性皮肤病；Huriez 硬化萎缩综合征）

硬化病（sclerotylosis）又称四肢的硬化萎缩和角化性皮肤病（scleroatrophic and keratotic dermatosis of limbs）或 Huriez 硬化萎缩综合征（scleroatrophic syndrome of Huriez）。这种罕见的常染色体显性遗传病的特征为手足皮肤硬化、指/趾甲发育不良和掌跖角化病。据称皮肤癌（鳞状细胞癌）和肠癌在这种疾病中很常见，同时还会发生舌和扁桃体的鳞状细胞癌。在大约15%的病例中，侵袭性鳞状细胞癌可能很早（20～30 岁）就发生在皮肤上。已发现其与染色体 4q28-3 上的 MN 血型存在连锁。在 Huriez 硬化萎缩综合征中，病变皮肤中几乎完全没有表皮朗格汉斯细胞的组织病理学发现可以解释这些病变对于鳞状细胞癌的易感性（Delaporte et al.，1995；Hamm et al.，1996；Downs and Kennedy，1998；Guerriero et al.，2000；Lee et al.，2000）。

10.2.19　多发性脂囊瘤

多发性脂囊瘤（steatocystoma multiplex）是通常在青春期出现的多发、小的橡皮状隆起的囊性病变。病变可能会出现感染，而这将导致瘢痕。其为常染色体显性遗传。角蛋白 17 的（*K17*）基因突变可导致本病和 PC 2 型（Corden and McLean，1996；Smith et al.，1997）。

10.2.20　汗管瘤

汗管瘤（syringoma）是一种罕见的疾病，表现为多发性面部汗管瘤，有时伴有新生儿牙和少牙畸形，已被确定为一种常染色体显性遗传病（Morrison and Young，1996；Metze et al.，2001）。

10.2.21　毛发上皮瘤

毛发上皮瘤（trichoepithelioma）是一种常染色体显性遗传病，易出现多个小的肉色半透明肿瘤，从儿童时期开始，主要在面部。病变部位具有发生基底细胞癌的风险。该病已被定位至染色体 9p21 区，靠近 *D9S126*（Harada et al.，1996；Clarke et al.，2002）。该病是源于 *CYLD* 基因的突变，因此与 Brooke-Spiegler 综合征等位（Saggar et al.，2008）。Brooke-Spiegler 综合征是一种常染色体显性遗传病，其特征为多发性圆柱瘤和毛发上皮瘤。

10.2.22　胼胝

胼胝（tylosis），或是在婴儿期之后发生的局灶性表皮松解性掌跖角化病，在三个家族中被发现与早发性食管鳞状细胞癌存在关联。胼胝的特征在于掌跖皮肤的异常增厚。发生在新生儿期的掌跖角化病与胼胝属于不同的疾病，且与食管癌无关。胼胝食管癌基因（*TOC*）的遗传位点已被定位至 17q25 区（Langan et al.，2004），并且最近已鉴定出致病基因。

10.2.23　硬化萎缩性苔藓

硬化萎缩性苔藓（lichen sclerosus et atrophicus），这种皮肤病以女性比男性常见（10∶1），易发生在绝经后女性的外阴部位，而且最常见的表现为外阴营养不良。生殖器以外的皮损最常见于躯干、手臂、颈部和面部。病变呈灰色，为多边形的扁平丘疹，可能聚集成萎缩的斑块。外阴病变易发展为外阴癌，受累成年女性的发病率高达 10%。病变显示 p53 水平升高和 17p 的杂合性丢失（loss of heterozygosity，LOH）。已描述了若干累及超过一代人的家族性苔藓硬化病例，包括绝经前妇女和儿童，但罕见（Shirer and Ray，1987；Carlson et al.，1998）。

10.2.24　肥大细胞病

肥大细胞病（mast cell disease）包括一系列广泛的临床病症，具有伴或不伴全身病变的荨麻疹色素斑，并且偶尔与恶性肥大细胞白血病存在关联。对称性的色素沉着斑或丘疹可能从婴儿期开始出现，最常见于躯干，它们可由轻度创伤引发；可能出现水疱、红斑和毛细血管扩张；瘙痒很常见，并可能伴有潮红、心动过速和不适。已报道了具有常染色体显性遗传特征的家族实例（Shaw，1968）。在伴发相关血液病的肥大细胞增多症患者的外周血单核细胞中可以检测到体细胞中 *KIT* 基因的点突变（Nagata et al.，1995；Fritsch-Polanz et al.，2001；Ferger et al.，2002；Chang et al.，2001）。在受累病例的骨髓细胞中还发现了 *TET2* 突变（Tefferi et al.，2009）。

10.2.25　多发性皮肤平滑肌瘤

多发性皮肤平滑肌瘤（multiple cutaneous leiomyomas）是一种常染色体显性遗传病，会在皮肤中出现许多小的平滑肌肿瘤。这些肿瘤表现为单个或多个小而坚硬的疼痛性真皮结节，固定在皮肤上，尤其是在四肢、躯干和面部。尽管该病可能会发生在儿童时期，但更常发生在二十多岁，可能伴发子宫肌瘤。在文献中描述的一个家族里，54% 的受累女性患有子宫肌瘤。这些可能很少会发展成平滑肌肉瘤（Berendes et al.，1971），但 Ⅱ 型乳头状肾癌或具有集合管形态的肾癌的发生风险有所增加。受累个体的类淋巴母细胞中延胡索酸水合酶（fumarate hydratase，FH）的活性降低。在大多数病例中，该病是源于 *FH* 基因（三羧酸循环的组分）的胚系杂合突变（Martinez-Mir et al.，2003；Tomlinson et al.，2002）。纯合子（或 *FH* 突变的复合杂合子）将导致 FH 代谢缺陷综合征，其特征为 10 岁前发生的发育迟缓和死亡（Tomlinson et al.，2002；Alam et al.，2003）。然而，并非所有 FH 缺乏患儿的突变携带者父母都具有发生平滑肌瘤的倾向。

对于受累个体的筛查应包括针对肾脏异常的定期腹部影像学检查（由于肿瘤可能是等回声的，故优先推荐 MRI）（Garman et al.，2003；Wei et al.，2006），该检查应尽早开始，因为已经在年龄小至 11 岁并具有胚系 *FH* 突变的个体中筛查出了肾癌（Alrashdi et al.，2010）。

10.2.26　家族性多发性脂肪瘤

家族性多发性脂肪瘤，这种罕见的常染色体显性遗传病的特征为发生在前臂、躯干、大腿和手臂皮下的多个包裹的、非触痛、光滑的脂肪瘤。其脂肪瘤通常是对称的，从成年早期开始出现，生长到一定大小后趋于稳定；退化消失和恶变均很罕见。脂肪瘤可沿周围神经分布（Leffell and Braverman，1986）。在一个家族中，该病被发现与一个低外显的视网膜母细胞瘤易感的 *RB1* 基因突变存在关联（Genuardi et al.，2001）。*HMGA2* 基因的胚系突变可能导致家族性多发性脂肪瘤，而该基因的体细胞突变可能是脑颅皮肤脂肪瘤病的原因（Prontera et al.，2009）。

10.2.27　对称性多发性脂肪瘤

对称性多发性脂肪瘤，是一种单独的疾病，主要发生在成年男性中，并被推测为常染色体遗传。其主要缺陷被认为是源于肾上腺素刺激的脂肪分解。临床上，脂肪瘤呈对称分布，发生在颈部、肩部、乳房、腹部和耻骨区域。未受累的脂肪可能有萎缩。内脏脂肪瘤可能危及生命。自主神经病和周围神经病与该病存在关联，而酒精中毒被认为在许多情况下可以促进其发展。这种情况可能是异质性的，并非遗传性的，但可能与多发性脂肪瘤相混淆。已报道了常染色体显性遗传的多发性家族性脂肪瘤伴多发性神经病（Wilson and Boland，1994；Stoll et al.，1996；Nisoli et al.，2002），以及线粒体基因组的突变，可能导致错误的去甲肾上腺素能调控和分化的棕色脂肪细胞增殖（Gamez et al.，1998；Nisoli et al.，2002；Enzi et al.，2002）。

10.2.28　NAME 综合征（Carney 综合征）

卡尼（Carney）综合征，又称 NAME 综合征，是一种常染色体显性遗传的多发性内分泌肿瘤和斑点病综合征，其特征为斑点状皮肤色素沉着，心脏、皮肤和乳房黏液瘤以及各种内分泌肿瘤。其皮肤特征包括普通痣、蓝痣和沙粒体型黑色素性神经鞘瘤（psammomatous melanotic Schwannomas），可出现内分泌过度活跃。垂体肿瘤、肾上腺皮质静息肿瘤、嗜铬细胞瘤、睾丸间质细胞瘤、大细胞钙化型睾丸支持细胞瘤、神经鞘瘤及黏液样乳腺纤维腺瘤和导管腺瘤均曾见于该病中（Carney，1995）。最常见的表现是原发性色素结节性肾上腺皮质病（primary pigmented nodular adrenocortical disease，PPNAD）所导致的促肾上腺皮质激素非依赖性库欣综合征。

该病在遗传学上具有异质性。染色体 17q 上蛋白激酶 A 型 1α 调节亚基（cAMP-dependent protein kinase type I-alpha regulatory subunit，*PRKAR1A*）编码基因的突变被发现于大约 3/4 的受累个体中（Kirschner et al.，2000a，b；Veugelers et al.，2004）；其他的家族则被发现与染色体 2p16 区存在连锁（Stratakis et al.，1996），而 2 号染色体的异常已在肿瘤中被发现（Matyakhina et al.，2003）。

该综合征不同于卡尼三联征，即胃间质性肉瘤、肺软骨瘤和肾上腺旁神经节瘤的关联（Carney，1999）。

10.2.29 先天性甲肥厚

先天性甲肥厚（pachyonychia congenita，PC），这种罕见的常染色体显性遗传病的特征是甲变厚（非常难剪），颜色变黄，59%的病例有毛囊角化，72%的病例有足底角化，57%的病例有白色角化症。甲异常在出生后不久即可出现，并出现甲沟炎。可能发生皮下错构瘤性囊肿、肺大疱、鱼鳞病和角化过度。受压区域可能发生水疱，并可能存在耳聋、毛发和牙齿异常、多汗症和角膜混浊。可见口腔黏膜白斑。在口腔病变、囊肿或慢性足底溃疡部位可能发生恶性改变，因此应在慢性溃疡或大疱形成的区域观察潜在的恶性肿瘤（Su et al.，1990）。多发性脂肪囊肿被认为是同一疾病。*K17* 基因的胚系突变可能是该病特定类型的发病基础（Smith et al.，1997）；其他的则可能是源于 *K17* 的错义突变（Smith et al.，1997；Feinstein et al.，1988；Hodes and Norins，1977；Stieglitz and Centerwall，1983）。

已描述了 PC 1 型和 PC 2 型。它们很相似，但 1 型有口腔白色角化症，2 型则具有早生牙和多发性皮脂腺囊肿。角蛋白 17 基因（*K17*）的突变可导致 PC 2 型或伴发肥厚性甲营养不良、局灶性角化病和皮脂腺囊肿的多发性皮脂腺囊肿 PC 1 型和 2 型（Corello et al.，1998）。PC 1 型则是源于 *K6a* 和 *K16* 的突变（Swenssen，1999）。

10.2.30 掌跖角化症

有人认为掌跖角化症（palmar keratoses）在膀胱癌和肺癌患者中更为常见，可见于 70%～90%的病例，而对照组仅为 36%，但很难评估这一发现的重要性，因为它仅基于少量的研究（Cuzick et al.，1984）。角蛋白基因或连接蛋白的异常可能是这组疾病的基础（Bale and DiGiovanna，1997；Kelsell et al.，2000；Kimyai-Asadi et al.，2002；Radi et al.，2005）。

另外，还存在许多的亚型，包括掌跖角化病、Clarke-Howel-Evans 综合征（Smith，

2003）。*KRT1* 和 *KRT9* 基因的突变可能导致表皮溶解类型的 PPK。在表皮松解和非表皮松解性的掌跖角化病患者中均发现了 *KRT1* 基因的各种突变（Chiu et al.，2007）。

10.2.31　毛母质瘤

毛母质瘤（pilomatricoma），又称 Malherbe 良性钙化上皮瘤（benign calcifying epithelioma of Malherbe），多发生在年轻人中，最常见于手臂、面部和颈部，表现为无症状的坚硬小叶性蓝色结节，可能有疼痛，并偶尔会发炎。它们通常为零星发病，但偶尔也会出现家族性聚集。男女均可发病，并可能具有常染色体显性遗传。多发性钙化上皮瘤据报道与强直性肌营养不良（Harper，1972；Hubbard and Whittaker，2004）和鲁宾斯坦-泰比（Rubinstein-Taybi）综合征（Masuno et al.，1998）存在关联。在较高比例的肿瘤中检测到了 *CTNNBI* 的激活突变（Chan et al.，1999）。

（译　王怡怡　闫薇　李薇）

参 考 文 献

Abuzahra F，Parren L J M T，Frank J. 2011. Multiple familial and pigmented basal cell carcinomas in early childhood-Bazex-Dupré-Christol syndrome[J]. J Eur Acad Dermatol Venereol，26（1）：117-121.

Ahonen P. 1985. Autoimmune polyendocrinopathy-candidosis-ectodermal dystrophy（APECED）：autosomal recessive inheritance[J]. Clin Genet，27（6）：535-542.

Alam N A，Rowan A J，Wortham N C，et al. 2003. Genetic and functional analyses of FH mutations in multiple cutaneous and uterine leiomatosis，hereditary leiomatosis and renal cancer，and fumarate hydratase deficiency[J]. Hum Mol Genet，12（11）：1241-1252.

Alrashdi I，Levine S，Paterson J，et al. 2010. Hereditary leiomyomatosis and renal cell carcinoma：very early diagnosis of renal cancer in a paediatric patient[J]. Fam Cancer，9（2）：239-243.

Anderson D E，Badzioch M D. 1991. Hereditary cutaneous malignant melanoma: a 20-year family update[J]. Anticancer Res，11（1）：433-437.

Angelo C，Groeso M G，Stella P，et al. 2001. Becker's nevus syndrome[J]. Cutis，68（2）：123-124.

Arai M，Nosaka K，Koshihara K，et al. 2004. Neurocutaneous melanosis associated with Dandy-Walker malformation and a meningohydroencephalocele. Case report[J]. J Neurosurg，100（5 Suppl Pediatrics）：501-505.

Arngrimsson R，Dokal I，Luzzato L，et al. 1993. Dyskeratosis congenita: Three additional families show linkage to a locus in Xq28[J]. J Med Genet，30（7）：618-619.

Arunkumar M J，Ranjan A，Jacob M，et al. 2001. Neurocutaneous melanosis：a case of primary intracranial melanoma with metastasis[J]. Clin Oncol（R Coll Radiol），13（1）：52-54.

Ashinoff R，Jacobson M，Belsito D V. 1993. Rombo syndrome: a second case report and review[J]. J Am Acad Dermatol，28（6）：1011-1014.

Augustsson A，Stierner U，Rosdahl I，et al. 1990. Common and dysplastic nevi as risk factors for cutaneous malignant melanoma in a Swedish population[J]. Acta Derm Venereol，71（6）：518-524.

Augustsson A，Stierner U，Suurküla M，et al. 1991. Prevalence of common and dysplastic nevi in a Swedish population[J]. Br J Dermatol，124（2）：152-156.

Auroy S，Avril M F，Chompret A，et al. 2001. Sporadic multiple primary melanoma cases：CDKN2A germline mutations with a founder effect[J]. Genes Chromosomes Cancer，32（3）：195-202.

Bahmer F A，Fritsch P，Kreusch J，et al. 1990. Terminology in surface microscopy[J]. J Am Acad Dermatol，23（6 Pt 1）：1159-1162.

Bahuau M，Vidaud D，Jenkins R B，et al. 1998. Germ-line deletion involving the INK4 locus in familial proneness to melanoma and nervous system tumors[J]. Cancer Res，58（11）：2298-2303.

Baird D M. 2010. Variation at the TERT locus and predisposition for cancer[J]. Expert Rev Mol Med，12：e16.

Balch C M，Gershenwald J E，Soong S J，et al. 2009. Final version of 2009 AJCC melanoma staging and classification[J]. J Clin Oncol，27（36）：6199-6206.

Balch C M，Soong S J，Gershenwald J E，et al. 2001. Prognostic factors analysis of 17，600 melanoma patients：validation of the American joint committee on cancer melanoma staging system[J]. J Clin Oncol，19（16）：3622-3634.

Bale S J，DiGiovanna J J. 1997. Genetic approaches to understanding the keratinopathies[J]. Adv Dermatol，12：99-113.

Bale S J，Dracopoli N C，Tucker M A，et al. 1989. Mapping the gene for hereditary cutaneous malignant melanoma-dysplastic nevus to chromosome 1p[J]. N Engl J Med，320（21）：1367-1372.

Barker K，Martinez A，Wang R，et al. 2001. PTEN mutations are uncommon in Proteus syndrome[J]. J Med Genet，38（7）：480-481.

Barker K T，Foulkes W D，Schwartz C E，et al. 2006. Is the E133K allele of VG5Q associated with Klippel-Trenaunay and other overgrowth syndromes[J]. J Med Genet，43（7）：613-614.

Barrett J H，Iles M M，Harland M，et al. 2011. Genome-wide association study identifies three new melanoma susceptibility loci[J]. Nat Genet，43（11）：1108-1113.

Barsh G S. 1996. The genetics of pigmentation：from fancy genes to complex traits[J]. Trends Genet，12（8）：299-305.

Bartsch D K，Sina-Frey M，Lang S，et al. 2002. CDKN2A germline mutations in familial pancreatic cancer[J]. Ann Surg，236（6）：730-737.

Bastiaens M，ter Huurne J，Gruis N，et al. 2001. The melanocortin-1-receptor gene is the major freckle gene[J]. Hum Mol Genet，10（16）：1701-1708.

Bastiaens M T，ter Huurne J A，Kielich C，et al. 2001. Melanocortin-1 receptor gene variants determine the risk of nonmelanoma skin cancer independently of fair skin and red hair[J]. Am J Hum Genet，68（4）：884-894.

Bataille V，Bishop J A，Sasieni P，et al. 1996. Risk of cutaneous melanoma in relation to the numbers，types and sites of nevi：a case-control study[J]. Br J Cancer，73（12）：1605-1611.

Bataille V，Kato B S，Falchi M，et al. 2007. Nevus size and number are associated with telomere length and represent potential markers of a decreased senescence in vivo[J]. Cancer Epidemiol Biomark Prev，16（7）：1499-1502.

Begg C B，Orlow I，Hummer A J，et al. 2005. Lifetime risk of melanoma in CDKN2A mutation carriers in a population-based sample[J]. J Natl Cancer Inst，97（20）：1507-1515.

Berendes U，Kühner A，Schnyder U W. 1971. Segmentary and disseminated lesions in multiple hereditary cutaneous leiomyoma[J]. Humangenetik，13（1）：81-82.

Bergman W，Gruis N A，Frants R R. 1992. The Dutch FAMMM family material：clinical and genetic data[J]. Cytogenet Cell Genet，59（2-3）：161-164.

Bergman W，Watson P，de Jong J，et al. 1990. Systemic cancer and the FAMMM syndrome[J]. Br J Cancer，61（6）：932-936.

Bernends R. 2003. Cancer：cues for migration[J]. Nature，425（6955）：247-248.

Biggs P J，Wooster R，Ford D，et al. 1995. Familial cylindromatosis（turban tumor syndrome）gene localized to chromosome 16q12-13：evidence for its role as a tumor suppressor gene[J]. Nat Genet，11（4）：441-443.

Bishop D T，Demenais F，Goldstein A M，et al. 2000. Geographical variation in CDKN2A penetrance for melanoma[J]. J Natl Cancer Inst，94（12）：894-903.

Bishop D T，Demenais F，Goldstein A M，et al. 2002. Geographical variation in the penetrance of CDKN2A mutations for melanoma[J]. J Natl Cancer Inst，94（12）：894-903.

Bishop D T，Demenais F，Iles M M，et al. 2009. Genome-wide association study identifies three loci associated with melanoma risk[J]. Nat Genet，41（8）：920-925.

Blake P W，Toro J R. 2009. Update of cylindromatosis gene（CYLD）mutations in Brooke-Spiegler syndrome：novel insights into the role of deubiquitination in cell signaling[J]. Hum Mutat，30（7）：1025-1036.

Bonifas J M，Rothman A L，Epstein Jr E H. 1991. Epidermolysis bullosa simplex: evidence in two families for keratin gene abnormalities[J]. Science，2254（5035）：1202-1205.

Boonchai W，Walsh M，Cummings M，et al. 2000. Expression of p53 in arsenic-related and sporadic basal cell carcinoma[J]. Arch Dermatol，136（2）：195-198.

Borg A，Sandberg T，Nilsson K，et al. 2000. High frequency of multiple melanomas and breast and pancreas carcinomas in CDKN2A mutation-positive melanoma families[J]. J Natl Cancer Inst，92（15）：1260-1206.

Bose S，Morgan L J，Booth D R，et al. 2006. The elusive multiple self-healing squamous epithelioma（MSSE）gene: further mapping, analysis of candidates，and loss of heterozygosity[J]. Oncogene，25（5）：806-812.

Box N F，Duffy D L，Chen W，et al. 2001. MC1R genotype modifies risk of melanoma in families segregating CDKN2A mutations[J]. Am J Hum Genet，69（4）：765-773.

Box N F，Duffy D L，Irving R E，et al. 2001. Melanocortin-1 receptor genotype is a risk factor for basal and squamous cell carcinoma[J]. J Invest Dermatol，116（2）：224-229.

Brummelkamp T R，Nijman S M B，Dirac A M G，et al. 2003. Loss of the cylindromatosis tumor suppressor inhibits apoptosis by activating NF-κB[J]. Nature，424（6950）：797-801.

Buzzi F，Badolato R，Mazza C，et al. 2003. Autoimmune polyendocrinopathy-candidiasis-ectodermal dystrophy syndrome: time to review diagnostic criteria[J]. J Clin Endo Metab，88（7）：3146-3148.

Cannon-Albright L A，Goldgar D E，Meyer L J，et al. 1992. Assignment of a locus for familial melanoma，MLM，to chromosome 9p13-p22[J]. Science，258（5085）：1148-1152.

Cannon-Albright L A，Goldgar D E，Wright E C，et al. 1990. Evidence against the reported linkage of the cutaneous melanoma-dysplastic nevus syndrome locus to chromosome 1p36[J]. Am J Hum Genet，46（5）：912-918.

Carlson J A，Ambros R，Malfetano J，et al. 1998. Vulvar lichen sclerosis and squamous cell carcinoma: a cohort，case control, and investigational study with historical perspective: implications for chronic inflammation and sclerosis in the development of neoplasia[J]. Hum Pathol，29（9）：932-948.

Carney J A. 1995. Carney complex: the complex of myxomas，spotty pigmentation. Endocrine overactivity and schwannomas[J]. Semin Dermatol，14（2）：90-98.

Carney J A. 1999. Gastric stromal sarcoma，pulmonary chondroma and extra-adrenal paraganglioma（Carney Triad）: natural history, adrenocortical component and possible familial occurrence[J]. Mayo Clin Proc，74（6）：543-552.

Carrucci J A. 2004. Squamous cell carcinoma in organ transplant recipients: approach to management[J]. Skin Ther Lett，9（4）：5-7.

Castilla E E，da Graça Dutra M，Orioli-Parreiras I M. 1981. Epidemiology of congenital pigmented nevi: I. Incidence rates and relative frequencies[J]. Br J Dermatol，104（3）：307-315.

Chan E F，Gat U，McNoff J M，et al. 1999. A common human skin tumor is caused by activating mutation in beta catenin[J]. Nat Genet，21（4）：410-413.

Chang H，Tunq R C，Schlesinger T，et al. 2001. Familial cutaneous mastocytosis[J]. Pediatr Dermatol，18（4）：271-276.

Chang Y M，Barrett J H，Bishop D T，et al. 2009. Sun exposure and melanoma risk at different latitudes: a pooled analysis of 5700 cases and 7216 controls[J]. Int J Epidemiol，38（3）：814-830.

Chiu H C，Jee S H，Sheen Y S，et al. 2007. Mutation of keratin 9（R163W）in a family with epidermolytic palmoplantar keratoderma and knuckle pads[J]. J Dermatol Sci，45（1）：63-65.

Clarke J，Loffreda M，Helm K F. 2002. Multiple familial trichoepitheliomas: a folliculosebaceous-apocrine genodermatosis[J]. Am J Dermatopathol，24（5）：402-405.

Coleman R，Hay R J. 1997. Chronic mucocutaneous candidiosis associated with hypothyroidism: a distinct syndrome[J]. Br J Dermatol，136（1）：24-29.

Corden L D，McLean W H. 1996. Human keratin diseases: hereditary fragility of specific epithelial tissues[J]. Exp Dermatol，5（6）：297-307.

Corello S P，Smith F J，Sittevis-Smith J H，et al. 1998. Keratin 17 mutations cause either steatocystoma multiplex or pachyonychia congenita type 2[J]. Br J Dermatol，139（3）：475-480.

Coulombe P A，Hutton M E，Letai A，et al. 1991. Point mutations in human keratin 14 genes of epidermolysis bullosa simplex patients: genetic and functional analyses[J]. Cell，66（6）: 1301-1311.

Courtois G，Smahi A，Reichenbach J，et al. 2003. A hypermorphic 1 kappa B alpha mutation is associated with autosomal dominant anhidrotic ectodermal dysplasia and T cell Immunodeficiency[J]. J Clin Invest，112（7）: 1108-1115.

Cuzick J，Harris R，Mortimer P S. 1984. Palmar keratoses and cancers of the bladder and lung[J]. Lancet，1（8376）: 530-533.

Davidson H R，Connor J M. 1988. Dyskeratosis congenita[J]. J Med Genet，25（12）: 843-846.

de Andrade D O，Dravet C，Rayboud C，et al. 2004. An unusual case of neurocutaneous melanosis[J]. Epileptic Disord，6（3）: 145-152.

de Snoo F A，Bergman W，Gruis N A. 2003. Familial melanoma: a complex disorder leading to controversy on DNA testing[J]. Fam Cancer，2（2）: 109-116.

de Snoo F A，Bishop D T，Bergman W，et al. 2008. Increased risk of cancer other than melanoma in CDKN2A founder mutation （p16-Leiden）-positive melanoma families[J]. Clin Cancer Res，14（21）: 7151-7157.

de Wijn R S，Zaal L H，Hennekam R C，et al. 2010. Familial clustering of giant congenital melanocytic nevi[J]. J Plast Reconstr Aesthet Surg，63（6）: 906-913.

de Zwaan S E，Haass N K. 2010. Genetics of basal cell carcinoma[J]. Australas J Dermatol，51（2）: 81-92.

Delaporte E，N'guyen-Mailfer C，Janin A，et al. 1995. Keratoderma with scleroatrophy of the extremities or sclerotylosis（Huriez syndrome）: a reappraisal[J]. Br J Dermatol，133（3）: 409-416.

Della Torre G，Pasini B，Frigerio S，et al. 2001. CDKN2A and CDK4 mutation analysis in Italian melanoma-prone families: functional characterization of a novel CDKN2A germ line mutation[J]. Br J Cancer，85（6）: 836-844.

Demenais F，Mohamdi H，Chaudru V，et al. 2010. Association of MC1R variants and host phenotypes with melanoma risk in CDKN2A mutation carriers: a GenoMEL study[J]. J Natl Cancer Inst，102（20）: 1568-1583.

Downs A M，Kennedy C T. 1998. Scleroatrophic syndrome of Huriez in an infant[J]. Pediatr Dermatol，15（3）: 207-209.

Duffy D L，Iles M M，Glass D，et al. 2010. IRF4 variants have age-specific effects on nevus count and predispose to melanoma[J]. Am J Hum Genet，87（1）: 6-16.

Eady R A，Dunnill M G. 1994. Epidermolysis bullosa: hereditary skin fragility diseases as paradigms in cell biology[J]. Arch Dermatol Res，287（1）: 2-9.

Easton D，Cox G，Macdonald A，et al. 1991. Genetic susceptibility to nevi-a twin study[J]. Br J Cancer，64（6）: 1164-1167.

Eerola I，Boon L M，Mulliken J B，et al. 2003. Capillary malformation-arteriovenous malformation，a new clinical and genetic disorder caused by RASA1 mutations[J]. Am J Hum Genet，73（6）: 1240-1249.

Eide M J，Weinstock M A. 2005. Association of UV index，latitude，and melanoma incidence in nonwhite Populations - US Surveillance，Epidemiology，and End Results（SEER）Program，1992 to 2001[J]. Arch Dermatol，141（4）: 477-481.

Elwood J M，Whitehead S M，Davison J，et al. 1990. Malignant melanoma in England: risks associated with nevi，freckles，social class，hair colour，and sunburn[J]. Int J Epidemiol，19（4）: 801-810.

Enzi G，Busetto L，Ceschin E，et al. 2002. Multiple symmetric lipomatosis: clinical aspects and outcome in a long-term longitudinal study[J]. Int J Obes Relat Metab Disord，26（2）: 253-261.

Escobar V，Goldblatt L I，Bixler D，et al. 1983. Clouston syndrome: an ultrastructural study[J]. Clin Genet，24（2）: 140-146.

Evans D G，Howard E，Giblin C，et al. 2010. Birth incidence and prevalence of tumor-prone syndromes: estimates from a UK family genetic register service[J]. Am J Med Genet A，152A（2）: 327-332.

Farndon P A，Del Mastro R G，Evans D G，et al. 1992. Location of gene for Gorlin syndrome[J]. Lancet，339（8793）: 581-582.

Fayad M N，Yacoub A，Salman S，et al. 1987. Juvenile hyaline fibromatosis: two new patients and review of the literature[J]. Am J Med Genet，26（1）: 123-131.

Feinstein A，Friedman J，Schewach-Millet M. 1988. Pachonychia congenita[J]. J Am Acad Dermatol，19（4）: 705-711.

Fenske C，Banergee P，Holden C，et al. 2000. Brook-Spiegler syndrome locus assigned to 16q12-q13[J]. J Invest Dermatol，114（5）: 1057-1058.

Ferger F，Ribadean D A，Leriche L，et al. 2002. Kit and c-kit mutations in mastocytosis: a short overview with special reference to novel molecular and diagnostic concepts[J]. Int Arch Allergy Immunol，127（2）：110-114.

Flohil SC，de Vries E，Neumann H A M，et al. 2011. Incidence，prevalence and future trends of primary basal cell carcinoma in the Netherlands[J]. Acta Derm Venereol，91（1）：24-30.

Fogarty P F，Yamaguchi H，Wiestner A，et al. 2003. Late presentation of dyskeratosis congenita as apparently acquired aplastic anemia due to mutations in telomerase RNA[J]. Lancet，362（9396）：1628-1630.

Fritsch-Polanz R，Jordan J H，Eeli X A，et al. 2001. Mutation analysis of C-Kit in patients with myelodysplastic syndrome without mastocytosis and cases of systemic mastocytosis[J]. Br J Haematol，113（2）：357-364.

Fuchs E. 1996. The cytoskeleton and disease：genetic disorders of intermediate filaments[J]. Ann Rev Genet，30：197-231.

Gamez J，Playán A，Andreu A L，et al. 1998. Familial multiple symmetric lipomatosis associated with the A8344G mutation of mitochondrial DNA[J]. Neurology，51（1）：258-260.

Gandini S，Sera F，Cattaruzza M S，et al. 2005. Meta-analysis of risk factors for cutaneous melanoma：II. Sun exposure[J]. Eur J Cancer，41（1）：45-60.

Gandini S，Sera F，Cattaruzza M S，et al. 2005. Meta-analysis of risk factors for cutaneous melanoma：III. Family history，actinic damage and phenotypic factors[J]. Eur J Cancer，41（14）：2040-2059.

Garman M E，Blumberg M A，Ernst R，et al. 2003. Familial leiomyomatosis：a review and discussion of pathogenesis[J]. Dermatology，207（2）：210-213.

Genuardi M，Klutz M，Devriendt K，et al. 2001. Multiple lipomas linked to an RBI gene mutation in a large pedigree with low penetrance retinoblastoma[J]. Eur J Hum Genet，9（9）：690-694.

Ghiorzo P，Gargiulo S，Nasti S，et al. 2007. Predicting the risk of pancreatic cancer：on CDKN2A mutations in the melanoma-pancreatic cancer syndrome in Italy[J]. J Clin Oncol，25（33）：5336-5337；author reply 5337-5338.

Ghiorzo P，Pastorino L，Bonelli L，et al. 2004. INK4/ARF germline alterations in pancreatic cancer patients[J]. Ann Oncol，15（1）：70-78.

Gillanders E，Hank Juo S-H，Holland E A，et al. 2003. Localization of a novel melanoma susceptibility locus to 1p22[J]. Am J Hum Genet，73（2）：301-313.

Glocker E O，Hennigs A，Nabavi M，et al. 2009. A homozygous CARD9 mutation in a family with susceptibility to fungal infections[J]. N Engl J Med，361（18）：1727-1735.

Goerttler E A，Jung E G. 1975. Porokeratosis of Mibelli and skin carcinoma：a critical review[J]. Humangenetik，26（4）：291-296.

Goldberg G I，Eisen A Z，Bauer E A. 1988. Tissue stress and tumor promotion[J]. Arch Dermatol，124（5）：737-741.

Goldstein A M，Chan M，Harland M，et al. 2007. Features associated with germline CDKN2A mutations：a GenoMEL study of melanoma-prone families from three continents[J]. J Med Genet，44（2）：99-106.

Goldstein A M，Dracopoli N C，Engelstein M，et al. 1994. Linkage of cutaneous malignant melanoma dysplastic nevi to chromosome 9p，and evidence for genetic heterogeneity[J]. Am J Hum Genet，54（3）：489-496.

Goldstein A M，Struewing J P，Fraser M C，et al. 2004. Prospective risk of cancer in CDKN2A germline mutation carriers[J]. J Med Genet，41（6）：421-424.

Goodship J，Redfearn A，Milligan D，et al. 1991. Transmission of proteus syndrome from father to son？[J]. J Med Genet，28（11）：781-785.

Gorlin R J. 1984. Proteus syndrome[J]. J Clin Dysmorphol，2（1）：8-9.

Gotz A，Kopera D，Wach F，et al. 1999. Porokeratosis Mibelli：case report and literature review[J]. Hantarz，50（6）：435-438.

Goudie D R，Yuille M A R，Affara N A，et al. 1991. Localization of the gene for multiple self-healing squamous epithelioma（Ferguson-Smith type）to the long arm of chromosome-9[J]. Cytogenet Cell Genet，58（3-4）：1939.

Goudie D R，D'Alessandro M，Merriman B，et al. 2011. Multiple self-healing squamous epithelioma is caused by a disease-specific spectrum of mutations in TGFBR1[J]. Nat Genet，43（4）：365-371.

Griffiths G M. 2002. Albinism & immunity：what's the link[J]. Curr Mol Med，2（5）：479-483.

Guarneri B，Borgia F，Cannaro S P，et al. 2000. Multiple familial basal cell carcinomas and a case of segmental manifestations[J]. Dermatology，200（4）：299-302.

Gudbjartsson D F，Sulem P，Stacey S N，et al. 2008. ASIP and TYR pigmentation variants associate with cutaneous melanoma and basal cell carcinoma[J]. Nat Genet，40（7）：886-891.

Guerriero C，Albanesi C，Girolomoni G，et al. 2000. Huriez syndrome：case report with a detailed analysis of skin dendritic cells[J]. Br J Dermatol，143（5）：1091-1096.

Gutierrez P P，Eggenmena T，Holler D，et al. 2002. Phenotype diversity in familial cylindromatosis：a frameshift mutation in the tumor expressor gene CYLD underlies different tumors of skin[J]. J Invest Dermatol，119（2）：527-531.

Hahn H，Wicking C，Zaphiropoulous P G，et al. 1996. Mutations of the human homolog of Drosophila patched in the nevoid basal cell carcinoma syndrome[J]. Cell，85（6）：841-851.

Hamm J，Traupe H，Brocker E B，et al. 1996. The scleroatrophic syndrome of Huriez：a cancer-prone genodermatosis[J]. Br J Dermatol，134（3）：512-518.

Han J，Kraft P，Colditz G A，et al. 2006. Melanocortin 1 receptor variants and skin cancer risk[J]. Int J Cancer，119（8）：1976-1984.

Han J，Qureshi A A，Nan H，et al. 2011. A germline variant in the interferon regulatory factor 4 gene as a novel skin cancer risk locus[J]. Cancer Res，71（5）：1533-1539.

Happle R. 2000. Nonsyndromic type of hereditary multiple basal cell carcinoma[J]. Am J Med Genet，95（2）：161-163.

Harada H，Hashimoto K，Ko M S. 1996. The gene for multiple familial trichoepithelioma maps to chromosome 9p21[J]. J Invest Dermatol，107（1）：41-43.

Harbour J W，Onken M D，Roberson E D，et al. 2010. Frequent mutation of BAP1 in metastasizing uveal melanomas[J]. Science，330（6009）：1410-1413.

Harland M，Holland E A，Ghiorzo P，et al. 2000. Mutation screening of the CDKN2A promoter in melanoma families[J]. Genes Chromosomes Cancer，28（1）：45-57.

Harland M，Meloni R，Gruis N，et al. 1997. Germline mutations of the CDKN2 gene in UK melanoma families[J]. Hum Mol Genet，6（12）：2061-2067.

Harland M，Mistry S，Bishop D T，et al. 2001. A deep intronic mutation in CDKN2A is associated with disease in a subset of melanoma pedigrees[J]. Hum Mol Genet，10（23）：2679-2686.

Harland M，Taylor C F，Bass S，et al. 2005. Intronic sequence variants of the CDKN2A gene in melanoma pedigrees[J]. Genes Chromosomes Cancer，43（2）：128-136.

Harper P S. 1972. Calcifying epithelioma of Malherbe. Association with myotonic muscular dystrophy[J]. Arch Dermatol，106（1）：41-44.

Hayward N K. 2003. Genetics of melanoma predisposition[J]. Oncogene，22（20）：3053-3062.

Hewitt C，Lee Wu C，Evans G，et al. 2002. Germline mutation of ARF in a melanoma kindred[J]. Hum Mol Genet，11（11）：1273-1279.

Hoang M P，Sinkre P，Albores-Saavedra J. 2002. Rhabdomyosarcoma arising in a congenital melanocytic nevus[J]. Am J Dermatopathol，24（1）：26-29.

Hodes M E，Norins A L. 1977. Pachyonychia congenita and steatocystoma multiplex[J]. Clin Genet，11（5）：359-264.

Hubbard V G，Whittaker S J. 2004. Multiple familial pilomatricomas：an unusual case[J]. J Cutan Pathol，31（3）：281-283.

Iannello S，Fabbri G，Bosco P，et al. 2003. A clinical variant of familial Hermansky-Pudlak syndrome[J]. MedGenMed，5（1）：3.

Jacobelli S，Laude H，Carlotti A，et al. 2011. Epidermodysplasia verruciformis in human immunodeficiency virus-infected patients：a marker of human papillomavirus-related disorders not affected by antiretroviral therapy[J]. Arch Dermatol，147（5）：590-596.

Janecke A R，Hennies H C，Gunther B，et al. 2005. GJB2 mutations in keratitis-ichthyosis-deafness syndrome including its fatal form[J]. Am J Med Genet A，133A（2）：128-131.

Johnson R L，Rothman A L，Xie J，et al. 1996. Human homolog of patched，a candidate gene for the basal cell nevus syndrome[J]. Science，272（5268）：1668-1671.

Jones W O，Harman C R，Ng A K，et al. 1999. Incidence of malignant melanoma in Auckland，New Zealand：highest rates in the world[J]. World J Surg，23（7）：732-735.

Jonkman M F，Rulo H F，Duipmans J C. 2003. From gene to disease：epidermolysis bullosa due to mutations in or around the hemidesmosome[J]. Ned Tijschr Geneeskd，147（23）：1108-1113.

Jonsson G，Bendahl P O，Sandberg T，et al. 2005. Mapping of a novel ocular and cutaneous malignant melanoma susceptibility locus to chromosome 9q21.32[J]. J Natl Cancer Inst，97（18）：1377-1382.

Kalra S，Zhang Y，Knatko E V，et al. 2011. Oral azathioprine leads to higher incorporation of 6-thioguanine in DNA of skin than liver：the protective role of the Keap1/Nrf2/ARE pathway[J]. Cancer Prev Res（Phila），4（10）：1665-1674.

Karim M A，Suzuki K，Fukai K，et al. 2002. Apparent genotype-phenotype correlation in childhood，adolescent and adult Chegiac：Higashi syndrome[J]. Am J Med Genet，108（1）：16-22.

Katagiri K，Takasaki S，Fujiwara S，et al. 1996. Purification and structural analysis of extracellular matrix of a skin tumor from a patient with juvenile hyaline fibromatosis[J]. J Dermatol Sci，13（1）：37-48.

Kawaguchi K，Sakamaki H，Onozawa Y，et al. 1990. Dyskeratosis congenita（Zinsser-Cole- Engman syndrome）. An autopsy case presenting with rectal carcinoma，non-cirrhotic portal hypertension，and Pneumocystis carinii pneumonia[J]. Virchows Arch A Pathol Anat Histopathol，417（3）：247-253.

Kefford R，Bishop J N，Tucker M，et al. 2002. Genetic testing for melanoma[J]. Lancet Oncol. 3（11）：653-654.

Kelsell D P，Wilgoss A L，Richard G，et al. 2000. Connexin mutations associated with palmoplantar keratoderma and profound deafness in a single family[J]. Eur J Hum Genet，8（6）：469-472.

Kidd A，Carson L，Gregory D W，et al. 1996. A Scottish family with Bazex-Dupré-Christol syndrome：follicular atrophoderma，congenital hypotrichosis，and basal cell carcinoma[J]. J Med Genet，33（6）：493-497.

Kim T，Park J C，Roh M R，et al. 2010. Development of aggressive squamous cell carcinoma in epidermodysplasia verruciformis associated with human papillomavirus type 22b[J]. Dermatology，220（4）：326-328.

Kimyai-Asadi A，Kotcher L B，Jih M H. 2002. The molecular basis of hereditary palmarplantar Keratodermas[J]. J Am Acad Dermatol，47（3）：327-343.

Kinsler V A，Aylett S E，Coley S C，et al. 2001. Central nervous system imaging and congenital melanocytic nevi[J]. Arch Dis Child，84（2）：152-155.

Kirkpatrick C H. 1994. Chronic mucocutaneous candidiasis[J]. J Am Acad Dermatol，31（3 Pt 2）：S14-S17.

Kirschner L S，Carney J A，Pack S D，et al. 2000. Mutations in the gene encoding the protein kinase A type 1-alpha regulatory subunit in patients with Carney complex[J]. Nat Genet，26（1）：89-92.

Kirschner L S，Sandrini F，Monbo J，et al. 2000. Genetic heterogeneity and spectrum of mutations of the PRKAR1A gene in patients with the Carney complex[J]. Hum Mol Genet，9（20）：3037-3046.

Kirwan M，Dokal I. 2008. Dyskeratosis congenita：a genetic disorder of many faces[J]. Clin Genet，73（2）：103-112.

Korge B P，Krieg T. 1996. The molecular basis for inherited bullous disease[J]. J Mol Med，74（2）：59-70.

La Nasa G，Cottoni E，Mulgaria M，et al. 1995. HLA antigen distribution in different clinical subgroups demonstrates genetic heterogeneity in lichen planus[J]. Br J Dermatol，132（6）：897-900.

Lakhani S R. 2004. Putting the brakes on cylindromatosis[J]. N Engl J Med，350（2）：187-188.

Lal G，Liu L，Hogg D，et al. 2000. Patients with both pancreatic adenocarcinoma and melanoma may harbor germline CDKN2A mutations[J]. Genes Chromosomes Cancer，27（4）：358-361.

Lane J E，Bowman P H，Cohen D J. 2003. Epidermodysplasia verruciformis[J]. South Med J，96（6）：613-615.

Langan J E，Cole C G，Huckle E J，et al. 2004. Novel microsatellite markers and single nucleotide polymorphisms refine the tylosis with esophageal cancer t（TOC）minimal region on 17q25 to 42.5 kb：sequencing does not identify the causative gene[J]. Hum Genet，114（6）：534-540.

Leachman S A，Carucci J，Kohlmann W，et al. 2009. Selection criteria for genetic assessment of patients with familial melanoma[J]. J Am Acad Dermatol，61（4）：677 e1-14.

Lee Y A，Stevens H P，Delaporte E，et al. 2000. A gene for an autosomal dominant scleroatrophic syndrome predisposing to skin cancer（Huriez syndrome）maps to chromosome 4q23[J]. Am J Hum Genet，66（1）：326-330.

Leffell D J，Braverman I M. 1986. Familial multiple lipomatosis. Report of a case and a review of the literature[J]. J Am Acad

Dermatol，15（2 Pt 1）：275-279.

Li T H，Hsu C K，Chiu H C，et al. 1997. Multiple asymptomatic hyperkeratotic papules on the lower part of the legs. Hyperkeratosis lenticularis perstans（HLP）（Flegel disease）[J]. Arch Dermatol，133（7）：910-911，913-914.

Liede A，Karlan B Y，Narod S A. 2004. Cancer risks for male carriers of germline mutations in BRCA1 or BRCA2：a review of the literature[J]. J Clin Oncol，22（4）：735-742.

Lin A N，Carter D M. 1989. Epidermolysis bullosa：when the skin falls apart[J]. J Pediatr，114（3）：349-356.

Lindhurst M J，Sapp J C，Teer J K，et al. 2011. A mosaic activating mutation in AKT1 associated with the Proteus syndrome[J]. N Engl J Med，365（7）：611-619.

Liu L，Dilworth D，Gao L，et al. 1999. Mutation of the CDKN2A5′UTR creates an aberrant initiation codon and predisposes to melanoma[J]. Nat Genet，21（1）：128-132.

Loo J C Y，Liu L，Hao A，et al. 2003. Germline splicing mutations of CDKN2A predispose to melanoma[J]. Oncogene，22（41）：6387-6394.

Lynch H T，Fusaro R M. 1991. Pancreatic cancer and the familial atypical multiple mole melanoma（FAMMM）syndrome[J]. Pancreas，6（2）：127-131.

Macgregor S，Montgomery G W，Liu J Z，et al. 2011. Genome-wide association study identifies a new melanoma susceptibility locus at 1q21.3[J]. Nat Genet，43（11）：1114-1118.

Majewski S，Jablonska S. 2004. Why epidermodysplasia verruciformis is a very rare disease and has raised such interest[J]. Int J Dermatol，43（4）：309-311.

Makkar H S，Frieden I J. 2002. Congenital melanogtic nevi：an update for the pediatrician[J]. Curr Opin Pediatr，14（4）：397-403.

Mallipeddi R. 2002. Epidermolysis and cancer[J]. Clin Exp Dermatol，27（8）：616-623.

Martinez-Mir A，Glaser B，Chuang G S，et al. 2003. Germline fumarate hydratase mutations in families with multiple cutaneous and uterine leiomyomata[J]. J Invest Dermatol，121（4）：741-744.

Masuno M，Imaizumir K，Ishi T，et al. 1998. Pilomatrixoma in Rubinstein-Taybi syndrome[J]. Am J Med Genet，77（1）：81-82.

Matyakhina L，Pack S，Kirschner L S，et al. 2003. Chromosome 2（2p16）abnormalities in Carney complex tumors[J]. J Med Genet，40（4）：268-277.

Metze D，Wigbes B，Hildebrand A. 2001. Familial syringomas：a rare clinical variant[J]. Hantarzt，52（11）：1045-1048.

Miljković J. 2004. An unusual generalized form of hyperkeratosis lenticularis perstans（Flegel's disease）[J]. Wien Klin Wochenschr，116 Suppl 2：78-80.

Mistry S H，Taylor C，Randerson-Moor J A，et al. 2005. Prevalence of 9p21 deletions in UK melanoma families[J]. Genes Chromosomes Cancer，44（3）：292-300.

Molven A，Grimstvedt M B，Steine S J，et al. 2005. A large Norwegian family with inherited malignant melanoma，multiple atypical nevi，and CDK4 mutation[J]. Genes Chromosomes Cancer，44（1）：10-18.

Montanaro L，Tazzan P L，Dereuzini M. 2003. Enhanced telomere shortening in transformed lymphoblasts from patients with X-linked dyskeratosis[J]. J Clin Pathol，56（8）：583-586.

Morrison P J，Young I D. 1996. Syringomas，natal teeth and oligodontia：a new ectodermal dysplasia[J]. Clin Dysmorphol，5（4）：63-66.

Myhre A G，Stray-Pedersen A，Spangen S，et al. 2004. Chronic mucocutaneous candidiasis and primary hypothyroidism in two families[J]. Eur J Pediatr，163（10）：604-611.

Nagata H，Worobec A S，Oh C K，et al. 1995. Identification of a point mutation in the catalytic domain of the protooncogene c-kit in peripheral blood mononuclear cells of patients who have mastocytosis with an associated hematologic disorder[J]. Proc Natl Acad Sci U S A，92（23）：10560-10564.

Nan H，Kraft P，Hunter D J，et al. 2009. Genetic variants in pigmentation genes，pigmentary phenotypes，and risk of skin cancer in Caucasians[J]. Int J Cancer，125（4）：909-917.

Nan H，Qureshi A A，Prescott J，et al. 2011. Genetic variants in telomere-maintaining genes and skin cancer risk[J]. Hum Genet，

129（3）：247-253.

Newton Bishop J A，Bataille V，Pinney E，et al. 1994. Family studies in melanoma：identification of the atypical mole syndrome（AMS）phenotype[J]. Melanoma Res，4（4）：199-206.

Newton Bishop J A，Wachsmuth R C，Harland M，et al. 2000. Genotype/phenotype and penetrance studies in melanoma families with germline CDKN2A mutations[J]. J Invest Dermatol，114（1）：28-33.

Newton J A，Bataille V，Griffiths K，et al. 1993. How common is the atypical mole syndrome phenotype in apparently sporadic melanoma[J]. J Am Acad Dermatol，29（6）：989-996.

Newton-Bishop J A，Chang Y-M，Iles M M，et al. 2010. Melanocytic nevi，nevus genes，and melanoma risk in a large case-control study in the United Kingdom[J]. Cancer Epidemiol Biomarkers Prev，19（7）：2043-2054.

Nishimura G，Kozlowski K. 1990. Proteus syndrome（report of three cases）[J]. Australas Radiol，34（1）：47-52.

Nisoli E，Regianini L，Briscini L，et al. 2002. Multiple symmetric lipomatosis may be the consequence of defective noradrenergic modulation of proliferation and differentiation of brown fat cells[J]. J Pathol，198（3）：378-387.

Nobili B，Rossi G，De Stefano P，et al. 2002. Successful umbilical cord blood transplantation in a child with dyskeratosis congenita after a fludarabine-based reduced-intensity conditioning regimen[J]. Br J Haematol，119（2）：573-574.

Norris W. 1820. A case of fungoid disease[J]. Edinb Med Surg J，16（65）：562-565.

Oiso N，Mizuno N，Fukai K，et al. 2004. Mild phenotype of familial cylindromatosis associated with an R758X nonsense mutation in the CYLD tumor suppressor gene[J]. Br J Dermatol，151（5）：1084-1086.

Orlow S J. 1997. Albinism：an update[J]. Semin Cutan Med Surg，16（1）：24-29.

Orth G. 2006. Genetics of epidermodysplasia verruciformis：insights into host defense against papillomaviruses[J]. Semin Immunol，18（6）：362-374.

Paller A S，Norton K，Teevi A，et al. 2003. Mutations in the capillary morphogenesis gene-2 result in the allelic disorder Juvenile hyaline fibromatosis and infantile systemic hyalinosis[J]. Am J Hum Genet，73（4）：957-966.

Parkin D M，Bray F，Ferlay J，et al. 2001. Estimating the world cancer burden：Globocan 2000[J]. Int J Cancer，94（2）：153-156.

Parren L J M，Frank J. 2011. Hereditary tumor syndromes featuring basal cell carcinomas[J]. Br J Dermatol，165（1）：30-34.

Parren L J，Abuzahra F，Wagenvoort T，et al. 2011. Linkage refinement of Bazex-Dupré-Christol syndrome to an 11·4-Mb interval on chromosome Xq25-27.1[J]. Br J Dermatol，165（1）：201-203.

Phadke P A，Rakheja D，Le L P，et al. 2011. Proliferative nodules arising within congenital melanocytic nevi：a histologic，immunohistochemical，and molecular analyses of 43 cases[J]. Am J Surg Pathol，35（5）：656-669.

Pinheiro M，Freire-Maia N. 1994. Ectodermal dysplasias：a clinical classification and a causal review[J]. Am J Med Genet，53（2）：153-162.

Pjanova D，Engele L，Randerson-Moor J A，et al. 2007. CDKN2A and CDK4 variants in Latvian melanoma patients：analysis of a clinic-based population[J]. Melanoma Res，17（3）：185-191.

Ponti G，Losi L，Pellacani G，et al. 2008. Malignant melanoma in patients with hereditary nonpolyposis colorectal cancer[J]. Br J Dermatol，159（1）：162-168.

Porter R M，Lane E B. 2003. Phenotypes，genotypes and their contribution to understanding keratin function[J]. Trends Genet，19（5）：278-285.

Prontera P，Stangoni G，Manes I，et al. 2009. Encephalocraniocutaneous lipomatosis（ECCL）in a patient with history of familial multiple lipomatosis（FML）[J]. Am J Med Genet A，149A（3）：543-545.

Puntervoll H E，Yang X R，Vetti H H，et al. 2013. Melanoma prone families with CDK4 germline mutation：phenotypic profile and associations with MC1R variants[J]. J Med Genet，50（4）：264-270.

Radi O，Parma P，Imbeaud S，et al. 2005. XX sex reversal，palmoplantar keratoderma，and predisposition to squamous cell carcinoma：genetic analysis in one family[J]. Am J Med Genet A，138A（3）：241-246.

Rafnar T，Sulem P，Stacey S N，et al. 2009. Sequence variants at the TERT-CLPTM1L locus associate with many cancer types[J]. Nat Genet，41（2）：221-227.

Rahman N, Dunstan M, Teare M D, et al. 2002. The gene for juvenile hyaline fibromatosis maps to chromosome 4q21[J]. Am J Hum Genet, 71 (4): 975-980.

Raimondi S, Sera F, Gandini S, et al. 2008. MC1R variants, melanoma and red hair color phenotype: a meta-analysis[J]. Int J Cancer, 122 (12): 2753-2760.

Ramoz N, Rueda L A, Bouadjar B, et al. 2002. Mutations in two adjacent novel genes are associated with epidermodysplasia verruciformis[J]. Nat Genet, 32 (4): 579-581.

Randerson-Moor J A, Harland M, Williams S, et al.2001. A germline deletion of p14 (ARF) but not CDKN2A in a melanoma-neural system tumor syndrome family[J]. Hum Mol Genet, 10 (1): 55-62.

Reardon W, Harding B, Winter R M, et al. 1996. Hemihypertrophy, hemimegalencephaly and Polydactyly[J]. Am J Med Genet, 66 (2): 144-149.

Rees J L. 2003. Genetics of hair and skin color[J]. Ann Rev Genet, 37: 67-90.

Rezaei N, Hedayat M, Aghamohammadi A, et al. 2011. Primary immunodeficiency diseases associated with increased susceptibility to viral infections and malignancies[J]. J Allergy Clin Immunol, 127 (6): 1329-1341.

Rizos H, Puig S, Badenas C, et al. 2001. A melanoma-associated germline mutation in exon 1beta inactivates p14ARF[J]. Oncogene, 20 (39): 5543-5547.

Robati R M, Marefat A, Saeedi M, et al. 2009. Four familial cases of epidermodysplasia verruciformis: mother and three sons[J]. Dermatol Online J, 15 (4): 8.

Robertson S J, Bashir S J, Pichert G, et al. 2010. Severe exacerbation of multiple self-healing squamous epithelioma (Ferguson-Smith disease) with radiotherapy, which was successfully treated with Acitretin[J]. Clin Exp Dermatol, 35 (4): e100-e102.

Ruiz-Maldonado R, Tamayo L, Laterza A M, et al. 1992. Giant pigmented nevi: clinical, histopathologic, and therapeutic considerations[J]. J Pediatr, 120 (6): 906-911.

Saggar S, Chernoff K A, Lodha S, et al. 2008. CYLD mutations in familial skin appendage tumors[J]. J Med Genet, 45(5): 298-302.

Sandhu K, Handa S, Kanwar A J. 2003. Familial lichen planus[J]. Pediatr Dermatol, 20 (2): 186.

Sato K, Nakajima K, Imamura H, et al. 2002. A novel missense mutation of AIRE gene in a patient with autoimmune polyendocrinopathy, candidiasis and ectodermal dystrophy (APECED), accompanied with progressive muscular atrophy: case report and review of the literature in Japan[J]. Endocr J, 49 (6): 625-633.

Scherer D, Bermejo J L, Rudnai P, et al. 2008. MC1R variants associated susceptibility to basal cell carcinoma of skin: interaction with host factors and XRCC3 polymorphism[J]. Int J Cancer, 122 (8): 1787-1793.

Schmidt L S. 2004. Birt-Hogg-Dubé syndrome, a genodermatosis that increases risk for renal carcinoma[J]. Curr Mol Med, 4 (8): 877-885.

Shah K N. 2010. The risk of melanoma and neurocutaneous melanosis associated with congenital melanocytic nevi[J]. Semin Cutan Med Surg, 29 (3): 159-164.

Shaw Dunn J, Ferguson Smith J. 1934. Self healing squamous epithelia of the skin[J]. Br J Dermatol, 46 (12): 519-522.

Shaw J M. 1968. Genetic aspects of urticaria pigmentosa[J]. Arch Dermatol, 97 (2): 137-138.

Shay J W, Wright W E. 2004. Telomeres in dyskeratosis congenita[J]. Nat Genet, 36 (5): 437-438.

Shiflett S L, Kaplan J, Ward D M. 2002. Chediak-higashi syndrome: a rare disorder of lysosomes and lysosome related organelles[J]. Pigment Cell Res, 15 (4): 451-467.

Shirer J A Jr, Ray M C. 1987. Familial occurrence of lichen sclerosis et atrophicus: case reports of a mother and daughter[J]. Arch Dermatol, 123 (4): 485-488.

Silengo M C, Davi G F, Bianco R, et al. 1982. Distinctive hair changes(pili torti)in Rapp Hodgkin ectodermal dysplasia syndrome[J]. Clin Genet, 21 (5): 297-300.

Skvara H, Kalthoff F, Meingassner J G, et al. 2011. Topical treatment of Basal cell carcinomas in nevoid Basal cell carcinoma syndrome with a smoothened inhibitor[J]. J Invest Dermatol, 131 (8): 1735-1744.

Smith F. 2003. The molecular genetics of keratin disorders[J]. Am J Clin Dermatol, 4 (5): 347-364.

Smith F J，Corden L D，Rugg E L，et al. 1997. Missense mutations in keratin 17 cause either pachyonychia congenita type 2 or a phenotype resembling steatocystoma multiplex[J]. J Invest Dermatol，108（2）：220-223.

Smith J M，Kirk E P E，Theodosopoulos G，et al. 2002. Germline mutation of the tumor suppressor PTEN in Proteus syndrome[J]. J Med Genet，39（12）：937-940.

Soufir N，Bressac-de Paillerets B，Desjardins L，et al. 2000. Individuals with presumably hereditary uveal melanoma do not harbour germline mutations in the coding regions of either the P16INK4A，P14ARF or cdk4 genes[J]. Br J Cancer，82（4）：818-822.

Stacey S N，Sulem P，Masson G，et al. 2009. New common variants affecting susceptibility to basal cell carcinoma[J]. Nat Genet，41（8）：909-914.

Stieglitz J B，Centerwall W R. 1983. Pachyonychia congenita（Jadassohn-Lewandowsky syndrome）a seventeen member four generation pedigree with unusual respiratory and dental involvement[J]. Am J Med Genet，14（1）：21-28.

Stoll C，Alembik Y，Truttman M. 1996. Multiple familial lipomatosis with polyneuropathy，an inherited dominant condition[J]. Ann Genet，39（4）：193-196.

Stratakis C A，Carney J A，Lin J P，et al. 1996. Carney complex，a familial multiple neoplasia and lentiginosis syndrome：analysis of 11 kindreds and linkage to the short arm of chromosome 2[J]. J Clin Invest，97（3）：699-705.

Sty J R，Ruiz M E，Carmody T J. 1996. Congenital generalized fibromatosis. Extraosseus accumulation of bone seeking radiopharmaceuticalp[J]. Clin Nucl Med，21（5）：413-414.

Su W P，Chun S I，Hammond D E，et al. 1990. Pachyonychia congenita：a clinical study of 12 cases and review of the literature[J]. Pediatr Dermatol，7（1）：33-38.

Swenssen O. 1999. Pachyonychia congenita. Keratin gene mutations with pleiotropic effect[J]. Hantarzt，50（7）：483-490.

Szepietowski J C，Wasik F，Szybejko-Machaj G，et al. 2001. Brook-Spiegler syndrome[J]. J Eur Acad Dermatol Venereol，15（4）：346-349.

Tate G，Suzuki T，Kishimoto K，et al. 2004. Novel mutations of EVER1/TMC6 gene in a Japanese patient with epidermodysplasia verruciformis[J]. J Hum Genet，49（4）：223-225.

Tefferi A，Levine R L，Lim K-H，et al. 2009. Frequent TET2 mutations in systemic mastocytosis：clinical，KITD816V and FIP1L1-PDGFRA correlates[J]. Leukemia，23（5）：900-904.

Tian X-L，Kadaba R，You S-A，et al. 2003. Identification of an angiogenic factor that when mutated causes susceptibility to klippel Trenaunay syndrome[J]. Nature，427（6975）：640-645.

Tidman M J. 1990. Skin malignancy in epidermolysis bullosa[M]//Priestly G C，Tidman M J，Weiss J B，Eady R A J，editors. Epidermolysis bullosa. Crowthorne：Dystrophic Epidermolysis Bullosa Research Association，156-160.

Tomita Y，Sato-Matsumura K C，Sawamura D，et al. 2003. Simultaneous occurrence of three squamous cell carcinomas in a recessive dystrophic epidermolysis bullosa patient[J]. Acta Derm Venereol，83（3）：225-226.

Tomlinson I P，Alam N A，Rowan A J，et al. 2002. Germline mutations in FH predispose to dominantly inherited uterine fibroids，skin leiomyomata and papillary renal cell cancer[J]. Nat Genet，30（4）：406-410.

Tsai K Y，Tsao H. 2004. The genetics of skin cancer[J]. Am J Med Genet C Semin Med Genet，131C（1）：82-92.

Tucker M A，Fraser M C，Goldstein A M，et al. 2002. A natural history of melanomas and dysplastic nevi：an atlas of lesions in melanoma-prone families[J]. Cancer，94（12）：3192-3209.

Toro J R，Glenn G，Duray P. 1999. Birt-Hogg-Dubé syndrome：a novel marker of kidney neoplasia[J]. Arch Dermatol，135（10）：1195-1202.

Uitto J，Pulkkinent L，Ringpfeil F. 2002. Progress in molecular genetics of heritable skin diseases：the paradigms of epidermolysis bullosa and pseudoxanthoma elasticum[J]. J Investig Dermatol Symp Proc，7（1）：6-16.

Vabres P，Lancombe D，Rabinowitz L G，et al. 1995. The gene for Bazex-Dupre-Christol syndrome maps to chromosome Xq[J]. J Invest Dermatol，105（1）：87-89.

Valverde P，Healy E，Sikkink S，et al. 1996. The Asp84Glu variant of the melanocortin 1 receptor（MC1R）is associated with melanoma[J]. Hum Mol Genet，5（10）：1663-1666.

van der Velden P A，Sandkuijl L A，Bergman W，et al. 2001. Melanocortin-1 receptor variant R151C modifies melanoma risk in Dutch families with melanoma[J]. Am J Hum Genet，69（4）：774-779.

Van Steensel M A，Jaspers N G，Steijlen P M. 2001. A case of Rombo syndrome[J]. Br J Dermatol，144（6）：1215-1218.

Verma S. 2003. Cheilitis glandularis：a rare entity[J]. Br J Dermatol，148（2）：362.

Veugelers M，Wilke D，Burton K，et al. 2004. Comparative PRKAR1A genotype-phenotype analyses in humans with Carney complex and prkar1a haploinsufficient mice[J]. Proc Natl Acad Sci U S A，101（39）：14222-14227.

Viljeon D L. 1988. Klippel-Trenaunay-Weber syndrome（angio-osteohypertrophy syndrome）[J]. J Med Genet，25（4）：250-252.

Vohra S，Sharma N L，Shanker V，et al. 2010. Autosomal dominant epidermodysplasia verruciformis：a clinicotherapeutic experience in two cases[J]. Indian J Dermatol Venereol Leprol，76（5）：557-561.

Vulliamy T，Marrone A，Szydlo R，et al. 2004. Disease anticipation is associated with progressive telomere shortening in families with dyskeratosis congenita due to mutations in TERC[J]. Nat Genet，36（4）：447-449.

Wachsmuth R C，Harland M，Bishop J A. 1998. The atypical-mole syndrome and predisposition to melanoma[J]. N Engl J Med，339（5）：348-349.

Wachsmuth R C，Guat R M，Barrett J H，et al. 2001. Heritability and gene-environment interactions for melanocytic nevus density examined in a UK adolescent twin study[J]. J Invest Dermatol，117（2）：348-352.

Wang Q，Timur A A，Szafranski P，et al. 2001. Identification and molecular characterization of de novo translocation t（8. 14）（q22.3. q13）associated with a vascular and tissue overgrowth syndrome[J]. Cytogenet Cell Genet，95（3-4）：183-188.

Ward D M，Shiflett S L，Kaplan J. 2002. Chediak-Higashi syndrome：a clinical and molecular view of a rare lysosomal storage disease[J]. Curr Mol Med，2（5）：469-477.

Wei M-H，Toure O，Glenn G M，et al. 2006. Novel mutations in FH and expansion of the spectrum of phenotypes expressed in families with hereditary leiomyomatosis and renal cell cancer[J]. J Med Genet，43（1）：18-27.

Welch J P，Wells R S，Kerr C B. 1968. Ancell-Spiegler cylindromas（turban tumors）and Brook-Fordyce trichoepitheliomas：evidence for a single genetic entity[J]. J Med Genet，5（1）：29-35.

Wilson D，Boland J. 1994. Sporadic multiple lipomatosis：a case report and review of the literature[J]. W V Med J，90（4）：145-146.

Yotsumoto S，Hashignchi T，Chen X. 2003. Novel mutations in GJBZ encoding connexin 26 in Japanese patients with keratitis-ichthyosis-deafness syndrome[J]. Br J Dermatol，148（4）：649-653.

Yun S J，Kwon O S，Han J H，et al. 2012. Clinical characteristics and risk of melanoma development from giant congenital melanocytic naevi in Korea：a nationwide retrospective study[J]. Br J Dermatol，166（1）：115-123.

Yung A，Newton-Bishop J A. 2005a. A case of Bazex-Dupre-Christol syndrome associated with multiple genital trichoepitheliomas[J]. Br J Dermatol，153（3）：682-684.

Yung A，Newton-Bishop J A. 2005b. A case of Bazex-Dupre-Christol syndrome associated with multiple genital trichoepitheliomas.（Letter）. Br J Dermatol，153：664-699.

Zand D J，Huff D，Everman D，et al. 2004. Autosomal dominant inheritance of infantile myofibromatosis[J]. Am J Med Genet A，126A（3）：261-266.

Zhou X，Hampel H，Thiele H，et al. 2001. Association of germline mutation in the PTEN tumor suppressor gene and Proteus and Proteus-like syndromes[J]. Lancet，358（9277）：210-211.

Zhou X P，Marsh D J，Hampel H，et al. 2000. Germline and germline mosaic mutations associated with a Proteus-like syndrome of hemihypertrophy，lower limb asymmetry，arteriovenous malformations and lipomatosis[J]. Hum Mol Genet，9（5）：765-768.

Zuccurello D，Salpietro D C，Gangemi S，et al. 2002. Familial chronic nail candidiasis with ICAM-1 deficiency：a new form of chronic mucocutaneous candidiasis[J]. J Med Genet，39（9）：671-675.

Zuo L，Weger J，Yang Q，et al. 1996. Germline mutations in the p16INK4a binding domain of CDK4 in familial melanoma[J]. Nat Genet，12（1）：97-99.

第11章 遗传性癌症易感综合征

雪莉·V. 霍奇森[①]，威廉·D. 福尔克斯[②]，查瑞斯·恩格[③]，依蒙·R. 马赫[④]

11.1 共济失调毛细血管扩张症

共济失调毛细血管扩张症（ataxia telangiectasia）（OMIM 208900），这种发病率约为 1/300 000 的常染色体隐性遗传病的特征为患者在几岁时出现小脑性共济失调，伴随舞蹈症、构音障碍和眼球运动异常。精神发育迟滞通常不是其特征。神经学特征是渐进性的，导致患者在十来岁时即依赖轮椅。眼部皮肤毛细血管扩张出现在儿童期（通常在共济失调变得明显后），之后扩大到其他暴露的皮肤区域。可能会出现白癜风、咖啡斑和黄斑色素沉着过度。黑棘皮病的发展与肿瘤的形成相关。B 细胞和辅助 T 细胞功能紊乱、胸腺发育不全、IgA 和 IgE 水平降低（70%和80%）以及 T 细胞减少将造成免疫缺陷。频繁的（肺部或鼻窦）的细菌感染将继发于免疫缺陷。血清甲胎蛋白普遍升高。在培养的白细胞和成纤维细胞中，自发的染色体结构畸变（30～50 倍）（染色单体缺口、断裂和交换，以及端粒融合）的发生率有不同程度的增加，并且随 X 射线和放射性模拟物的暴露显著增多。外周血淋巴细胞可能出现具有稳定的染色体重排的细胞异常克隆，通常涉及 14 号染色体，尤其是 14q11、7q14 和 7q35 区的 T 细胞受体基因。具有这些易位的细胞克隆可能发展为 T 细胞早幼粒细胞白血病。其他易位则涉及 B 细胞中的免疫球蛋白基因。研究者还观察到了活体对 X 射线的敏感性，重排增加了 30～200 倍（Tomanin et al.，1989；Peterson et al.，1992；Viniou et al.，2001；Sun et al.，2002）。

恶性肿瘤的发病风险为 30%～40%，最常见的是霍奇金淋巴瘤和非霍奇金淋巴瘤（60%）以及 T 细胞淋巴母细胞白血病（27%）（Johnson，1989）。淋巴网状肿瘤发生在 16 岁之前，并且上皮癌（包括髓母细胞瘤、胃癌、基底细胞癌、肝细胞癌、腮腺癌、喉癌、皮肤癌和乳腺癌，子宫平滑肌瘤以及卵巢无性细胞瘤）可能在存活更久的患者中发生（Spector et al.，1982）。在这种情况下，有报道称标准剂量的放射疗法可出现严重的反应。

ATM 基因被克隆于 1995 年（Savitsky et al.，1995），其产物 ATM 在协调双链断裂响应中发挥着核心作用。它是一种丝氨酸/苏氨酸激酶，通过磷酸化许多蛋白质介导检查点调节和同源修复；没有它，细胞将表现为细胞周期进展异常和染色体断裂增加，尤其是在暴露于电离辐射时。McConville 等（1996）和其他人均报道了由于某些共济失调毛细

---

① 英国伦敦，圣乔治医院癌症遗传学系。

② 加拿大魁北克省蒙特利尔，麦吉尔大学人类遗传学、医学和肿瘤学癌症遗传学系项目。

③ 美国俄亥俄州克利夫兰，克利夫兰诊所基因组医学研究所。

④ 英国剑桥，剑桥大学医学遗传学系。

血管扩张症突变导致的具有较轻临床和细胞表型的家系（Saviozzi et al.，2002，2003；Chessa，2003）。*ATM* 基因的携带概率被估计为 1%，早期研究表明这些杂合子罹患癌症，尤其是乳腺癌的风险增加（Morrell et al.，1990）。这得到了该基因被鉴定之后进行的研究的支持（Athma et al.，1996；Thomson et al.，2005）。Renwick 等（2006）直接证实了这些流行病学研究。在 443 个受累病例中发现了 12 个有害突变，而 521 例对照中仅有 2 个，估算的相对风险率为 2.37。然而，该研究的一个局限是无法确定 37 种错义突变中 35 种的意义。为了解决这个问题，Tavtigian 等（2009）采用计算机模拟方法来检验假设，即进化保守残基的错义突变在乳腺癌患者中比在对照组中更常见。与显性负性模型相符，他们发现排位靠前的高度有害的错义突变甚至比截短或剪接位点突变具有更高的乳腺癌发病风险，这表明并非所有变异都具有相同的风险倾向（Thorensten et al.，2003），但这仍然存在争议。

11.2　共济失调毛细血管扩张症样疾病

一小部分共济失调毛细血管扩张症病例具有 *MRE11* 而非 *ATM* 基因的突变，导致所谓的共济失调毛细血管扩张症样疾病（ataxia telangiectasia-like disorder，ATLD）（OMIM 604391）。这些患者的淋巴细胞涉及免疫系统基因的易位增多，并且可见染色体放射敏感性，但 B 淋巴细胞可能不受累且癌症风险较小（Stewart et al.，1999；Duker，2002；De la Torre et al.，2003）。MRE11 是 MRN（MRE11-RAD50-NBN）复合体的一部分。MRN 似乎是 DNA 损伤的主要传感器，将 ATM 募集至双链断裂位点，以启动 DNA 损伤反应（Lavin，2007）。它还具有重要的下游功能，包括束缚和加工 DNA 链的两个断端以产生 3′ 突出端，用于非同源末端连接或同源修复。染色体的不稳定性和细胞周期检查点的缺陷强调了它在维持基因组完整性中的作用，这些缺陷是所有具有这些组分的任何隐性丧失的患者所共有的。*NBN* 和 *RAD50* 的杂合突变（Heikkinen et al.，2006）与乳腺癌风险的增加有关（主要出现在已发现了这些基因的奠基者突变的国家中）。*MRE11* 罕见的胚系突变也被提议为乳腺癌等位基因——在一项同时减少或丢失了所有三种 MRN 复合蛋白的 8 例肿瘤的研究中，突变分析揭示了 *MRE11* 的两个胚系突变：包括错义突变 Arg202Gly 和截短突变 Arg633X（Bartkova et al.，2008）。该研究仍有待于通过大型的病例对照研究得到验证。在 360 例患有卵巢癌的女性中发现了一种可能的 *MRE11A* 截短突变（Walsh et al.，2011）。

11.3　Bannayan-Riley-Ruvalcaba 综合征

班纳扬-赖利-鲁瓦卡巴（Bannayan-Riley-Ruvalcaba）综合征（BRRS）（OMIM 153480），又称 Bannayan-Zonana 综合征或 Ruvalcaba-Riley- Smith 综合征，是一种罕见的常染色体显性遗传性疾病，其特征为巨头畸形、脂肪瘤、血管瘤以及斑点阴茎（Gorlin et al.，1992）。其他特征包括桥本甲状腺炎、与胃肠道恶性肿瘤无关的胃肠道错构瘤性息肉、张力减退、不同程度的精神发育迟滞和精神运动发育落后。尽管脂质储存肌病仍被认为是 BRRS 的一个组成部分，但其原始的病因学，即长链 3-羟酰基辅酶 A 脱氢酶（long-chain 3-hydroxyacyl-CoA dehydrogenase，LCHAD）缺乏症，已受到质疑。

胚系 *PTEN* 突变最初在两个经典的 BRRS 家系中被发现（Marsh et al.，1997），因此，一部分 BRRS 与 Cowden 综合征等位（Marsh et al.，1999）。随后，在一系列的 BRRS 先证者中发现有 60%具有胚系 *PTEN* 突变（Marsh et al.，1999）。在那些基于 PCR 的突变分析未发现第 1～9 外显子及其侧翼的内含子区域突变的患者中，已发现 10%病例携带大的缺失，包括或跨越 *PTEN*（Zhou et al.，2003a，b）。基因型-表型关联分析显示携带胚系 *PTEN* 突变的 BRRS 与没有 *PTEN* 突变的那些相比，肿瘤尤其是恶性乳腺疾病和脂肪瘤病的风险增加（Marsh et al.，1999）。

传统上，对于 BRRS 的医疗管理一直是对症的。然而，鉴于其基因型-表型的关联以及一部分 BRRS 与 Cowden 综合征等位，BRRS 患者尤其是那些发现具有胚系 *PTEN* 突变者，应接受与患有 Cowden 综合征的个体类似的检测和管理。由于 BRRS 中甲状腺癌甚至可能在十来岁时就出现，在 10 岁出头时就开始进行每年一次的综合体检，特别注意颈部是明智的。

11.4　Beckwith-Wiedemann 综合征

贝-维综合征（Beckwith-Wiedemann　BWS）（OMIM　130650），又称 EMG 综合征（EMG syndrome）和 IGF-2 过度生长障碍（IGF-2 overgrowth disorder），其发病率估计为 1/14 000，其特征包括主要特征［产前和（或）产后过度生长、前腹壁缺损（腹直肌分离、脐疝或脐膨出）和巨舌症］和次要特征［耳垂凹槽或耳廓边缘的凹陷、面部神经痣、内脏（肝脏、肾脏、脾脏）肿大、新生儿低血糖、偏身肥大、肾脏异常、隐睾，以及偶见的心脏缺陷等］两种。此外，大约 8%的患者会出现胚胎肿瘤（其风险取决于潜在的特殊遗传或表观遗传异常）（Wiedemann et al.，1983；Hatada et al.，1996；Koufos et al.，1989）。

对于 BWS 尚无一致的临床诊断标准。Elliott 和 Maher（1994）提出了严格的诊断标准，要求存在三个主要标准或两个主要标准加上三个次要标准（范围涉及耳朵皱褶或凹陷、低血糖、巨肾或偏身肥大），但是也提出了不太严格的诊断标准，如以下 11 项中的至少两项［①阳性家族史；②巨大儿（身高和体重＞第 97 百分位数）；③前面线性的耳垂折痕/耳廓背面的小坑；④巨舌症；⑤脐膨出/脐疝；⑥涉及一个或多个腹腔器官的内脏肿大，包括肝脏、脾脏、肾脏、肾上腺和胰腺；⑦儿童时期的胚胎肿瘤（如肾母细胞瘤、肝母细胞瘤、横纹肌肉瘤）；⑧偏身肥大；⑨肾上腺皮质细胞肥大；⑩肾脏异常，包括结构异常、肾肿大和肾钙质沉着症；⑪腭裂（罕见）］以及以下 7 项中的一种［①羊水过多；②新生儿低血糖；③面部痣；④血管瘤；⑤特征性面容，包括面中部发育不全和眶下皱褶；⑥心脏扩大/结构性心脏异常/偶见的心肌病；⑦腹直肌分离和骨龄超前］。然而，分子遗传学检测可以诊断大部分的病例（Cooper et al.，2005）。

BWS 的特征性颅面畸形在 3 岁之前最为明显，而在 5 岁之后通常仅有轻微的畸形。

BWS 的鉴别诊断包括 Perlman 综合征、Simpson-Golabi-Behmel 综合征和其他的过度生长障碍，如 Weaver 综合征或 Sotos 综合征。

BWS 的遗传学很复杂（Choufani et al.，2010；Lim and Maher，2010）。大多数病例为散发性，但大约有 15%的病例为家族性。家族性病例的传递模式取决于遗传学因素，但在大多数情况下，它是具有亲本效应的常染色体显性性状，这使得当母亲为传递的亲本时外显率更高，而具有受累子女的男性传递者的例子则很少见。由于疾病的表现度存在很大的差异，并且随着年龄的增长，BWS 的特征往往变得不那么明显，一些家族性的 BWS 病例可能在临床上被误诊为散发性病例，因为亲属的轻微表现被忽略了。虽然对于个别病例的分子病理学表征可以表明该病可能是散发性的还是家族性的，但应当对近亲（尤其是母亲）进行仔细的检查。

已经认识到双胞胎的发生与 BWS 之间的关联。因此，在 BWS 患儿中已报道了比预期更多的双胞胎，并且这些单卵双胞胎通常为 BWS 发病不一致的女性（Bliek et al.，2009）。

亲代起源对家族性 BWS 的外显率和表现度的影响提示了一种基因组印记障碍，而分子检测已证实 BWS 是由包含于染色体 11p15.5 区的一组印记基因的异常功能或表达（尤其是父本表达的生长因子 IGF-2 和母本表达的生长抑制因子 CDKN1C）所致。有趣的是，在借助辅助生殖技术（卵细胞胞质内单精子显微注射和体外受精）所孕育的儿童中，BWS 和其他的一些基因组印记障碍的发生率似乎有所增加（DeBaun et al.，2003；Maher et al.，2003；Lim et al.，2009）。尽管在生育 BWS 患儿之后再生育 BWS 患儿的相对风险率有所增加（可能多达 10 倍），但绝对风险似乎很小（不到 1/1000）。

BWS 可能由染色体重排（染色体 11p 远端的重复或易位/倒位）、11p15.5 区的单亲二体、直接涉及两个 11p15.5 印记控制区（IC1 和 IC2）的突变或表观突变引起。此外，母体中 CDKN1C 的胚系突变或 NLRP2 的失活可能导致家族性的 BWS（Cooper et al.，2005；Choufani et al.，2010；Lim and Maher，2010）。

借助在 BWS 患者中发现的 11p15.5 区的父本复制，首先将染色体 11p15.5 区与 BWS 相关联。随后，11p15 区母系遗传的平衡重排也被证明与 BWS 有关。据估计，多达 3%的 BWS 患者具有细胞遗传学上可见的染色体重复或重排。在大约20%的散发 BWS 病例中发现了 11 号染色体的父系单亲二体。通常 BWS 中的单亲二体为嵌合性的父源单亲二体，尽管该二体区域总是包含 11p15.5 区的印记基因簇，但涉及的 11p 和 11q 更靠近着丝粒的区域则是可变的。少数被确诊为 BWS 的患者已被证实具有全基因组的父源性单亲二体，并且这些病例似乎具有增加的肿瘤风险（如嗜铬细胞瘤、肝母细胞瘤）（Romanelli et al.，2011）。

11p15.5 区内两个推定的印记控制区（IC1 和 IC2）的表观遗传错误也被发现与 BWS 相关。因此，5%的 BWS 患者具有远端印记中心（IC1）的印记缺陷，使得母源 IGF2 和 H19 等位基因显示父本的表观基因型（H19 的超甲基化和沉默以及 IGF2 的双等位基因表达）。在近 50%的病例中，IC2（KvDMR1）处父本甲基化的丧失与 CDKN1C 的表达沉默和 IGF2 印记不同程度的丢失（双等位基因表达）相关。与辅助生殖技术有关的病例和双胞胎中发生的病例很可能在 IC2（KvDMR1）中丧失了父本甲基化。一般而言，在排除了顺式重复或缺失之后，具有印记中心表观突变的患儿之后的再发风险非常低。

然而,在极少数情况下,表观突变可能导致母源性纯合子对 *NALP2* 突变的反式效应（Meyer et al., 2009）。

　　胚系的 *CDKN1C* 失活突变发生在大约 1/2 的家族性病例和 5%的散发病例中（Lam et al., 1999）。*CDKN1C* 是由母源等位基因表达的（尽管也有很低水平的父源等位基因表达），因此父本传递的突变对遗传了突变的儿童影响很小。相反，母系遗传的 *CDKN1C* 突变将导致 BWS（Maher and Reik, 2000）。

　　偏身肥大和脐膨出的基因型-表型对应关系也见于报道。大多数具有偏身肥大的病例具有嵌合性单亲二体。具有 *CDKN1C* 突变和 *IC2* 印记中心缺陷的患者脐膨出的发生率很高，但脐膨出在单亲二体或 *IC1* 印记中心缺陷的患者中却并不常见。除经典的 BWS 患者外，Morison 等（1996）曾报道一些患有过度生长、肾肿大或肾母细胞瘤的患者可能具有 *IGF 2* 的双等位基因表达，并且他们创造了术语"IGF-2 过度生长障碍"来描述这些患者（Gicquel et al., 2003）。

　　BWS 的患者患肿瘤的风险增加。Wiedemann（1983）回顾了 388 例患有 BWS 的儿童，发现 29 名儿童（7.5%）患有 32 处肿瘤。大多数患者（26/29）肿瘤在腹腔内（包括 14 个 Wilms 瘤、5 个肾上腺癌和 2 个肝母细胞瘤）。大多数肿瘤发生在 5 岁之前。BWS 中的偏身肥大与肿瘤之间存在临床关联，在 BWS 患者中，单亲二体和 *IC1* 印记中心缺陷者患肾母细胞瘤的风险最高，而那些具有 *IC2* 印记中心缺陷和 *CDKN1C* 突变者患肾母细胞瘤的风险则最低（Engel et al., 2000；Weksberg et al., 2003；DeBaun et al., 2003；Cooper et al., 2005）。因此，一项研究中，在所有病例中发生胚胎肿瘤的风险在 5 岁时为 9%，而在单亲二体患者中则为 24%（Cooper et al., 2005）。由于在具有 *IC2* 印记中心缺陷和 *CDKN1C* 突变的儿童中 Wilms 瘤的风险似乎非常低，故并无指征对这类病例进行 Wilms 瘤的检测（如 3 个月一次的肾脏超声检查）。然而，肝母细胞瘤可发生在具有 *IC2* 缺陷的儿童中，尽管肝母细胞瘤的绝对风险较低且单独筛查肝母细胞瘤的效果尚未得到证实，但一些父母可能要求通过测量血清甲胎蛋白含量来进行检测。

11.5　伯特-霍格-迪贝综合征

　　在家族性肾嗜酸细胞瘤（Weirich et al., 1998）被报道之后，一些家族性肾嗜酸细胞瘤家系被发现包含患有被称为纤维脂肪瘤的罕见毛囊恶性肿瘤的个体（Toro et al., 1999）。纤维脂肪瘤是显性遗传的多系统家族性癌症综合征——伯特-霍格-迪贝（Birt-Hogg-Dubé，BHD）综合征的特征（Birt et al., 1977）。在二十多岁时，良性的灰白色丘疹性皮肤肿瘤将发生于面部和上半身，而组织学检查将显示纤维脂肪瘤或毛细血管瘤（Birt et al., 1977；Rongioletti et al., 1989）。其他的特征则包括脂肪瘤和肺囊性病变以及气胸。在一些报告中描述了结肠息肉病，由 Hornstein 和 Knickenberg（1975）描述的皮肤纤维毛囊瘤和结肠息肉的组合现在被认为是 BHD 综合征（OMIM 135150），并且在一些研究中报道了增加的结直肠癌风险，而另一些则没有（Zbar et al., 2002；Nahorski et al., 2009）。BHD 综合征中肾细胞癌的终生风险约为 30%，平均诊断年龄约为 50 岁（Menko et al., 2009）。在 BHD 综合征中已经描述了多种肾细胞癌的组织病理学亚型；混合的嗜酸细胞瘤/嫌色细胞癌为特征性，但也可能发生其他的类型，包括肾嫌色细胞癌和肾透明细胞癌（常规）（Pavlovich et al.，2002；Menko et al.，2009）。胚系 BHD 综合征基因（*FLCN*）突变可在大约 5%具有非综合征遗传性肾细胞癌特征的患者以及家族性气胸的亲属中检测到（Woodward et al.，2008；Graham et al.，2005）。

推荐的 BHD 综合征诊断标准要求存在一个主要标准（至少 5 个纤维脂肪瘤-毛盘瘤，至少一个经组织学证实的成年发病或致病性胚系突变）或两个次要标准［多个肺囊肿（无其他明显原因的双侧基底肺囊肿），伴或不伴自发性原发性气胸］或者肾癌：早发（＜50 岁）和（或）多灶/双侧肾癌和（或）混合嫌色细胞/嗜酸细胞组织学的肾癌或者一名患有 BHD 综合征的一级亲属。

BHD 综合征基因定位于 17p11.2 区并编码一个 64 kDa 的蛋白质（Nickerson et al.，2002）。其第 11 外显子中的一串单一的核苷酸（C8）中的移码突变热点占全部突变的大约 50%，并且大多数突变将导致蛋白质的截短。分子遗传学诊断应包括序列分析以及针对外显子缺失和扩增的检测，如多重连接探针扩增技术（multiplex ligation-dependent probe amplification，MLPA）。BHD 综合征的两种天然存在的动物模型已在德国牧羊犬和大鼠中被报道（Jonasdottir et al.，2000；Okimoto et al.，2004）。卵泡蛋白可能负性调节 AMP 活化蛋白激酶（AMPK）和哺乳动物雷帕霉素靶蛋白（mTOR）相关通路，尽管对 mTOR 的作用可能与背景有关，并且卵泡功能尚未被完全阐明（Menko et al.，2009）。

建议从 20 岁开始每年对肾脏进行 MRI 以检测肾肿瘤。与 von Hippel-Lindau 病一样，可对＜3 cm 的肾肿瘤进行监测，当其达到 3 cm 时进行保留肾单位的手术。鉴于气胸的风险，应谨慎对待可能引起气胸的情况，如全身麻醉。患有气胸的 BHD 综合征患者会出现肺囊肿（通常是基底部），因此肺部 CT 扫描可以预测气胸的风险。纤维性脂肪瘤是良性的，除美容原因外无须治疗。结肠镜检查在 BHD 综合征中的作用尚不确定，但发生结直肠癌的家系需要从 45 岁开始进行 3 年一次的结肠镜检查。

11.6　Blackfan-Diamond 综合征

布-戴（Blackfan-Diamond）综合征（OMIM 105650），这种罕见疾病（250 000 例新生儿中＞1 例）的特征是先天性再生不良性贫血，伴随正常的白细胞和血小板计数。10%～25%为家族性，而大多数为散发性。30%～40%存在其他的先天性异常，如上肢和颅面畸形。白血病的风险增加（Alter，1987）。Gustavsson 等（1997）估计 10%～20%的病例遵循隐性或显性遗传模式，并且他们将一个隐性和显性类型的基因定位于染色体 19q13 区。Draptchinskaia 等（1999）随后证实了 Blackfan-Diamond 贫血症（DBA）（OMIM 105650）中的 *RPS19* 基因胚系突变。总体而言，大约 25%的 DBA 患者具有 *RPS19* 突变，但目前已经鉴定了多个基因座（Gazda et al.，2001；Boria et al.，2010）。有趣的是，至少有十种类型的 DBA，全部都是负责核糖体合成的基因的胚系突变所致。DBA 是核糖体生物发生缺陷和蛋白质翻译缺陷的结果（Boria et al.，2010）。虽然 *RPL5* 的胚系突变似乎会增加拇指而不是颅面畸形的风险，但 *RPL11* 突变者中则没人具有这种异常（Gazda et al.，2008）。

11.7　布卢姆综合征

　　布卢姆（Bloom）综合征（OMIM 210900），这种罕见的常染色体隐性遗传病在德系犹太人中比在其他种族群体中要常见得多。其特点为低出生体重、生长不足、阳光敏感的红斑和毛细血管扩张性皮疹，尤其是从出生后第一年起即发生在面部。日光暴露将加剧这些变化，并可能诱发大疱，伴发脸部出血和结痂（尤其是嘴唇和眼睑）。鼻子在长薄的脸上显得突出，并且有指（趾）弯曲。可能在皮肤上看到斑点性的色素减退和色素沉着，还有可能由于体细胞重组而形成"双斑"（Bloom，1966）。成年身高通常小于 150 cm。智力是正常的。存在伴发 γ 球蛋白（IgA 和 IgM）水平降低的严重免疫缺陷，导致呼吸道和胃肠道慢性严重感染的高发病率。大约 20% 的布卢姆综合征患者将发生肿瘤，其中一半在 20 岁之前，并且肿瘤可能为多发性。这些肿瘤主要为淋巴细胞白血病和非淋巴细胞白血病、淋巴瘤和口腔、胃、食管、结肠、子宫颈和喉部的癌症。应当为受累女性提供早期宫颈癌筛查。筛查其他的癌症可能会有困难，尽管牙科医生定期进行口腔检查，但进行结肠镜检查也可能是值得的。髓细胞性白血病和骨髓增生异常综合征已见于报道，通常合并 7 号染色体的单体性（Ellis and German，1996；Aktas et al.，2000；Poppe et al.，2001）。已经在 4 例布卢姆综合征患儿中发现了 Wilms 瘤，并且这四个孩子中有一个的同胞在 15 岁时患上了肝细胞癌（Cairney et al.，1987；Jain et al.，2001）。

　　很少有患者存活到成年，而在有些患者中已发现了结直肠癌。在一个病例中，这发生在溃疡性结肠炎的背景下（Wang et al.，1999），而在其他病例中则观察到了减轻的家族性腺瘤性息肉病（familial adenomatous polyposis，FAP）表型（Lowy et al.，2001）。据报道，在一名患有布卢姆综合征的 16 岁患者中出现了具有正常 p53 表达的黏液型（即遗传性非息肉病性结直肠癌样的）横结肠癌。这些观察促使研究者对 Ellis 等（1995）在患有结直肠癌的人群中鉴定的 BLM 基因进行了研究。BLM 的一个 2281del6ins7 突变可见于 1/110 的德系犹太人中，因此对该群体进行了详细的研究。总体上，54 个患结直肠癌的犹太人中就有 1 人携带该等位基因，而该等位基因仅见于 118 例对照中的 1 人中（优势比：2.76；95%CI：1.4～5.5）（Gruber et al.，1991）。这一发现得到了数据的支持，后者表明通过杂交携带 Apc 肿瘤抑制基因突变的小鼠，可使 Blm 杂合小鼠肠道肿瘤的数量增加 2 倍（Goss et al.，2002）。人类中 BLM 内长重复的体细胞突变在散发性结直肠癌中也很常见（Calin et al.，1998），并且它倾向于与黏液性结直肠癌相关（Calin et al.，2000）。在核型稳定的结直肠癌细胞系中敲除 BLM 将导致姐妹染色单体交换和同源重组的增加（但没有大体上的染色体重排）（Traverso et al.，2003）。在小鼠模型中，染色体不稳定性和肿瘤易感性似乎与 BLM 的蛋白质水平成反比（McDaniel et al.，2003）。总的来说，上述发现提示纯合性个体患结直肠癌的风险显著增加，并且 BLM 的杂合性可作为犹太人群中结直肠癌的一种遗传风险因素添加到 I1307K APC 等位基因上，但至少比 BLM^Ash 常见 6 倍，因此后一种等位基因的临床意义非常有限。在日本，已报道了另一种可能的奠基者突变——BLM：631delCAA（Kaneko et al.，2004），并且在日本的结直肠癌病例中对该等位基因进行研究将是有意义的。

　　在细胞核水平可观察到染色体断裂的增多，伴随姐妹染色单体交换的增加，并且在该病中观察到 DNA 复制中间体的异常特征（Lönn et al.，1990）。BLM 保持复制保真度的确切机制仍存在争议。在布卢姆综合征的小鼠模型中，存活小鼠有许多部位易于发生癌症，并且其细胞系显示有丝分裂重组水平的升高（因而丧失其杂合性）（Luo et al.，2000）。如上所述，这些数据也得到了人类癌细胞的研究结果的支持（Traverso et al.，2003）。

对于布卢姆综合征病例的登记将帮助受累的个体及其家人，并协助评估该病的自然史。可以通过 http://med.cornell.edu/bsr/ 联系登记。根据该网站，截至 2009 年，共有 265 名布卢姆综合征患者登记注册。

11.8　蓝色橡皮疱痣综合征

蓝色橡皮疱痣综合征（blue rubber bleb nevus syndrome）（OMIM 112200），可能是一种常染色体显性遗传病，但通常为散发性且病因不明。可出现多发的血管样乳头样病变，尤其是在躯干、上臂和黏膜上，并且可能发生肠、肝的血管瘤（Dobru et al.，2004）。这些病变的出血可导致贫血（Dòmini et al.，2002；Fukhro et al.，2002）。中枢神经系统（central nervous system，CNS）血管瘤和小脑髓母细胞瘤也可能发生（Satya-Murti et al.，1986；Kim，2000）。有人提议该综合征是家族性（常染色体显性）静脉畸形的变种，已通过两个大家系中的连锁研究定位到染色体 9p（Gallione et al.，1995），而内皮细胞特异性受体酪氨酸激酶基因 *TIE2*（*TEK*）的胚系突变已在部分家系中被检测到；同一基因的体细胞突变也被证实存在于散发病例中（Nobuhara et al.，2006；Limaye et al.，2009）。

11.9　Carney-Stratakis 综合征

Carney-Stratakis 综合征（Carney-Stratakis syndrome，CSS），又称 Carney 副神经节瘤和间质瘤二联征（Carney dyad of paragangliomas and stromal tumor）（OMIM 606864），不应将其与更经典的 Carney 三联征相混淆，后者包括副神经节瘤（paraganglioma，PGL）、胃肠道间质瘤（gastrointestinal stromal tumor，GIST）和肺软骨瘤。与偶尔发生的 Carney 三联征相反，CSS 是以 PGL 或嗜铬细胞瘤和 GIST 为特征的常染色体显性遗传病（Stratakis and Carney，2009）。最近在具有 CSS 的个体和家系中发现了编码琥珀酸脱氢酶（线粒体复合物 II）四个亚基中的三个的 *SDHB*、*SDHC* 或 *SDHD* 基因的胚系杂合突变（McWhinney et al.，2007；Pasini et al.，2008）。在这个最初的系列中，11 例 CSS 个体中有 8 人携带 *SDH* 突变。此时，很难确定具有 PGL 和 GIST 但 *SDH* 突变阴性的个体是否实际上具有尚未出现第三个特征的 Carney 三联体（Alrashdi et al.，2010）。由于 CSS 的罕见性以及其遗传基础被发现的时间不长，我们只能假定其医学管理和检测与那些 *SDHA*、*SDHB*、*SDHC*、*SDHD* 基因胚系突变导致的 PGL/嗜铬细胞瘤综合征类似。

11.10　Carney 综合征

Carney 综合征（Carney complex，CNC），又称 NAME 综合征、LAMB 综合征（OMIM

160980），是一种罕见的常染色体显性遗传性多发性肿瘤综合征，其特征为心脏、内分泌、皮肤和神经肿瘤以及各种黏膜皮肤色素沉着病变。CNC 与至少两个不同的基因座存在连锁。17q22-q24 区 *PRKAR1A* 的胚系突变已被证明可能导致一部分的 CNC（Kirschner et al.，2000a，b）。可能占所有 CNC 家系 20% 的 2p15-p16 区的基因尚未被确定。有人认为也可能涉及第三个次要的基因座。

这种罕见疾病的特征是心脏、乳房和皮肤的黏液瘤，色素性皮肤病变和小结节性色素性肾上腺增生（Koopman and Happle，1991）。肿瘤通常是多中心或双侧性的，而诊断首个表现的平均年龄为 18 岁。大多数本病患者具有两种或更多的表现。可伴发垂体腺瘤和睾丸肿瘤（约 50% 的受累男性中有支持细胞瘤或睾丸间质细胞瘤），而这些肿瘤分泌的激素可引起特征性的表型效应（Carney et al.，1986）。皮肤病变包括痣、蓝痣、真皮纤维瘤和黏液样神经纤维瘤。色素沉着为斑点状，尤其是在面部（70% 的病例）、手和脚，并且与 Peutz-Jeghers 综合征（PJS）中观察到的类似，尽管在后者中病变更多见于颊黏区域，而内脏病变在这两种综合征中似乎非常明显（Carney et al.，1985；Lodish and Stratakis，2011）。此外，内眦的色素沉着实际上仅见于 CNC 中。16% 的受累患者具有眼睑黏液瘤。这些肿瘤通常是良性的，但也可能发生脂肪肉瘤和其他恶性肿瘤。心脏肿瘤可通过栓塞或直接的挤占效应危及生命。在 354 例 CNC 中发现了 9 例胰腺癌（其中有 1 例腺癌，2 例腺泡细胞癌和 3 例经组织学证实的导管内黏液性肿瘤），并被推测源于在 5/6 的肿瘤研究中存在的缺乏蛋白质表达的 *PRKAR1A* 杂合性丢失（Gaujoux et al.，2011）。

CNC 被发现与 17q22-q24 和 2p15-p16 相连锁。在一部分 CNC 中发现了编码 17q22-q24 上蛋白激酶 A 受体 1A 型亚基的 *PRKAR1A* 的功能丧失性胚系突变（Kirschner et al.，2000a，b）。无义介导的突变体转录物的降解似乎是导致功能丧失的机制（Kirschner et al.，2000a）。对超过 380 例在双机构系列中随访 >20 年的 CNC 患者进行了基因型-表型关联分析（Bertherat et al.，2009）。共发现了 80 种不同的胚系 *PRKAR1A* 突变。该基因的突变更多地被发现于同时具有黏液瘤（累及多个器官）、沙粒体型黑色素性神经鞘瘤（psammomatous melanotic Schwannomas，PMS）、甲状腺肿瘤以及大细胞钙化型 Sertoli 细胞瘤（large cell calcifying Sertoli cell tumor，LCCSCT）的个体，而不是没有这种临床表现组合的 CNC 患者中。热点突变 c.491_492delTG 与痣、心脏黏液瘤和甲状腺肿瘤的相关性，超过了所有其他的 *PRKAR1A* 突变之和（Bertherat et al.，2009）。具有孤立性原发性色素结节性肾上腺皮质病（primary pigmented nodular adrenocortical disease，PPNAD）的个体倾向于携带由 c.709-7 向 c.709-2delATTTTT 或 c.1A＞G 的突变，并且这些是仅有的两种具有不完全外显的突变。通常，剪接位点突变倾向于伴发较轻微的疾病。尽管如此，*PRKAR1A* 突变的外显率到 50 岁时将＞95%。胚系 *PDE11A* 变异似乎可以修饰胚系 *PRKAR1A* 突变，与那些无 *PDE11A* 变异者相比，将使 PPNAD 和 LCCSCT 的患病率增加 4～5 倍（Libé et al.，2011）。

同其他遗传性肿瘤综合征一样，双向 Sanger 测序的突变分析应当从临床受累的个体开始。一旦发现了 *PRKAR1A* 的家族特异性突变，则可以提供预测性的检测。对受累患者进行 CNC 的临床和生化筛查及医学检测仍然是照护 CNC 患者的重要标准。简而言之，对于已确诊 CNC 的青春期前以及成年患者，建议每年进行以下检查：超声心动图、尿游离皮质醇水平（可以通过皮质醇昼夜节律或过夜 1 mg 地塞米松测试补充），以及血清 IGF-1 水平（Stratakis et al.，1999）。男性患者在初步评估时还应当进行睾丸超声检查；在显微镜下寻找 LCCSCT，之后可进行一年一次的超声检查（Stratakis et al.，2001）。甲状腺超声检查应在初始评估时进行，并可根据需要重复进行（Stratakis et al.，2001）。在首次评估时推荐女性患者进行经腹超声检查，但无须重复，除非发现了异常，因为卵巢恶性肿瘤的风险相对较低（Stratakis et al.，2001）。鉴于心脏黏液瘤是导致发病和死亡的重要原因，CNC 患儿应在出生后 6 个月内进行超声心动图检查，之后每年一次。对于切除过黏液瘤的患者，有必要进行一年 2 次的超声心动图评估。

11.11　Cockayne 综合征

科凯恩（Cockayne）综合征（OMIM 216400）是一种罕见的常染色体隐性遗传病，其特征为生长失败，导致身材极其矮小，在出生后的几年里就很明显（称为"恶病侏儒症"），缺乏皮下脂肪，皮肤对光敏感，耳聋，进行性视神经萎缩，合并脑白质营养不良的神经系统恶化，精神发育滞后。伴有钙沉积的大脑去髓鞘化。存在典型的"盐和胡椒样"视网膜炎和（或）白内障。这些特征出现于晚婴儿期，但存在相当大的表型变异，即使在同一家系中（Mahmoud et al.，2002）。面部特征包括大耳朵、凹陷的眼睛和相对细长的四肢。存在 Ⅱ 型高脂蛋白血症。可能发生膝关节挛缩，造成"骑马姿势"，而滞后的神经发育和神经变性可导致精神发育落后。平均死亡年龄为 12.5 岁，但差异很大。似乎缺乏暴露于紫外线之后的 DNA 修复以及对于氧化性 DNA 损伤的细胞修复。死亡通常发生在 20 岁之前，并且未发现恶性肿瘤在本病中的增多。该病在遗传学上具有异质性，已鉴定了互补组 *CSA* 和 *CSB* 的基因（Stefanini et al.，1996）。Cockayne 综合征 A 型（CSA）是由染色体 5q11 区编码第 8 组切除修复交叉互补蛋白的基因（*ERCC8*；www.omim.org/entry/609412）的双等位突变所致。Cockayne 综合征 B 型（CSB；www.omim.org/entry/133540）是由染色体 10q11 区的 *ERCC6* 基因（www.omim.org/entry/609413）的突变所致。Bertola 等（2006）分析了具有典型 CSA 的巴西家系中的 *ERCC8* 基因，并在其中发现了 *ERCC8* 的纯合或复合杂合性突变，但缺乏明确的基因型-表型对应关系。*CSB* 基因的产物参与紫外线和其他氧化性 DNA 损伤所诱导的 DNA 损伤的转录偶联和（或）全基因组核苷酸切除修复（Mahmoud et al.，2002；Osterod et al.，2002；Tuo et al.，2003）。值得注意的是，与人类 Cockayne 综合征相反，人 *CSA* 基因鼠直系同源物（*Csa*3/3）的纯合基因敲除小鼠在长期暴露于紫外线后会形成皮肤肿瘤（van der Horst et al.，2002）。尚不清楚患有 Cockayne 综合征的人不会患皮肤癌的原因。其他具有与着色性干皮病（xeroderma pigmentosum，XP）重合的特征的 Cockayne 综合征病例是源于 *XPB*、*XPD* 或 *XPG* 基因的突变（Rapin et al.，2000）。*XPG* 和 *CSB* 的突变也可能是脑-眼-面-骨骼综合征（cerebro-oculo-facio-skeletal syndrome，COFS）的原因（Graham et al.，2001）。COFS 是另一种常染色体隐性遗传性神经退行性疾病，表现为生长障碍、关节挛缩、白内障、小角膜和视神经萎缩。

11.12　乳　糜　泻

乳糜泻（celiac disease）患者发生食管癌、口咽癌、小肠癌和淋巴瘤的风险增加。尽管非霍奇金淋巴瘤是乳糜泻中癌症死亡的主要原因（Corrao et al.，2001），但在一系列的小肠癌中，13%的腺癌病例和 39%的淋巴瘤发生在乳糜泻患者中，证实乳糜泻可造成对小肠腺癌和淋巴瘤的易感性（Howdle et al.，2003）。与乳糜泻相关的小肠腺癌具有高频率的微卫星不稳定性（microsatellite instability，MSI）和 *MLH1* 或 *MSH2* 的体细胞失活突变（Potter et al.，2004）。尽管乳糜泻发生恶性肿瘤的绝对风险很小，但那些伴发恶性肿瘤的病例似乎控制得很差，而治疗则可以降低恶性肿瘤的风险（Houlston and Ford，1996；Ferguson and Kingstone，1996）。

乳糜泻本身呈现出家族聚集性及与人类白细胞抗原（human leukocyte antigen，HLA）的强烈关联。家族聚集似乎反映了包含主要遗传风险因素（HLA-DQ2 和 HLA-DQ8）和环境因素的多因素遗传。似乎 HLA Ⅱ类 DQ 区域内的基因是必需的但不足以使乳糜泻发生。在所有患者中大约 95%具有 *DQ2* 等位基因，其中 *DQ2* 纯合子风险最高。在剩余的 5%中，大多数为 DQ8 阳性。据估计，HLA Ⅱ类基因占乳糜泻遗传易感性的 50%，而非HLA 相关基因也涉及其中（Treem，2004）。Hovhannisyan 等（2008）证实，在 HLA-DQ8 呈递的针对天然谷蛋白肽的应答中，HLA-DQ8β-57 多态性可促进在互补决定区 3-β（CDR3-β）中具有负标记电荷的 T 细胞受体的募集。在乳糜泻中这些 T 细胞显示出对脱酰胺谷蛋白肽的交叉反应和更强的反应。

11.13　常见变异型免疫缺陷病

常见变异型免疫缺陷病（common variable immunodeficiency disease，CVID）（OMIM 607594）包括一组异质性的疾病，其特征为低丙种球蛋白血症、体液免疫缺陷和对感染的易感性。部分患者在细胞介导的免疫的某些方面也可能存在缺陷。已收集了许多病例，但仅有部分病例涉及遗传学因素，并推测存在常染色体隐性遗传。在常见变异型免疫缺陷病患者中淋巴恶性肿瘤的发病率升高（Kersey et al.，1988）。在三个具有 CVID 变体（一种呈显性遗传的冷荨麻疹和抗体缺乏的组合，伴随对感染和自身免疫的易感性）的家系中，研究人员发现了 *PLCG2* 的缺失，并称为 PLAID（磷脂酶 Cγ2 相关的抗体缺乏和免疫失调）。这将导致磷脂酶 Cγ2 的功能获得以及随后对许多白细胞亚群的异常调节（Ombrello et al.，2012）。在这些家系中尚无癌症的报道。

11.14　体质性错配修复缺陷

体质性错配修复缺陷（constitutional mismatch repair deficiency，CMMRD），又称常染色体隐性儿童癌症易感综合征（autosomal recessive childhood cancer predisposition syndrome）（OMIM 276300）。

已经认识到 *MLH1*、*MSH2*、*MSH6* 和最常见的 *PMS2* 基因的双等位突变可以导致一种常染色体隐性疾病，其特征主要为儿童和青少年恶性肿瘤，尤其是血液病（淋巴瘤和白血病）和脑部肿瘤，包括髓母细胞瘤、胶质母细胞瘤和少突神经胶质瘤，其他肿瘤（胃肠道肿瘤或子宫癌），以及神经纤维瘤病（neurofibromatosis，NF）的皮肤病学特征（牛奶咖啡斑）[de Vos et al.，2004；Menko et al.，2004；由 Wimmer 和 Etzler（2008）综述]。这在过去被描述为 Turcot 综合征的一个变种（de Rosa et al.，2000；Bougeard et al.，2003），尚不清楚何种比例的 Turcot 综合征可归因于 *APC* 和 MMR 基因的突变，尤其是在常染色体显性和隐性类型的 Turcot 综合征均被发现之后。

11.15　Costello 综合征

Costello 综合征（OMIM 218040），这种罕见的多系统疾病也被称为筋膜皮肤综合征，并通常为散发性，可能代表新的突变；其面部特征类似于 Noonan 综合征，具有随年龄增长而日益粗糙的面容以及鼻乳头状瘤；手上有多余的皮肤。出生后发育迟缓，身材矮小较常见。患癌的风险可高达 17%，尤其是横纹肌肉瘤、神经母细胞瘤和膀胱移行细胞癌，建议 5 岁前通过每 3～6 个月一次的腹部超声检查和每 6～12 个月一次的尿儿茶酚胺测定进行筛查，此后每年进行 1 次尿液分析，直到 10 岁（DeBaun，2002；Gripp et al.，2002，2006）。

本病的诊断基于临床的发现，而确定诊断则需要鉴定 *HRAS* 原癌基因的胚系功能获得性杂合错义突变（Aoki et al.，2005；Gripp and Lin，2012）。这类突变的频率为 90%，几乎所有突变均涉及 *HRAS* 的第 2 外显子（第 1 个编码外显子）。因此，如果怀疑诊断但未发现 *HRAS* 的突变，则应考虑其他的鉴别诊断。主要鉴别诊断包括其他涉及 Ras/MAPK 途径的综合征（所谓的 RAS 病），如神经纤维瘤病 1 型、Noonan 综合征、颅-心-面综合征及 Legius 综合征（Gripp and Lin，2012）。

11.16　Cowden 综合征

Cowden 综合征（Cowden syndrome，CS）（OMIM 158350），是一种常染色体显性遗传的多发性错构瘤综合征（multiple harmatoma syndrome），其特征为患乳腺癌、甲状腺癌和子宫内膜癌的风险增加。在 10q23.3 区编码脂质和蛋白磷酸酶的 *PTEN* 的胚系突变与一部分 CS（25%～80%）相关（Eng et al.，2003；Zhou et al.，2003a，b；Eng and Peacocke，1998；Zbuk and Eng，2007；Tan et al.，2011）。

由于 CS 千变万化的表现，其中许多可以在普通人群中单独发生，临床诊断通常是一个挑战。因此，其真实的发病率尚不清楚。在确定 *PTEN* 作为 CS 的基因后，一项基于分子的研究显示，其发病率至少为 1/200 000（Nelen et al.，1997，1999），尽管这可能被低估了。由于 CS 诊断不足，貌似散发性病例和家族性病例（两个或更多的受累个体）的比例并未被确知。作为一个宽泛的估计，可能有 40%～65%的 CS 病例是家族性的（Marsh et al.，1998；Marsh et al.，1999；Eng，unpublished observations，2011）。

1995 年之前缺乏统一的 CS 诊断标准，导致了国际 Cowden 联盟（C. Eng，协调员和主席，engc@ccf.org）的成立，其代表了一组主要在北美和欧洲、有兴趣系统研究这种综合征以定位其易感基因的中心。该联盟基于发表的数据和专家意见得出了一套共识性的操作诊断标准（Nelen et al.，1996；Eng and Parsons，1998）。这些标准每年都在新的基于分子数据的背景下进行修订，并反映在建立于美国国立综合癌症网络的遗传学/高风险专家组的实践指南中（NCCN，1999；Eng，2000a，b；Hobert and Eng，2009）（2005 年和 2006 年的修订版仍为最佳的标准，参考 www.nccn.org），Cowden 综合征的诊断标准具体如下。

1. 病理学标准　皮肤黏膜病变：面部毛根鞘瘤；肢体末端角化症；乳头状瘤样丘疹；黏膜病变（如阴囊舌）；莱尔米特-杜克洛（Lhermitte-Duclos）病。

2. 主要标准

（1）乳腺癌，侵袭性。

（2）甲状腺癌，上皮性，尤其是甲状腺滤泡癌、甲状腺乳头状癌和甲状腺滤泡癌的变种。

（3）巨颅症（巨脑症）（＞第 97 百分位数）。

（4）子宫内膜癌。

3. 次要标准

（1）其他的甲状腺解剖学病变，如腺瘤、多结节甲状腺肿、桥本甲状腺炎。

（2）发育迟缓。

（3）胃肠道错构瘤（任何组织学类型的胃肠道息肉病）。

（4）乳腺纤维囊性疾病。

（5）脂肪瘤。

（6）纤维瘤。

（7）泌尿生殖系肿瘤（如肾细胞癌、子宫肌瘤）或畸形（如双角子宫、双重集合管）。

4. 单个患者的操作诊断

（1）黏膜皮肤病变外加：①有 6 个以上的面部丘疹，其中 3 个以上为毛细血管瘤；②存在面部皮肤丘疹和口腔黏膜乳头状瘤病；③存在口腔黏膜乳头状瘤病和肢端角化病；④存在掌跖角化病，有 6 个或更多。

（2）两个主要标准，但其中之一必须为巨颅症或 Lhermitte-Duclos 病。

（3）1 个主要标准和 3 个次要标准。

（4）四个次要标准。

5. 对于其中一人提示诊断为 Cowden 综合征的家系的操作诊断（依据临床标准或依据基因的情况）

（1）一项或多项特征性的标准。

（2）任意一个主要标准，伴或不伴次要标准。

（3）两个次要标准。

虽然国际 Cowden 联盟的操作诊断标准和 NCCN 标准的初衷是搜寻基因（前者）以及早期的临床实践（两套标准都是），但这些标准将导致一种二分效应，即符合标准或者不符合标准。必要的是，这两套相互联系的操作诊断标准是建立在夸大病例（主要借助病理学和主要标准的完整标准）和家族性病例的回顾性数据之上。最近，通过来自包括社区在内的多个中心的最低的放宽的联盟操作标准，对来自＞10 年的先证者前瞻性累积的综合 *PTEN*突变数据进行了多元回归分析，获得了一种连续得分，即基于关键的表型特征的 *PTEN* 克利夫兰临床评分（Tan et al.，2011）。由于儿童和成人所表现的关键表型特征完全不同，根据年龄分组使用了两套标准。与发现致病性 *PTEN* 突变＞3% 的先验概率相对应，成人 *PTEN* CC评分＞10 被选为考虑 *PTEN* 检测/转诊给遗传学专家的临床阈值（Tan et al.，2011）。

超过 90% 的患有 CS 的个体到 20 岁时将表现出某种 CS 的表型（Nelen et al.，1996；Eng，2000b）。到接近 30 岁时（如 29 岁），99% 的受累个体至少已出现了该综合征的黏膜皮肤症状，尽管其组分特征中的任何一个也可能表现出来。最常见的表现为黏膜皮肤病变、甲状腺异常、纤维囊性疾病和乳腺癌、多发性早发性子宫肌瘤，以及巨颅症（实际上是巨脑症）（Starink et al.，1986；Hanssen and Fryns，1995；Mallory，1995；Longy and Lacombe，1996；Eng，2000b；Ngeow et al.，2011）。

两种被记录最充分的恶性肿瘤为乳腺癌和甲状腺上皮癌（Starink et al.，1986；Zbuk and Eng，2007；Hobert and Eng，2009）。从历史上看，女性乳腺癌的终身风险被估计在25%～50%（Starink et al.，1986；Longy and Lacombe，1996），而普通人群则为 11%。确诊的年龄为 14～65 岁，平均年龄为 40～45 岁（Starink et al.，1986；Longy and Lacombe，1996）。CS 乳腺癌的组织病理学为乳腺腺癌，包括导管型和小叶型（Schrager et al.，1997）。男性乳腺癌可能是该综合征的一个次要成分（Marsh et al.，1998；Fackenthal et al.，2001）。在最近一系列前瞻性积累的 *PTEN* 致病突变阳性的 CS 和 CSL 病例中，计算出女性（侵入性）乳腺癌的终身风险为 85%（表 11.1），年龄和性别调整标准化发病率（standardized incidence ratio，*SIR*）＞25（Tan et al.，2012）。这远远高于基因检测前的估计值，而应当在风险管理中给予适当的考虑。有趣的是，该系列未发现与 *PTEN* 相关的男性乳腺癌风险升高。患有 CS 的男性和女性罹患分化型甲状腺癌的终身风险可高达 10%。最近的一项前瞻性研究显示，具有胚系致病性 *PTEN* 突变的个体具有 35% 的上皮性甲状腺癌终身风险，*SIR* 为 50～72（Ngeow et al.，2011；Tan et al.，2012）。在这个大型系列中，滤泡性甲状腺癌（follicular thyroid carcinoma，FTC）在具有 *PTEN* 突变的成人中偏多。虽然也观察到了甲状腺乳头状癌（papillary thyroid carcinoma，PTC），但其中 1/3 为滤泡变异型PTC（follicular variant papillary thyroid carcinoma，FvPTC）。发现具有致病性 *PTEN* 突变的 6 名儿童（＜18 岁）全部患有甲状腺癌，但有趣的是他们都是 PTC（Ngeow et al.，2011）。通过这个新系列，目前已明确甲状腺癌的诊断年龄确实早于普通人群（平均年龄 37.5 岁），甚至儿童也可能发生 PTC。有趣的是，在 31% 的甲状腺癌患者中发现了 *PTEN* 移码突变，而在无甲状腺癌的患者中只发现了 17%（Ngeow et al.，2011）。

表 11.1　*PTEN* 相关恶性肿瘤的终身风险与年龄相关的外显率

恶性肿瘤	终身风险/%	到 50 岁时的外显率/%	评论
乳腺癌	85	40	仅女性有风险
甲状腺癌		25	
子宫内膜癌	28	20	仅限于女性

续表

恶性肿瘤	终身风险/%	到50岁时的外显率/%	评论
结直肠癌	10	1	
肾细胞癌	34	10	
黑色素瘤	6	5	

在之前的基因型-表型及病例研究中，子宫内膜癌也被认为是 CS 的一种推定成分癌症（Marsh et al.，1998；De Vivo et al.，2000；Eng，2000b）。一项针对来自学术和社区医疗机构的致病性 *PTEN* 突变阳性的 CS 和 CSL 病例的前瞻性研究发现，子宫内膜癌的 *SIR* > 40，终身风险为 28.2%（表 11.1）（Tan et al.，2012）。在 *PTEN* 突变阳性的个体中，首次发现肾细胞癌（34%）和黑色素瘤（6%）的终身风险升高。

在 2010 年之前，倡导者认为错构瘤性息肉是 CS 的组成部分，而结直肠癌则不是疾病谱的一部分。然而，最近对于一系列携带致病性 *PTEN* 突变的个体的前瞻性研究则发现，接受结肠镜检查的患者中 > 90% 患有息肉（Heald et al.，2010）。令人惊讶的是，注意到了所有组织学类型的息肉以及结直肠癌 *SIR* 的升高（10～100），确诊癌症的最早年龄为 35 岁，最大为 50 岁（Tan et al.，2012）。*PTEN* 相关结直肠癌的终身风险接近10%（Tan et al.，2012）。除一人外，所有患有结直肠癌的人都有先期发生或共存的结肠息肉。

最常见的非恶性成分病变包括毛根鞘瘤（毛囊漏斗的错构瘤）和乳头状丘疹（90%～100%）、甲状腺腺瘤和甲状腺肿（67%）、乳腺纤维腺瘤和纤维囊性病（75%）、巨颅症（> 80%）以及包括子宫肌瘤和畸形在内的泌尿生殖系统异常（40%）（Mester et al.，2011；Ngeow et al.，2011）。一种相当引人注目的非恶性错构瘤为 Lhermitte-Duclos 病或小脑发育不良性神经节细胞瘤（Eng et al.，1994），后者通常出现较晚，最初具有轻度的意向性辨距不良，随后进展为明显的共济失调。对于一小部分偶发的 Lhermitte-Duclos 病病例的研究发现，许多成年发病的 Lhermitte-Duclos 病携带 *PTEN* 胚系突变（Zhou et al.，2003a）。

CS 被定位至 10q22-q23 区（Nelen et al.，1996）。在采用严格的国际 Cowden 联盟标准诊断的 CS 先证者中，有 85% 发现了 *PTEN* 的胚系突变，这些标准由选定的学术中心产生（Marsh et al.，1998；Zhou et al.，2003b）。相比之下，来自社区的大量系列报告显示，约 25% 符合严格的国际 Cowden 联盟标准的先证者被发现携带致病性的 *PTEN* 突变（Tan et al.，2011）。这些突变将导致功能丧失，并且大多数发生在编码磷酸酶结构域的第 5、7 和 8 外显子中，尽管突变也可能发生在包括启动子在内的整个基因中（Zhou et al.，2003b）。*PTEN* 的胚系突变也见于大约 60% 的 BRRS 患者中，这些患者来自精选的三级教学转诊中心 [参见 Bannayan-Riley-Ruvalcaba 综合征（BRRS）]（Marsh et al.，1997；1999），因此 CS 与 BRRS 有相同的 *PTEN* 突变等位基因。与 CS 中的 *PTEN* 突变相比，BRRS 中的突变倾向于发生在基因的 3'端部分（Eng et al.，2003）。在 CS 中存在基因型-表型关联（Marsh et al.，1998）：发现具有 *PTEN* 胚系突变的家系恶性肿瘤风险增加，尤其是乳腺癌。单个家系中存在的 CS 和 BRRS 特征、食管的糖原性棘层病或 Lhermitte-Duclos 病，增加了发现 *PTEN* 突变的先前概率（Marsh et al.，1999；McGarrity et al.，2003；Zhou et al.，2003 b）。

PTEN 胚系突变也见于多达 20%的 Proteus 综合征和多达 50%的 Proteus 样综合征的病例中（Zhou et al.，2000，2001；Smith et al.，2002）。*PTEN* 的胚系突变已被发现于患有巨颅症和 VATER 关联以及患有脑瘫和孤独症的单个患者中（Dasouki et al.，2001；Reardon et al.，2001）。对患有自闭症或自闭症合并巨颅症患者的多项研究已证实，*PTEN* 突变存在于大约 10%的自闭症谱系障碍和巨颅症的患者中（Butler et al.，2005；Herman et al.，2007；Varga et al.，2009）。

令人费解的是，在普通人群中，经典 CS 的 *PTEN* 突变频率为 25%，而最初的连锁研究并未提示存在遗传异质性。最近，在 *PTEN* 的上游发现了一个名为 *KLLN*（编码 KILLIN）的新基因，其中 *KLLN* 和 *PTEN* 共享一个双向的启动子。*KLLN* 的胚系表观突变（启动子甲基化）被发现与大约 1/3 的未携带 *PTEN* 胚系突变的 CS 和 CSL 个体相关（Bennett et al.，2010）。有趣的是，具有 *KLLN* 胚系表观突变的个体患乳腺癌和肾癌的频率要高于具有胚系致病性 *PTEN* 突变的个体（Bennett et al.，2010）。*KLLN* 表观突变者甲状腺上皮癌的年龄/性别调整 *SIR* 为 45，但与 *PTEN* 突变相反，经典型 PTC 更多见于具有 *KLLN* 表观突变的患者中（Ngeow et al.，2011）。最后，大约 10%具有不伴 *PTEN* 胚系突变的 CS 的个体被发现携带 *SDHB* 或 *SDHD* 的胚系错义变体（Ni et al.，2008，2012）。携带这类 *SDH* 变异的个体患乳腺癌和甲状腺癌的频率更高。有趣的是，具有 *PTEN* 胚系突变并携带 *SDHx* 变异的个体患乳腺癌的风险要高于仅具有 *PTEN* 胚系突变的个体（Ni et al.，2012）。同样，与具有 *PTEN* 突变的 CS 不同，在具有 *SDH* 突变的病例中发现的甲状腺癌主要为经典型 PTC（Ngeow et al.，2011）。最近，在一些 Cowden 综合征的病例中已发现了 *AKT1* 和 *PIK3CA* 的胚系突变（Orloff et al.，2013）。

所有患有或怀疑患有 CS 或任何 *PTEN* 相关疾病的个体都应该被转诊给癌症遗传学专业人员。*PTEN* 的突变分析是一种有用的分子诊断试验，而在具有已知 *PTEN* 突变的家族中，是一种很好的预测试验。随着最近对 CS/CSL 个体中胚系 *SDHx* 变异的独立验证（Ni et al.，2012），还应当认真考虑 *SDHx* 检测。一旦 KLLN 的表观数据在独立系列中得到验证，KLLN 就应该被考虑作为检测 CS 的测试中的一员。

迄今为止，对于检测的建议是基于专家意见，受乳腺癌、甲状腺上皮癌和子宫内膜腺癌，以及现在的结肠息肉和癌症影响（Eng，2000b；Pilarski and Eng，2004；Heald et al.，2007；Hobert and Eng，2009）（www.nccn.org）。由于最近的一系列 CS/CSL 个体，我们建议根据表 11.2（Tan et al.，2012）中总结的预期风险数据考虑新的检测建议，尽管对于癌症的风险评估将受到调查偏倚的影响并可能在某些系列中被高估。例如，临床医生应在诊断 CS 或在发现导致 CS 的突变时考虑甲状腺检查和基线超声检查，即使是在儿童中（Ngeow et al.，2011）。女性应在 25 岁左右开始进行每年一次的临床乳房检查和乳房自我检查。每年一次乳房成像（乳腺 X 射线摄影、乳房 MRI）应从 30 岁开始。由于不断积累的与 *PTEN* 相关的结肠息肉病和癌症的数据，结肠镜检测可以从 35～40 岁，或者比家系中结肠癌诊断的最小年龄小 5 岁开始（Heald et al.，2010；Levi et al.，2011）（表 11.2）。结肠镜检查的最佳间隔目前尚不清楚，但可以通过息肉负荷进行修改。过去的建议是，临床对于子宫内膜癌的筛查应从 35～40 岁开始，或者比家系中子宫内膜癌诊断的最早年龄小 5 岁：在绝经前每年进行一次盲法切除活检，绝经后进行经腹超声检查。NCCN 在其最新（2009 年之后）的修订中已经去掉了子宫内膜癌筛查，因为正式的评估研究尚未完成。然而，鉴于新的前瞻性数据得出了远高于此前所认为的子宫内膜癌的终身风险，可以重新考虑对子宫内膜进行检测（表 11.2）（Tan et al.，2012）。照顾 CS 患者的临床医生应留意可能在特定家系中出现偏多的任何其他貌似非成分性的肿瘤。

表 11.2　对具有 *PTEN* 突变的患者的诊断检查和癌症检测的建议

	儿童（＜18 岁）	成年男性	成年女性
基线检查	有针对性的病史采集及体检	有针对性的病史采集及体检	有针对性的病史采集及体检
	基本的甲状腺超声	基本的甲状腺超声	基本的甲状腺超声
	皮肤科检查	皮肤科检查	皮肤科检查
	正规的神经和心理学测试		
肿瘤检测			
从确诊开始	每年一次甲状腺超声和皮肤检查	每年一次甲状腺超声和皮肤检查	每年一次甲状腺超声和皮肤检查
从 30 岁开始[a]	同对成年人的建议	同对成年人的建议	每年一次乳腺 X 射线摄影（倘若存在致密的乳腺，则应考虑乳腺 MRI 而不是乳腺 X 射线摄影）
			每年一次子宫内膜活检或经阴道超声检查（或者从该家系最早出现子宫内膜癌的年龄之前 5 年开始）
从 40 岁开始[a]	同对成年人的建议	两年一次的结肠镜检查[b]	两年一次的结肠镜检查[b]
		两年一次的肾脏超声/MRI	两年一次的肾脏超声/MRI
预防性切除	不建议	不建议	对预防性乳房切除或子宫切除进行个别讨论

a 检测可以从家系中特定癌症最早发病年龄的前 5 年开始，但不晚于建议的截止年龄。

b 具有 *PTEN* 突变的患者中存在的多个非恶性息肉可能使非侵入性结肠评估的方法复杂化。对于具有重度息肉负担的患者，应考虑更为频繁的结肠镜检查。

随着 PTEN-AKT-mTOR 信号通路被阐明，靶向治疗具有很大的前景。mTOR 抑制剂正在被用于 CS 患者的临床试验，尤其是 *PTEN* 错构瘤肿瘤综合征，并且已在相关的错构瘤病、结节性硬化症和 mTOR 信号转导明显上调的恶性肿瘤中证实了效力。

11.17　Denys-Drash 综合征

德尼-德拉什（Denys-Drash）综合征（OMIM 194080），这种罕见疾病的特征在于男性假两性畸形、肾母细胞瘤和一种引起进行性肾衰竭的特征性肾小球肾病。并非所有患者都具有完整的三联征，而肾病加上肾母细胞瘤或泌尿生殖系统异常则足以作出诊断。Denys-Drash 综合征中的肾母细胞瘤出现较早（平均年龄为 18 个月）并通常为双侧性（Jadresic et al.，1991），也可能发生性腺母细胞瘤。肾病的特征为局灶性或弥漫性肾小球硬化，通常表现为蛋白尿，进展为肾病综合征和高血压，之后到 3 岁时达到终末期肾衰竭（Coppes et al., 1993）。具有 Denys-Drash 综合征的男性（XY 核型）通常具有模糊的生殖器或外观正常的女性外生殖器（男性假两性畸形）。此外，内生殖器常常发育不良或存在异常（Mueller，1994）。

具有截短 *WT1* 突变或锌指结构域错义突变的儿童发生肾母细胞瘤的风险（Denys-Drash 综合征的典型表现）估计＞50%，建议每月进行 3～4 次肾脏超声检查（Scott et al., 2006）。事实上，Denys-Drash 综合征中 Wilms 瘤的风险已足以建议对患有不完全 Denys-Drash 综合征（如假两性畸形、性腺功能减退和肾衰竭）的儿童进行双侧预防性肾切除术（Hu et al., 2004）。对具有该综合征的患者的分子遗传学分析已证实在大多数病例中存在新生的胚系 *WT1* 突变（Royer-Pokora et al., 2004）。大多数的突变将影响锌指结构域，并被认为对生殖器的发育具有显性负性影响（Little et al., 1993）。Denys-Drash 综合征与 Frasier 综合征等位。

11.18 唐氏综合征

唐氏（21 三体）综合征（Down syndrome，DS）（OMIM 190685）中急性白血病的风险是普通人群的 20～30 倍。这种增加的风险涉及急性淋巴细胞白血病和急性髓细胞性白血病（acute myeloid leukemia，AML）。DS 中白血病的累积风险到 5 岁时为 2.1%，到 30 岁时为 2.7%。最常见的类型为急性非淋巴细胞白血病 M7 亚型，即巨核细胞白血病，这种类型在核型正常的个体中罕见。急性巨核细胞白血病（acute megaka-ryocytic leukemia，AMKL）尤其常见，与普通人群相比风险增加大约 500 倍，而一种一过性的 AMKL，即短暂性骨髓增生性疾病（transient myeloproliferative disorder，TMD），会出现在大约 10% 的新生儿 DS 患者中，症状通常会消退，但大约 20% 将在生命的前 4 年中发展为 AMKL（Hasle et al., 2000；Klusmann et al., 2007；Rabin and Whitlock, 2009）。在 DS 中，白血病占所有恶性肿瘤的约 60% 和所有儿童恶性肿瘤的 90%。DS 中白血病的标准化发病率（standardized incidence ratio，*SIR*）在 4 岁时为 56%，在 5～29 岁时为 10%。这种风险对于 AML 尤其显著，通常为早发型，49% 在 1 岁之前发病（Hasle，2001）。继发于骨髓增生异常综合征的 AML-M 是特征性的，如同具有减少的粒细胞谱系的 8 号三体。DS 中的白血病克隆几乎总是巨幼细胞，所伴发的 *GATA1*（红细胞和巨核细胞发育所需要的锌指转录因子）突变赋予其一种增殖优势（Groet et al., 2003）。DS-AMKL 中的白血病母细胞在编码造血转录因子 GATA1 中包含突变。大多数突变集中在第 2 外显子，导致截短的 *GATA1* 突变蛋白缺乏氨基末端的转录激活结构域。这些突变可见于出生时，因而代表了早期的宫内事件，并且由于额外的突变，T 细胞持续存在的亚克隆可能发展成为 AMKL（Hitzler and Zipursky，2004）。在 DS 急性淋巴细胞白血病中 *JAK2R683* 突变的频率增加。除视网膜母细胞瘤和生殖细胞肿瘤外，DS 中实体瘤（尤其是乳腺癌）的总体发生率偏低（Look，2003）。

11.19 家族性腺瘤性息肉病

家族性腺瘤性息肉病（familial adenomatous polyposis，FAP）（OMIM 175100）是最

常见的遗传性息肉综合征，患病率约为 1/8000。它作为一种常染色体显性遗传病，具有高外显率，但发病年龄可变，且突变率高（15%～20%）的病例被认为是新突变，尽管这可能被高估，一些单代病例可能是源于 *MUTYH* 的双等位胚系突变（Sieber et al.，2003a，b）。一些散发病例（约 15%）是 *APC* 突变的嵌合体。息肉通常发生在十来岁时，并且经典病例到 40 岁时几乎完全外显（图 11.1）。恶性肿瘤的进展是不可避免的，而在未治疗的病例中结直肠癌将发生在三四十岁时，甚至在儿童期，比非家族性结肠癌早 20～30 年。在组织学上，单隐窝腺瘤是一个特征。息肉也发生在胃肠道的其他地方。FAP 中的胃息肉有两种类型：大多数患者将出现良性增生性胃底腺息肉，而腺瘤也可能发生，通常在胃的幽门区，但频率要低得多。甚至年轻的患者也可能发生胃癌。大多数（超过 80%）FAP 患者将发生腺瘤样十二指肠息肉，在 Vater 壶腹周围最多，并且具有显著的恶性转化风险。可使用 Spigelman 量表来评估十二指肠息肉病的严重程度。在结直肠癌得到预防后，十二指肠癌目前已成为本病死亡的主要原因，并且发生在大约 5% 的病例中（Spigelman et al.，1995；Brosens et al.，2005；Groves et al.，2002）。也有可能发生胆囊癌和胆管癌。

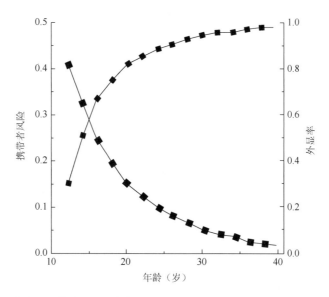

图 11.1　FAP 事前风险为 50% 的亲属（即亲代之一受累，而当年的结肠镜检查为阴性）的年龄相关的携带者风险（较大的方块），这种年龄相关的风险来源于年龄相关的外显率数据（较小的方块）

改编自 Burn 等（1991），经 J. Burn 许可

　　肠外病变可发生于大多数的 FAP 患者中，并且可能在肠病变之前就很明显。表皮样囊肿可能发生在 2/3 的患者中，尽管其可能发生在身体的任何部位，但它们在头皮上最为多见。这些在青春期前的正常儿童中罕见。下颌骨的骨瘤可以通过全景片在超过 90% 的患者中检测到，并且在普通人群中并不常见（4%）。1/3 的患者可能会有阻生牙，并可能含有牙囊肿、多生牙以及未萌出牙。外生骨疣可发生于头骨、手指和长骨中，而皮质增厚也见于报道（表 11.3）。

表 11.3　FAP 中并发症的出现频率

临床特征	发生率
先天性视网膜色素上皮肥厚	70%～80%
甲状腺癌	2%～3%
表皮样囊肿	50%
脑肿瘤	1%
骨瘤	50%～90%
肝母细胞瘤	1%
硬纤维瘤	10%～15%
多生牙	11%～27%
肾上腺腺瘤	7%～13%

注：源自 Vasen 等（2009）。

　　FAP 最常见的肠外表现为多个区域的视网膜色素沉着，称为先天性视网膜色素上皮肥厚（congenital hypertrophy of retinal pigmented epithelium，CHRPE），这出现在大约 3/4 的受累个体中。通常会出现一些离散的深色圆形病变，直径为 50～200 mm，并可能在周边有色素减退（图 11.2）。在正常人中可以见到较小且单发的单侧病变，但很少有三处以上的病变。在 FAP 中，经常存在 4 个或更多的 CHRPE，其特点为大的椭圆形色素沉着病变，周围的光环（A 型病变）为 FAP 所特有；对照中的 CHRPE 通常为小点状（B 型）（Olschwang et al.，1993）。较大的病变很可能为先天性，并似乎是有髓鞘轴突的迷芽瘤。那些小的病变则可能包含增大的视网膜色素上皮细胞，伴随色素增多（Parker et al.，1990）。在 FAP 中 CHRPE 的易感性存在家族间的差异，与 *APC* 基因中突变的位置有关，第 9 外显子远端的突变更倾向于与这些病变相关（Bunyan et al.，1995）。不过也有例外（Pack et al.，1996），并且 CHRPE 的数量存在家族内的变异（Hodgson et al.，1994）。尽管如此，据估计，在 CHRPE 似乎是该疾病的特征的家系中，在具有 50% 风险的个体中发现少于三处病变将降低其作为携带者的风险，而存在超过三处病变则提示该个体受累的可能性非常高（Burn et al.，1991）。

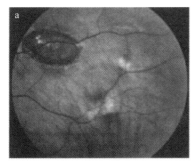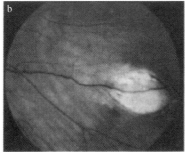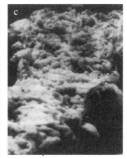

图 11.2　家族性腺瘤性息肉病

a. 色素增加性先天性视网膜色素上皮肥厚；b. 色素减退性先天性视网膜色素上皮肥厚；c. 红色结肠息肉病

经剑桥大学出版社许可后复制

　　硬纤维瘤（desmoid）在 FAP 中很常见，占 10%～15%。它在女性中几乎是男性的 2 倍，并且在女性中发生更早（Brosens et al.，2005）。硬纤维瘤在一些家系中比在其他家系中更常见，这与胚系 *APC* 突变的位置有关（1444 密码子之后的突变更可能导致本病）。在组织学上，它们由富含血管的纤维组织构成，并且可以是弥散或包裹的。它们主要发生在小肠系膜、腹膜或腹壁，尽管它们偶尔也发生在腹外部位并且通常发生在外科手术或怀孕之后；10%将自行消退；50%可能会长时间保持稳定；30%存在波动；10%迅速增长。硬纤维瘤不会转移，但会发生局部浸润，并可能导致严重的发病和死亡，是 FAP 死亡的常见原因之一。它们往往在手术后复发，因此使用非甾体抗炎药（舒林酸）、抗雌激素或在抗药性病例中使用细胞毒性化学疗法或 CT 检测下的放射治疗是优选。

　　与 FAP 相关的肠外癌症包括甲状腺乳头状癌、脑肿瘤（髓母细胞瘤、星形细胞瘤）以及肝母细胞瘤。以筛状变异为特征的甲状腺乳头状癌在患有 FAP 的年轻女性（35 岁以下）和 *APC* 基因特异性突变的个体中发生频率增加，尤其在密码子 1061 处（Fenton et al.，2001）。脑肿瘤（尤其是星形细胞瘤）总体上很少见，但在 FAP 患者中相对风险率较高：所有的脑肿瘤在 29 岁时为 23（所有年龄段为 7），小脑髓母细胞瘤在 29 岁时为 99%。一些 Turcot 综合征的病例为 FAP 的变种。已经在 FAP 患儿中发现了一些肝母细胞瘤的病例，尽管绝对风险很小，但相对风险率很高（<500），因此可以考虑对高风险家庭进行筛查，尽管平时都没有进行（Hirschman et al.，2005）。

　　经典的 FAP 的临床诊断是通过在结肠和直肠中发现 100 个以上具有单隐窝腺瘤组织学特征的腺瘤性息肉做出的。然而，本病也存在一种较轻的形式，即轻表型 FAP（attenuated familial adenomatous polyposis，AFAP），其特征在于存在较少的腺瘤和较晚的发病，这可见于大约 8%的病例中。鉴别诊断包括其他原因所导致的肠道息肉，最重要的就是 *MUTYH* 相关息肉病和其他原因导致的遗传性肠癌，如 Lynch 综合征和具有 *POLD1* 和 *POLE* 胚系突变的个体（Palles et al.，2013）。患有 AFAP 的个体通常具有少于 100 个腺瘤，并且这种表型可能由 *APC* 基因的前 4 个外显子的突变（Olschwang et al.，1993；Knudsen et al.，2010）或 *MUTYH* 的双等位突变所致。已证实双等位的胚系 *MUTYH* 突变导致了 30%具有 15～100 个息肉和 8%无 *APC* 突变的经典型息肉病例（Sieber et al.，2003a，b）。

　　FAP 基因（*APC*）定位于染色体 5q21 区，其线索来自一例患有 Gardner 综合征和 5q 染色体构成性缺失的智障男性的报道（Herera et al.，1986）。对于家系中受累个体 *APC* 基因突变（可能存在于>90%的病例中）的表征使对有风险的亲属进行预测性检测变得可行。该基因很大，有 15 个外显子，其中第 15 外显子是最大的。FAP 患者中的大多数突变为移码突变（2/3）或无义突变（1/3），将导致产生一种截短蛋白（Nagase and Nakamura，1993）。已报道了许多不同的突变，但在第 15 外显子的密码子 1061、1450 和 1309 处存在常见的突变。*APC* 基因的产物作为具有亚细胞定位和与连环蛋白相互作用的肿瘤抑制剂而起作用。它的 5′端包含若干卷曲螺旋七次重复序列，可促进寡聚化；该基因的中心部分含有 β-连环蛋白结合结构域，参与细胞-细胞相互作用和犰狳重复序列，3′端包含微管蛋白结合结构域，具有与微管结合的特性（Ilyas and Tomlinson，1997；Fodde et al.，2001）。

　　存在明显的表型-基因型对应关系（Stormorken et al.，2007），常见的突变（密码子 1309 和 1061）与严重的表型相关（Nugent et al.，1994），第 9 外显子之前的突变通常与缺乏 CHRPE 相关，前 6 个外显子中的突变与更可变且通常更温和的表型相关，包括轻表型 FAP（Foulkes，1995）。在轻表型 FAP 中发现的 *APC* 突变最常发生于第 4 外显子，但许多具有这种轻症类型的个体似乎并未携带 *APC* 突变；有些人可能有 *MUTYH* 相关息肉病。对于非常短的变异蛋白可能导致不太严重的表型，这一观察结果倾向于支持"显性负性"理论，但是在具有严重表型的个体中可能发现该基因的大范围缺失，因此其他因素包括轻度 *APC* 突变等位基因的丢失（Spirio et al.，1998）或者其他的多态等位基因如 *NAT1* 和 *NAT2* 基因的影响（Crabtree et al.，2004）也可能参与疾病的发生。

通常，在同一家系中不同的 FAP 患者腺瘤病的严重程度存在合理的一致性，但是也发现了一些例外的情况，如不同病例发生息肉的年龄差异很大，有些人较其受累的亲戚晚了几十年（Evans et al.，1993）。

FAP 发生结肠外病变的频率与 *APC* 基因特定区域的突变有关（图 11.3）。

胚系 *APC* 突变的表型效应可受到包括小鼠中的 MOM 以及编码 DNA 甲基化酶和 COX-2 的基因的影响（Fearon，1997；Crabtree et al.，2002，2003）。

在一例具有结直肠癌家族史但没有息肉病的个体中检测到了 *APC* 基因的多态性。随后的分析表明，这种预测可导致蛋白质 1307 位置从异亮氨酸变为赖氨酸的胚系性 T-A 突变，可能诱发 *APC* 基因的体细胞突变，其携带者因此容易患不伴红润息肉病的结肠癌，突变携带者的肠癌风险将增加 2 倍（Rozen et al.，2002）。在分子水平上，将 AAATAAAA 序列转化为 8 个 A 的多态性的这种机制将诱发 *APC* 基因的体细胞突变。这种突变几乎仅限于德系犹太人（大约 6% 的德系犹太人可能携带这种变异）（Laken et al.，1997），而对

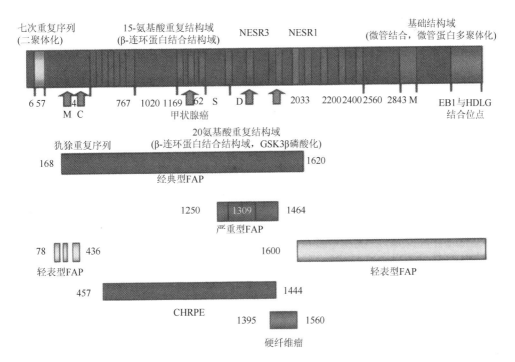

图 11.3　*APC* 基因及其突变谱　FAP 中结肠外特征的发生率与 *APC* 基因特定区域的突变相关（经 Ian Tomlinson 许可）

FAP：家族性腺瘤性息肉病；CHRPE：先天性视网膜色素上皮肥厚

于是是否应该在德系犹太人中倡导对这种突变进行群体筛查，并对基因携带者进行结肠镜检测，存在很多争议。目前并不认为增加的风险足以使这种措施变得适合。其他的胚系变异，如 *E1317Q* 等也可能与轻表型相关（Lamlum et al.，2000），但是这方面的证据仍不够明确（Hahnloser et al.，2003），而最近的数据表明，这种变异的携带者并没有增加的结直肠癌风险（Theodoratou et al.，2008）。

11.20　管　　理

对有 FAP 风险的患者的结直肠检测应从 20 岁之前开始；在这个年龄之前发生结直肠癌的风险非常低，但一些受累个体在 10 岁之前确实会发生严重的息肉病，因此内镜检测应该在 11～15 岁开始，如果之前就出现了与结肠问题相关的症状则应更早（Vasen et al.，2008）。在 20 岁之前，柔性乙状结肠镜检查可能就足够了，因为息肉最初几乎总是发生在远端结肠中，但结肠镜检查应该从 20 岁起每年进行一次，直到出现花萼状的多发息肉。

FAP 患者应该在结肠息肉发生之后进行全结肠切除术和回肠吻合术，或者结直肠切除术和恢复性回肠吻合术（Church，2006）。无论其密度如何，一旦息肉开始发生，结直肠癌的风险就很大（Phillips and Spigelman，1996）。在进行保留直肠残端的手术后，随后的管理应包括通过每年一次的乙状结肠镜检查对直肠残端进行终身检测，因为 5 年后结直肠癌的风险为 3.5%，10 年后将增加到 10%。结直肠切除术可以消除这种风险，可以在 50 岁之后进行。此外，由于上消化道的癌症可见于 5% 的患者中，预计十二指肠不良增生的患病率可高达 90%，应通过上消化道内镜检查和侧视内镜进行初步检测，以便对这些凸起进行详细的检查，或者对 Spigelman 分期早期的病例开展前视内镜检测，建议从 25 岁左右开始，为随后的随访提供基线数据（Arvanitis et al.，1990；Debinski et al.，1995；Theodoratu et al.，2008）（表 11.4）。假如检测到腺瘤，则应进行活检；根据 Spigelman 严重程度评分，可以切除较大的腺瘤并通过每年进行 1～5 次十二指肠镜检查进行进一步的检测（Dunlop，2002；Vasen et al.，2008）。十二指肠癌在 30 岁以下的 FAP 患者中极为罕见，而十二指肠癌的总体风险也很小（5%），但 Spigelman 分期为III～IV期者罹患这种癌症的风险则为 7%～36%。

表 11.4　十二指肠息肉的 Spigelman 评分

标准	1 分	2 分	3 分
息肉数量/个	1～4	5～20	>20
息肉大小/mm	1～4	5～10	>10
组织学	管状	管绒毛状	绒毛状
增生不良	轻微	中度	严重

有人建议在患有 FAP 的年轻女性中进行甲状腺触诊并考虑进行超声检查，但除非有

甲状腺癌家族史，否则甲状腺癌患者因这种疾病而死亡的罕见性使得对这一点益处置疑，而且通常不会这样做。

受累个体的亲属应该在遗传登记的帮助下得到评估，有可能的话，应当对有遗传疾病风险的人进行筛查和基因检测。对于高危亲属的筛查应该从 11～13 岁开始进行每年一次的乙状结肠镜检查，因为直肠在早期就会发生腺瘤，而息肉则在 11 岁之前很少发生。然而，假如出现症状，则可能需要提前安排内镜检查，因为也有幼儿发生结肠息肉的病例报告（Distante et al.，1996）。如果已对 *APC* 突变进行了表征，则可以向该家系中的儿童提供预测性检测，并且一旦发现其携带家系的 *APC* 突变，就应该考虑在其 10 岁出头时开始进行结肠镜检查以确定息肉的范围。在没有预测性基因检测的高危儿童中，假如发现息肉，则应对其进行活检（以确认其为腺瘤性并排除恶性肿瘤）并安排结肠镜检查。尽管可以通过内镜切除来控制少量的息肉，但由于花蕾状息肉发生的必然性和恶变的风险，通常在此阶段安排确定性手术。在没有阳性结果的情况下，应每年坚持进行乙状结肠镜检查，在 20 岁之后进行染料喷雾结肠镜检查，以排除更近端的息肉。这将至少持续到 40 岁，到那时拥有受累亲代的个体的风险已降至 1%以下（图 11.1）。然而，由于在一些家庭中已报道了差异很大的发病年龄，建议继续筛查，直至远远超过这个年龄（Evans et al.，1993）。还应对轻表型息肉的患者及其近亲进行内镜检测（Heiskanen et al.，2000），从 18～20 岁起开始进行结肠镜检查，并对经典的 FAP 进行上消化道检测（Debinsky et al.，1995；Vasen et al.，2008）。如需要进行结肠切除术，则应提供回-直肠吻合术；由于也存在十二指肠癌的风险，因此也推荐进行上述的上消化道检测。

可提供基于突变分析的预测性检测，而未继承突变的个体则可以从随访中排除。建议采用更为谨慎的管理方法，其中预测性检测被建立在连锁分析之上，有必要开展检测，直到该个体预计的受累概率在结合了临床和分子数据的贝叶斯风险分析中低于 0.1%。尽管接受度低，但可以通过对可提供信息的家族的突变或连锁分析进行产前诊断。在诸如 FAP 之类的疾病中这种检测的可接受性是非常私人的问题，关于是否选择这种检测，应该由家庭在非指导性遗传咨询之后做出决定。许多父母希望他们的孩子在很小的时候就接受 FAP 检测，但是有理由推迟这类测试直到能够正常进行临床筛查，因为在此之前的临床管理不会受到影响（Hyer and Fell，2001）。

干预策略的有效性正在得到评估，如给予阿司匹林（Mathers et al.，2003），而一旦息肉发生，这些将不足以免除受累个体对于结肠切除术的需要。在 FAP 中，CAPP1 研究显示阿司匹林对息肉的进展有适度的影响，并且显著缩小了 200 例 FAP 患者中最大息肉的尺寸，但对息肉的数量没有影响（Burn et al.，2011）。有证据表明，口服舒林酸（一种非甾体抗炎药）或环氧合酶-2（COX-2）抑制剂通常可使十二指肠腺瘤消退（Phillips et al.，2002）。在手术切除结肠和回-直肠吻合术后可发生直肠残端癌（约占 10%），而 COX-2 抑制剂也能够有效减少结直肠息肉的复发（Steinbach et al.，2000），但这些已被证明可以增加 VICTOR 和 APPROVE 研究中心血管疾病的发病率，因此不推荐使用。但正如 CAPP2 研究所提示的，这些对结直肠癌的发病有一定的延迟效应。长期以来鱼油一直被认为可以预防胃肠道肿瘤，而二十碳五烯酸（eicosapentaenoic acid，EPA）的特殊配方能够减少息肉的数量和缩小体积（West et al.，2010）。

11.21　Fanconi 贫血

　　范科尼（Fanconi）贫血（FA）（OMIM 227650）是一种常染色体隐性的染色体不稳定性疾病，其特征为先天性异常、造血功能缺陷及发生 AML 和某些实体瘤的高风险。FA 在新生儿中的发生率约为 3/1 000 000。受累个体可能有轻度的生长迟缓（63%），而 FA 个体的中位数高度在第 5 百分位左右。其他临床特征包括皮肤色素沉着和色素减退（64%）、骨骼缺陷（75%），包括桡骨缺损（拇指缺如，伴或不伴桡骨线发育不全）、肋骨和髋关节异常、脊柱侧弯以及心脏（13%）和肾脏（34%）畸形。其他相关的异常包括小眼（38%）和发育迟缓（16%）。这些表型异常因人而异，并且在同胞兄弟姐妹中的受累个体之间存在显著的变异。重要的是，多达 1/3 的 FA 病例没有任何明显的先天性异常，而仅在另一个同胞受累或当其出现血液问题时才被诊断出来。不过，大多数 FA 病例确实具有一些细微的临床特征，如皮肤病学表现。

　　全血细胞减少症通常发生在 5～9 岁（中位年龄 7 岁），而由此引起的症状将逐渐出现。FA 中各种血液学异常的累积发生率高达 90%，并且到 25 岁时，白血病的累积发生率大约为 10%。骨髓增生异常综合征的粗风险（无论年龄）大约为 5%，白血病的风险为 5%～10%（Alter et al.，2003）。与普通人群相比，存活至成年早期的 FA 患者发生实体肿瘤的可能性大约增加 50 倍，而在一项研究中，29% 的患者到 48 岁时就出现了实体肿瘤（Rosenberg et al.，2003）。特别是，发生肝脏肿瘤（可能与雄激素的使用有关）的风险很高，但也有食管、口咽和外阴鳞状细胞癌的报道（Alter，2003；Rosenberg et al.，2003）。

　　FA 细胞的标志性特征是对 DNA 交联剂如丝裂霉素 C（mitomycin C，MMC）或二环氧丁烷（diepoxybutane，DEB）的染色体超敏感性，而由此造成的染色体断裂增加则为诊断检测提供了基础（Auerbach，1993）。特征性的染色体异常为过多的三射体和四射体以及复杂的交换。其基本缺陷似乎是 DNA 链交联修复的缺陷。在该病中发现的 DNA 修复缺陷和染色体畸变与癌症易感性之间的关系尚不完全清楚；增加的突变率或促肿瘤易位的发生率可能是一个因素。

　　有证据表明，FA 的杂合子会增加发生某些癌症的风险，尤其是白血病、胃癌和结肠癌，报道的相对风险率为 3，但尚未达到统计学的显著性（Swift et al.，1980；Tischkowitz and Hodgson，2003）。一项针对 125 例 FA 患者亲属的独立研究未能重现上述观察结果（Potter et al.，1983），对 36 个英国家庭的一项更近的研究也未发现 FA 患者的亲属中癌症发生率增加（OR 0.97，$P = 0.62$）（Tischkowitz et al.，2008）。FA 杂合子中的染色体断裂测试由于与正常范围的重叠而变得复杂（Pearson et al.，2001）。通过证明胎儿细胞（培养的羊水细胞或绒毛细胞）中自发和诱导的染色体断裂增加，已经实现了产前诊断（Auerbach et al.，1985）。

　　自 1992 年以来已鉴定出 17 种 FA 基因（图 11.4）。*FANCA* 突变占了近 2/3 的病例，*FANCC* 和 *FANCG* 占 25%，*FANCE* 和 *FANCF* 占 8%。只有少数 FA 病例尚未经过基因诊断。可通过直接突变检测进行诊断。分子研究已经确定，在 FA 蛋白和参与 DNA 损伤修复的其他蛋白之间存在共同的途径，如 NBS1、ATM、BRCA1 和 BRCA2 [由 Venkitaraman（2004）综述]。

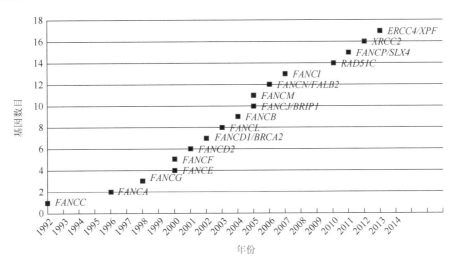

图 11.4　17 种 FA 基因的发现时间表（图片由 Marc Tischkowitz MD PhD 提供）

FANCD1 已被证明是 *BRCA2*（Howlett et al.，2002）。由双等位基因 *BRCA2* 突变引起的 FA 病例很少见，但似乎与发生于再生障碍性贫血之前的髓母细胞瘤或肾母细胞瘤（Hirsch et al.，2004；Offit et al.，2003）或者早期白血病（Wagner et al.，2004）的风险增加有关。乳腺癌或卵巢癌的家族史可能在这些病例中提供线索。目前尚不清楚这些病例是否应当接受针对实体肿瘤的强化筛查，或者是否会受益于早期干细胞移植的更积极的治疗。在咨询 *BRCA2* 突变携带者时，应考虑到 FA 可由双等位 *BRCA2* 突变引起的情况，尽管尚未发现某些频繁突变（如 6174delT）的纯合子。

也许并不奇怪，*PALB2*（*BRCA2* 的伴侣和定位基因）也被发现为一种 FA 基因（*FANCN*），并且像 *BRCA2/FANCD1* 一样，具有双等位 *PALB2/FANCN* 突变的儿童往往具有更严重的癌症相关表型，并以早发性 Wilms 瘤、急性髓细胞性白血病和髓母细胞瘤为主（Reid et al.，2007；Xia et al.，2007；Tischkowitz and Xia，2010）。*BRCA1* 的伙伴 *BRIP1*（又称 *BACH1*）也是一个 FA 基因——*FANCJ*（Levran et al.，2005；Levitus et al.，2005）。值得注意的是，患有 FANCJ 的儿童倾向于发生实体瘤而不是见于 *FANCD1/BRCA2* 和 *FANCN/PALB2* 中的白血病。

回到 DNA 损伤修复/癌症/FA 的主题，少数患有 FA 或 FA 样疾病的儿童已被发现携带 *XRCC2*（Shamseldin et al.，2012）或 *RAD51C*（Vaz et al.，2010）的双等位突变。与上述基因相反，尚未在这些儿童中发现癌症。有趣的是，虽然一些数据表明单等位的 *XRCC2* 突变似乎适度增加了患乳腺癌的风险（Park et al.，2012），但单等位的 *RAD51C* 突变者仅易患卵巢癌（Meindl et al.，2010；Loveday et al.，2011）。

双等位 *BRCA1* 突变一直被认为是胚胎致死的，但最近在一个身材矮小、小头畸形、发育迟缓并且在 28 岁时被诊断患有卵巢癌的个体中发现了这种例外（Domchek et al.，2013）。发现该患者在一个等位基因上具有 *BRCA1* c.2457delC（p.Asp821Ilefs *25）截短突变，而在另一个等位基因上则具有亚效的 c.5207T＞C 错义突变（p.Val1736Ala）。这种可能是独特的临床特征组合类似于 FA，但可能与其不同。遗憾的是，未进行、也没有可能再进行 DEB 检测，因为患者已经死亡。

在诊断时，患者应进行全面的血液学评估，包括检查骨髓；应针对预期的骨髓移植提前进行 HLA 分型。其他的检查则包括听力测定、肾脏超声检查、内分泌评估（尤其是存在生长失败的证据时）以及眼科评估。可以向手外科医生和整形外科医生转诊，以考虑矫正桡骨线缺陷来改善功能和外观。兄弟姐妹也有必要接受检查，因为他们可能看起来没有任何先天性异常。

假如在诊断时没有造血缺陷，则每年只需要进行一次血液学检测，但随着患者年龄增大并出现血液并发症，血液学家将发挥越来越重要的作用。许多发生骨髓衰竭的患者最初对雄激素和造血生长因子的治疗有反应。最终大多数患者对这些疗法将产生抵抗，目前可用于骨髓衰竭的确定性治疗为造血干细胞移植。

11.22　Frasier 综合征

弗雷泽（Frasier）综合征（OMIM 136680）这种疾病是 *WT1* 基因突变所致，因此与德尼-德拉什（Denys-Drash）综合征等位。其特征为男性假两性畸形、条索状性腺和激素抵抗型肾病综合征以及局灶节段性肾小球硬化所引起的肾衰竭，然而尽管性腺母细胞瘤很常见，但肾母细胞瘤的风险要小得多，肾小球病的进展要比 Denys-Drash 综合征更慢。Wilms 瘤的风险被估计为 5%～10%，受累的儿童也建议通过 3～4 个月一次的肾脏超声检查进行检测（Scott et al.，2006）。导致 Frasier 综合征的 *WT1* 第 9 内含子的剪接突变将改变 WT1 异构体的平衡（Klamt et al.，1998），并在核型为 46, XY 的个体中导致 Frasier 综合征，在核型为 46, XX 个体中导致孤立性肾病综合征（Chernin et al.，2010）。

11.23　Gorlin 综合征（痣样基底细胞癌综合征）

戈林（Gorlin）综合征，又称痣样基底细胞癌综合征（nevoid basal cell carcinoma syndrome）（OMIM 109400），是一种常染色体显性遗传病，人群发生率至少为 1/70 000。该综合征的主要特征为皮肤的多发性基底细胞癌（basal cell carcinoma，BCC）（最常见于阳光照射的部位）和手掌、足底的小凹陷（见于 65% 的病例中）（图 11.5a）。从青春期开始，基底细胞的皮肤病变以粉红色或棕色丘疹起病。青春期前只有 15% 出现，而 10% 或更多的患者在 30 岁时仍未出现皮肤损伤。它们主要出现在胸部、颈部和面部。紫外线可增加 BCC 的发生率；它们在白色人种患者中更常见，而放射性治疗则通常与存在辐射区内的 BCC 的进展有关。只有一小部分癌变会出现局部侵袭性，但它们可能导致严重的破坏，尤其是在眼睛和孔口周围。转移罕见。存在许多相关的非皮肤病学特征，包括宽眼距、宽鼻梁、额顶部凸出以及突出的下巴。颌骨的牙源性角化囊肿很常见（图 11.5b）。这些囊肿是多发的，通常是双侧、复发型，并且生长缓慢，到 40 岁时可发生在 85% 的突变携带者中。据报道，已在接受面部 BCC 放射治疗的 Gorlin 综合征患者的角化囊肿中发现了鳞状细胞癌（Moos and Rennie，1987）。相关的各种骨骼异常包括伴有大脑镰钙化的蝶鞍的"桥接"（图 11.5c）、肋骨分叉（通常是第 3、4 或 5 肋骨）、颈椎缺如或原始肋骨的融合缺陷、多指或并指、短的第 4 掌骨、掌骨和（或）指骨的火焰形透光区，以及 Sprengel 畸形（高位肩胛）。已报道的眼部异常包括外斜视、睑腺炎、眼球缺损以及先天性失明。除骨骼特征外，其他所有的特征都将随年龄的增长而增加，但在不同的受累人群中这些特征的表现度存在相当大的差异（Gorlin，1987，1995）。该病被作为一种常染色体显性遗传的性状，具有几乎完全的外显率但表现高度可变。诊断性的特征如表 11.5 所示。

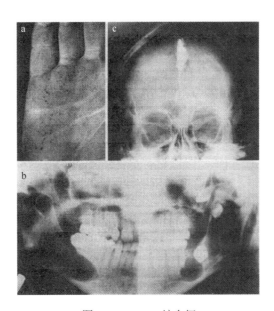

图 11.5 Gorlin 综合征

a. 手掌上的小凹陷；b. 牙源性角化囊肿；c. 大脑镰的钙化（Robert Gorlin 提供）

经剑桥大学出版社许可复制

表 11.5 Gorlin 综合征的诊断标准（Evans et al.，1993）

主要标准：

　　两个以上的基底细胞癌或一个诊断于 20 岁之前的

　　经组织学证实的下颌骨牙源性角化囊肿

　　三个以上的手掌或脚掌小凹陷

　　分叉、融合或明显张开的肋骨

　　一级亲属具有 Gorlin 综合征

次要标准：

　　经身高调整后的巨颅症

　　下列口面部特征之一：唇裂或腭裂、额头隆起、面部粗糙、中度或重度的宽眼距

　　下列骨骼异常之一：Sprengel 畸形、明显的漏斗胸、严重的并指

　　下列放射学特征之一：蝶鞍"桥接"、半椎体/融合椎体/细长椎体、手足的模式形成缺陷和火焰状透光区

　　卵巢纤维瘤，髓母细胞瘤

诊断需要两个主要标准，或一个主要标准及一个次要标准

在受累人群中已发现了多种其他不太常见的异常，包括皮肤的粟粒疹、表皮样囊肿、睑腺炎和粉刺、唇腭裂、鸡胸和男性低促性腺激素性性腺功能减退症。还报道了错构瘤性的胃肠道息肉病（Schwartz，1978）。非皮肤的恶性肿瘤的发病率明显增加，包括颌骨囊肿和鼻咽癌中的鳞状细胞癌和纤维肉瘤。大约3%的病例具有精神发育迟滞，但其真实的发病率尚不清楚。详细的CT和MRI揭示了不对称或扩张的心室的高发生率（24%），并且1/10的个体具有胼胝体发育不全或缺如（Kimonis et al.，2004）。儿童髓母细胞瘤可能发生在出生后的前两年，而脑膜瘤和颅咽管瘤也见于报道。双侧卵巢纤维瘤（可以是内分泌活跃的）在受累的女性中很常见，并且在这些病变中存在卵巢纤维肉瘤或其他恶性肿瘤的风险（Ismail and Walker，1990）。

在男性中发现了精原细胞瘤。心脏纤维瘤可能发生在儿童早期；这些可能保持静止或随年龄的增长而退化或扩大。与Gorlin综合征相关的其他肿瘤还包括肾纤维瘤、黑色素瘤、神经纤维瘤、平滑肌瘤和横纹肌瘤/肉瘤。肠系膜淋巴或乳糜囊肿也可能出现。

对于受累人群的检测应包括每年一次的皮肤病学检查和每6个月一次的通过口腔全景片评估颌骨囊肿，因为牙源性囊肿可发生局部侵蚀并具有很强的破坏性，早期摘除这些囊肿可以防止这种情况发生。对于婴儿应持续监测髓母细胞瘤的迹象，有人建议每6个月进行一次MRI直至7岁（之后风险将显著下降）（Kimonis et al.，2004）。头部超声也可能是一项有用的检查，因为在这种情况下，考虑到极端的辐射敏感性，应注意将辐射暴露限制在最低的水平。盆腔超声扫描可以检测卵巢肿瘤，但鉴于这种并发症的发生率低，通常不建议进行常规扫描。

遗传咨询需要借助分子遗传学分析。受累的儿童可能显示的特征很少。不过，如果在5岁时，具有风险的儿童的脊柱或颅骨X线检查没有异常，并且没有骨瘤或皮肤病变，那么该儿童作为基因携带者的风险将非常小（Farndon et al.，1992）。

Gorlin综合征是由果蝇体节极性基因 *patched* 的人类同源物 *PTCH* 的突变所致，后者定位于染色体9q（Hahn et al.，1996；Johnson et al.，1996）。在Gorlin综合征中未发现基因座异质性的证据，而大多数报道的突变均会导致蛋白质截短。未发现基因型与表型的对应关系（Wicking et al.，1997）。*PTCH* 编码一种跨膜糖蛋白，在Hedgehog信号转导通路中充当拮抗剂。PTCH可抑制smoothened（SMO），而后者将激活Wnt和极性基因（decapentaplegic）途径中的转录因子。似乎Gorlin综合征的一些表现（如巨头畸形之类的对称性发育缺陷）是由单倍体不足引起的，但基底细胞癌和其他肿瘤则需要在两步的肿瘤发生机制中使两个等位基因失活（Levanat et al.，1996）。有趣的是，Hedgehog通路活性过高将导致Gorlin综合征以及相关的癌症风险，而活性不足则将导致全脑畸形（Roessler et al.，1997；Odent et al.，1999）。

11.24 偏身肥大/偏身增生

孤立的偏身肥大/偏身增生（isolated hemihypertrophy/hemihyperplasia，IH）是指在没有任何其他潜在疾病的个体中继发于异常细胞增殖的不对称的区域性身体过度生长。IH应区别于偏身萎缩以及不对称的过度生长，后者可能与Beckwith-Wiedemann综合征

（BWS）、变形综合征、神经纤维瘤病 1 型、嵌合性 8 号三体和与血管畸形相关的疾病如 Klippel-Trenaunay 综合征等相关。IH 可能具有显著的风险发生学习障碍、泌尿生殖系统异常以及肿瘤（Viljeon et al.，1984）。最常见的肿瘤为肾母细胞瘤，但也发现了相关的肾上腺皮质肿瘤和肝母细胞瘤（Viljeon et al.，1984）。对于与 IH 相关的肿瘤风险的估计因人而异［如肾母细胞瘤的风险为 1%～3%（Viljeon et al.，1984；Dempsey-Robertson et al.，2012）］，并且可能受到调查偏差的影响。在一项对 168 名儿童进行的 10 年前瞻性研究中，肿瘤的发生率约为 6%（在总共 10 例肿瘤中，有 6 例肾母细胞瘤和 2 例肾上腺皮质癌）（Hoyme et al.，1998）。

BWS 中描述的分子异常之间存在重叠（如染色体 11p15.5 区的父源性单亲二体、印记中心 1 的表观突变等）以及在一部分 IH 患者中所检测到的那些变异（Grundy et al.，1991）。然而，有人提出，这种检测的结果无法可靠地区分那些将要和不会发生胚胎肿瘤的儿童，而应该向所有的 IH 儿童提供肿瘤检测（每 3 个月进行一次腹部超声检查直到 3 岁，并且每 3 个月检测一次血清甲胎蛋白直到 4 岁）（Clericuzio and Martin，2009）。相比之下，Scott 等（2006）建议腹部超声筛查仅适用于具有父源性 11p15 单亲二体或孤立性 H19 过甲基化的 IH 患儿。

11.25　遗传性非息肉病性结直肠癌/Lynch 综合征

遗传性非息肉病性结直肠癌（hereditary nonpolyposis colorectal cancer）（OMIM 120435），通常缩写为 HNPCC，而目前倾向于被称为 Lynch 综合征。

11.25.1　背景：历史和流行病学

Lynch 等（1985）描述了两种疾病，其特征为常染色体显性遗传的不伴花萼状息肉的结肠癌倾向。Lynch 综合征 I 型和 II 型（后者保留给患有结肠外癌症的家系）并非不同的实体（Lynch et al.，1993）。矛盾的是，在一些 HNPCC 家系中，结直肠癌并不存在，从而导致重新引入术语"Lynch 综合征"来描述这种情况（Umar et al.，2004a）。该病是源于 DNA 错配修复（MMR）基因的遗传改变，最常见的是 *MLH1*、*MSH2* 和 *MSH6*，而 *PMS2* 则较少。早期的研究表明，在大多数受累个体中，结肠癌的风险很高，终身风险高达 80%，女性（40%）则稍微比男性低一些（Dunlop et al.，1997），诊断结肠癌时的年龄较小（40～50 岁，与普通人群 60～70 岁相比），右侧肿瘤居多（60%～70% vs. 15%），倾向于发生多个原发癌（25% vs. 5%）和异时性癌症（23%）（Lynch and de la Chapelle，1999），大约 5% 的结直肠癌发生在 30 岁之前（Vasen et al.，2001）。

在患有 Lynch 综合征的个体中，存在多种结肠外癌症的倾向，最常见的为子宫内膜癌，此外还有卵巢癌、胃癌、胰腺癌、胆管癌、尿路上皮癌和小肠癌（Watson and Lynch，2001）。基因突变携带者中各种癌症类型的累积终身风险的估计值，男性结直肠癌为 28%～78%（女性为 24%～52%），女性子宫内膜癌为 27%～72%，胃癌为 19%，胆管癌为 18%，尿路上皮癌为 1%～12%，女性卵巢癌为 3%～13%，脑肿瘤风险为 1%～4%，小肠肿瘤风险为 4%～7%，代表这些肿瘤类型的相对风险率显著增加［由 Vasen 等（2007）综述］。据报道，到 70 岁时，Lynch 综合征患者结直肠癌估计的累积风险 *MLH1* 突变携带者为 41%（95%*CI*：25%～70%），*MSH2* 为 48%（95%*CI*：30%～77%），*MSH6* 为 12%（95%*CI*：8%～22%）。对于子宫内膜癌，相应的风险为 54%（95%*CI*：20%～80%）、21%（95%*CI*：8%～77%）和 16%（95%*CI*：8%～32%）。对于卵巢癌，它们是 20%（95%*CI*：1%～65%）、24%（95%*CI*：3%～52%）和 1%（95%*CI*：0～3%）。到 40 岁时，估计的累积风险将不超过子宫内膜癌的 2%（95%*CI*：0～7%）或卵巢癌的 1%（95%*CI*：0～3%）。对于任何基因突变，其他肿瘤类型的估计终身风险将不超过 3%（Bonadona et al.，2011；Aarnio et al.，1995，1999；Barrow et al.，2013）。这些风险均低于之前所公布的。

估计的结肠外癌症的相对风险率因胚系突变而异：小肠癌对 *MLH1* 突变携带者来说为 291，对 *MSH2* 突变携带者来说为 102；对胃癌来说分别为 4 和 19；卵巢癌分别为 6 和 8；而对仅见于 *MSH2* 突变携带者中的尿路上皮癌来说为 75（Vasen et al.，2001）。总体而言，*MSH2* 突变似乎比 *MLH1* 突变造成了更高的癌症风险，这主要是由于 *MSH2* 突变携带者中泌尿道和子宫内膜癌的风险增加。*MSH6* 突变与较低的结直肠癌风险相关，但子宫内膜癌的风险增加，而尿路上皮癌则增加得没那么多（Wijnen et al.，1999；Vasen et al.，2001）。

11.25.2　临床特征和病理学

在 Lynch 综合征中将不发生花萼状息肉，但结肠腺瘤（尤其是右侧）则发现比对照中更为常见：30% 的 Lynch 综合征患者至少有一个结肠腺瘤，20% 有多个病变，相比年龄和性别匹配的对照分别为 11% 和 4%（Lanspa et al.，1990；Gaglia et al.，1995）。然而，其他的研究则表明，腺瘤的患病率并未大大增加，但它们在这种疾病中通过腺瘤-癌序列发展得更快（Jass，1995）。如果确实发生了多个腺瘤，很少发现腺瘤有超过 50 个的，这使得 Lynch 综合征与 FAP 区别开来，在后者中特征性地存在超过 100 个息肉。一部分 Lynch 综合征的患者将发生扁平腺瘤（轻度升高的病变，腺瘤性改变局限于结肠隐窝）（Lynch et al.，1990a，b，c），尽管尚不清楚该子集是否可以通过分子方法来区分。

MMR 缺陷将造成肿瘤中微卫星 DNA 的不稳定，导致 Lynch 综合征中超过 90% 的肿瘤的微卫星不稳定性（microsatellite instability，MSI），相比之下散发性肿瘤则为 15%。

Lynch 综合征中结直肠癌的病理学特点为略微偏多的黏液性癌，主要是分化良好且很少属于印戒细胞的类型，大约 9% 的病例具有髓质模式。淋巴细胞浸润和具有去分化的肿瘤出芽在 Lynch 综合征中比在散发性癌症中更为常见，并且在 Lynch 综合征中，具有比散发性癌症更多的 *APC*、*CTNNB1* 和 *KRAS* 突变，而 DNA 甲基化和 *BRAF* 突变则较为罕见（Jass，2004）。有趣的是，与对照相比，具有微卫星不稳定性 Lynch 综合征和健康的 MMR 突变携带者显示出针对这类移码肽（frameshift peptide，FSP）更高水平的抗体反应性，表明这些 FSP 可被患者的 T 细胞所识别。这可能是 Lynch 综合征患者的肿瘤中淋巴细胞浸润的高水平炎症反应的原因。

伴发皮脂腺腺瘤和癌症的缪尔-托尔（Muir-Torre）综合征（Smyrk et al.，2001）的皮肤病学特征可能偶尔见于患有 Lynch 综合征的个体中，除了观察到 *MSH2* 突变比 *MLH1*

更可能导致这种情况外，基因型-表型的相关性不明显（Lucci-Cordisco et al.，2003）。

　　Turcot 综合征被定义为同时发生的结直肠息肉和脑肿瘤。这可能是由 *APC* 基因的胚系突变或其中一个 MMR 基因的胚系突变所致。一些儿童被发现患有腺瘤性结肠息肉、原发性脑肿瘤、白血病和皮肤牛奶咖啡斑，具有常染色体隐性遗传的模式，并且该病已被证明是由于 MMR 基因 *MLH1*、*MSH2*、*MSH6* 或 *PMS2* 的杂合性或复合杂合性突变所致［Ricciardone et al.，1999；Whiteside et al.，2002；Menko et al.，2004；由 Bandipalliam（2005）综述］。

　　有证据表明，表现出 MSI 的结直肠癌的生存率要高于没有 MSI 的结直肠癌（Bubb et al.，1996；Gryfe et al.，2000），对 Lynch 综合征患者来说也是如此（Sankila et al.，1996；Watson et al.，1998），尽管对此存在争议（Farrington et al.，2002；Clark et al.，2004）。

11.25.3　诊断学特征

　　出于实用的目的和研究，在 1991 年制订了被称为阿姆斯特丹标准的 Lynch 综合征诊断标准（表 11.6）。

表 11.6　最初的阿姆斯特丹标准：AC1

1. 至少有三位患直肠癌的亲属（相互之间均存在亲缘关系），其中一位是另外两位的一级亲属
2. 至少连续两代受影响
3. 一位亲属在 50 岁之前被诊断患有结直肠癌
4. 排除家族性腺瘤性息肉病

注：源自 Vasen 等（1991）；经 H. Vasen 博士许可复制。

　　随后，鉴于上述相关肿瘤相对风险的增加，纳入了在这类家庭中一名年轻个体发生子宫内膜癌或上消化道癌的情况，来表示 Lynch 综合征的患病状态［阿姆斯特丹 2（AC2）标准］（Vasen et al.，1999；Aarnio et al.，1995，1999）（表 11.7）。

表 11.7　修订后的阿姆斯特丹标准：AC2

1. 至少有三位患 Lynch 综合征相关癌症 [a] 的亲属（相互之间均存在亲缘关系），其中一位是另外两位的一级亲属
2. 至少连续两代受影响
3. 一位亲属在 50 岁之前被诊断患有 Lynch 综合征相关癌症
4. 排除家族性腺瘤性息肉病

注：源自 Vasen 等（1999）；经 H. Vasen 博士许可复制。
a. 相关癌症仅包括结直肠癌、子宫内膜腺癌、小肠腺癌、肾盂移行细胞癌和输尿管移行细胞癌。

　　贝塞斯达七点准则被用来提高诊断的灵敏性，可识别出 94%的具有致病突变的患者，但具有较低的特异性（25%）（Rodriguez-Bigas et al.，1997）。最初引入这些指南是为了表明谁可能从 MSI 分析中获益，而不是取代阿姆斯特丹标准，后者最初旨在识别最有可能

携带致病基因突变的家系。在进一步研究了原始指南的灵敏性和特异性的基础上，它们最近已修改、简化，并在某些方面变得更宽泛（Umar et al.，2004a）。这些指南与原始指南的不同之处在于不再包括满足阿姆斯特丹标准、单独存在结肠腺瘤并不足以被纳入，以及诊断时的年龄（表 11.8）。

表 11.8　修订后的贝塞斯达指南

在下列情况下，应对个体的肿瘤进行 MSI 检测：

1. 50 岁以下的患者被诊断为结直肠癌

2. 存在同步性、异时性结直肠癌或其他 Lynch 综合征相关肿瘤，无论年龄大小

3. 60 岁以下的患者被诊断为具有 MSI-H 组织学（如肿瘤浸润淋巴细胞、克罗恩病样淋巴反应、黏液/印戒分化或髓质生长模式）的结直肠癌

4. 具有一名或多名患有 Lynch 综合征相关肿瘤的一级亲属诊断出结直肠癌，其中一名患者的诊断年龄在 50 岁以下

5. 在两名或两名以上患有 Lynch 综合征相关肿瘤的一级或二级亲属中诊断出结直肠癌，无论年龄大小

注：改编自 Umar 等（2004a，b）。

　　一个将患病家族的各种临床参数考虑在内的逻辑模型已被提出，用于估计 *MLH1* 或 *MSH2* 中存在突变的可能性（Wijnen et al.，1998）。一项研究表明，在高危临床环境中，几乎所有的 *MLH1* 和 *MSH2* 突变携带者都可以通过仅应用原始的七点贝塞斯达指南中的前 3 个来进行鉴定；与此同时，其特异性也将显著降低（Syngal et al.，2000）。不过，*MSH6* 突变携带者被诊断为癌症的年龄往往晚于遗传有 *MLH1* 和 *MSH2* 突变的个体（诊断时间的中位数为 66 岁），并且更常见于直肠部位（Klarsov et al.，2011）；他们将不太可能使用上述标准进行诊断。人群研究表明，仅使用家族史来鉴定所有的突变携带者是不可能的（Aaltonen et al.，1998）。其他的模型（如所谓的"阿姆斯特丹加"模型）试图通过包括其他信息（如患有一种或多种腺瘤或双原发癌的家庭成员的数量）来改进之前的模型（Lipton et al.，2004）。包含在癌症中发现的分子标记物的进一步改进可能很快就会成为可能，并且有一种论点是寻找在低于某个截止年龄，如 60 岁的罹病个体的所有结直肠癌中的微卫星不稳定性（MSI）或 MMR 蛋白的免疫组织化学染色。已针对风险患者的评估过程形成了一系列的建议（Wijnen et al.，1997；Vasen et al.，1989，1995）。

　　对于鉴定为有风险的患者的分子评估过程的建议是，基于满足最近修订的贝塞斯达指南（Umar et al.，2004a），对家族病史符合 Lynch 综合征标准的患者，首先使用四种抗体进行免疫组织化学染色（immunohistochemistry，IHC），但在家族史较弱的家系中首先进行 MSI 分析（Vasen et al.，2007）。这是因为 MSI 非常灵敏（接近 100%），虽然灵敏度较低，但 IHC 可以指示用来检测胚系突变的基因。IHC 可能发生假阳性，并可能是由于抗体检测到了截短形式的蛋白质。由于 *MSH2* 的突变，病例中通常缺乏 *MSH6* 染色（尽管没有观察到反过来的情况），并且在 *MSH6* 突变携带者出现的肿瘤中并不总是异常的（Berends et al.，2002）。Lynch 综合征患者的肿瘤特征性地表现出 MSI，但这种情况也可能发生在 15% 的结直肠癌中。使用一组微卫星（BAT 25、BAT 26 和其他三个）测试肿瘤的 MSI 将有助于识别患 Lynch 综合征的可能性增加的个体（Boland et al.，1998），但随

着更多微卫星的使用，MSI 高发肿瘤的数量将增加，而该实验对于 Lynch 综合征的特异性也会降低（Laiho et al.，2002；Reyes et al.，2002）。符合阿姆斯特丹标准的家系的突变检出率（阳性预测值）约为 50%，灵敏度为 40%，而符合贝塞斯达指南的家系的检出率则为 10%～20%，灵敏度约为 90%。

MLH1 的甲基化在来自非 Lynch 综合征个体的 MSI 高发肿瘤中很常见（86%）（de la Chapelle，2004），因此缺乏这种甲基化使得 Lynch 综合征更可能发生。在 Lynch 综合征相关的癌症中很少见到 *BRAF* 突变，并且它们在遗传性结直肠癌家族发生的结直肠癌中的存在使得 MMR 基因的突变不太可能（Wang et al.，2003a，b）。总之，这些观察表明，结直肠癌的病理分析可以大大简化遗传性结直肠癌家系中的胚系突变分析。

（1）评估的最佳方法是 MSI 或肿瘤的免疫组织化学分析，之后对 MSI-H 肿瘤或 MMR 基因表达缺失的肿瘤患者进行胚系 MMR 基因检测。

（2）在确定突变后，有风险的亲属可以被转诊进行遗传咨询和预测性检测。

（3）假如组织检测不可行，另一种方法则是直接进行 MMR 基因的胚系分析，但这目前并不具有成本效益，但如果 MMR 基因突变被作为癌症小组基因检测的一部分来提供，则可能会变得更具吸引力。

（4）假如在具有 MSI-H 肿瘤的先证者和（或）Lynch 综合征临床病史的先证者中未发现 MMR 基因突变，则遗传检测结果是无信息的。患者和高危人群应该接受对于 Lynch 综合征的咨询，并应接受高风险检测。

11.25.4　Lynch 综合征的分子遗传学

胚系突变可导致这种疾病，最常见基因为染色体 2p16 区的 *MSH2* 和染色体 3p21 区的 *MLH1*，二者约占 Lynch 综合征病例的 90%，2p15 区的 *MSH6*，以及染色体 7p22 区的 *PMS2*，当存在双等位突变时，是儿童脑癌的罕见原因（De Vos et al.，2004）。*MSH3* 的突变在结直肠癌患者中很少报道（Nicoliades et al.，1994；Akiyama et al.，1997；de la Chapelle，2004）。由于假基因的存在，对 *PMS2* 中报道的突变的解读变得复杂（Hayward et al.，2004）。在 35 岁前被诊断患有结直肠癌的个体中，有 1/2 可能在其中一个基因中发生了胚系突变（Liu et al.，1995），但只有少数无结直肠癌家族史的结直肠癌患者在 35～45 岁被诊断出具有此类突变。Lynch 综合征对结直肠癌的总体贡献率可能是 2%～3%（de la Chapelle，2004），但只有广泛的多模式突变分析才能发现超过 75% 的全部突变。Alu 介导的外显子缺失在 *MSH2* 中尤其常见。

所有这些基因均参与修复 DNA 错配的相同途径，而 MSI 可能被证明是就基因组 DNA 而言在肿瘤中可检测到的 DNA 复制错误（Parsons et al.，1993；Liu et al.，1995；Shia et al.，2005）。转化生长因子 β（transforming growth factor-β，TGF-β）Ⅱ型受体基因（*TGFBR2*）和其他生长/凋亡相关的基因如 *BAX* 的移码突变很常见，并且是源于这些靶基因中存在的长串单核苷酸或二核苷酸重复序列。对于一系列 Lynch 综合征家族的分析表明，可能有一半的病例是由 *MSH2* 基因的突变造成的，30%～40% 是由于 *MLH1* 基因的突变，不到 10% 是由于 *MSH6* 基因的突变，只有少数是源于其他基因的突变。当使用多种分析技术时，发现满足阿姆斯特丹标准的大多数家族具有胚系性 Lynch 综合征突变（Di Fiore et al.，2004；Wagner et al.，2003）。已发现了导致 Lynch 综合征的基因的奠基者突变。例如，在芬兰人中有一个 *MLH1* 第 16 外显子的缺失（Nystrom-Lahti et al.，1995），而 *MSH2* 的一个奠基者突变，称为 p.Ala636Pro，可能占德系犹太人所有 Lynch 综合征病例的 1/3（Foulkes et al.，2002）。轻表型的 FAP 可能偶尔会伪装成 Lynch 综合征，通常是源于 *APC* 基因的罕见突变（Spirio et al.，1993）。其他可能涉及结直肠癌易感性的基因，具有在病例中发现的胚系突变的单一报告，还包括 *AXIN2* 和 *TGFBR2*。后续的数据表明，后一种突变最有可能为中性的多态性（Lu et al.，1998；de la Chapelle，2004）。

一小部分 Lynch 综合征病例可由体质性 *MLH1* 表观突变所导致，具有该基因全身范围的等位基因特异性启动子甲基化和转录沉默。这些表观突变是可逆的，将导致表型的非孟德尔遗传。这些最初被发现于早发性结直肠癌的病例中，显示为肿瘤中 MLH1 和 MSI 染色的丧失，但在 *MLH1* 基因中则未鉴定出胚系突变。在这些肿瘤中证实了未甲基化的 *MLH1* 基因的缺失（Hitchins and Ward，2009）。在许多情况下，体细胞甲基化为镶嵌性，并且案例是零星的，但是已经报道了一些家族性病例，伴随 *MLH1* 基因的体细胞甲基化程度明显的可变性。这类病例的一级亲属中 Lynch 综合征表型的风险小于 50%，由于这种甲基化缺陷似乎并不稳定，导致了非孟德尔的遗传模式，但建议在患者的一级亲属中筛查 Lynch 综合征。

在一些伴随 MSH2 和 MSH6 以及 MSI 染色消失的 Lynch 综合征病例的肿瘤样本中，检测到了 *MSH2* 的体质性表观突变，而在 *MSH2* 中则没有可检测的胚系突变。在这些病例中，在上游基因 *EPCAM*（*TACSTD2*）的最后几个外显子中检测到了胚系缺失突变。这些缺失破坏了来自 *EPCAM* 的转录终止信号，导致了对 *MSH2* 的通读。这将导致 *MSH2* 基因的甲基化，尤其是在上皮组织中，*EPCAM* 的表达被上调，造成一种嵌合性的体细胞甲基化模式（Kovacs et al.，2009）。在 *EPCAM* 缺失的携带者中，子宫内膜癌的风险似乎明显低于 *MSH2* 突变携带者，尽管其结直肠癌的风险相当（Lightenberg et al.，2013）。

在 Lynch 综合征中杂合性细胞将正常（或在通常不产生临床后果的水平上）修复 DNA，但在第二个等位基因被失活的细胞中，如通过缺失，在结肠上皮中，将产生突变体表型并且可发现 MSI。在其编码区（如 *TGFBR2*）中具有微卫星序列的基因易于发生体细胞突变，这被认为可促进癌症的发展（de la Chapelle，2004）。有人提出，Lynch 综合征中的 DNA MMR 缺陷产生了更多的新型和潜在的免疫原性突变，这导致了受累个体对肿瘤的免疫应答增加。MSI 可以在无 Lynch 综合征的女性的增生性子宫内膜中被证实，而在正常的子宫内膜中则没有，并且在大约 20% 的子宫内膜癌中也可以检测到（Baldinu et al.，2002，Peiró et al.，2002）。类似的发现已被报道于具有结直肠癌的 Lynch 综合征个体中，甚至在诊断癌症之前。

11.26 Lynch 综合征中的结肠外癌（同时参见子宫内膜癌）

子宫内膜癌是英国女性中的第五大常见癌症，占女性侵袭性癌症的 7%，75 岁以下的女性每 100 个人中就有 1 例。最常见的组织学类型是腺癌（90%）。患有 Lynch 综合征的女性患子宫内膜癌的终身风险非常高。肿瘤特征性地显示 MSI+（由于 DNA 错配的修复受损），而复杂的非典型子宫内膜增生似乎是癌症前期的子宫内膜病变（Lohse et al.，2002；Sutter et al.，2004）。*MSH6* 突变的携带者具有最高的子宫内膜癌风险（Wijnen et al.，1999），并且 MSH2 中的风险高于 *MLH1* 突变携带者（Vasen et al.，2001；Huang et al.，2004）。患有 Lynch 综合征的女性患子宫内膜癌的终身风险高达 60%，而易发年龄段在 40～60 岁，平均为 49.3 岁。Lynch 综合征中子宫内膜癌的特征似乎与散发性癌症不同，包括分化较差的组织学（83% vs. 散发性癌症中的 27%）、克罗恩病样淋巴反应（100% vs. 27%）、淋巴管侵犯生长（67% vs. 0%）以及淋巴细胞侵袭（100% vs. 36%）（van den Bos et al.，2004）。

　　Lynch 综合征患者卵巢癌的风险大约为 8%，在 *MLH1* 和 *MSH2* 突变携带者中最高。Lynch 综合征患胰腺癌的风险增加，*RR* 为 8，到 70 岁时累积风险为 4%（Kastrinos et al.，2009）。尚不清楚患 Lynch 综合征的个体是否罹患乳腺癌的风险增加。乳腺癌风险的增加最近已见于报道，并且已证明该肿瘤缺乏相关的 MMR 蛋白，尤其是在 *MLH1* 突变的携带者中（Engel et al.，2012；Barrow et al.，2009；Jensen et al.，2009），尽管其他研究未能证明风险的增加（Watson et al.，2008）。最近的研究再次表明，MMR 突变的携带者罹患乳腺癌的风险增加（Win et al.，2012）。Engel 等（2012）报道 Lynch 综合征［*SIR* 2.5（1.4～4）］患前列腺癌的风险显著增加，*MSH2* 突变携带者中最高，而另外两项研究也报道了类似的风险轻度增加（Grindedal et al.，2009；Barrow et al.，2012）。免疫组织化学显示在大多数测试的肿瘤中缺失了相关的 MMR 基因蛋白。Lynch 综合征患尿路上皮癌的风险增加。患胃癌的风险也增加，且诊断年龄低于普通人群；在胃癌背景风险高的国家，这种风险似乎更高。

11.26.1　筛查

　　罹患 Lynch 综合征的个体的一级亲属应当接受结直肠癌的筛查，并筛查其家系中出现的其他癌症。由于结直肠腺瘤被认为是癌前病变（对结直肠癌来说），并且大多数病变在右侧，因此结肠镜检查是首选的筛选方法（Hodgson et al.，1995；Vasen et al.，2007，2013）。无症状的高风险亲属（具有一名罹患 Lynch 综合征的一级亲属者）应从 25 岁起进行每年一次的结肠镜检查（Umar et al.，2004b）。在每隔 2 年筛查一次的个体中检测到了间隔期癌症，因此每年一次的检查可能是最佳的，但通常不太实用，因此已经做出"妥协"，即从 20～25 岁开始每 18 个月进行一次结肠镜检查。只有不到 1% 的 Lynch 综合征患者在 20 岁之前患上结直肠癌。Lynch 综合征的腺瘤-癌的发生率似乎比普通人群高得多（Jass，1995）。如果发现腺瘤，则应将其切除，并且应每年重复进行结肠镜检查。有充分的证据表明，这种筛查确实可以降低筛查个体的癌症发病率和死亡率（Järvinen et al.，1995；Renkonen-Sinisalo et al.，2000），并导致在较早的阶段检测到 CRC，使 CRC 的患病风险降低了 63%，同时降低了结直肠癌的死亡率（Vasen et al.，2007，2013）。

　　当在受累个体中检测到结直肠癌时，由于第二处结直肠癌的显著风险，许多中心提倡行次全甚至全结肠切除术，但仍然缺乏支持和反对这种管理选择的证据，目前有一项欧洲试验正在评估这一点（Olschwang et al.，2005）。在某些 Lynch 综合征病例中可考虑进行预防性子宫切除术和次全结肠切除术（Celentano et al.，2011）。在手术后应继续进行直肠癌的终身检测。在 12 年的随访期内，直肠癌的风险被评估为 12%（Järvinen et al.，2000）。这种手术也可以提供给被发现患有复发或发育不良腺瘤的 MMR 基因突变携带者，女性携带者若发现患有结肠癌，需要对其卵巢癌和子宫癌进行仔细的术前评估。即使当前没有恶性肿瘤的证据，当有这些肿瘤的严重家族史时，应考虑在结肠手术时进行预防性子宫切除术和双侧卵巢切除术。鉴于部分结肠切除术后第二次 CRC 的显著风险，在进行第一次结直肠癌手术时应考虑进行次全结肠切除术。

阿司匹林显著降低了 Lynch 综合征的癌症发病率，因此建议给予常规的小剂量治疗，但鉴于这种治疗的副作用，应仔细权衡这种治疗的利弊。

据称患有 Lynch 综合征的个体可能从辅助化疗中获益（Elsaleh et al.，2001），尽管其证据相互矛盾；目前的证据表明，显示 MMR 缺乏的肿瘤对包括 5-FU、甲基化剂和抗代谢物在内的化学治疗剂具有抗性（Bignami et al.，2003；Clark et al.，2004）。

由于患有 Lynch 综合征的女性的妇科癌症（卵巢和子宫内膜）风险增加（可能高达癌症总体风险的一半），患有这种疾病的妇女和那些具有较高风险遗传此病的人应该在 30 岁之后每年进行一次卵巢癌和子宫癌的双合诊盆腔检查和经阴道超声检查。经阴道超声和多普勒检查可以阐明卵巢病变，同时还建议每年检测一次血清 CA125（Jacobs and Lancaster，1996），但这种检测的效果仍未得到证实。定期子宫内膜穿刺和活检（移液管或宫腔镜活检）比超声更灵敏，可用于检测癌前病变，如非典型子宫内膜增生和子宫内膜癌（Wood and Duffy，2003），但由于子宫内膜癌的预后相对较好，而检测的效果尚不清楚，筛查最好在前瞻性研究中进行（Vasen et al.，1996，2013）（参见"子宫内膜癌"内容）。子宫切除术和双侧卵巢切除术在很大程度上可以预防子宫内膜癌和卵巢癌的发生，并且可能在育龄期后患有 Lynch 综合征的女性中被考虑，尤其是计划进行结直肠癌手术的患者。

对于显示结肠外癌症频率增加的家族，在特定家系中其他 Lynch 综合征相关癌症的高发病率可能是筛选这类特定癌症的指征。因此，可以向 Muir-Torre 综合征家族提供皮肤病学检测。Lynch 综合征中尿路上皮癌的估计风险为 5%～20%，*MSH2* 突变携带者最高。这些通常表现为无痛性血尿，并且预后相对较好。泌尿系统恶性肿瘤的检测包括在 30～35 岁进行经腹部超声检查以及对红细胞、细胞学和肿瘤特异性标志物的晨尿样本行细胞学检查，尽管这存在争议而且尚未证实有效（Myrhoj et al.，2008）。

Lynch 综合征中的大多数胃癌均为肠型，因此常规的上消化道内镜检查可能有助于前期病变和早期癌症的早期发现。在 MMR 基因突变携带者中已经确定了前期病变：幽门螺杆菌感染率为 26%，萎缩率为 14%，肠上皮化生率也是 14%（Renkonen-Sinisalo et al.，2000）。因此，对于有强烈胃癌家族史（Park et al.，2000）或那些处于具有高胃癌背景风险地区（如日本）的个体，应考虑从 35 岁开始每年进行一次胃镜检查，并且对幽门螺杆菌感染者（有的话）进行清除治疗，尽管这种筛查的效果尚不确定（Renkonen-Sinisalo et al.，2002；ten Kate et al.，2007；Vasen et al.，2007）。

一些研究发现 Lynch 综合征男性患前列腺癌的风险略有增加，可以考虑通过 PSA 分析进行筛查，但目前尚无证据表明在 MMR 基因突变携带者中筛查前列腺癌的好处。这应该仅被视为研究的一部分。

筛查胰腺癌尚未被证明是有益的，因此任何检测都只能作为研究的一部分来进行。

11.26.2 Lynch 综合征的遗传咨询

既然在一些家族中可以阐明导致该病的突变，则可以对在受累个体中检测到致病突变的家族中的病症进行预测性检测。这类检测应当仅提供完整的咨询建议。讨论应当包括提供有关在特定年龄发生癌症的可能性的信息，在获知阳性或阴性结果时可能产生的情绪影响，以及对保险和就业的潜在影响等（Aktan-Collan et al.，2000）。在使用这种分子检测之前，重要的是需要确信突变的致病性。例如，证明它与疾病共分离或已被证明在其他家族中具有致病性，并且突变的性质是可能会导致功能受损。

对有风险的家庭成员的确认和咨询非常重要，应予以鼓励；一个家庭的不同成员之间往往沟通不畅。具有该病的家庭的遗传登记将有助于对受累和有风险个体的随访以及确定可能受益于筛查的家庭中的其他个体。

11.27 甲状旁腺功能亢进-颌骨肿瘤综合征（CDC73 相关疾病）

甲状旁腺功能亢进-颌骨肿瘤综合征（hyperparathyroidism-jaw tumor syndrome，HPT-JT），又称 CDC73 相关疾病（CDC73-related disorders）（OMIM 145001），是一种常染色体显性遗传病，其特征在于甲状旁腺腺瘤或癌、下颌骨和（或）上颌骨的骨化纤维瘤，以及肾脏的囊肿、腺瘤和癌。编码异纤维蛋白的 HRPT2（现称 CDC73）的胚系突变与 HPT-JT 相关（Carpten et al.，2002；Newey et al.，2010）。通常，HPT-JT 患者将表现为孤立性的甲状旁腺腺瘤或癌。偶尔，他们会出现双重肿瘤。甲状旁腺癌极为罕见，且并非任何其他遗传性综合征的组成部分。因此它的存在应该有助于 HPT-JT 的遗传鉴别诊断。大约 80% 的 HPT-JT 患者存在甲状旁腺功能亢进（hyperparathyroidism，HPT），表现为原发性甲状旁腺功能亢进的甲状旁腺癌发生在 10%～15% 的受累个体中。HPT-JT 中甲状旁腺病变的独特病理特征为高频率的囊性变化。大约 30% 的患者也会发生纤维性病变，主要发生在下颌骨和（或）上颌骨。已报道的肾脏病变包括双侧囊肿、肾腺瘤、错构瘤和乳头状或肾嫌色细胞癌。重要的是，须注意在一些家族中仅存在孤立性原发性甲状旁腺功能亢进（familial isolated primary hyperparathyroidism，FIHP）。因此，HPT-JT（＞50%～80% 的患者）、甲状旁腺癌（占所有貌似散发病例的 20%）和与 CDC73 的胚系突变相关的家族性孤立性甲状旁腺功能亢进（15%）均属于 CDC73 相关疾病（Newey et al.，2010）。

位于 1q25-q31 区的 CDC73 的胚系突变将导致 HPT-JT（Teh et al.，1996；Carpten et al.，2002）。CDC73 有 17 个外显子，跨越 18.5 kb 的基因组距离。HPT-JT 的相关突变为截短型，主要（＞80%）包括移码突变和无义突变，其中大部分发生在第 1 外显子中（Carpten et al.，2002；Newey et al.，2010）。最近报道了 CDC73 的胚系大片段缺失（Cascón et al.，2011）。由于最近才鉴定了该基因，因此尚不清楚是否存在基因型-表型的关联。HPT 的外显率为 80%，主要在青少年后期发生。*CDC73* 的转录物为 2.7 kb，预计编码含 531 个氨基酸的蛋白质。尽管该基因为普遍表达，但其功能在一段时间内仍属未知。随后，异纤维蛋白被证明能够结合 RNA Pol Ⅱ 作为 PAF1 转录调节复合物的一部分（Yart et al.，2005），并且更重要的是介导组蛋白 H3K9 甲基化，后者将沉默细胞周期蛋白 D1 的表达（Yang et al.，2010）。

　　已经或怀疑患有 HPT-JT 的个人和家庭应当接受临床癌症遗传咨询，其中包括遗传咨询。当家庭或个人怀疑 HPT-JT 时，可以提供基于 DNA 的检测来确立诊断和提供医疗管理。由于已经鉴定出了 CDC73，与遗传性原发性 HPT 相关的各种复杂综合征的基于分子的鉴别诊断成为可能。HPT-JT 的临床检测和预防性操作均建立在专家意见之上。提倡在 10 岁或 10 岁之后开始每年进行基于血液的生化检测，以测定离子钙和完整的甲状旁腺激素水平。以多发性内分泌肿瘤 1 型（multiple endocrine neoplasia type 1，MEN1）为例，一些人认为，一旦血清水平证实了 HPT 的存在，就应当进行手术干预。HPT-JT 中的甲状旁腺疾病通常是异步腺瘤，但需要认真考虑恶性肿瘤的可能性（Howell et al.，2003；Shattuck et al.，2003）。虽然一些团体主张仅通过持续的定期检测去除扩大的甲状旁腺，但另一种方法是甲状旁腺全切除术，并将新鲜的甲状旁腺自体移植到前臂（或胸锁乳突肌）（Marx et al.，2002；Chen et al.，2003）。由于其颌骨表现和肾肿瘤的频率尚不清楚，因此不明确对这些成分特征的检测是否有用。HPT-JT 有些专家可能会建议每 3 年进行一次颌骨正位全景断层摄影以及腹腔超声检查或 CT 扫描，用或者不用造影剂，在诊断综合征之后每隔 5 年至少检查一次，以筛查多囊性疾病、肾母细胞瘤或癌，以及肾脏错构瘤（Chen et al.，2003；Newey et al.，2010）。

11.28　青少年息肉综合征

　　孤立性青少年肠息肉在儿科中相对常见，发生率为 1%～5%。青少年息肉综合征（juvenile polyposis syndrome，JPS）（OMIM 174900）是在多个（>5）青少年结肠息肉发生在任何个体中（Waite and Eng，2003）或有青少年息肉病家族史的个体中有任何数量的青少年息肉时才能做出临床诊断。不管是哪种，其诊断年龄是双峰的，在童年和 50 多岁。JPS 为常染色体显性遗传性错构瘤综合征，通常在临床排除了其他的遗传性错构瘤息肉综合征，如 PJS、Gorlin 综合征、BRRS 和遗传性混合息肉病时被诊断。JPS 的患病率为 1/100 000。息肉的数量因人而异，即使在同一家族中也是如此，一般为 5～200 个。它们最常见于下肠（98%），但也可能发生在胃（15%）和小肠（7%）中。患者可以因息肉而出现症状，包括便血、黑便、直肠脱垂、肠套叠或腹痛。对于消化道（结直肠癌、胃癌和十二指肠癌）以及可能的胰腺癌等恶性肿瘤的终身风险将增加 10%～60%（Jass et al.，1988）。

　　组织病理学在 JPS 的诊断中扮演关键的角色。典型的 JPS 息肉是未分叶和带蒂的，呈球形，并具有光滑的表面。与其他的错构瘤性息肉相比，它们缺乏平滑肌性的内核，而是表现出内部密集的炎症反应，伴随主要的间充质基质包裹正常的上皮细胞，通常形成扩张的囊肿。较不典型的（20%）是多叶的 JPS 息肉，每个叶由明确的裂缝分开（Jass et al.，1988）。

除结肠息肉外，还可能发生胃息肉病，通常伴有相当大的息肉，并有发生胃肠道出血和胃癌的风险；胃受累在 *SMAD4* 突变的个体中比在 *BMPR1A* 突变的个体中更常见。据报道，11%～20%的 JPS 患者存在先天性异常，后者更常见于散发病例（Coburn et al.，1995）。这些可能涉及胃肠道（包括肠旋转不良）、心脏、中枢神经系统和泌尿生殖系统。杵状指很常见，巨头畸形和先天性心脏异常也较常见。JPS 与至少两个基因之一的突变相关。在大约 40%的 JPS 先证者中发现了 *SMADH4* 和 *BMPR1A* 的胚系突变（Howe et al.，1998，2001；Zhou et al.，2001）。*SMADH4* 的胚系突变占 JPS 的 15%～25%，而 *BMPR1A* 的胚系突变占另外 15%～25%。SMADH4 和 BMPR1A 均属于 TGF-β 超家族。BMPR1A 可被特异性 II 型 BMP 受体磷酸化，并与其二聚化。反过来，这种激活的复合物将通过细胞内 SMAD1 或相关的 SMAD5 和 SMAD8 蛋白发出信号，增加它们对 SMAD4 的亲和力，并进入细胞核以进行下游靶基因的转录调控（Massagué，2000；Eng，2001；Waite and Eng，2003）。BMP 途径在心脏发育和胃肠道发育中的突出作用可能解释一些 JPS 与先天性心脏异常和肠旋转异常的关联（Waite and Eng，2003）。进一步的研究可能会发现，与 *SMADH4* 突变相比，心脏异常在 *BMPR1A* 突变相关的异常中占主导地位。截至本书成稿时观察到的唯一基因型-表型相关性就是，与具有胚系 *BMPR1A* 突变的家族相比，具有 *SMADH4* 突变的个体中巨大胃息肉的数量显著增多（Friedl et al.，2002；Aretz et al.，2007）。可能至少还有一种尚未鉴定的 JPS 基因。虽然 TGF-SMAD 超家族的其他成员将是理想的候选者，但截至本书成稿时尚未在编码 SMAD1、SMAD2、SMAD3 和 SMAD5 的基因中鉴定出胚系突变（Bevan et al.，1999），尽管少数 JPS 病例已经被归因于 *ENG* 突变，并伴有遗传性出血性毛细血管扩张症（hereditary hemorrhagic telangiectasia，HHT）。在 JPS 中有时可以看到 HHT 的特征，如毛细血管扩张、鼻出血和动静脉畸形，后者的胚系突变位于 *SMAD4* 中［由 Gammon 等（2009）综述］。虽然有早期关于 JPS 中胚系 *PTEN* 突变的报道，但这些未被证实，因为被标记为 JPS 的个体或者具有提示 Cowden 综合征的特征，或者对于 Cowden 综合征的表现而言还较轻。的确，当分析被赋予 JPS 诊断的单个医院的系列个体中的 *PTEN* 突变存在时，只有一例被发现具有这种突变，并且随后发现他具有 CS 的特征性皮肤特征（Kurose et al.，1999）。对已经诊断出 JPS 的 55 名个体的第二项研究仅发现了一例具有胚系 *PTEN* 突变和 Cowden 综合征（Waite and Eng，2003）或 *PTEN* 错构瘤综合征（the *PTEN* hamartoma syndrome，PHTS）的个体。应当向所有患有 JPS 或怀疑患有 JPS 的先证者和家属提供临床癌症咨询，其中包括遗传咨询。与具有已知易感基因的大多数遗传性癌症综合征一样，应当检测已知受累个体的 *SMADH4* 和 *BMPR1A* 突变。一旦明确了家族特异性突变，就可以在临床癌症咨询（包括遗传咨询）的环境中为所有的一级亲属提供基因检测。在这类家系中，向其成员提供的预测试验的突变阴性结果将是真正的阴性。一个被认为患有 JPS 且被发现具有胚系 *PTEN* 突变的个体应被告知其将罹患 PHTS 或 Cowden 综合征，并且如 CS 那样进行医学管理。

　　婴幼儿息肉病是一种罕见的 JPS 亚型，在 2 岁之前出现。表现为直肠出血、肠套叠和腹泻，并可能是致命的。该病通常为散发性，是源于新发突变，如涉及 *BMPR1A* 和 *PTEN* 的邻接性缺失。

11.29 临床检测

具有胚系 *SMADH4* 或 *BMPR1A* 突变的个体应当从大约 15 岁开始接受上下内镜检查，以确定他们在当时是否患有息肉，是否需要进一步的医疗护理，并决定进一步内镜检查的间隔。在无症状的高危个体中，筛查性的内镜检查应当从 15 岁开始。有症状的个体应在症状出现时进行上下内镜检查。如果未发现息肉，那么只要个体保持无症状，筛查间隔可以是 2～3 年。推荐对于青少年息肉病患者的筛查是从十五六岁起的结肠镜检查和 25 岁之后的上消化道的内镜检查，每隔 18 个月进行一次（Cairns et al.，2010），但由于未进行过这种检测的大型试验，支持这一建议的证据有限。

当发现息肉时，应将其切除，然后在 1 年内进行内镜随访。当肠腔内没有息肉时，可以进行 2～3 年的间隔筛查。假如 JPS 个体出现了非转移性结直肠癌，则应当在手术时鼓励次全或全结肠切除术。临床诊断为 JPS 但在 *BMPR1A* 和 *SMADH4* 均为突变阴性的先证者或家系应该得到管理，如同他们具有经过突变证实的 JPS。由于未在这两个基因中系统地寻找大的缺失和启动子突变，因此当前"突变阴性"的 JPS 患者可能具有缺失和启动子突变。

11.30 Klinefelter 综合征

在男性中，乳腺癌的发病率大约为女性的 1%。据估计，大约 3.8% 的患有乳腺癌的男性患有克兰费尔特（Klinefelter）综合征，导致在 47, XXY 核型的男性中出现乳腺癌的外推风险为 7%。这几乎相当于女性到 70 岁时的患病风险。各种研究所估计的风险增加程度各不相同：估计男性的相对风险率（*RR*）为 5～49（Hasle et al.，1995；Swerdlow et al.，2005）。携带 *BRCA2* 突变的男性患乳腺癌的风险升高，但有关携带此类突变的 Klinefelter 综合征患者的乳腺癌风险的数据很少。

在 Klinefelter 综合征中，性腺外的恶性生殖细胞肿瘤（畸胎瘤，通常在纵隔，在 30 岁之前被诊断出来）明显更常见（*RR* 为 67），而任何具有早期性发育或睾丸生长的个体都应当通过对生殖细胞肿瘤标志物，包括甲胎蛋白和人绒毛膜促性腺激素 B 的测量进行筛查（Nichols，1992；Derenoncourt et al.，1995；Hasle et al.，1995；Ganslandt et al.，2000；Yong et al.，2000）。睾丸肿瘤可能更常见（可能继发于隐睾），并且已被提出与 AML 和淋巴瘤存在关联（Attard-Montalto et al.，1994），但这尚未得到证实（Machatschek et al.，2004）并且可能是因为细胞遗传学研究通常在血液系统恶性肿瘤患者中进行（Hasle et al.，1995；Keung et al.，2002）。英国临床细胞遗传学小组对 Klinefelter 综合征的癌症风险进行的一项大型研究发现，乳腺癌（*RR* 为 5.2～49.2）、肺癌（*RR* 为 1～1.9）和霍奇金淋巴瘤（*RR* 为 0.8～3.9）的风险有所增加，而前列腺癌的风险（*RR* 为 0.02～0.7）则有所下降（Swerdlow et al.，2005）。

Klinefelter 综合征的总体癌症风险并未显著增加（*RR* 为 0.7～1.1），任何的增加均见于 15～30 岁年龄组，因此不建议进行常规的癌症检测。

11.31　Kostmann 综合征（Kostmann 婴儿粒细胞缺乏症，SCN3）

科斯特曼（Kostmann）综合征，又称 Kostmann 婴儿粒细胞缺乏症（Kostmann infantile agranulocytosis，SCN3）（OMIM ＃610738），是一种罕见的常染色体隐性遗传病，其特征为婴儿期的粒细胞减少症和单核细胞增多症。在严重的先天性中性粒细胞减少症中，骨髓增生异常综合征和（或）AML 的风险增加，因此在随访研究中（平均 6 年），恶性转化的发生率为 10%（Freedman et al.，2000）。中性粒细胞减少症可能对重组人粒细胞集落刺激因子治疗有反应。在患有 Kostmann 综合征的儿童中已经鉴定出编码 HAX1 的基因的重现性纯合突变，HAX1 是一种涉及预防骨髓细胞凋亡的线粒体蛋白（Klein et al.，2007）。其他常染色体隐性遗传的重症先天性中性粒细胞减少症（severe congenital neutropenia，SCN）主要是由编码 ELANE（中性粒细胞弹性蛋白酶）的 ELA2 基因突变所致。这种 SCN 有时被称为 SCN1（OMIM ＃202700）。也发现了 GFI1、WAS、CSF3R 或 G6PC3 的突变，但不太常见（Xia et al.，2009）。超过 1/3 的 SCN 病例仍然无法解释。

11.32　Li-Fraumeni 综合征

11.32.1　临床特征

Li-Fraumeni 综合征（Li-Fraumeni syndrome，LFS）（OMIM ＃151623）是一种罕见的常染色体显性遗传病，其特征为肉瘤、乳腺癌、脑肿瘤、白血病/淋巴瘤和肾上腺皮质癌（adrenocortical carcinoma，ACC）（Li and Fraumeni，1969；Li et al.，1988）。已在大约 70% 的 LFS 中发现了 17p13.1 区的 TP53 肿瘤抑制基因的胚系突变（Malkin et al.，1990；Srivastava et al.，1990；Varley et al.，1997）。导致 LFS 的有害 TP53 突变发生在 1/20 000～1/5000 的新生儿中。

LFS 的主要恶性肿瘤成分包括肉瘤、乳腺癌、脑肿瘤、ACC 和急性白血病（Li and Fraumeni，1969；Garber et al.，1991；Li et al.，1991）。其他相关癌症可能包括肾母细胞瘤、结肠癌、胃癌、肺癌和胰腺癌；以及黑色素瘤和性腺生殖细胞肿瘤（Garber et al.，1991；Varley et al.，1997；Birch et al.，2001），尽管其中一些是在单一家族中的孤立观察。因此，它们在突变阳性个体中的确切频率尚不明确。LFS 的操作诊断标准，即所谓的经典标准，参见表 11.9。

表 11.9　LFS 的操作诊断标准

1. 患有肉瘤的个体（先证者），在 45 岁之前确诊

2. 一个一级亲属在 45 岁之前患有任何癌症

3. 第三位家庭成员，属于一级或二级亲属，患有诊断于任意年龄的肉瘤或在 45 岁之前被诊断的任何癌症

注：摘自 Li and Fraumeni（1969）。

LFS 样（Li-Fraumeni syndrome-like，LFL）家族的诊断有几套操作标准，如 Eeles 标准（Eeles，1995）和曼彻斯特标准（Varley，2003）。最新的标准为最近修改的 Chompret 标准（表 11.10）。

表 11.10　最近修改的诊断 LFL 的 Chompret 标准

为满足 Chompret 标准，需要满足下列三个独立部分中的至少一个：

　　1. 先证者在 46 岁之前具有属于 LFS 肿瘤谱的肿瘤（如软组织肉瘤、骨肉瘤、脑肿瘤、绝经前乳腺癌、肾上腺皮质癌、白血病、肺支气管肺泡癌）和至少一个一级或二级亲属在 56 岁之前患有 LFS 肿瘤（乳腺癌除外，如果先证者患有乳腺癌的话）或者多发性肿瘤

　　2. 先证者具有多个肿瘤（多发性乳腺肿瘤除外），其中两个属于 LFS 肿瘤谱，其中第一个发生在 46 岁之前

　　3. 患有肾上腺皮质癌或脉络丛肿瘤的患者，无论其家族史如何

注：摘自 Tinat 等（2009）。

11.32.2　Li-Fraumeni 综合征的遗传学

胚系 *TP53* 突变将导致 LFS。与其他癌症综合征相反，错义突变是 LFS 中最常见的变异（Varley，2003；Ribeiro et al.，2001）。早期的研究发现，在大多数临床实验室中，符合 LFS 标准化临床标准的家系的突变频率为 70%～80%（Varley et al.，1997；Friedl et al.，1999；Frebourg et al.，1995；Varley，2003）。在符合 LFL 标准的家系中，该频率则较低——使用 Eeles 标准为 8%，使用曼彻斯特标准则为 22%～40%（Eng et al.，1997；Varley et al.，1997；Varley，2003；Birch et al.，1990，1994）。在最近的一项研究中，经典的标准具有高特异度（91%），但灵敏度低（40%），而 Eeles 的宽松的 LFL 标准则非常灵敏（97%），但无特异度（16%）。Chompret 标准提供了最佳折中——95% 的灵敏度和 52% 的特异度（Gonzalez et al.，2009）。

法国 LFS 工作组研究了 474 个提示为 LFS 的法国家庭，其中 232 个符合 Chompret 标准。整体上，他们在 82 个家系中发现了胚系突变（17%）。符合 Chompret 标准（29%）的患者阳性结果的百分比远远高于不符合的患者（6%）（Bougeard et al.，2008）。更近期的一项研究增加了重要的细节——在送往美国的一个实验室进行检测的 525 例患者中，17% 的患者因胚系 *TP53* 突变而呈阳性。值得注意的是，所有的阳性病例至少有一名患有肉瘤或者乳腺癌、脑癌或肾上腺皮质癌（adrenocortical carcinoma，ACC）的家系成员。所有 8 名患有脉络丛肿瘤的人均为 *TP53* 突变阳性（Gonzalez et al.，2009）。相比之下，其他的人则发现大约 50% 患有脉络丛癌的儿童携带胚系 *TP53* 突变，阳性病例均符合经典标准并且结局非常差。没有不符合标准的病例携带胚系突变，并且大多数病例都有更好的结局。6 名患有脉络丛乳头状瘤的儿童均无突变（Tabori et al.，2010）。至于 ACC，在 21 例儿童 ACC 中有 14 例具有胚系突变，无论是否具有癌症家族史（Gonzalez et al.，2009）。

基于儿童肉瘤患儿亲属的隔离分析，LFS 患癌的风险估计到 30 岁时为 50%，到 60 岁时为 90%。分子学数据已经广泛证实了这些发现——对女性来说，*TP53* 突变对癌症的外

显率大于 90%（男性约为 75%，差异主要在于 LFS 女性乳腺癌的高确诊率）（Chompret et al.，2000）。在 10 岁之前，最常见的癌症为软组织肉瘤、脑肿瘤和 ACC。对于那些 11～20 岁的人，骨肉瘤占主导地位，对于 20 岁以上的人来说，乳腺癌和脑肿瘤则是最常见的表现，而上面列出的所有其他上皮肿瘤均倾向于发生在 20 岁以上的人群中。

在一些研究中已观察到了基因型-表型的相关性，而在另一些中则不然。例如，与具有蛋白质截短或失活突变的家系或压根儿没有突变的家系相比，在 DNA 结合域中具有错义突变的家族趋向于总体更高的癌症发病率，尤其是乳腺癌和 CNS 癌症的家族，其发病年龄更早（Birch et al.，1998）。此外，对所有 LFS 家族进行的系统数据库研究显示，*TP53* 突变阳性家系的乳腺癌诊断平均年龄为 34.6 岁，而突变阴性家族的平均年龄为 42.5 岁（$P = 0.0035$）（Olivier et al.，2003）。在突变阳性的家族中，脑肿瘤在与 DNA 小沟接触的 DNA 结合环中具有错义突变的家族中偏多。ACC 的发生与蛋白质-DNA 接触表面相对环中的错义突变相关（$P = 0.0003$）（Olivier et al.，2003）。相比之下，一项针对来自 107 个经儿童软组织肉瘤病例确定的家族的 56 名 *TP53* 突变阳性个体的研究发现，与那些具有截短突变的患者相比，具有错义突变的患者的表型没有差异（Hwang et al.，2003）。患者收集、研究设计与突变位点分类的差异可能导致了这些迥然不同的发现，因此需要更多的研究或汇总分析来澄清这个问题。

在具有多个原发癌（无论家族史）的患者以及那些具有貌似散发性 LFS 成分肿瘤的患者中，*TP53* 胚系突变的频率已得到了广泛的研究。尽管早期的研究表明，只有 1% 的早发性乳腺癌病例会携带某种 *TP53* 胚系突变（Sidransky et al.，1992；Lalloo et al.，2003），但该频率在散发性骨肉瘤中可能更高，为 2%～3%（McIntyre et al.，1994），横纹肌肉瘤为 9%（Diller et al.，1995），脑肿瘤为 2%～10%（Felix et al.，1995）。也许最引人注目的关联发生在儿童的 ACC 中。在 14 例无论家族史的 ACC 患者中，有 11 例携带 *TP53* 胚系突变（Gonzalez et al.，2009），这也成为 Chompret 标准在没有家族史的情况下诊断 ACC 的一个原因（尽管更公平地说，*TP53* 胚系突变在那些 20 岁之后才被确诊的人中罕见）。有趣的是，在巴西南部的 36 例儿童 ACC 中，35 例携带相同的 R337H（p.Arg337His）突变。巴西 R337H 突变的所有携带者都有一个共同的起源（Pinto et al.，2004）。癌症家族史在突变阳性的病例中并不显著（在 30 个突变阳性的家族中未发现 LFS 的证据），提示这种特定的突变具有低外显率和可能的组织特异性效应（Figueiredo et al.，2006）。不过，最近的数据则显示其他癌症也可能出现在 R337H 的携带者中（Gomes et al.，2012；Seidinger et al.，2011）。最近的另一项进展是发现大多数与 LFS 相关的乳腺癌为 ER 阳性、HER2 阳性肿瘤（Wilson et al.，2010；Masciari et al.，2012）。这可能有助于确定何时为不符合经典或 Chompret 标准的乳腺癌年轻女性提供 *TP53* 检测，尽管其通常检出率较低（Tinat et al.，2009）。

11.32.3 Li-Fraumeni 综合征的遗传和医疗管理

LFS 的管理并不简单。考虑到在儿童时期筛查这种广谱癌症的困难性，在尚未证实筛查的益处前，许多人不愿意为具有已知致病性的 *TP53* 突变家庭中的未成年人提供预测性测试。一方面，将 *TP53* 突变分析视为 LFS 的一种分子诊断检测可能是有用的，尤其是在 LFL 的背景下。尽管可以通过 MRI 进行乳腺癌筛查，但对于许多其他成分肿瘤来说，尚无被广泛采用的有效检测。另一方面，大多数临床癌症遗传学家将承认，对于某种已知的家族特异性 *TP53* 胚系突变来说，阴性的预测性测试可能是有用的。这种信息为阴性的测试将使该特定家系的成员免于 LFS 指导的临床检测，因为其癌症风险将与普通人群没有差别。最近，一项采用源自多伦多儿童医院的强化筛查方案的前瞻性研究（表 11.11）提供了一些希望，积极筛查可能是有益的，尤其是在检测小的、可手术的脑肿瘤和发现可检测阶段的腹部肿瘤方面（Villani et al.，2011）。在此之前，需要进行随访时间更长的大规模研究，或者类似的能够被接受并大规模采用的筛查方案（表 11.11）。

表 11.11　*TP53* 胚系突变个体的检测策略

儿童

肾上腺皮质癌

　　每 3～4 个月进行一次腹部和骨盆超声检查

　　每 3～4 个月完成一次尿液分析

　　每 4 个月进行一次血液检测：β 人绒毛膜促性腺激素、甲胎蛋白、17-羟孕酮、睾酮、硫酸脱氢表雄酮、雄烯二酮

脑肿瘤

　　每年一次脑 MRI

软组织和骨肉瘤

　　每年一次快速全身 MRI

白血病或淋巴瘤

　　每 4 个月验血一次：全血细胞计数、红细胞沉降率、乳酸脱氢酶检测

成人

乳腺癌

　　18 岁开始每月乳房自我检查

　　每年进行两次临床乳腺检查，从 20～25 岁开始，或在家族中已知最早乳腺癌发生前 5～10 年开始

　　每年从 20～25 岁或家族中发病最早的年龄开始进行每年一次的乳腺 X 线摄影和乳腺 MRI 筛查

　　考虑降低双侧乳房切除术的风险

脑肿瘤

　　每年一次脑 MRI

软组织和骨肉瘤

　　每年一次快速全身 MRI

　　每 6 个月进行一次腹部和骨盆超声检查

结肠癌

　　每 2 年进行一次结肠镜检查，从 40 岁开始，或在家族中已知的最早结肠癌发生前 10 年开始

黑色素瘤

　　每年一次皮肤病检查

白血病或淋巴瘤

　　每 4 个月进行一次全血细胞计数检测

　　每 4 个月进行一次红细胞沉降率、乳酸脱氢酶检测

注：经许可改编自 Villani 等（2011）。

11.33　Maffucci 综合征

马富奇（Maffucci）综合征（OMIM 166000）为一种散发性疾病，将发生骨软骨瘤病（主要是软骨瘤）和血管瘤（在相关的 Ollier 综合征中仅发生软骨肿瘤）。可能发生海绵状或毛细血管瘤、静脉血管瘤和淋巴管瘤，并导致面容毁损。软骨发育不全可能导致骨软骨的缩短、骨折和畸形。可能发生许多的间充质瘤，可能在 15%～30% 的病例中发生（Harris，1990；Albrechts and Rapini，1995）。软骨肉瘤是该病中最常见的恶性肿瘤（75%），而纤维肉瘤、血管肉瘤、骨肉瘤、卵巢颗粒细胞瘤或畸胎瘤、急性髓细胞性白血病和神经胶质瘤也见于报道（Sun et al.，1985；Schwartz et al.，1987；Christian and Ballon，1990；Chang and Prados，1994）。可能发生多种原发性肿瘤（Loewinger et al.，1977；Amary et al.，2011）。

Maffucci 综合征一直被怀疑是源于体质性嵌合体，目前已知大多数的病例是由异柠檬酸脱氢酶 1（*IDH1*）或 *IDH2* 特异性错义突变的嵌合体所致（以 *IDH1* 中的 p.Arg132Cys 替换最为常见）（Amary et al.，2011；Pansuriya et al.，2011）。

11.34　McCune-Albright 综合征

麦丘恩-奥尔布赖特（McCune-Albright）综合征（OMIM 174800）是一种不会遗传的疾病，典型的特征是多发性纤维异常增生症（polyostotic fibrous dysplasia，POFD）、牛奶咖啡斑和性早熟三联症。已经在受累组织中发现了 20q13.2-q13.3 区 *GNAS1* 基因座的体细胞功能获得突变。由于这些突变在合子后期出现，受累的个体被认为属于体细胞嵌合性。

POFD 的特征在于纤维组织增生，伴随骨质破坏，导致病理性骨折和假关节。McCune-Albright 综合征的诊断通常在临床上是明显的，并可以在没有相应的刺激性激素的情况下通过一种或多种激素（甲状腺激素、皮质醇、生长激素或雌激素）在循环中的过量水平来证实。纤维异常增生通常是通过其特征性的磨玻璃（但偶尔硬化）外观在 X 线检查时被诊断，尽管它可能与骨纤维异常增生或甲状旁腺功能亢进-颌骨肿瘤综合征相混淆（Hammami et al.，1997；Weinstein et al.，2002）。耳聋和失明可能是由颅孔内的压力所致。此外，还会出现具有不规则边界和多种内分泌病的皮肤牛奶咖啡斑。最常见的内分泌紊乱为性早熟，尤其是在女性中，而甲状腺功能紊乱、甲状旁腺功能亢进、肢端肥大症、库欣综合征或高催乳素血症也可能发生。纤维异常增生区域的骨肉瘤转化被描述为该病的并发症（Taconis，1988）。最近，4 名患有严重 McCune-Albright 综合征的患者被发现在胃和（或）十二指肠中包含多个错构瘤性的胃肠息肉（其中两人的口周雀斑让人联想到 Peutz-Jeghers 综合征，3 人外周血中有可检测到的 *GNAS1* 突变）。作者推测胃肠息肉在 McCune-Albright 综合征患者中可能很常见（Zacharin et al.，2011）。

有人提出，这种疾病可能是由常染色体显性致死基因的体细胞突变所致，后者只能以嵌合的形式与存活相容（Happle，1989）。随后，鉴定了编码刺激性 G 蛋白 GSα 亚基的 *GNAS1* 基因突变（Weinstein et al.，1991）。据推测，这种类型的体细胞突变发生在胚胎的早期，并造成了嵌合的细胞群，后者可以解释该综合征的散发性和可变的异常（Marie et al.，1997）。在最初发现了该综合征中的体细胞嵌合 *GNAS1* 突变之后，具有多个转录物和印记的替代外显子也被发现（Weinstein et al.，2002；Rickard and Wilson，2003）。外显子 1A 印记的丧失将导致假性甲状旁腺功能亢进 I b 型（Weinstein et al.，2002）。*GNAS1* 在大多数人体组织中为双等位表达，但在一些组织中则显示出母源等位基因的排他性或优先表达，包括垂体、甲状腺和卵巢（Weinstein et al.，2002）。在具有活化 *GNAS1* 突变的垂体肿瘤中，突变几乎总是发生在母源等位基因上（Weinstein et al.，2002）。因此，在每个 McCune-Albright 综合征患者中所观察到的临床表现，可能受到哪个亲本等位基因携带 *GNAS1* 基因突变的影响。

由于 McCune-Albright 综合征和 POFD 是由 *GNAS1* 的体细胞嵌合突变而非胚系突变引起，因此这些综合征实际上从未遗传过。具有纤维异常增生的患者不应接受放射治疗，因为它无效并可能增加恶变的风险。对所有 POFD 患者进行 McCune-Albright 综合征的内分泌表现筛查将是明智的。

11.35 嵌合性杂色非整倍体综合征 1 型（OMIM ＃257300）

Warburton 及其同事首次使用了术语 "嵌合性杂色非整倍体"（mosaic variegated aneuploidy，MVA）来描述与细胞系中特定细胞遗传学发现相关的一种罕见临床实体（Warburton et al.，1991）。其临床表现为严重的小头畸形、生长不足、轻度的身体异常和精神发育迟滞。许多其他的特征也见于报道。还发现了恶性肿瘤，伴有骨髓增生异常、横纹肌肉瘤、白血病和肾母细胞瘤。在细胞遗传学方面，主要特征是不同染色体的非整倍性发生在嵌合体上；显示非整倍性的细胞比例变化很大，但通常有超过 1/4 的细胞显示出非整倍性。基于这些发现，推测其潜在的分子缺陷是某种常染色体隐性基因突变的纯合性，导致易于出现有丝分裂不稳定。父母为近亲婚配的其他受累儿童病例支持这一猜想（Tolmie et al.，1988；Papi et al.，1989）。已经注意到，在报告的 14 个 MVA 病例中有 3 例发生了恶性肿瘤（Jacquemont et al.，2002）。*BUB1B* 纯合突变的发现（Hanks et al.，2004）证实了早期的预测，并由于相关的癌症易感性而令人特别感兴趣。令人惊讶的是，一名具有多种胃肠道肿瘤的成年男性，包括 Vater 壶腹、胃和结肠的癌症，对于一种能产生新的剪接位点的 *BUB1B* 突变是纯合的（Rio Frio et al.，2010）。观察到的减毒表型很可能归因于 "渗漏" 剪接并且存在足够量的功能正常的 BUBR1 蛋白。

BUB1B 编码 BUBR1，一种对有丝分裂至关重要的蛋白质。BUBR1 将调节有丝分裂的纺锤体。*BUB1B* 的体细胞突变在迄今为止已研究的大多数癌症中是罕见的，但已被鉴定（Cahill et al.，1998），而调节有丝分裂的基因则可能在癌症中扮演重要的角色（Lengauer et al.，1997）。关于癌症是否仅由染色体不稳定性引起的问题一直存在争议（Rajagopalan et al.，2003；Sieber et al.，2003a，b）。最近发现的嵌合性杂色非整倍性和克隆嵌合体（来自基因组测序研究）（Jacobs et al.，2012）支持这样的观点，即非整倍性是致癌作用的充分原因，并且可能提示非整倍性在癌症易感性中的作用更大。筛查 MVA 患者中的癌症具有挑战性，尤其是鉴于其稀有性和非常多变的外显率，并且尚无对患有这种病症的个体进行检测的研究报道。鉴于在一种 MVA 变异中对另一个基因的突变的鉴定，原始的综合征被一些人称为 MVA1。

11.36　嵌合性杂色非整倍体综合征 2 型

MVA 的一种变体,目前被称为 MVA 综合征 2 型(mosaic variegated aneuploidy type 2, MVA2)(OMIM #614114),是由编码中心体蛋白的基因 *CEP57* 的双等位突变所致,但据报道具有该基因双等位突变的个体未被诊断患有癌症(Snape et al.,2011),尽管到目前为止,总共只报告了 4 例此类病例。

11.37　多发性内分泌肿瘤 1 型和 CDKN 疾病

多发性内分泌肿瘤 1 型(multiple endocrine neoplasia type 1)(OMIM 131100)和 CDKN 疾病,也称为 Werner 综合征,是一种常染色体显性遗传性癌症综合征,在新生儿中发病率为(1~2)/100 000,其特征为垂体瘤、甲状旁腺肿瘤和胰腺内分泌肿瘤的经典三联征(Falchetti et al.,2010)。在 11q13 区编码 MENIN 的 *MEN1* 胚系突变与 MEN1 相关(Larsson et al.,1988;Larsson and Friedman,1994;Chandrasekharappa et al.,1997;Thakker,2000)。

11.37.1　MEN1 的临床表现

MEN1 的主要内分泌特征是甲状旁腺肿瘤,通常为增生瘤（并非单腺瘤）、胰腺内分泌肿瘤和垂体肿瘤,通常为垂体泌乳素瘤。根据共识性诊断标准的定义,患有 3 种主要内分泌肿瘤中的 2 种的人应被诊断为 MEN1。家族性 MEN1 被定义为至少有一个 MEN1 病例加上至少一个一级亲属有这 3 种肿瘤中的一种(Brandi et al.,1987;Falchetti et al.,2010)。原发性 HPT 是最常见的表现,并且通常是 MEN1 的第一个征兆,出现在 80%~100%的所有此类患者中(Falchetti et al.,2010)。这些肿瘤通常是多腺体并且通常为增生性的。MEN1 患者的 MEN1 相关 HPT 发病的平均年龄比普通人群早 20 年（20~25 岁 *vs.* 50 岁）。尚不清楚甲状旁腺癌是否与 MEN1 相关,与 HPT-JT 不同,后者是由 *HRPT2/CDC73* 基因的突变所致。

胰岛细胞瘤,现在被称为胰腺神经内分泌癌,通常为胃泌素瘤（表现为 Zollinger-Ellison 综合征）和胰岛素瘤,较为少见的血管活性肠肽瘤、胰高血糖素瘤和生长抑素瘤,是第二常见的内分泌表现,在 40 岁时将发生在多达 30%~80%的患者中(Falchetti et al.,2010)。这些通常是多灶性的并且可以在胰腺中出现,或者更常见在整个十二指肠中形成小的病灶（0.5 cm)。胃泌素瘤占 MEN1 中胰岛细胞肿瘤的一半以上,并且是这些患者发病和死亡的主要原因(Skogseid et al.,1994;Norton et al.,1999;Brandi et al.,2001)。大多数将导致消化性溃疡（Zollinger-Ellison 综合征）,一半在诊断时是恶性的（Weber et al.,1995;Norton et al.,1999)。在 20%的患者中观察到了肠胰腺的非功能性肿瘤,其中一些将产生胰多肽。MEN1 患者中有 15%~50%患有垂体瘤,2/3 是微腺瘤（直径≤1.0 cm),大部分是催乳素分泌型(Corbetta et al.,1997)。其他表现包括前肠类癌（通常为支气管或胸腺,前者在女性中更常见,而后者在男性中更常见),皮肤肿瘤包括脂肪瘤

（30%）、面部血管瘤（85%）、胶原瘤（70%）（Skogseid et al.，1994）和肾上腺皮质病变，包括皮质腺瘤、弥漫性或结节性增生或偶尔为癌症（Falchetti et al.，2010）。这些肾上腺病变未显示 *MEN1* 基因座的杂合性缺失，并且可能代表了一种继发现象（Skogseid et al.，1992；Burgess et al.，1996）。甲状腺腺瘤、嗜铬细胞瘤（pheochromocytoma，PC）（通常为单侧）、胶原瘤、面部血管纤维瘤、脊柱室管膜瘤、平滑肌瘤和黑色素瘤也见于报道，但其频率尚不清楚（Falchetti et al.，2010）。

11.37.2　MEN1 的遗传学

已在 80%～90%属于家系性的 MEN1 先证者和大约 65%的非家族性先证者中发现了位于 11q13 区并编码 MENIN 的 *MEN1* 胚系功能丧失突变（Larsson et al.，1988；Larsson and Friedman，1994；Chandrasekharappa et al.，1997；Falchetti et al.，2010）。外显子和整个基因的缺失则在另外 1%～4%中被发现（Falchetti et al.，2010）。许多家族性和散发性 *MEN1* 相关肿瘤中野生型等位基因的丢失，以及大多数突变将导致蛋白质截短的事实，表明 *MEN1* 是一个肿瘤抑制基因。

截至本书成稿时，已报道了超过 1400 种的 *MEN1* 突变，并且正如大多数肿瘤抑制基因相关的功能丧失突变一样，它们是无义、移码和错义的，并且分散在整个基因中。尽管从发现该基因起进行了近 15 年的调查，但没有显示明显的基因型-表型关联（Giraud et al.，2008；Wautot et al.，2002；Falchetti et al.，2010）。

MENIN 的作用正在变得越来越清晰，它在细胞核中的定位及其与蛋白质（主要为 JUN-D）的相互作用，提示它可能在转录调控中发挥作用（Agarwal et al.，1999，2003；Kim et al.，2003）。尽管其他的 MENIN 伙伴诸如 NF-κB、SMAD3 和 REL-A 等已在体外试验中被发现，但尚不清楚这些关系是否在体内也存在。随后，MENIN 被证实可以调节 H3K4 甲基化以及 p18 和 p27 的表达，这种关系已由敲除小鼠模型证实（Karnik et al.，2005；Scacheri et al.，2006）。我们现在知道 MENIN 可以结合整个基因组中 DNA 序列，并且 MENIN 和表观遗传控制的关系很复杂。有趣的是，野生型而不是突变型的 MENIN 与 p53 存在相互作用，MENIN 的过表达将导致 γ-辐射诱导的细胞凋亡，p21 表达和增殖抑制（Bazzi et al.，2008）。这些观察结果至少部分解释了 MENIN 如何通过与 p53 的相互作用调节内分泌细胞的增殖和凋亡（Bazzi et al.，2008）。它也可能在导致细胞生长和（或）基因组完整性控制的其他调节途径中起作用，但这仍有待于观察。

11.37.3　MEN1 的遗传和医疗管理

患有 MEN1 或怀疑患有 MEN1 的个人或家族应被转诊进行临床癌症遗传咨询，其中包括遗传咨询。在具有貌似散发性成分肿瘤的患者中 MEN1 出现的频率各不相同，但对于某些肿瘤类型来说可能较高。例如，大约 1/3 的佐林格-埃利森（Zollinger-Ellison）综合征患者将拥有 MEN1 的临床诊断（Bardram and Stage，1985；Roy et al.，2001）。只有

2%～3%的原发性 HPT 患者有 MEN1（Uchino et al.，2000），尽管家族性孤立性甲状旁腺功能亢进（familial isolated hyperparathyroidism，FIHP）与之等位（Pannett et al.，2003）。事实上，已发现15%的 FIHP 患者携带 *CDC73* 的胚系突变（参见 HPT-JT 部分）。在原发性甲状旁腺功能亢进中需要考虑的其他遗传学鉴别诊断包括 MEN2（见下文）和由 *CASR* 突变导致的家族性良性高钙血症（Falchetti et al.，2010）。因此，对貌似散发的 MEN1 组分肿瘤来说，*MEN1* 突变分析可以是一种有用的分子诊断方法。发现 *MEN1* 突变对于 MEN1 具有诊断性。对 *MEN1* 和其他基因（如 *HRPT2/CDC73*）的突变分析可以帮助在 HPT 呈现环境中区分 MEN1 和 HPT-JT。HPT-JT 也存在甲状旁腺癌的风险。

在垂体瘤的患者中，MEN1 的患病率为 2.5%～5%（Scheithauer et al.，1987；Corbetta et al.，1997），但后者在催乳素瘤患者中高达 14%（Corbetta et al.，1997）。这些结果强调了在诊断为 MEN1 相关内分泌肿瘤、即使看似孤立的患者中仔细采集全面的医学和家族史的重要性。家族性的孤立性垂体生长激素瘤很少，即使有的话，也源于胚系 *MEN1* 突变。相反，15%的这种家族性的孤立性垂体生长激素瘤是源于编码芳香烃受体相互作用蛋白的 *AIP* 的胚系突变（Vierimaa et al.，2006；Falchetti et al.，2010）。虽然胚系 *CDKN1B/p27* 突变被发现与包括垂体肿瘤在内的 MEN1 样综合征有关（Pellegata et al.，2006），但最近的一项系统研究并未发现任何 *CDKN1B/p27* 突变（Agarwal et al.，2009）。鉴于我们对 MENIN 功能的了解，基因在 CDKN/cyclin 途径中的参与肯定是一致的，但我们怀疑 *CDKN1B* 胚系突变的表型谱仍在进化。

Zollinger-Ellison 综合征的大约 25%是由于胚系 *MEN1* 突变所致（Falchetti et al.，2010）。因此，所有的这类病例都应该被转诊至癌症遗传咨询，以便在遗传咨询的背景下考虑对 *MEN1* 进行检测。Zollinger-Ellison 综合征与 *CDKN1B/p27* 基因胚系突变的相关性至少有两项报告（Agarwal et al.，2009）。

对患有 MEN1 或有风险的个体进行临床检测的精确策略仍存在争议，并且大部分是基于专家的意见。最积极的检测方案来自瑞典，而较为保守的检测方案则来自美国和英国。作为示意，一份样本检测方案如表 11.12 所示（Dreijerink and Lips，2005）。

虽然检测、早期诊断和（或）预防是 MEN1 管理的主要支柱，但生长抑素类似物已被用于治疗症状。也正在开展抗 VEGF 抑制剂和类似疗法的试验。考虑到 MENIN 的作用，表观遗传调制在未来可能会非常成功。

表 11.12 MEN1 和无症状 MEN1[a] 患者的样本检测方案

对于已知有临床 MEN1 或 *MEN1* 突变的个体
从 5 岁开始
1～2 年一次的临床检查和总血钙（校正白蛋白）和（或）游离钙、空腹完整甲状旁腺激素、催乳素的生化测量
从 15 岁到 20 岁，每 2～5 年一次
上腹部 CT 或 MRI 扫描
垂体钆造影 MRI
男性纵隔 MRI 扫描
对于有 50% 风险的个体，但遗传学状态未知的临床 MEN1

从 5 岁起每年一次

　血清催乳素

从 10 岁起每年一次

　空腹总钙（校正白蛋白）和（或）游离血清钙

　空腹血清完整甲状旁腺激素

从 20 岁起每年一次

　如果个人有 Zollinger-Ellison 综合征症状（反流或腹泻），检测空腹血清胃泌素浓度

a 突变携带者

注：来自 Dreijerink and Lips（2005）；Brandi 等（2001）；Falchetti 等（2010）。

11.38　多发性内分泌肿瘤 2 型

多发性内分泌肿瘤 2 型（multiple endocrine neoplasia type 2，MEN2）（OMIM 171400），又称 Sipple 综合征，是一种常染色体显性遗传性癌症综合征，在活产儿中的发生率为 1/300 000，并根据临床特征的组合分为三种亚型（Schimke，1984；Zbuk and Eng，2007；Eng，2010）。MEN2A 是最常见的临床亚型，其特征在于甲状腺髓样癌（medullary thyroid carcinoma，MTC）、嗜铬细胞瘤（pheochromocytoma，PC）和甲状旁腺功能亢进（hyperparathyroidism，HPT）。MEN2B 是最不常见的亚型，与 MEN2A 类似，只是组成瘤发生的时间早于 MEN2A，临床上明显的 HPT 很少见，其他特征有马方体征、黏膜神经节细胞瘤病，并存在有髓的角膜神经纤维（Gorlin et al.，1968）。家族性 MTC（familial medullary thyroid carcinoma，FMTC）在特定的家族中以仅有 MTC 为特征（Farndon et al.，1986）。在所有的 MEN2 先证者中，95% 被发现具有 10q11.2 区 RET 原癌基因的胚系突变（Eng et al.，1996a，b；Kloos et al.，2009）。

11.39　多发性内分泌肿瘤 2A 型

2A 型 MTC 是多发性内分泌肿瘤 2A 型（multiple endocrine neoplasia type 2A，MEN2A）最常见的并发症，并发生在超过 95% 的临床患者中。PC 发生在大约 50% 的患者中，但在易感性方面存在家族间差异，并且 PC 发生率的变化与特定的 RET 突变相关（Eng et al.，1996a，b；Zbuk and Eng，2007；Frank-Raue et al.，2011）。类似地，见于 15%~30% 的患者中 HPT 的发生率也与等位基因变异相关（Eng et al.，1996a，b；Schuffenecker et al.，1998；Zbuk and Eng，2007）。MTC 几乎总是 MEN2A 的首个表现。临床流行病学研究表明，在所有的 MTC 表现中大约有 25% 是 MEN2，其特征为 C 细胞增生。MTC 起源于这些来自神经嵴的滤泡旁 C 细胞并分泌降钙素。其他激素也可能由这种肿瘤分泌，包括促肾上腺皮质激素（adrenocorticotropic hormone，ACTH）、黑素细胞刺激素（melanocyte-stimulating hormone，MSH）、催乳素、血清素、血管活性肠肽（vasoactive intestinal peptide，VIP）、生长抑素、前列腺素和胃泌素等，因此症状学可能很复杂。大约有 1/3 的 MTC 患

者将出现腹泻，这可能随着甲状腺的切除而消失。与 MEN2A 相关的 MTC 通常发生在 20～40 岁，并且多达 1/4 存在颈淋巴结病变。它们可能会转移到肝脏、肺部和骨骼。超过 90%的 MEN2A 相关的 PC 为双侧和多灶性，平均发生在 MTC 后大约 8 年，平均诊断年龄为 37 岁（Howe et al.，1993），大约在 50%受累的患者中为双侧性。直到最近，许多人认为 PC 很少出现在 MTC 之前，但基于人群的 PC 登记表明，胚系 *RET* 突变可以出现在只有 PC 的个体中（Neumann et al.，2002）。不过，在 MEN2 中肾上腺外或恶性 PC 很少见。多达 50%的 PC 患者无症状，尿中儿茶酚胺和香草扁桃酸（vanillylmandelic acid，VMA）的升高可能是一个晚期特征。可能会发生高血压，但阵发性高血压，尤其与姿势改变有关，更常见于 PC 中。尿液中的肾上腺素-去甲肾上腺素比例的增加可以更早地被注意到，血清嗜铬粒蛋白-A 水平也是如此。尽管 MEN2A 的临床外显不完全（50 岁时大约为 45%，70 岁时为 60%～75%），但 MTC 的前体甲状腺 C 细胞增生的发病年龄要早得多。通过这种生化筛选试验可以在无症状的突变携带者中检测到 C 细胞增生，并且在 31 岁时将 MEN2A 的表观外显率提高到 93%（Easton et al.，1989）。

11.40　多发性内分泌肿瘤 2B 型

多发性内分泌肿瘤 2B 型（multiple endocrine neoplasia type 2B，MEN2B）与 MEN2A 类似，不同之处在于前者的平均肿瘤发生年龄比后者平均早 10 年（Schimke，1984；Eng et al.，2001）。有趣的是，临床上明显的 HPT 很少在患有 MEN2B 的个体中观察到（即使有的话）（Zbuk and Eng，2007；Kloos et al.，2009）。相反，它们具有特征性的表现，包括多个黏膜神经瘤和肠神经节细胞瘤病。有一种纤细、虚弱的马方样体态，伴随一定程度的肌肉萎缩和可能的无力。关节松弛、脊柱侧后凸、漏斗胸、弓形足和膝外翻很常见。面部瘦长，眉毛粗大，嘴唇膨大呈结节状，继发于神经瘤-"鲸脂样"（Blubbery）（Gorlin et al.，1968；Schimke，1984）。可能存在多个黏膜神经瘤，后者可以是丛状的，并且可见于眼睑、结膜和角膜上。可以看到扩大的角膜神经（有髓的角膜神经纤维）。皮肤神经瘤也可能发生，并且偶尔存在牛奶咖啡斑和面部痣。因此，其皮肤特征可类似于 NF1，必须将后者与 MEN2B 相区分。通常表现为便秘甚至阻塞的肠功能障碍可能是由肠道神经节细胞瘤病所致（Carney et al.，1976）。这必须区别于 Hirschsprung 病和 Cowden 综合征，在后者中神经节细胞瘤很常见（Zbuk and Eng，2007；Heald et al.，2010）。

几乎所有 MEN2B 患者均会发生 MTC 和 PC。肿瘤为双侧和多中心性，并且通常在疾病被识别之前发生局部和远处转移。与 MEN2B 相关的 MTC 发生年龄较 MEN1 小（平均诊断年龄为 20 岁，通常在很小的年龄），并且已发现甚至在 4 岁之前就有转移（Wells et al.，1978；Eng et al.，2001；Kloos et al.，2009）。尽管人们普遍认为 MEN2B 相关的 MTC 的预后比 MEN2A 更差，但良好的对照研究表明这主要是由于领先时间偏倚。

11.41　家族性甲状腺髓样癌

家族性甲状腺髓样癌（familial medullary thyroid carcinoma，FMTC）是 MEN2 的一

种相对罕见的临床亚型，据报道占所有 MEN2 病例的 5%～10%。FMTC 的特征为家族性迟发性 MTC，不伴 PC 或 HPT 的证据（Farndon et al.，1986）。鉴于目前对于 MEN2 的遗传学知识，认为 FMTC 和 MEN2A 是人为区分的亚型，可能是连续的，但代表不同的外显率所导致的表型（Zbuk and Eng，2007）。

11.41.1　MEN2 的分子遗传学

MEN2 基因座被定位于 10q11.2 区。随后，在 MEN2A、MEN2B 和 FMTC 的先证者中发现了 *RET* 原癌基因的胚系功能获得性突变（Gardner et al.，1993；Mulligan et al.，1993；Eng et al.，1994，1995a，b；Bolino et al.，1995；Santoro et al.，1995；Zbuk and Eng，2007；Kloos et al.，2009）。

在 *RET* 被确定为 MEN2 的易感基因之前，MEN2A 的临床外显率在 70 岁时被认为是 70%（Ponder et al.，1988）。然而，当分子诊断成为可能后，通过生化试验确诊的 MEN2A 的外显率在 70 岁时被发现为 100%（Easton et al.，1989）。同样，尽管早期的流行病学研究表明，所有 MTC 病例中大约有 25%是由 MEN2 引起的，但当 RET 被确定之后，缺乏家族史细节或临床细节的 MTC 患者的胚系突变频率大约为 25%（Decker et al.，1995）。其他研究发现的频率范围为 5%～10%（Eng et al.，1995；Wohlik et al.，1996；Schuffenecker et al.，1997；Wiench et al.，2001；Kloos et al.，2009）。在基于人群的一系列貌似散发性的 PC 中，定义为无家族史且无综合征特征，发现 *RET* 胚系突变的频率为 5%（Neumann et al.，2002）。*RET* 胚系突变已在＞95%的所有 MEN2 中被鉴定，其中 MEN2A 先证者为 98%，MEN2B 为 97%，FMTC 为 85%（Eng et al.，1996a，b；Gimm et al.，1997；Smith et al.，1997；Kloos et al.，2009）。

在 MEN2A 中发现的特征性突变谱包括半胱氨酸密码子 609、611、618、620（第 10 外显子）或 634（第 11 外显子）之一的错义突变（Eng et al.，1996a，b；Kloos et al.，2009；Moline and Eng，2011）。大约 85%的 MEN2A 个体携带密码子 634 的突变（Eng et al.，1996a，b；Kloos et al.，2009；Moline and Eng，2011）。基因型-表型分析显示密码子 634 突变与 PC 和 HPT 的存在相关（Eng et al.，1996a，b；Zbuk and Eng，2007；Kloos et al.，2009），并且 C634R 突变通常与 HPT 的发生相关（Mulligan et al.，1994；Eng et al.，1996a，b；Schuffenecker et al.，1998；Kloos et al.，2009）。MEN2A 中罕见的"一次性"错义突变包括涉及密码子 630 和 790 的突变（Eng et al.，1996a，b；Eng，1999），尽管密码子 790 和 791 的突变可能是多态性（Erlic et al.，2010）。FMTC 相关的突变发生在与 MEN2A 相同的半胱氨酸密码子中，尽管密码子 609～620 的突变在 FMTC 中比 MEN2A 更常见。C634R 突变与 HPT 相关，因此 FMTC 家族具有 C634Y 和其他 634 种突变（Eng et al.，1996a，b；Zbuk and Eng，2007；Kloos et al.，2009）。几乎完全见于 *FMTC* 中的胚系突变包括 E768day（第 13 外显子）、V804L 以及 V804M（第 14 外显子），尽管已经报道了一个家族分离的 V804L，其中 2 个成员具有较早发生的单侧 PC（Eng et al.，1996a，b；Nilsson et al.，1999；Kloos et al.，2009）。胚系 M918T 和 A883F 突变分别发生在 95%和 2%的 MEN2B 患者中（Eng et al.，1996a，b；Gimm et al.，1997；Smith et al.，1997），并

且从未在 MEN2A 或 FMTC 中出现。有趣的是，至少有 4 例 MEN2B 患者存在意义不明的 RET 变异的同时似乎携带 V804M 突变（Miyauchi et al.，1999；Kloos et al.，2009）。

可变的外显率是显而易见的：RET 密码子 918、883 和 634 的突变具有最高的外显率，易于发生涉及 MTC、PC 和 HPT 的 MEN2B 和 MEN2A（Eng et al.，1996a，b；Eng，2000b；Kloos et al.，2009）。密码子 609～620 的突变具有广泛的外显率和表现度，50%的外显率对 MTC 来说是在 36 岁时，嗜铬细胞瘤为 68 岁，而 HPT 为 82 岁（Frank-Raue et al.，2011）。从 MTC 的外显率来说，到 50 岁时密码子 611 的突变为 60%，密码子 620 的突变为 86%。

11.41.2　MEN2 基于分子的医学管理

MEN2 中的 RET 检测被认为是临床癌症遗传学实践的范例。由于已经在＞95%的具有 MEN2 的个体中鉴定出了 RET 突变，因此作为分子诊断和预测试验的 RET 基因检测已成为标准实践（Eng et al.，1996a，b，2001；Kloos et al.，2009）。此外，如果可能的话，所有的 MTC 病例，无论其症状特征或家族史，都应当在临床癌症遗传咨询的环境中被提供 RET 基因检测。

在无已知突变的 MEN2 家族中，RET 测试应该从受累的个体开始。一旦发现家族特异性突变，所有有风险的家族成员则应在 5 岁之前为其提供针对 MEN2A/FMTC 的检测，并且在 2 岁之前，最好在 1 岁之前，提供针对 MEN2B 的检测（Kloos et al.，2009）。对于那些被发现有突变的人，建议对所有的 MEN2 亚型进行预防性全甲状腺切除术。对于 MEN2A/FMTC 来说，这应当在 5～6 岁之前完成，对于 MEN2B 而言，应当在 2 岁，有些人认为是 6 个月之前完成（Wells et al.，1994；Kloos et al.，2009）。对于 FMTC，预防性手术的精确时间仍然存在争议，并且在密码子 609、768 和 804 突变的病例中，这些突变似乎具有较低的外显率并可能晚于 MTC 的发生（Eng et al.，1996a，b；Shannon et al.，1999；Frank-Raue et al.，2011），美国甲状腺学会（American Thyroid Association，ATA）指南建议，假如基础/刺激降钙素和颈部超声检查正常，预防性甲状腺切除术可以等到 5 岁之后（Kloos et al.，2009）。甲状腺切除术后的临床检测取决于手术过程中发现的情况。如果在手术时发现患者具有侵入性 MTC，则筛查应包括前 2 年每 3～6 个月进行一次钙刺激的降钙素测试，手术后 3～5 年每 6 个月测试一次，之后每年进行一次。如果在手术时仅发现一小部分 MTC，则随访筛查应包括每年一次基础（未受刺激）的降钙素检测，持续 5～10 年。如果在预防性手术时甲状腺中不存在癌症，则即使存在 C 细胞增生，也未指示进行随访筛查。所有接受过甲状腺切除术的人都需要进行甲状腺激素替代治疗和检测。

与 MEN2 相关的 PC 几乎总是发生在 MTC 之后。所有突变阳性的个体均应当从 6 岁开始进行每年一次的 PC 筛查。这通常包括 VMA、甲氧基肾上腺素和儿茶酚胺的 24 小时尿液检测。一些中心还提倡对儿茶酚胺水平和嗜铬粒蛋白-A 进行每年一次的血清测量。用于常规检测的腹部超声或 CT/MRI 扫描仍存在争议。

在 MEN2 中，HPT 通常晚发，并具有与年龄相关的外显率（Schuffenecker et al.，1998；Frank-Raue et al.，2011）。对于 MEN2A 的临床检测包括从 MEN2 诊断时开始的每年一次血清离子钙和完整甲状旁腺激素水平的测定。一旦检测到 HPT，就必须切除所有四个甲状旁腺。在那个时候或在甲状腺切除术时，以先发生者为准，所有的腺体和胸腺均被切除。一半的甲状旁腺应当被粉碎并自体移植到手臂或颈部容易接近的肌肉中，以控制身体的钙水平，并且能够在 HPT 复发时很容易地去除（Wells et al.，1994；Kloos et al.，2009）。由于临床上明显的 HPT 在 MEN2B 中很少见，因此通常不建议对该亚型进行甲状旁腺筛查。

RET 突变阴性的 MEN2 家族的管理仍然是一个难题。假如这些家族中有足够的临床受累成员，则可以使用 *RET* 内部和周围的 10q11 标记进行连锁分析。如果家系规模不够大或信息量不足以进行连锁分析，那么管理者则应该遵循在没有 RET 测试时的要求，有风险的个体应当从 6～35 岁起每年一次筛查 MTC（刺激降钙素筛查）、PC 和 HPT。预防性甲状腺切除术通常不会被常规地提供给该亚组。

11.42　Muir-Torre 综合征

缪尔-托尔（Muir-Torre）综合征（OMIM 158320）是一种罕见的常染色体显性遗传病，1967 年被首次描述于一名患有多种良性皮脂腺肿瘤和皮肤角化棘皮瘤以及多种内部恶性肿瘤（大肠、十二指肠和喉部）的个体中（Muir et al.，1967）。这种病症的皮肤伤痕包括皮脂腺增生、腺瘤和癌，伴有角化棘皮瘤和基底细胞癌（basel cell carcinoma，BCC）。内部肿瘤包括结肠、胃和食管肿瘤及乳房、子宫、卵巢、膀胱、喉和黏膜的鳞状细胞癌（Grignon et al.，1987）。皮肤科医生将该综合征定义为至少一种皮脂腺肿瘤和至少一种内部恶性肿瘤的组合（Cohen et al.，1991）。这种情况通常从四十多岁时开始显现，并且将发生多发性皮肤病变。

变得明朗的是，Muir-Torre 综合征的主要遗传原因为 MMR 基因 *MSH2*、*MLH1* 和 *MSH6* 的突变。在具有 HNPCC/Lynch 综合征和 Muir-Torre 综合征的家族中存在相同的突变，证实该综合征几乎都是 Lynch 综合征的变体（Sieber et al.，2003a，b；Aretz et al.，2013；Bartkova et al.，2008；Kolodner et al.，1994）（见下文关于 *MUTYH* 相关息肉病的注释）。这一结论的含义就是，具有皮脂腺癌和 MMR 基因突变的个体应该被认为具有升高的终身风险发生所有已知在 Lynch 综合征中可能发生的癌症。在一项大型的单机构研究中，41 例 Muir-Torre 综合征患者中有 27 例 *MLH1* 或 *MSH2* 发生了突变（Mangold et al.，2004）。有趣的是，在 27 个突变中，有 25 个发生在 *MSH2*，证实了多项早期观察发现的 *MSH2* 突变远多于 *MLH1* 的观点（Lucci-Cordisco et al.，2003）。由于 Mangold 等在最近的一项研究中的确认标准为在同一患者中存在皮脂腺肿瘤和至少一种内部肿瘤（无论癌症部位或家族史），所有具有胚系 MMR 基因突变的个体都不符合贝塞斯达基因检测指南也就不足为奇了。可能所有在 Muir-Torre 综合征背景下发生的皮脂腺肿瘤都与 MSI（Kruse et al.，2003）或者 MSH2 的表达缺失（或者偶尔 MLH1 和 MSH6）（Fiorentino et al.，2004）有关，因此所有患皮脂腺肿瘤者应当被提供这些测试中的一种或两种。假如任一测试提示存在 MMR 基因突变，即使没有内部恶性肿瘤或阳性家族史，也应开展分析。在儿童被诊断患有皮脂腺肿瘤（通常是眼周）的罕见情况下，这种情况可能尤其具有挑战性

（Omura et al.，2002）；由于没有家族史，可能需要对未成年人进行检测。从实验室的角度来看，*MSH2* 的突变谱与非 Muir-Torre 相关的 Lynch 综合征的突变谱相似，并未发现 *MSH2* 中的基因型-表型关联（Mangold et al.，2004），而如果基于测序的分析是否定的，则有必要检测基因组的缺失（Barana et al.，2004）。

在患有这种疾病个体的亲属中筛查癌症显然很重要，并且应该与 Lynch 综合征所列举的类似，具有结肠外的检测，尤其是皮肤。值得注意的是，在许多患有 Muir-Torre 综合征的家系中，只有一个人患有皮脂腺癌，这表明可能存在其他修饰因素。在一个后来被确定为携带 *MLH1* 胚系缺失的魁北克家系中，一个接受了心脏移植和随后的免疫抑制治疗的人随后才发生了皮脂腺癌（Paraf et al.，1995）。这一发现的普遍性已在最近的一项研究中得到证实（Harwood et al.，2003）。

当暴露于 N-亚硝基甲基苄胺时，编码脆性组氨酸三联体的 *Fhit* 基因的杂合小鼠产生了类似于人类 Muir-Torre 综合征的症状（Fong et al.，2000）。在人类皮脂腺癌中，FHIT 蛋白仅存在于微卫星稳定的肿瘤中，这表明该综合征中存在皮肤肿瘤的替代途径（Holbach et al.，2002）。在 Muir-Torre 综合征（或任何其他人类癌症）中尚未发现 *FHIT* 的胚系突变。另外，皮脂腺癌已被报道于 *MUTYH* 相关息肉病中（见下文），因此并非所有的 Muir-Torre 综合征都是由 MMR 基因突变引起的（Vogt et al.，2009）。

11.43　*MUTYH* 相关息肉病

已证实 *MUTYH* 基因的双等位突变是常染色体隐性腺瘤性息肉病的原因。*MUTYH* 基因参与氧化性 DNA 损伤的修复，受累患者的腺瘤显示出特征性的 DNA 修复错误。在 *MUTYH* 相关息肉病（*MUTYH*-associated polyposis，MAP）（OMIM 608456）中，结肠息肉的数量往往在 15～200 个，明显少于经典的 FAP，尽管大约 8%的病例未检测到胚系 *APC* 突变的息肉，尤其是息肉相对较少（100～500 个）的病例，被发现携带 *MUTYH* 基因的双等位突变（Sampson and Jones，2009）。这种疾病占具有 15～100 个结肠腺瘤的轻表型息肉病的大约 30%，双等位 *MUTYH* 突变被报道于 26%～100%的具有 10～100 个息肉的患者和 7%～29% 的具有 100～1000 个息肉的患者中。双等位突变在少于 10 个腺瘤（Aretz et al.，2006；Brand et al.，2012；Al-Tassan et al.，2002；Sampson et al.，2003；Sieber et al.，2003a，b）和据称单一的结直肠癌是唯一表型（Lubbe et al.，2009）的患者中则偶有报道。十二指肠腺瘤被发现于 17%～25%的患有 MAP 的个体中；十二指肠癌的终身风险大约为 4%。骨瘤和 CHRPE 在 MAP 患者中也有发现（Sieber et al.，2003a，b；Bartkova et al.，2008；Aretz et al.，2014）。已描绘出了一个扩大的 *MUTYH* 双等位突变的肿瘤表型谱（Vogt et al.，2009）。

对于 *MUTYH* 相关息肉病患者的管理应遵循对于 FAP 的管理，并进行上消化道检测，因为受累的个体确实存在上消化道肿瘤的风险。筛查应当从 AFAP 推荐的相同年龄开始（18～20 岁）。由于患者可能仅发生少数腺瘤并且 CRC 常常位于近端结肠，每两年一次的结肠镜检查将优于乙状结肠镜检查（Vasen et al.，2008）。

建议从 25～30 岁起进行上消化道的内镜检查，其频率将取决于其症状严重程度（Vasen et al.，2008）。尽管这个议题仍然存在争议，但总的来说，杂合子似乎很少或未增加胃肠息肉和结直肠癌的风险，也不需要检测，但重要的是要确保为受累个体的近亲提供至少两种常见的针对 *MUTYH* 突变基因的检测。

11.44　N 综合征

N 综合征（N syndrome）（OMIM 310465），这种罕见的 X 连锁隐性遗传病被报道于一个家系（两个受累的兄弟）中，其特征为精神发育迟滞、染色体断裂和 T 细胞白血病的易感性。它被认为是由 DNA 聚合酶 α 的突变所致（Floy et al.，1990）。

11.45　NAME 综合征

NAME 综合征（NAME syndrome）见 11.10 节的 Carney 综合征。

11.46　神经纤维瘤病 1 型

神经纤维瘤病 1 型（neurofibromatosis type 1，NF1），又称 von Recklinghausen 病或外周神经纤维瘤病（peripheral neurofibromatosis）（OMIM 162200），是神经纤维瘤病最常见的形式，其患病率大约为 1/3000。呈常染色体显性遗传，具有可变的表现度，而大约 50% 的病例代表新的突变。特征性的临床表现见表 11.13。常规的诊断标准需要以下两个或多个特征：①6 个以上的牛奶咖啡斑（儿童最大直径超过 5 mm，成人最大直径超过 15 mm）；②两个或多个神经纤维瘤或一个丛状神经纤维瘤；③腋窝或腹股沟雀斑；④两个或多个 Lisch 结节；⑤视神经胶质瘤；⑥特征性的骨病变（蝶骨发育不良或长骨皮质变薄，伴或不伴假关节）；⑦一个一级亲属（父母，兄弟或子女）根据上述标准具有 NF1。

表 11.13　NF1 的临床特征

神经纤维瘤
牛奶咖啡斑
腋下雀斑
Lisch 结节
智力缺陷
癫痫
巨颅
身材矮小
脊柱后侧凸
假关节形成
肾动脉狭窄
神经系统肿瘤：视神经胶质瘤、星形细胞瘤和胶质瘤、神经鞘瘤、神经纤维肉瘤或恶性神经鞘瘤
内分泌肿瘤：嗜铬细胞瘤、类癌
其他肿瘤：Wilms 瘤、横纹肌肉瘤、神经母细胞瘤

Huson 等（1989）估计了 NF1 致残性非肿瘤性并发症的大致发生率，智力障碍为 33%（3%中度至重度滞后，30%轻度滞后或学习困难），需要手术的脊柱侧弯为 5%，癫痫为4%，严重假关节为 2%，肾脏动脉狭窄为 2%。皮肤牛奶咖啡斑可见于超过 99%的 NF1患者中，但并非特异性且可能在老年患者中消退（de Raed et al.，2003）。

在有风险的亲属中 NF1 的诊断通常可以早期进行：Huson 等（1989）发现所有的基因携带者到 5 岁时已经出现了 6 个或更多的牛奶咖啡斑，并且 90%的受累个体在这一年龄具有 Lisch 结节。据报道 Lisch 结节存在于 93%～100%的具有 NF1 的成年人中（年龄超过 20 岁）（Huson et al.，1989；Lubs et al.，1991；De Raed et al.，2003）。与皮肤牛奶咖啡斑和神经纤维瘤不同，多发性 Lisch 结节为 NF1 所特有，而在 NF2 中则报道很少。此外，Lisch 结节经常发生在神经纤维瘤之前（Lubs et al.，1991），在没有分子遗传学检测的情况下，这对于区分最小受累和未受累的个体非常有用。对于可能患有 NF1 并且无 Lisch 结节的儿童，应定期重复眼科评估。裂隙灯检查可以将 Lisch 结节与常见的虹膜色素痣区分开来。

NF1 个体患各种肿瘤病变的风险增加，包括视神经胶质瘤、神经纤维肉瘤、脑胶质瘤、嗜铬细胞瘤和白血病。由于确定方法的不同，对于增加的肿瘤风险的估计不尽相同，并且一些较早的研究没有区分 NF1 和 NF2。Sørensen 等（1986）指出，认为 NF 是一种患癌风险大大增加的严重疾病的普遍认识是不正确的。尽管在基于医院的研究中，先证者恶性肿瘤或良性中枢神经系统肿瘤的发病率增加了 4 倍，但受累亲属的相对风险仅为 1.5（男性为0.9，女性为 1.9）。胶质瘤显著偏多，而尽管嗜铬细胞瘤的相对风险大大增加（因为在普通人群中很少见），但其绝对风险很小。在一项基于人群的研究中，Huson 等（1989）估计恶性或中枢神经系统肿瘤的总体风险大约为 5%（视神经胶质瘤为 0.7%，其他中枢神经系统肿瘤为 0.7%～1.5%，横纹肌肉瘤为 1.5%，周围神经恶性肿瘤为 1.5%）。内分泌肿瘤[嗜铬细胞瘤，胰腺胺前体摄取和脱羧细胞瘤（APUD）]可能发生在 3.1%的患者中，脊髓和内脏神经纤维瘤分别发生在大约 2.1%的患者中。Stiller 等（1994）报道 NF1 中慢性粒-单核细胞白血病的相对风险为 221，而急性淋巴细胞白血病（acute lymphoblastic leukemia，ALL）和非霍奇金淋巴瘤的相对风险则分别为 5.4 和 10。NF1 女性患乳腺癌的风险略有增加，最近有人建议对这些女性进行有针对性的早期乳腺癌筛查（Evans，2012）。

11.47　NF1 中特定的肿瘤类型

神经纤维瘤是通常涉及皮肤的良性肿瘤，尽管它们可以是皮下的或者偶尔是内脏性的。孤立性神经纤维瘤可能发生在没有胚系 NF1 突变的个体中。皮肤神经纤维瘤的数量将随年龄的增长而增加，但差异很大（Huson et al.，1989）（图 11.6）。已区别出两种类型的神经纤维瘤：常见的离散变种，其中的病变起源于沿周围神经的单个部位并具有明确的边缘。皮肤神经纤维瘤则通常存在于患有 NF1 的成人中，并且在躯干上最为常见。大约 20%的人患有头颈部病变，而在大多数老年患者中则具有 100 个以上的神经纤维瘤。尽管皮肤神经纤维瘤通常直到青春期才变得明显，但其大小和数量在整个成年期可能持续增加。

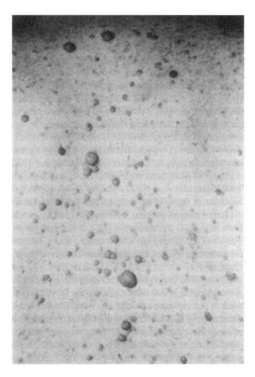

图 11.6　神经纤维瘤病 1 型中的真皮神经纤维瘤（复制自第三版，经剑桥大学出版社许可）

由 Susan Huson 提供

丛状神经纤维瘤是沿神经延伸的外周神经肿瘤，可涉及多个神经分支。丛状神经纤维瘤通常与局部软组织的过度生长有关，并且当涉及脑神经时，可导致明显的毁损。丛状神经纤维瘤表现为大而柔软的皮下肿胀，边缘不清晰，可能存在于大约 25% 的 NF1 患者中（通常在躯干上），但面部受累很少（Huson et al.，1988）。神经纤维瘤的主要并发症为面容毁损，但也存在恶变［恶性外周神经鞘瘤（malignant peripheral nerve sheath tumor，MPNST）］的风险（Evans et al.，2002；De Raedt et al.，2003）。恶性变化通常表现为疼痛和体积迅速增大，应警告所有患者这些事件的重要性。丛状神经纤维瘤具有局部侵袭性，可能沿着原始神经生长，波及脊髓或大脑。恶变的风险估计为 2%～4%（Huson et al.，1988），但一项基于人群的纵向研究报告其终身风险为 8%～13%（诊断中位年龄 26 岁）（Evans et al.，2002）。

视神经胶质瘤是 NF1 中报告最多的 CNS 病变，大约 1/3 的视神经胶质瘤患儿有 NF1。对 NF1 患者的视神经胶质瘤发生率的估计因人而异：Huson 等（1988）在一项基于人群的研究中发现，不到 2% 的 NF1 患者有症状性的胶质瘤，但 Lewis 等（1984）通过常规颅磁共振成像观察其发生率高达 15%。有症状的视神经胶质瘤通常在 6 岁之前出现。在组织学上，视神经胶质瘤为毛细胞型星形细胞瘤，并且这些通常是非进展性的肿瘤，通常给予保守治疗。

在 NF1 中发现的其他 CNS 神经胶质瘤包括脑干胶质瘤、下丘脑和第三脑室的毛细胞型星形细胞瘤，以及不常见的大脑半球、小脑或脊髓的弥漫性神经胶质瘤。虽然脑干胶质瘤可能造成导水管狭窄和脑积水，但 NF1 患者也存在非肿瘤性病变的风险，如硬脑膜扩张和不伴肿块的导水管狭窄。

NF1 是嗜铬细胞瘤的一种公认但罕见的病因。NF1 患者中诊断为嗜铬细胞瘤的年龄在 40 多岁（Walther et al.，1999b）。20 岁之前发病并不常见，这种肿瘤在儿童时期未见报道（Knudson and Strong，1972）。

与 NF1 相关的另一种内分泌肿瘤为十二指肠类癌。通常，这是具有独特组织学外观［沙粒体（psammoma body）］和生长抑素免疫反应性的生长抑素瘤（Griffiths et al.，1987；Swinburn et al.，1988）。各种胚胎肿瘤已被报道于 NF1 儿童中，包括横纹肌肉瘤、肾母细胞瘤和神经母细胞瘤（McKeen et al.，1978；Hartley et al.，1988）。此外，NF1 患儿还容易患骨髓性恶性肿瘤（正常风险的 200～500 倍），尤其是幼年型粒-单核细胞白血病（Bader and Miller，1978；Clark and Hutter，1982）。

NF1 基因定位于 17 号染色体并于 1990 年被鉴定（Wallace et al.，1990；Viskochil et al.，1990）。*NF1* 基因的产物神经纤维瘤蛋白（neurofibromin）是 Ras GTPase 蛋白的负调节因子，并且 *NF1* 基因似乎是作为一个经典的肿瘤抑制基因在起作用，导致在两种恶性神经纤维瘤中都检测到了 *NF1* 野生型等位基因的丢失。*NF1* 是一个大的基因（在 300 kb 的 DNA 中包含 61 个外显子）并具有很高的突变率。新生突变通常出现在父源胚系中，尽管微缺失可能最常来源于母系。全面的突变分析可以发现满足 NIH 诊断标准的>90%患者中的 *NF1* 突变（Boyd et al.，2009）。*NF1* 基因的突变分析也有助于不符合临床诊断标准或正在考虑产前或植入前诊断的个体。一般来说，虽然 *NF1* 突变的确切性质与临床表型无关，但高达 5%的病例具有完整的 *NF1* 基因缺失，后者与神经纤维瘤数量的增加、更为严重的智力障碍、面部畸形和增加的 MPNST 风险相关。*SPRED1* 的胚系突变将导致 Legius 综合征，其特征在于与 NF1 相似的皮肤发现（多个牛奶咖啡斑和腋窝雀斑），而没有 Lisch 结节或神经纤维瘤。

NF1 患者应接受检测，每年进行一次临床检查（儿童每 2 年一次），但在有服务的条件下可能不需要进行常规的生化或放射学检查（Huson et al.，1988）。大多数有风险亲属的患病状态可以根据临床标准可靠地确定，因为对于明确病例的后代来说外显率接近 100%（Riccardi and Lewis，1988）。尽管在大多数病例中通过突变分析或连锁 DNA 标记对 NF1 进行症状前诊断应该是可行的，但通常不会进行，除非临床诊断标准不明确。虽然检测到 *NF1* 突变可能允许产前诊断，但分子遗传学检测的局限性在于，NF1 通常具有非常广泛的表达变异，因此通常无法预测疾病的严重性。对于貌似为散发性病例的父母，应当对 NF1 的亚临床症状进行仔细评估（如使用伍德灯进行详细的皮肤检查，并针对 Lisch 结节进行眼科检查。嵌合性 NF1 可以是节段性、全身性（疾病通常是轻微的）或性腺性。嵌合性节段性 NF1 将表现为局部皮肤受累（牛奶咖啡斑/神经纤维瘤）。

11.48　神经纤维瘤病 2 型

神经纤维瘤病 2 型（neurofibromatosis2，NF2），又称中枢神经纤维瘤病和双侧听神经瘤神经纤维瘤病（central neurofibromatosis and bilateral acoustic neuroma）（OMIM

607379），是一种常染色体显性遗传性疾病，估计每年的发病率为 1/33 000，而人群患病率为 1/55 000（Evans et al.，2010）。超过 50%的病例没有 NF2 的家族史，并且是源于新发突变。据估计，约 1/3 的患者为嵌合性，并且在血液中无法检测到 *NF2* 突变（仅在肿瘤组织中）。NF2 占前庭神经鞘瘤患者的 7%（Evans et al.，2005）。NF2 的标志为双侧前庭神经鞘瘤（听神经瘤），但也存在其他中枢神经系统肿瘤的倾向，如脑脊髓瘤、星形细胞瘤、室管膜瘤和脊髓背根神经鞘瘤。NF1 和 NF2 是不同的疾病，而 *NF1* 和 *NF2* 基因分别定位于 17 号和 22 号染色体。

　　由 Evans 等（1992，1997）在一项大型的英国研究中所报道的 NF2 的临床特征如表 11.14 所示（Eng et al.，2003；MacCollin et al.，2003）。尽管外周神经纤维瘤可能发生在 NF2 中，但它们通常数量不多，并且 Lisch 结节（虹膜错构瘤）、腋窝或腹股沟雀斑，以及多个（6 个或更多）牛奶咖啡斑并非 NF2 的特征。不过，牛奶咖啡斑确实数量偏多：Kanter 等（1980）发现，61%的 NF2 患者至少有一处皮肤牛奶咖啡斑或神经纤维瘤，但没有人超过 5 个，而 Evans 等（1992）在 97 例患者中仅发现一人具有 6 处皮肤牛奶咖啡斑。胶质瘤不像脑膜瘤或神经鞘瘤那样常见，而星形细胞瘤和室管膜瘤通常为低级别的，累及下脑干或上脊髓。仅在儿童中发生的单神经病变和在成人中发生的全身性周围神经病变在一些病例中逐渐被认为是 NF2 的特征（Evans et al.，1992；Lloyd and Evans，2013）。

表 11.14　NF2 的临床特征

临床特征	发生率/%
前庭神经鞘瘤	85
脑膜瘤	45
脊髓肿瘤	26
皮肤肿瘤	68
牛奶咖啡斑	43
白内障	38
室管膜瘤	3
星形细胞瘤	4
视神经鞘脑膜瘤	4

注：源自 Evans 等（1992）。

　　曼彻斯特诊断标准被广泛采用（表 11.15），但所有的临床诊断标准对于诊断无双侧前庭神经鞘瘤和家族史的嵌合性个体的敏感性较低。

表 11.15　NF2 的诊断标准

双侧前庭神经鞘瘤
或者
NF2 的家族史加上（a）单侧前庭神经鞘瘤或（b）脑膜瘤、胶质瘤、神经纤维瘤、神经鞘瘤以及晶状体后囊下混浊中的任意两种

续表

或者

单侧前庭神经鞘瘤加上脑膜瘤、神经鞘瘤、胶质瘤、神经纤维瘤或者晶状体后囊下混浊中的任意两种

或者

多发性脑膜瘤加上（a）单侧前庭神经鞘瘤或（b）神经鞘瘤、胶质瘤、神经纤维瘤或者白内障中的两种以上

NF2 的发病年龄因人而异。前庭神经鞘瘤的症状（通常为听力丧失，可能是单侧，有时是前庭紊乱或耳鸣）通常从十来岁到二十多岁（平均年龄为 23 岁）开始，但 NF2 可以在几岁或六十多岁时才出现（Kanter et al.，1980；Martuza and Eldridge，1988；Evans et al.，1992）。在 50 岁时外显率超过 95%，诊断时的平均年龄为 28 岁。在某些病例中，NF2 的首个表现可能是先天性白内障。一些研究表明，母系遗传的家族性病例发病年龄较早（Kanter et al.，1980；Evans et al.，1992）；然而，没有 *NF2* 基因印记的证据，而这种观察可能是源于严重受累的男性没有后代的倾向。

NF2 患者被报道具有其他非声学 CNS 肿瘤的比例也存在差异。Kanter 等（1980）估计其为 18%，Evans 等（1992）估计为 45%，但对单个家庭的研究显示出了更高的发病率。更高的频率可能反映了对通过诊断无症状肿瘤以及家系内对于其他非声学 CNS 肿瘤易感性的差异更全面的确定。NF2 中的脑膜瘤通常为多发性，并可能发生在颅内或脊髓中。

NF2 已被细分为两种形式，基于一种晚发病（25 岁之后）的轻度表型（Gardner 型）和一种更严重的类型（Wishart 型），伴有早期发病和多发性的脑膜瘤和脊柱肿瘤。不过，许多病例并不符合于其中任何一类（Baser et al.，2002b）。

以下类别的个体应当作评估 NF2 的证据（Martuza and Eldridge，1988）：①30 岁之前发生的听神经瘤；②脑膜瘤或施万细胞瘤患儿；③多发 CNS 肿瘤，无确诊原因；④青少年或成人患有一种或多种神经纤维瘤，但没有 NF1 家族史和 Lisch 结节，只有少数皮肤牛奶咖啡斑。应首先进行仔细的皮肤检查、眼科评估和脑干听觉诱发电位的听力测定，并应当为那些有任何提示症状的 NF2 个体安排 MRI 脑部扫描（检查听神经瘤和其他颅内肿瘤）。

皮肤神经纤维瘤很少发生在 NF2 患者中，但应仔细寻找皮肤肿瘤。最常见的皮肤肿瘤类型为：①看似起源于外周神经的离散皮下肿胀；②边界清晰并略微凸起的病变，具有粗糙的外观和突出的毛发（Evans et al.，1992）。

应调查受累人群亲属的 NF2 特征。应通过详细的检眼镜检查筛查先天性白内障，并应当在儿童时期进行每年一次的临床检查（皮肤瘢痕的证据）。从 10 岁开始，应进行每年一次的听力测定和脑干听觉诱发电位检查（Evans et al.，1992）。还有必要进行皮肤和眼睛检查。钆增强 MRI 扫描是一项敏感的调查，如果可行，应从 10 岁开始每年进行。在许多病例中，检测将持续到 40 岁，但关于何时停止筛查的决定取决于具体的家庭情况。虽然早期诊断和手术可以预防进行性的神经功能损害，但通常听力将无法保全。受累的患者应做好进行性听力损失的准备，并提醒其不要登高和单独游泳。通过分子遗传学分析证明不是基因携带者的风险个体可以不进行进一步检测。

NF2 的一个显著特征是体细胞嵌合体的高发性，多达 1/3 的新突变的人为嵌合体（Kluwe et al.，2003；Moyhuddin et al.，2003）。对于患有轻度疾病而血液中没有可检测的 NF2 突变的个体，应怀疑为嵌合体患者。在双侧发生肿瘤而血液中没有可检测的突变病例中，两处的前庭神经鞘瘤中鉴定出相同的 NF2 突变将提示嵌合体。当使用标准技术无法在亲本血液中鉴定出体质性 NF2 突变时，从嵌合体亲本到后代的疾病传递风险很低，并且体细胞嵌合可能导致对第二代进行连锁分析的误导结果（造成连锁分析预测会出现高风险的个体可能继承了野生型的等位基因）（Moyhuddin et al.，2003）。相反，从嵌合性亲代继承了 NF2 突变的儿童通常受累更严重。

NF2 的基因定位于 22 号染色体，并在 1993 年被鉴定（Rouleau et al.，1993；Trofatter et al.，1993）。据报道，经典的 NF2 没有明显的基因座异质性证据，但家族性神经鞘瘤是由 SMARCB1 突变所致，该基因的突变偶尔见于单侧前庭神经鞘瘤、多发性中枢神经和皮肤神经鞘瘤或多发性脑膜瘤和神经鞘瘤（van den Munckhof et al.，2012）。NF2 的突变分析必须同时包括测序和对于外显子缺失的检测分析。对于胚系 NF2 突变的鉴定提供了基因型-表型的相关性，使得具有无义或移码突变的非嵌合体患者通常具有比错义或剪接位点突变或大缺失者更严重的疾病（Wishart 型）（尽管一些错义突变也可能具有严重的表型）（Parry et al.，1996；Ruttledge et al.，1996）。对于非第Ⅷ对脑神经的 NF2 相关肿瘤（如颅内脑膜瘤、脊柱肿瘤和外周神经肿瘤），具有体质性 NF2 错义突变、剪接位点突变、大缺失或体细胞嵌合体的患者的肿瘤明显小于具有无义或移码突变的患者（Baser et al.，2004；Selvanathan et al.，2010）。嵌合现象是 NF2 表型变异的另一个原因，而嵌合现象的高频率可能影响分子遗传学研究。因此，在未满足曼彻斯特诊断标准的潜在的 NF2 病例中，对肿瘤材料的分子遗传学分析将有助于明确患者是否为 NF2 突变的嵌合体，而有关前庭神经鞘瘤的诊断年龄、出现嵌合的风险，以及对于亲属的风险的详细信息已见于报道（Evans et al.，2012）。NF2 患者的预后不仅受基因型-表型相关性的影响，而且受专科中心具有更低死亡率的手术治疗的影响（Baser et al.，2002a）。尽管手术是主要的治疗干预措施（在某些情况下将使用放射外科手术），但靶向非手术治疗的潜在应用越来越引起人们的兴趣（Subbiah and Kurzrock，2012）。

11.49　非典型神经纤维瘤病

非典型神经纤维瘤病（neurofibromatosis：atypical）为不完全属于 NF1 或 NF2 类别的神经纤维瘤病（NF）。例如，在 NF3 中存在 NF1（皮肤牛奶咖啡斑、手掌上特征性的皮肤神经纤维瘤）和 NF2（双侧前庭神经鞘瘤、脑膜瘤和脊髓神经纤维瘤）的特征。NF1 和 NF2 基因的分子遗传学分析可用于阐明 NF 与 NF1 和 NF2 的非典型形式的关系。神经鞘瘤是 NF2 的变体，可能具有不同的发病机制。

11.50　Nijmegen 断裂综合征

尼梅亨（Nijmegen）断裂综合征（NBS），也称为 Seemanova 综合征Ⅱ（Seemanova

syndrome Ⅱ）（OMIM ＃251260），这种罕见的常染色体隐性遗传病的特征为小头畸形、生长迟缓、鸟样脸、卵巢早衰以及体液和细胞免疫缺陷。一个显著的特征是（通常）正常的智力和严重的小头畸形之间存在的显著不一致性。NBS 的诊断最初是基于临床表现，并通过遗传分析得到了证实。发生淋巴网状恶性肿瘤的风险非常大——多达 50%的患者将发生淋巴瘤，中位年龄不到 11 岁（Demuth and Digweed，2007）。到 20 岁时，所有的 NBS 纯合子中有 40%罹患癌症（Chrzanowska et al.，2012）。实验室的发现包括培养的淋巴细胞染色体不稳定、涉及 7 号和 14 号染色体的频繁重组、细胞和染色体对 X 射线的超敏反应，以及 DNA 复制的辐射抗性等（Taalman et al.，1989；Erola et al.，2003）。大多数报道的病例具有东欧（斯拉夫）起源，尤其是捷克共和国、波兰、俄罗斯西部和乌克兰，其中奠基者突变（第 6 号外显子中的 c.657_661del5，p.K219fsX19）很常见。NBS 与 AT 的细胞表型染色体断裂和免疫缺陷特征相似，但临床表型不同。NBS 的基因（*NBN*，以前称为 *NBS1*）编码被 ATM 蛋白磷酸化为 Nibrin 蛋白（Varon et al.，1998）。Nibrin 与 MRE11 和 RAD50 一起形成称为 MRN 的三聚体蛋白质复合物，参与修复 DNA 双链断裂。根据对 *NBN* 纯合子亲属的研究以及对癌症病例和对照的 *NBN* 测序研究，证实杂合子患肿瘤的风险增加，包括前列腺癌、乳腺癌以及黑色素瘤［由 Demuth 和 Digweed（2007）综述］。

11.51　Noonan 综合征和 Ras 病变

努南（Noonan）综合征（Noonan syndrome，NS）（OMIM 163950）的特征为心脏缺陷、身材矮小、隐睾和特征性的面容（睑下垂、眼球发育不全、低发际线和颈蹼）。最常见的心脏缺陷（总体上 85%～90%）为肺动脉狭窄、肥厚型心肌病和室间隔缺损。65%可能具有凝血功能障碍。该病的发病率为 1/25 000，最初被认为是特纳综合征的变种，因为颈蹼和身材矮小是两者的共同特征。然而，Noonan 综合征的核型是正常的，并且呈常染色体显性遗传。在该病大约一半的患者中发现了 *PTPN11* 的突变，而基因产物 SHP2 为促分裂原活化的蛋白激酶（mitogen activated protein kinase，MAPK）信号转导途径的组分。最近，在一定比例的患者中发现了涉及相同 Ras/MAPK 途径的其他基因的胚系功能获得性突变，如 *SHOC2*、*KRAS*、*SOS1*、*NRAS*、*BRAF* 和 *RAF1*（Pandit et al.，2006）。常染色体隐性遗传的 Noonan 综合征可能是由 *SHOC2* 基因突变所致。

LEOPARD 综合征（LEOPARD syndrome，LS）（OMIM 151100）因其雀斑样痣/黑子（L）、心电图异常（E）、两眼距离过远（O）、肺动脉狭窄（P）、生殖器异常（A）、生长迟缓（R）和耳聋（D）的临床特征而得名，是由 *PTPN11* 的功能获得性突变所致，因此被认为是 Noonan 综合征的变种（Tartaglia et al.，2006）。

已经在患有相关病症的儿童中鉴定了参与 Ras/MAPK 途径的其他基因的胚系突变，如心脏-面部-皮肤综合征（cardio-facio-cutaneous syndrome，CFCS）（OMIM 115150）和 Costello 综合征（OMIM 218040）。初步的研究表明，在年龄较大的组中，具有胚系 *PTPN11* 突变的 Noonan 综合征患者患癌症的风险增加，但尚未得到证实。主要风险是幼年型粒-单核细胞白血病（juvenile myelomonocytic leukemia，JMML）。在几例患有 JMML 的 NS 患者中发现了 *SHP 2*（Thr73Ile）第 73 位的突变，即苏氨酸替换为异亮氨酸（Jongmans et al.，2011；Tartaglia et al.，2003）。

CFCS 表现为心脏缺陷、特征性的粗糙面容、角化过度的皮肤病变和痣、稀疏的卷发、稀疏的眉毛和严重的发育迟缓，并与 *BRAF*、*KRAS*、*BRAF*、*MEK1* 或 *MEK2* 的胚系突变相关（Roberts et al.，2006），而 Costello 综合征的特征则在于心脏缺陷、身材矮小、粗糙面容以及癌症风险的显著增加，并且是源于 *HRAS* 的胚系突变（Kerr et al.，2006）。

增加的 MAPK 信号转导被认为可导致癌症的易感性；编码具有非常高的转化潜力的 p.G12V 氨基酸变化的胚系 *HRAS* 突变将导致严重的新生儿致死性 Costello 综合征。Costello 综合征的大多数病例是由于 p.G12S 的激活作用较弱，导致其肿瘤的终身风险为 15%。还有另一种再现性突变，即 p.G13C，将导致更温和的表型。Costello 综合征患癌的终身风险估计为 15%，其中 60% 的可能为横纹肌肉瘤，往往发生在儿童时期，其他通常是神经母细胞瘤和膀胱癌。膀胱癌可能早在十来岁时就会发生。

在 Costello 综合征中横纹肌肉瘤的风险与 Beckwith-Wiedemann 综合征（BWS）相似，这可能使筛查变得更合理。基于对筛查 BWS 患者的建议，有人建议对患有 Costello 综合征的儿童通过腹部和盆腔超声检查对横纹肌肉瘤和腹部神经母细胞瘤进行筛查，每 3～6 个月一次，直到 10 岁，通过尿儿茶酚胺代谢物分析筛查神经母细胞瘤，每 6～12 个月一次，直到 5 岁，以及在 10 岁之后每年进行一次针对膀胱癌的血尿分析（Gripp et al.，2002）。

由 Ras/MAPK 传导通路中基因的胚系突变引起的 Noonan 综合征、CFCS 和 Costello 综合征，加上神经纤维瘤病 1 型以及多发性雀斑样痣的 Noonan 综合征（LEOPARD 综合征），正在被称作 Ras 病变，而一个 RAS 病变患者/家庭支持小组已被提议，但这些患者群体仍然是分开的，因为不同疾病的问题各不相同。

11.52　Perlman 综合征

帕尔曼（Perlman）综合征（OMIM 267000），这种罕见疾病为一种常染色体隐性遗传的先天性过度生长综合征，与 Beckwith-Wiedemann 综合征具有表型相似性。受累的儿童出生时偏大、低张力，并具有器官肿大、特征性面容畸形（倒 "V" 形上唇，前额突出，眼睛深陷，鼻梁扁平，耳垂低）、肾脏异常（肾肿大和肾积水），常见神经发育滞后和较高的新生儿死亡率（Perlman，1986；Greenberg et al.，1988）。Perlman 综合征发生 Wilms 瘤的风险极高（存活超过新生儿期者发生率为 64%），诊断年龄（<2 岁）早于散发病例（3～4 岁），且双侧肿瘤的发生率很高（55%）。肾母细胞瘤病（Wilms 瘤的重要前体病变）在 Perlman 综合征患儿肾脏的组织学检查中显示频繁。Perlman 综合征是由 *DIS3L2*（酵母 *Dis3* 基因的同源物）的胚系失活突变所致。DIS3 是进化保守的外泌体复合物的关键组分，并且已证明 DIS3L2 的失活将导致 RNA 代谢紊乱，伴有有丝分裂检查点蛋白的异常表达（Astuti et al.，2012；Greenberg et al.，1986）。

11.53　Peutz-Jeghers 综合征

波伊茨-耶格（Peutz-Jeghers）综合征（OMIM 602216，OMIM 175200）是一种罕见

的常染色体显性遗传性错构瘤癌症综合征，其特征为皮肤上微小的色素性黏膜皮肤斑和胃肠道息肉，并具有较高的风险发生胃癌、乳腺癌和胰腺癌（Hemminki et al.，1997；Eng et al.，2001）。染色体 19p13 区 *STK11* 的胚系突变可见于大多数典型的 Peutz-Jeghers 综合征病例中，但仍有很小一部分病例在该基因中没有可检测的突变（de Leng et al.，2007；Volikos et al.，2006）。

11.53.1　Peutz-Jeghers 综合征的临床表现

嘴唇、口周区域和颊黏膜上存在的黑色素斑点是 Peutz-Jeghers 综合征（PJS）的特征，并很可能存在于 95% 的这类个体中（Peutz，1921；Jeghers et al.，1949）。这些微小的斑点也可能呈现为手（尤其是手掌）、臂、足（尤其是足底区域）、腿、生殖器和肛门上的黑色或蓝色斑点。这些皮肤色素沉着出现于儿童早期，并可能在 25 岁之后消退。因此，没有色素斑并不能够排除 PJS 的诊断（Lampe et al.，2003）。大多数患者因其与胃肠道错构瘤性息肉相关的症状而就诊，尽管息肉也可能发生在鼻黏膜、膀胱、子宫和胆囊中。它们可能表现为从童年时期起（通常是十来岁）即出现腹部绞痛。肠套叠和肠梗阻并非罕见的并发症，并可能发生严重到足以导致贫血的直肠出血。息肉的分布最常见于小肠（60%～90%），但也见于结肠（50%～64%）、胃（49%）和直肠（32%）（Jeghers et al.，1949）。这些息肉为平滑肌的宽底错构瘤，延伸到固有层中。许多人表现出“假性侵袭”的组织学特征。尽管如此，在息肉内可能发生腺瘤性改变，并且恶性肿瘤的风险增加（相对风险率为 13），据称该病到 50 岁时癌症的死亡率高达 40%（Boardman et al.，1998；Giardiello et al.，1987；Lim et al.，2004）。在没有特征性黑色素斑点的情况下，息肉的组织病理学对于诊断 PJS 至关重要，因为 PJS 息肉具有一个对诊断有用的平滑肌中央核心，以树状方式（“树枝状”）延伸到浅表上皮层。有叶状细长的上皮和囊性腺体扩张延伸到具有树枝状平滑肌的固有肌层。因此，发生上皮层的内陷，几乎将这些细胞捕获在平滑肌组分内，并引起可被误诊为癌症的肠壁“假性侵入”，但缺乏细胞学异型性的证据。三个组织层的这种参与易于形成肠套叠并形成独特的分叶状 PJS 息肉。尽管如此，PJS 的操作性临床诊断标准如下：①两个以上组织学证实的 PJS 息肉；②任意数量的 PJS 息肉或特征性的黏膜皮肤色素沉着，具有 PJS 的阳性家族史；③任意数量具有特征性黏膜皮肤色素沉着的 PJS 息肉（Aretz et al.，2005；Aaltonen et al.，1998）。

除增加的胃肠道癌风险外，肠外癌在 PJS 中也偏多（Giardiello et al.，1987）。乳腺和胰腺癌的侵袭性导管癌与 PJS 显著相关（Boardman et al.，1998）。与该综合征相关的非恶性肿瘤包括卵巢性索肿瘤和睾丸（Sertoli 细胞）肿瘤。这些肿瘤的组织学介于颗粒细胞瘤和支持细胞瘤之间。它们常见于该综合征中，并且很少是恶性的，尽管至少一种这样的恶性肿瘤已见于报道。其临床效果主要是由于女性的过度雌激素化，并且可以引起恶性程度非常大的子宫颈的恶性腺瘤。许多这些肿瘤发生在年轻成年人中，而 Sertoli 细胞和性索肿瘤可能发生在青春期前的男孩中，导致性早熟和乳房女性化。可能发生卵巢的支持细胞瘤，双侧和多灶性的卵巢性索肿瘤也很常见。

PJS 中所有癌症的相对风险率都很高，30 岁时评估为 3%，40 岁时为 19%，50 岁时为 32%，60 岁时为 63%，70 岁时为 81%。胃肠道癌（食管、胃、小肠、结直肠和胰腺）的风险分别为 1%、10%、18%、42% 和 66%，妇科癌症的风险分别为 3%（30 岁时）、6%（40 岁时）、13%（50 岁时）和 13%（总体），而乳腺癌的风险在 40 岁时为 8%，50 岁时为 11%，60 岁时为 32%。胰腺癌的风险在 40 岁时可能达到 5%，60 岁时达到 8%（Lim et al.，2003，2004）。

11.53.2　Peutz-Jeghers 综合征的遗传学

编码一种多功能的细胞核丝氨酸-苏氨酸激酶的 *STK11* 的胚系功能丧失突变可见于一定比例的 PJS 个体和亲属中（Hemminki et al.，1997，1998；Jenne et al.，1998）。*STK11* 突变已在 80%～96% 的病例中被发现，导致了对于基因座异质性或存在大的缺失和启动子突变的推测，其尚未被系统地分析。尚无明确的基因型-表型关联。目前的证据表明，不太可能存在另一个主要的 PJS 基因座。

STK11 有 9 个外显子，其正常的蛋白质产物可作为一种肿瘤抑制因子，也是蛋白激酶的一种重要功能。研究表明，通过胚系突变加上体细胞突变或者更为常见的野生型等位基因的启动子超甲基化，肿瘤中 *STK11* 的双等位基因失活将导致错构瘤息肉的发生。其编码产物为一种丝氨酸-苏氨酸激酶，可部分通过细胞周期中的 G_1 期停滞来调节细胞增殖。它还在细胞极性和 WNT 信号转导中起作用，并且是 TSC 通路中 mTOR 的负调节物。

11.53.3　Peutz-Jeghers 综合征的遗传和医疗管理

与其他遗传性癌症综合征一样，罹患或怀疑罹患 PJS 的患者应被转诊至临床癌症遗传咨询机构。胚系 *STK11* 突变的存在对 PJS 具有诊断性。然而，未能在符合 PJS 临床诊断标准的个体中发现突变并不能排除诊断，而且这类个体应该像任何患有 PJS 和（或）具有胚系 *STK11* 突变的人一样被管理。

PJS 的初步随访和管理旨在检测肠道息肉，以预防肠套叠和肠梗阻等并发症。在成年后期，通过筛查可以检测癌前病变和早期癌症。推荐的方案是 8 岁时的基线结肠镜检查和上消化道内镜检查，而如果未检测到息肉，则从 18 岁开始，每年 3 次，进一步开展小肠视频胶囊内镜检查和结肠镜检查。如果在 8 岁时检测到息肉，则建议从这一年龄开始每年进行 3 次筛查。此外还建议在 50 岁之后，鉴于此年龄后癌症风险的快速增加，将这一频率增加到每 12 个月一次。如果没有视频胶囊内镜检查，成人钡餐后追踪检查或 MRI 可作为替代方案。如果正在进行剖腹手术，应考虑进行内镜下息肉切除术（"手术台上小肠镜和息肉切除术"）。如果可能的话，应从 25 岁起每年进行 MRI 乳腺癌筛查，并建议成年女性采用液基细胞学宫颈涂片检查。然而，针对胰腺癌或其他癌症的筛查尚未被证实有效，因此不推荐（Beggs et al.，2010）。正在开发用哺乳动物雷帕霉素靶蛋白（mammalian target of rapamycin，mTOR）抑制剂如雷帕霉素等进行治疗，并有了一些成功的初步迹象。

可疑症状可能需要剖腹手术。息肉切除术应尽可能完整，并可以在内镜检查时进行。对肠外恶性肿瘤的检测包括乳腺 X 射线摄影、每年一次妇科评估和盆腔超声检查，以及

3 年一次的宫颈涂片检查。鉴于女性化睾丸支持细胞瘤的风险，建议对具有女性化特征的男性进行睾丸超声检查。

11.54　胸膜肺母细胞瘤-家族性肿瘤发育异常综合征

胸膜肺母细胞瘤（pleuropulmonary blastoma，PPB）是一种罕见的肺部肿瘤，在 72 个月以下的儿童中表现为 3 种类型：1 型，一种外观无异常但为恶性的囊肿；2 型，部分实性、部分囊性的病变；3 型，一种完全实性、高度恶性的肉瘤样病变（Priest et al.，1997）。它是胸膜肺母细胞瘤-家族性肿瘤发育异常综合征（pleuropulmonary blastoma-familial tumor dysplasia syndrome，PPB-FTDS）（OMIM #601200，138800）的前哨病变，又称 DICER1 综合征。这种罕见综合征的其他特征包括肺囊肿（本质上为静息或退化形式的 PPB）、多结节性甲状腺肿、卵巢性索间质肿瘤（尤其是卵巢支持-间质细胞瘤）、囊性肾病、胚胎性横纹肌肉瘤和其他罕见的表现，包括垂体母细胞瘤、睫状体髓质上皮瘤、松果体母细胞瘤、其他的原始神经外胚叶肿瘤、青少年肠息肉、成人多发性多形性肉瘤、肾母细胞瘤，以及可能的肺隔离症（Priest et al.，1996；Ashley Hill et al.，2009；Foulkes et al.，2011；Rio Frio et al.，2011；Slade et al.，2011）。迄今已在大约 50 个家族中发现了 DICER1 的致病性胚系突变（Ashley Hill et al.，2009；Bahubeshi et al.，2010；Foulkes et al.，2011；Rio Frio et al.，2011；Slade et al.，2011），该基因编码一种 miRNA 加工-RNase III型内切核糖核酸酶，对胚胎发生和早期发育至关重要（Bernstein et al.，2003）。大多数这类胚系突变似乎以截短或其他方式使蛋白质失效。相比之下，这些肿瘤中的第二次打击，几乎均涉及 RNase IIIb 结构域（Heravi-Moussavi et al.，2012），并且明显导致其无法加工 5' 成熟的 miRNA（Gurtan et al.，2012）。

11.55　卟　啉　病

有几种形式的卟啉病（porphyria）——卟啉代谢的先天性缺陷，伴有阳光敏感性皮损和异常的卟啉排泄模式——其中大部分作为常染色体显性性状被遗传。先天性红细胞生成性卟啉病是一种常染色体隐性性状。Kauppinen（2005）回顾了不同卟啉病的临床和分子学特点。肝脏萎缩发生在肝卟啉病中并可能导致炎症和纤维化，具有发生肝细胞瘤的风险，尤其是在迟发性皮肤卟啉病和杂色卟啉病中（Gisbert et al.，2004）。这两种类型的皮肤病学特征是暴露于阳光的区域出现大疱，皮肤脆弱，伴发色素沉着、多毛症、光敏性、糜烂、粟粒疹和硬皮病样变。治疗方法是行静脉切开术和使用氯喹。导致卟啉病的许多基因，尤其是粪卟啉病性、急性间歇性、红细胞生成性和变异性卟啉病（Martasek et al.，1994；Ostasiewicz et al.，1995；Meissner et al.，1996）已被发现，并且有可能在受累的先证者中检测到这些基因的胚系突变。在一项对 650 例急性间歇性卟啉病为期 7 年的随访研究中，7 例被诊断为肝细胞瘤（3 例无症状），总体标准化率为 36%（95%CI：14～74）。癌症的发生与特定的血红素生物合成异常无关，但在癌症病例中血红素前体显著增加（伴随褪黑素减少）（Andant et al., 2000）。一项对 39 例迟发性皮肤卟啉病患者的随访研究，采用 6 个月一次的超声和 CA125 测量检测，并通过静脉切开术治疗进行临床缓解，仅 1 例患者发生了肝细胞癌（累积发生率为 0.26%），该患者为一名感染丙型肝炎病毒（hepatitis C virus，HCV）的酗酒者（Gisbert et al., 2004）。作者得出结论，这类患者患肝细胞癌的风险相对较低，但这种风险将随 HCV 感染和晚期纤维化/肝硬化而增加。其他研究报告的相对风险率为 5.3（Fracanzani et al., 2001）。有人建议 PCT 患者应进行肝脏活检以确定是否存在这些因素并进行检测（如果存在的话）。可归因于 HCV 感染的肝细胞癌的比例可能为 25%，并且大多数发生在硬化的肝脏中；应该对这些高风险患者进行 6 个月一次的筛查（Montalto et al., 2002）。其他增加肝细胞癌风险的遗传因素为血色素沉着病、糖原贮积症 1A 和 1b 型、酪氨酸血症和 α_1 抗胰蛋白酶缺乏症（Dragani, 2010）。应检查卟啉病患者的肝炎和血色素沉着病症状，因为这些可能会增加肿瘤的风险。

11.56 横纹肌样肿瘤易感综合征 1（OMIM #609322）

横纹肌样肿瘤是一种恶性的侵袭性肿瘤，通常出现在婴儿期和幼儿期。这些肿瘤发生在脑和脊髓中时，称为非典型畸胎样/横纹肌样肿瘤（atypical teratoid/rhabdoid tumor，AT/RT）；出现在肾脏和（或）软组织中时，称为恶性横纹肌样肿瘤（malignant rhabdoid tumor，MRT）或颅外横纹肌样肿瘤。在源自恶性横纹肌样肿瘤的细胞系中发现了染色体 22q 区的纯合缺失，涉及 SNF5/INI1 基因（蔗糖非发酵 5/整合酶相互作用子 1），现在被称为 SMARCB1/BAF47（Versteege et al., 1998）。SMARCB1 蛋白和其他家族成员如 BRG1/SMARCA4 和 ARID1A/SMARCF1 参与染色质重塑（Wilson and Roberts, 2011）。随后，在患有 AT/RT 和 MRT 的儿童中鉴定出了胚系突变（Sévenet et al., 1999；Biegel et al., 1999；Taylor et al., 2000）。1/3 患有 AT/RT 或 MRT 的儿童携带胚系 SMARCB1 突变，并且在大约 1/4 的病例中，发现了从父母到子女的传递，这意味着父母的表型较少（Eaton et al., 2011）。与散发病例（未经检测或 SMARCB1 突变阴性）相比，家族性病例（主要是胚系 SMARCB1 突变）为发生更早、更具侵袭性且更可能致命的广泛疾病（Bruggers et al., 2011）。已经有 BAF47（由 SMARCB1 编码）的抗体，并且可以在胚系突变分析之前用作筛选的步骤，因为 SMARCB1 似乎是一种经典的"二次打击"肿瘤抑制因子（Roberts and Biegel, 2009）。胚系 SMARCB1 突变也可能导致家族性神经鞘瘤，偶尔也发现同一家族成员同时患有 AT/RT 和神经鞘瘤（Carter et al., 2012）。

11.57 横纹肌样肿瘤易感综合征 2（OMIM #613325）

对两名未显示 BAF47/SMARCB1/INI1 免疫组化染色异常或 SMARCB1 细胞胚系或体细胞突变的 AT/RT 或 MRT 姐妹的研究，促使了对其伴侣分子 BRG1/SMARCA4 中胚系突变的鉴定（Schneppenheim et al., 2010）。至于 SMARCB1，免疫组织化学检测显示肿瘤

中存在 *BRG1/SMARCA4* 的缺失。突变是从一个未受累的父亲遗传而来。还报道了第二个家族，其中包含一名具有 AT/RT 和 *SMARCA4* 胚系突变的 9 个月大的男孩（Hasselblatt et al.，2011）。因此，如果 BAF47/INI1 的 AT/RT 或 MRT 的免疫组织化学染色正常，则提示有必要对 *SMARCA4* 进行检测。与胚系 *SMARCA4* 突变相关的完整疾病谱仍有待确定。

11.58　Rothmund-Thompson 综合征

Rothmund-Thompson 综合征（OMIM 268400），这种罕见的常染色体隐性遗传病的特征在于与青少年白内障和身材矮小相关的皮肤萎缩、色素沉着和毛细血管扩张。真皮的红斑病变可能在出生时就存在，并且通常在出生后的前 6 个月出现。它们从面部开始并扩散到整个身体。皮肤萎缩、色素沉着和毛细血管扩张从出生后的第 3~6 个月出现，尤其是在手、臂、腿和臀部的伸肌表面，并且以暴露的表面为甚。这种炎症阶段之后是皮肤萎缩，伴有色素沉着异常。双侧白内障发生在 4~7 岁，可能有脱发。可见疣状角化病，成人期皮肤可能发生鳞状细胞癌；已经报道了多种 Bowen 病（Haneke and Gutschmidt，1979；Kitao et al.，1999）。有 2 例口腔鳞状细胞癌的报道（Dahele et al.，2004），可能发生的相关异常包括稀疏的头发或脱发、萎缩的指甲、小牙症或其他牙齿畸形、性腺功能减退、小马鞍鼻、拇指发育不良、前臂缩短缺陷、小手脚，以及骨质疏松症或硬化。

成骨肉瘤可见于一部分的患者中（一个系列中 32%，平均年龄为 11.5 岁），也可能出现皮肤恶性肿瘤（Starr et al.，1985；Wang et al.，2001）。在该病中也报道了骨髓增生异常和纤维肉瘤（Naryan et al.，2001）。一部分病例是源于 *RECQL4* 解旋酶的双等位突变，而具有截短突变的病例则发生骨肉瘤的风险可能更高（Wang et al.，2003a）。在对 938 例骨肉瘤患者进行的为期 25 年的一项回顾性研究中，66 人患有多种原发性癌症。其中一人患有 Rothmund-Thompson 综合征，证明了本病在通过骨肉瘤诊断确定的患者中的罕见性（Hauben et al.，2003）。

Rothmund-Thompson 综合征患者发生第二种恶性肿瘤的风险增加——近 20% 属于原发性肿瘤（骨肉瘤、软组织肉瘤或血液肿瘤）的 Rothmund-Thompson 综合征患者将发生第二种恶性肿瘤（Stinco et al.，2008）。

11.59　重症联合免疫缺陷病

重症联合免疫缺陷病（OMIM 102700）包括一组以严重的细胞介导和体液免疫缺陷为特征的异质性疾病。存在常染色体隐性和 X 连锁（男性中最常见的形式）的类型。尽管感染是最常见的死亡原因，但淋巴瘤的风险也会增加。在 X 连锁的重症联合免疫缺陷病（severe combined immunodeficiency disease，SCID）被定位于 Xq13.1 区之后，鉴定了白细胞介素-2 受体链基因的突变（Noguchi et al.，1993；Puck et al.，1993）。突变为异质性，而分子遗传学分析在技术上要求很高（Puck et al.，1997，1997）。还发现了一种非典型的类型。至少 8 个常染色体基因与隐性 SCID 有关，包括腺苷脱氨酶（adenosine deaminase，ADA）、CD3δ 和 CD3ε 链、CD45、IL-7 受体 α 链、JAK3 和 RAG1/RAG2 缺陷，以及 Artemis 突变（Buckley，2004a，b）。没有证据表明该病的常染色体隐性突变（包括腺苷脱氨酶缺乏症）的杂合子患癌风险增加（Morrell et al.，1987）。澳大利亚最近对 SCID 进行的一项调查显示，新生儿的发病率为 1.8/100 000。在 6 年期间确诊的 33 例中，26 例为经典 SCID，7 例为非典型 SCID。在经典病例中，致病基因/综合征为 IL2RG（$n=13$）、ADA（$n=4$）、IL-7 受体 α 链（$n=1$）、Omenn 综合征（$n=2$）和 DiGeorge 综合征（$n=2$），4 例为未另行定义的常染色体隐性遗传病（Yee et al.，2008）。

11.60　Shwachman-Diamond 综合征

施-戴（Shwachman-Diamond）综合征（OMIM 260400）是一种罕见的常染色体隐性遗传病，其特征为胰腺外分泌功能不全、骨骼异常（如干骺端发育不良）、生长迟缓、反复感染和血液学异常（中性粒细胞减少、发育不良性贫血、血小板减少或全血细胞减少）（Dror and Freedman，1999），诊断标准见表 11.16。Shwachman-Diamond 综合征中白血病的推算风险增加了 27 倍（Woods et al.，1981）。在该病中已经描述了一系列的白血病类型，包括急性淋巴细胞白血病、急性髓细胞性白血病、慢性髓细胞性白血病和红白血病。尽管白血病转化的风险被认为是 5%～10%，但 Smith 等（1996）提出这存在低估的可能。Shwachman-Diamond 综合征基因被定位于 7q11 并编码 250 个氨基酸的蛋白质（Boocock et al.，2003）。大多数突变似乎是源于具有假基因的基因转化事件。

表 11.16　Shwachman-Diamond 综合征的诊断标准

满足下列标准 1～4 中的至少两项：

1. 下列中的至少两条

（a）在至少 3 个月中至少两次检测到慢性细胞减少症

（b）骨髓祖细胞减少（粒细胞单核细胞集落生成单位、红系爆式集落形成单位和粒细胞、红系、单核细胞、巨核细胞集落形成单位）

（c）血红蛋白 F（HbF）持续升高（至少间隔 3 个月，至少两次）

（d）持续性红细胞巨细胞增多（间隔至少 3 个月，至少两次）（非溶血或营养缺乏所致）

2. 下列中的至少一条

（a）胰腺脂肪瘤病的证据（通过超声波、计算机断层扫描、磁共振成像或胰腺病理检查如尸检）

（b）根据年龄调整的至少两种胰酶水平降低（刺激试验后的粪便弹性蛋白酶、血清胰蛋白酶原、血清异淀粉酶或十二指肠酶）

3. 阳性基因检测（SBD 和其他曾经可用的）

4. Shwachman-Diamond 综合征一级家族史

改编自：Hashmi 等（2011）。

基因型分析没有明显的预后意义。具有非常早期症状或血细胞减少症的 Shwachman-Diamond 综合征患者被认为具有严重血液并发症的高风险（Donadieu et al.，2012）。在比较 Shwachman-Diamond 综合征与其他的遗传性骨髓衰竭综合征如 Blackfan-Diamond 综合征、Fanconi 贫血、Kostmann 综合征和先天性角化不良时，Shwachman-Diamond 综合征与其他类型的遗传性骨髓衰竭之间的主要差异之一是孤立性中性粒细胞减少症和高 HbF 或 MCV 的组合更可能出现在 Shwachman-Diamond 综合征的诊断中，而严重的中性粒细胞减少症和血小板减少症则出现得较少（Hashmi et al.，2011）。

11.61　Simpson-Golabi-Behmel 综合征

Simpson-Golabi-Behmel 综合征（过度生长综合征）（OMIM 312870），这种 X 连锁的先天性过度生长综合征在携带者女性中有一定的表现度，Simpson-Golabi-Behmel 综合征的特征是出生前和出生后过度生长、面容粗糙、宽眼距和下唇中线凹槽，以及各种发育缺陷，包括唇腭裂、多指、多余的乳头、先天性心脏病和隐睾等。精神发育迟滞通常不是其特征。必须将 Simpson-Golabi-Behmel 综合征与其他的过度生长综合征区别开来，尤其是 Beckwith-Wiedemann 综合征（BWS）。发生胚胎肿瘤的风险增加，并且可以提供对 Wilms 瘤的筛查，如同 BWS 一样（每 3～4 个月一次肾脏超声检查，直到 7 岁）（Scott et al.，2006）。

Simpson-Golabi-Behmel 综合征是由磷脂酰肌醇蛋白聚糖 3（GPC3）基因的突变所致，该基因被定位于 Xq26（Hughes-Benzie et al.，1996；Pilia et al.，1996；Brzustowicz et al.，1999）。此外，在一个被认为具有严重类型的 Simpson-Golabi-Behmel 综合征的家族中，第二个位点（SGBS2）被定位于 Xp22，并且随后在该家族中发现了 OFD1 基因的突变（从而证明 SGBS2 与Ⅰ型口-面-指综合征共享基因座）（Budny et al.，2006）。Li 等（2001）提出肝母细胞瘤病和肾母细胞瘤病是 Simpson-Golabi-Behmel 综合征表型的一部分，并在两名先前被诊断为 Sotos 综合征和 Perlman 综合征的患者中发现了 GPC3 的缺失。

11.62　Sotos 综合征

Sotos 综合征（OMIM 117550），这种先天性过度生长障碍的主要特征是特征性的面部外观（前额高而宽、额颞毛发稀疏、下颌突出）、学习障碍（大多为轻度至中度），以及出生前和儿童时期的过度生长（身材高大和巨颅症）。在大多数病例中，骨龄是超前的。新生儿黄疸和（或）喂养困难很常见。大约 25% 的儿童会有先天性异常，涉及心脏（如间隔缺损或更复杂的先天性心脏病）、肾脏（膀胱反流或结构异常）或脊柱（脊柱侧弯）（Baujat and Cormier-Daire，2007；Tatton-Brown et al.，2007）。

Sotos 综合征必须区别于其他的先天性过度生长综合征，尤其是 Weaver 综合征，还有 Beckwith-Wiedemann 综合征、Bannayan-Riley-Ruvalcaba 综合征和 Simpson-Golabi-Behmel 综合征。通过检测 NSD1（核受体结合域蛋白-1）的失活突变可以证实 Sotos 综合征的临床诊断（Tatton-Brown et al.，2005）。大多数病例具有基因内的 NSD1 突变，但也可能发生微缺失，这些是日本病例中 Sotos 综合征最常见的原因。据报道，少数具有 Sotos 样特征但 *NSD1* 无突变的患者存在 *NFIX* 的改变（Yoneda et al., 2012）。大多数病例似乎为散发性，并且是由新生突变所致，但家族性病例则是以常染色体显性的方式来遗传。

虽然据报道神经嵴肿瘤和骶尾部畸胎瘤的相对风险率增加，但估计肿瘤的绝对风险率<3%，并且不建议进行特异性筛查（每年一次的临床评价除外）（Tatton-Brown et al., 2007）。

11.63　结节性硬化症（晚香玉硬化症）

结节性硬化症（晚香玉硬化症）（tuberose sclerosis）（OMIM 191100 和 191092）是一种常染色体显性遗传的错构瘤病，发生率大约为 12 000 例活产中有 1 例。新突变占病例的 70%，而突变率为 2.5×10^{-5}/单倍体基因组。最严重的并发症是由 CNS 病变引起的，可导致精神发育迟滞和癫痫，但肾血管平滑肌脂肪瘤偶尔会危及生命，而肾细胞癌的发病也可能增加，尽管很少发生（Washecka and Hanna, 1991）。结节性硬化症是一种多系统疾病，其临床特征多种多样（Lendvay and Marshall, 2003）。

（1）皮肤：低色素的卵圆形或"灰叶形"斑块（80%～90%）、面部血管纤维瘤（脂肪腺瘤，40%～90%）、Shagreen 斑块（20%～40%）、前额纤维斑块（25%）、甲周纤维瘤（Koenen 瘤）（15%～50%）以及钟摆状纤维软疣（23%）。

（2）眼睛：视网膜或视神经的错构瘤发生在大约 50%的结节性硬化症患者中。其中近一半已钙化。大多数视网膜病变不会增大，尽管已记载了视网膜或视神经星形细胞瘤的视力损害，但它是一种罕见的并发症（Robertson, 1988）。

（3）中枢神经系统：癫痫（大约 80%的患者）、智力低下（50%）和巨细胞星形细胞瘤（5%～10%）是重要的特征。尽管 MRI 扫描比 CT 扫描更容易显示皮质结节，但后者在检测颅内小区域钙化方面更为敏感。颅内肿瘤通常为良性的星形细胞瘤（室管膜下结节），后者常发生钙化并且通常位于侧脑室的侧面周围。偶尔，恶性巨细胞星形细胞瘤起源于这些室管膜下的结节，最常见于 Monro 孔附近并导致双侧（但通常为不对称性）阻塞性脑积水。更为罕见的是，肿瘤发生在侧脑室或第三脑室的额角或颞角。在 CT 扫描时，巨细胞星形细胞瘤呈现出一种钙化病灶与通过静脉内造影显示增强的血管区域的混合模式。大多数肿瘤生长缓慢，而远处转移尚未见报道。大约 8%的患者可以被证实为室管膜下巨细胞星形细胞瘤，尽管发生颅内高压的结节性硬化症患者的比例未被准确定义，但估计不到 3%（Gomez, 1988）。

（4）牙齿：牙釉质发育不全所导致的牙釉质"凹陷"（70%）；不过，这些在普通人群中也非常常见，并没有任何诊断价值。

（5）肾脏：多达 75%的病例具有肾脏病变，并且是老年患者发病和死亡的主要原因。结节性硬化症最常见的肾脏并发症为血管平滑肌脂肪瘤（49%）和肾囊肿（32%）（Cook et al., 1996）。血管平滑肌脂肪瘤通常为多发性和双侧性。大多数具有单一血管平滑肌脂肪瘤的患者没有结节性硬化症，而非结节性硬化症相关的血管平滑肌脂肪瘤患者则通常为中年或老年女性（Robbins and Bernstein, 1988）。结节性硬化症患者的血管平滑肌脂肪瘤在非结节性硬化症病例中出现较早（平均为 32 岁和 54 岁）（Steiner et al., 1993）。大多数血管平滑肌脂肪瘤无症状，尽管可能发生严重出血，但并无指征去治疗无症状的肿瘤。没有令人信服的证据表明血管平滑肌脂肪瘤会发生恶变（Robbins and Bernstein, 1988）。血管平滑肌脂肪瘤由紊乱的平滑肌细胞、脂肪组织和异常的血管组成，其没有内部的弹性层并且易于破裂。较大的肿瘤往往有症状，而小的无症状病变则应该受到检测。有人提议 1 岁以上的症状性血管平滑肌脂肪瘤应该被调查（血管造影）和治疗（栓塞或肾脏保留手术）。肾囊性疾病是第二常见的肾脏表现，而肾囊肿则倾向于发生在比血管平滑肌脂肪瘤更小的年龄。严重的肾囊性疾病可能由 *TSC2*（见下文）和 *PKD1*（常染色体显性成年发病的多囊肾病）基因的邻接缺失引起（Brook-Carter et al., 1994; Sampson et al., 1997）。

结节性硬化症中肾细胞癌的风险存在争议（Tello et al., 1998），虽然其似乎仅影响少数病例（2%），但已报道的病例通常为双侧性（43%），发病年龄较小（中位数 28 岁）（Washecka and Hanna, 1991）。

（6）胃肠道：小的良性腺瘤性直肠息肉。

（7）骨骼：囊肿（60%）、骨膜新骨/硬化区域（60%）。然而，这些发现并无诊断价值。

（8）心脏：横纹肌瘤存在于大多数罹患结节性硬化症的婴儿中。此后许多将消退，仅约 30%的成年患者存在超声心动图可证实的病变。阻塞性症状或横纹肌瘤引起的心律失常很少见，而在大多数病例中，自发消退的可能性将有利于保守治疗。

（9）肺：结节性硬化症的一个特征是由非典型平滑肌细胞过度生长导致的淋巴管平滑肌瘤病（lymphangio-leiomyomatosis，LAM）。它几乎完全局限于女性，而在普通人群中罕见（百万分之一）（Johnson and Tattersfield，2002）。蜂窝状纤维也见于报道，但很少见。

结节性硬化症的常规诊断标准见表 11.17。结节性硬化症的表现可能很轻微，容易被忽略，因此必须谨慎地评估有风险的亲属。除仔细检查皮肤（包括伍德灯检查）和指甲外，进一步的检查通常包括脑 CT 或 MRI 扫描、肾脏超声检查、眼科专科检查和超声心动图检查（儿童）。牙龈的小凹陷在结节性硬化症患者中更为常见，但作为诊断特征的价值有限，因为许多正常人也具有少量的这些特征。真正非外显的基因携带者是罕见的，因此对上面所列举的检查均为阴性的个体风险很小。在评估有风险的个体中单个模糊病变（如"灰叶形"斑块或模棱两可的 CT 扫描发现）的重要性时，将出现常见的诊断问题。已生育一名罹患结节性硬化症但经充分检查结果为阴性的子女的父母，生育更多结节性硬化症患儿的复发风险为 2%，因为存在胚系嵌合或未外显的可能性。

表 11.17　结节性硬化症的诊断标准

一级特征	二级特征
经典沙绿色斑块	"灰叶形"斑块（低黑色素斑）
甲纤维瘤	牙龈纤维瘤

续表

一级特征	二级特征
视网膜错构瘤	双侧多囊肾
面部血管纤维瘤	心脏横纹肌瘤
室管膜下胶质结节（CT 扫描）	（CT 扫描） 皮质结节 放射"蜂窝状"肺
肾血管平滑肌脂肪瘤	婴儿痉挛
淋巴管平滑肌瘤病（肺）	肌阵挛、强直或无张力性癫痫与结节性硬化症的一级相关性前额纤维斑块巨细胞星形细胞瘤

注：当存在一个一级或两个二级诊断特征时将提示结节性硬化症的诊断。
源自：Gomez（1988）。

在结节性硬化症中存在基因座异质性已被牢固确立，其中的两个基因（分别为 *TSC1*和 *TSC2*）被定位于与常染色体显性多囊肾位点（*APKD1*）相邻的 9q34 和 16p13.3。*TSC2*基因首先被分离，并在初步定位到 9 号染色体后 10 年克隆得到 *TSC1* 基因（van Slegtenhorst et al.，1997）。在来自结节性硬化症患者的错构瘤中观察到了 *TSC1* 或 *TSC2* 的杂合性缺失，这与两种基因均具有的肿瘤抑制功能相一致（Sepp et al.，1996）。1/2 的家族性病例与 *TSC1* 相关，1/2 与 *TSC2* 相关，而 80%的散发病例有 *TSC2* 突变（Jones et al.，1999）。由 *TSC1* 和 *TSC2* 基因编码的蛋白质（分别为 Hamartin 和 Tuberin）直接相互作用，而影响任一基因的突变将导致结节性硬化症的表型（Hodges et al.，2001）。Hamartin 或 Tuberin 的失活将导致哺乳动物雷帕霉素靶蛋白（mTOR）的失调和异常的细胞生长（Inoki et al.，2005）。上述发现表明，mTOR 抑制剂（如雷帕霉素）在结节性硬化症的治疗中具有潜在的价值。

患有结节性硬化症的大型家系很罕见，并且在大多数情况下使用连锁 DNA 标记进行可靠的症状前或产前诊断通常不可行。有可能通过直接突变分析进行分子诊断，但 *TSC2* 基因非常大并且突变是异质的，因此可能无法进行分子诊断。貌似孤立的结节性硬化症病例的所有亲代都应接受详细的临床检查（包括检查指甲和伍德灯检查）、脑部 CT 或 MRI 扫描，以及肾脏和肝脏的超声检查。如果这些检查结果均为阴性，则复发风险降至大约 2%。

TSC1 和 *TSC2* 胚系突变的临床特征似乎相似，只是严重的肾囊性疾病的存在与 *TSC2*和 *APKD1* 基因的缺失密切相关（Brook-Carter et al.，1994），但智力残疾更多见于散发病例，后者主要由 *TSC2* 突变导致。已经在与 *TSC1* 和 *TSC2* 相关的家族中发现了肾癌，尽管肾细胞癌在结节性硬化症中并不常见，但大鼠 *TSC2* 基因的胚系突变可导致遗传性肾癌 Eker 大鼠模型癌（Kobayashi et al.，1995）。

对具有风险的无症状亲属的调查已见于报道。对于明确受累的个体，管理将指向正在发生的临床问题；然而，当其比较大时（直径＞4 cm），可以对无症状的血管平滑肌脂肪瘤进行定期检测。尤其对直径大于 4 cm 者，可通过血管造影术来检查症状性血管平滑肌脂肪瘤，采取夹闭、栓塞措施或行保肾手术。

11.64　Turcot 综合征

多发性结肠息肉与中枢神经系统恶性肿瘤的关联被称为特科特（Turcot）综合征（OMIM 276300 和 175100）（Turcot et al.，1959）。本病似乎很罕见。其结直肠息肉通常不像家族性腺瘤性息肉病（familial adenomatous polyposis，FAP）那么多（100 个以内），并且更大，发生于十来岁，但脑肿瘤则可能发生在儿童时期。髓母细胞瘤和胶质母细胞瘤占主导地位。也注意到存在牛奶咖啡斑和色素斑（Itoh and Ohsato，1985），并可能发生皮脂腺囊肿和基底细胞癌（Michels and Stevens，1982）。

尽管最初推测该病只是一种常染色体隐性性状，但其在一些家系中明显呈常染色体显性遗传（Costa et al.，1987；Kumar et al.，1989）。实践表明，在一些家系中，Turcot 综合征与 FAP 等位，尤其在以髓母细胞瘤为主的家系中，而截短型的胚系 APC 突变则被发现于常染色体显性的 Turcot 综合征家系中（Hamilton et al.，1995）。在其他的 Turcot 家系（尤其是那些患有胶质母细胞瘤的家族）中，已发现了胚系性的错配修复基因突变（Tops et al.，1992；Liu et al.，1995）。在这些家系中，受累个体中的大脑和结肠肿瘤证实了基因组具有不稳定性（Paraf et al.，1997）。在来自 Turcot 综合征患者的正常组织中也可以看到这一点，这似乎提示该报告中发现的 PMS2 单突变实际上伴随着另一种隐藏的突变（Miyaki et al.，1997）。两名分别在很小的时候被诊断患有脑肿瘤和结直肠癌的同胞兄妹的报道提供了关于常染色体隐性遗传性 Turcot 综合征的明确证据（De Rosa et al.，2000；Giunti et al.，2009）。作者在两名儿童中发现了 PMS2 的两个胚系突变：1221delG 和 2361delCTTC，二者均来自患儿未受累的父母。对具有牛奶咖啡斑和早发性结直肠癌的个体的回顾揭示早发性脑肿瘤与淋巴瘤和（或）白血病的偏多。其中若干可以归因于 PMS2 的纯合突变或 MLH1 的杂合突变（Trimbath et al.，2001a，b），由于 MSH2、MLH1、MSH6 和 PMS2 的双等位突变，该病现在被称为体质性错配修复缺陷（constitutional mismatch repair deficiency，CMMRD）综合征。其他肿瘤在患有这种疾病的儿童中也有报道，包括横纹肌肉瘤和肾母细胞瘤。有人提议，导致该病的 MMR 突变比那些导致通常类型的 Lynch 综合征者外显率低，因为受累患儿家系中 Lynch 综合征型癌症的发病率相对较低（Ostergaard et al.，2005；Giunti et al.，2009a，b）。

纯合性 PMS2 突变发生在一些患有脑肿瘤的儿童中，但这些病例并非严格意义上的 Turcot 综合征，因为幕上原始神经外胚叶肿瘤（primitive neuroectodermal tumor，PNET）（伴发牛奶咖啡斑和对血液系统恶性肿瘤的易感性）（De Vos et al.，2004）通常与结直肠癌的个人或者家族史无关。然而，de Vos 等在 Turcot 1959 年描述的两名兄弟姐妹中发现了两个胚系 PMS2 突变。之前，已经在两个受累的同胞及其父亲中发现了单一的 PMS2 突变 p.Arg134X（Hamilton et al.，1995；Trimbath et al.，2001a，b），尽管其父母均未受累，但它被认为是该家族的一种显性遗传病。鉴定出的另一个突变 2184delTC 及其在母亲中的存在，证实了原始的 Turcot 家系作为常染色体隐性 Turcot 综合征的一个例子。这强调了在患有儿童幕上 PNET 和（或）其他脑肿瘤的家系中对 PMS2 的基因组分析的必要性，尤其是存在牛奶咖啡斑时。对具有 Turcot 综合征风险的一级亲属的检测应包括对合并 Lynch 综合征者从 25 岁起定期进行结肠镜检查或者适用于 FAP 的检测，倘若这是基础疾病的话。

11.65　Turner 综合征

特纳（Turner）综合征是源于完全或部分 X 染色体单体。在提示存在某些 Y 染色体遗传物质的病例中，该综合征的主要癌症风险为性腺母细胞瘤。然而，这种风险可能只有 7%～10%，并在过去可能曾被高估（Gravholt et al.，2000）。在这类患者中，到 25 岁时累积风险为 7.9%（Schoemaker et al.，2008）。Turner 综合征中乳腺癌的风险显著降低（*SIR* 0.3 [0.2～0.6]）。与普通人群相比，这类患者患中枢神经系统肿瘤尤其是脑膜瘤和儿童脑肿瘤的风险似乎有所升高 [脑膜瘤 *SIR* 12.0（4.8～24.8），儿童脑肿瘤 *SIR* 10.3（2.1～30.1）、膀胱和尿道 *SIR* 4.0（1.3～9.2）以及眼部肿瘤 *SIR* 10.5（1.3～37.9）、黑色素瘤（*SIR* 2.2（95%*CI*：1.0～4.4）] 以及患子宫癌特别是 15～44 岁者 [*SIR* 8.0（1.6～23.2）] 的风险也可能增加，到 25 岁时的累积风险为 7.9%（95%*CI*：3.1～19.0）（Schoemaker et al.，2008）。

11.66　胼胝（掌跖角化病）

胼胝，又称掌跖角化病（keratosis palmaris et plantaris）（OMIM 148500），这种常染色体显性病的特征为从 5 岁之后（通常在青春期前后）发生的手掌和足底的弥漫性角化。它伴发食管癌的风险很高（到 60 岁时风险为 95%）（Harper et al.，1970）。口腔黏膜白斑也会发生，并存在口唇鳞状细胞癌的风险。本病与不会增加食管癌风险的更为常见的弥漫性掌跖角化病的鉴别诊断在于，后者病变出现在婴儿期并且在 6～12 个月时已完全确定。到 63 岁时，基因携带者（杂合子）中食管癌的发病率可达 95%，而发生癌症的平均年龄为 45 岁。对于受累个体，建议进行预防性食管切除术，同时接入一段结肠。假如未进行预防性食管切除术，则建议每年进行食管镜检查，如果发现非典型增生，则建议立即进行食管切除术。该病的基因已被定位至染色体 17q 区，但位于 17q 区的角蛋白基因簇的远端（Hennies et al.，1995；Kelsell et al.，1996），其突变将导致某些形式的弥漫性、局灶性和表皮松解性掌跖角化病。最后，胼胝基因本身被鉴定为 *RHBDF2*。它编码一种无活性的菱形蛋白酶（Blaydon et al.，2012）。

一种独立的长波紫外线 A（ultraviolet A，UVA）敏感性增加性疾病也见于描述，该病存在一种常染色体显性倾向，在阳光暴露的皮肤中发生色素性角化病，同时伴发子宫癌和其他体内恶性肿瘤（临床上在女性中更为明显）（Atherton et al.，1989）。来自受累个体的成纤维细胞表现为暴露于长波 UVA 后 DNA 中单链断裂频率的增加。

11.67　von Hippel-Lindau 病

冯·希佩尔-林道（von Hippel-Lindau，VHL）病（OMIM 193300）是一种常染色体

显性遗传病，在出生时发病率最低，为 1/35 000（Maher et al.，1991）。在 VHL 病中已报道了各种各样的肿瘤，但其中最常见者包括视网膜血管瘤（60% 的患者）、小脑（60%）、脊髓（13%～44%）和脑干血管母细胞瘤（18%）、肾细胞癌（28%）以及嗜铬细胞瘤（7%～20%）（Maher et al.，1990b；Maher and Yates，1991；Green et al.，1986）。肾脏、胰腺和附睾的囊肿也是常见的发现。其他相对罕见的并发症包括胰腺肿瘤（非分泌性内分泌神经外胚叶肿瘤）、内淋巴囊肿瘤（endolymphatic sac tumor，ELST）和阔韧带囊腺瘤（Maher et al.，2011）。临床的外显率取决于年龄，并且在 60 岁时几乎为 1（15 岁时为 0.19，25 岁时为 0.52，45 岁时为 0.91）。临床确诊的平均年龄为 26 岁（尽管在婴儿期很少出现视网膜血管瘤），并且在常规检测下，有风险的亲属在诊断并发症时的年龄更早（见后文）。VHL 病的患者很可能发生某种主要的并发症（小脑血管母细胞瘤、视网膜血管瘤和肾细胞癌的终身风险均 > 70%）（Ong et al.，2007）。尽管如此，VHL 病的表现度变异很大，尤其是对于嗜铬细胞瘤来说，也会出现明显的家族间差异。

　　VHL 病的临床诊断标准：①对于散发病例，两处或更多的血管母细胞瘤（视网膜或中枢神经系统）或者与内脏肿瘤或内淋巴囊肿瘤伴发的单个血管母细胞瘤；②如果有视网膜或中枢神经系统血管母细胞瘤的家族史，诊断则仅需要一处血管母细胞瘤，内淋巴囊肿瘤或内脏肿瘤（对家族性病例来说少数的内脏囊肿并不能提供明确的诊断）。多达 20% 的先证者代表新生突变，而在散发病例中诊断会经常被推迟，因为它们仅在出现了两种并发症时被识别（而家族性病例则能在单一表现后确诊）。尽管如此，在筛选出具有孤立表现（如血管母细胞瘤、嗜铬细胞瘤）的个体后，越来越多地通过分子遗传学分析来进行确诊。

11.68　小脑血管母细胞瘤

　　小脑血管母细胞瘤（cerebellar hemangioblastoma）是 VHL 病最常见的并发症（伴有视网膜血管瘤病）。大约 30% 的小脑血管母细胞瘤作为 VHL 病的一部分发生，并且应该在所有貌似散发的小脑血管母细胞瘤的患者中寻找 VHL 病的证据。与 VHL 病并发的肿瘤的平均发生年龄要低于散发性小脑血管母细胞瘤并且在大约 20% 的病例中肿瘤为多发性或复发性。CT 扫描将显示对比增强的肿块，但 MRI 扫描更敏感，同时也是首选（尤其是对于检测而言）。这些肿瘤是良性的，可以是囊性或实性的，其组织学外观与视网膜血管瘤（血管母细胞瘤）相同。大约 4% 具有貌似散发性的小脑血管母细胞瘤的患者具有胚系 *VHL* 基因突变（Hes et al.，2000）。鉴于假阴性突变分析和体细胞嵌合体的风险，貌似散发的早发病例可能需要持续检测，以防 VHL 病的证据出现较晚。手术通常在血管母细胞瘤出现症状时进行。对于不适合标准手术的小型非囊性血管母细胞瘤，立体定向放射治疗有时可能是一种选择（Patrice et al.，1996）。

11.69　脊髓血管母细胞瘤

　　脊髓血管母细胞瘤（spinal cord hemangioblastoma）是中枢神经系统血管母细胞瘤的

第二大常见疾病。疼痛是最常见的症状，并可能伴有感觉丧失和脊髓压迫症状。MRI 扫描是首选的检查方法。应切除引起症状的病变，并且尽管预后良好，但如果诊断延迟或手术困难，则可能会导致截瘫。如果无法进行常规手术，可以考虑使用抗血管生成药物进行治疗（尽管中枢神经系统肿瘤比肾脏或胰腺肿瘤更可能无反应）。

11.70　脑干血管母细胞瘤

18%的脑干血管母细胞瘤患者有症状，最常见于背侧髓质和颅颈交界处（Filling-Katz et al，1991）。幕上血管母细胞瘤很罕见。通过 MRI 扫描发现的许多中枢神经系统血管母细胞瘤是无症状的。尽管检测到中枢神经系统肿瘤将有助于确定携带者的状态，但通常仅针对症状性肿瘤进行手术。

11.71　视网膜血管瘤病

视网膜血管瘤病（retinal angiomatosis）（图 11.7），这经常是 VHL 病最早的表现（Maher et al，1990a）。视网膜血管瘤通常无症状，并且大多数发生在周边视网膜上。它们可见于婴儿期和八十多岁时，但 5 岁前发生视网膜血管瘤的风险小于 1%，而诊断时的平均年龄为 25 岁。早期发现视网膜血管瘤将有助于治疗并防止失明。应当对所有患者和有风险的亲属进行直接和间接的检眼镜检查（表 11.18）。荧光血管镜检查则能够改善小病灶的检出。

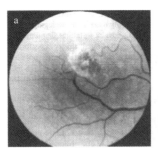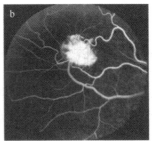

图 11.7　VHL 病的视网膜血管瘤

a. 中等大小的视网膜血管瘤；b. 同一病变的荧光素血管造影
（经剑桥大学出版社许可复制）

表 11.18　受累患者和高危亲属中 VHL 病的典型筛查方案

受累患者或基因携带者：

　　每年一次体检和尿检

　　每年一次直接和间接检眼镜检查

　　脑部 MRI 扫描每 3 年一次至 50 岁，此后每 5 年一次

　　每年一次腹部 MRI 扫描

每年检测一次 24 小时尿液的儿茶酚胺和 3-甲氧基-4-羟基扁桃酸（vanillyl mandelic acid，VMA）（血浆甲氧基肾上腺素更敏感）

有风险的亲属：

每年一次体检和尿检

15～40 岁，每 3 年进行一次脑部 MRI 扫描，之后每 5 年进行一次直至 60 岁

16～65 岁，每年一次肾脏 MRI 或超声扫描

每年检测一次 24 小时尿液的儿茶酚胺和 VMA（血浆甲氧基肾上腺素更敏感）

11.72 肾 细 胞 癌

在横断面研究中，25%～30%的 VHL 病患者具有肾细胞癌（renal cell carcinoma）（Maher et al.，1990a）。由于确诊肾细胞癌的平均年龄（44 岁）比视网膜血管瘤（25 岁）和小脑血管母细胞瘤（29 岁）大，VHL 病中肾细胞癌的风险最初被低估了，但此后成为 VHL 病死亡的主要原因（Maher et al.，1990a），症状前肾脏检测的重要性已经被认识到。与 VHL 病并发的肾细胞癌的临床表现和转移风险与散发性的非家族性肿瘤相似。然而，VHL 病中的肿瘤发生在较早的年龄并且通常是多发性和双侧性的。在十来岁时可以检测到肾囊肿，而肾细胞癌早在 16 岁时就可以检测到。肾细胞癌可能来自肾囊肿壁，而复杂囊肿则需要仔细随访。可通过超声检查或计算机断层扫描检测肾肿瘤和囊肿，但更推荐用 MRI 扫描进行常规筛查，因为它比超声检查更敏感并能够避免反复的辐射暴露。VHL 病中肾癌的治疗是基于一种保守的肾单位保留方法。因此，通常可通过连续成像随访小的无症状肿瘤，直到它们达到约 3 cm 的直径。在这一阶段，可进行保守的肾脏手术以尽可能长地保存功能性肾组织。对于经保留肾单位手术治疗的 VHL 病患者的随访显示，新的原发性肿瘤在局部的复发率很高，但远处转移的风险较低。相比之下，25%具有晚期肾细胞癌（直径>3 cm）的 VHL 病患者将发生肿瘤转移（Walther et al.，1999a）。反复的部分肾切除术最终可能会损害肾功能，而在这种情况下可能需要开展透析（尽管肾移植也是一种选择）。似乎免疫抑制不会对 VHL 病的潜在病程产生不利的影响，移植后 VHL 病患者的预后似乎也与其他可比组相似（Goldfarb et al.，1998）。

11.73 VHL 病中的嗜铬细胞瘤

在 VHL 病中，对于嗜铬细胞瘤（pheochromocytoma）的易感性存在明显的家族间差异。在少数家系中，嗜铬细胞瘤是该病最常见的并发症，但在其他家系中则很少见（Maher et al.，2011）。根据嗜铬细胞瘤的存在（类型 2）或不存在（类型 1），VHL 病已经被细分。在大多数情况下，嗜铬细胞瘤阳性的 VHL 病家族肾癌的发病率也很高（2B 型），但在一些 2 型 VHL 病的家族中，嗜铬细胞瘤则很常见，而肾癌很少见（2A 型）。此外，罕见的 *VHL* 错义突变可能导致仅家族性嗜铬细胞瘤的表型（2C 型）（Woodward et al.，1997）。

多达 11% 的貌似散发性嗜铬细胞瘤的患者可能具有胚系 *VHL* 突变（Neumann et al., 2002）。肾上腺和肾上腺外嗜铬细胞瘤均可能发生于 VHL 病中。VHL 病患者中的嗜铬细胞瘤通常与错义突变相关（见下文），尽管嗜铬细胞瘤发生恶变的总体风险约为 10%，但 VHL 病的发病率似乎更低（约 5%）。

11.74　胰腺囊肿和肿瘤

胰腺囊肿和肿瘤是 VHL 病相对常见的特征。多发性囊肿是最常见的胰腺表现，并且存在于大多数年长的患者中。但胰腺囊肿很少损害胰腺的功能。大约 10% 的病例会发生胰腺肿瘤。在 VHL 病相关的胰岛细胞肿瘤中已发现了较多的恶性肿瘤，而直径大于 3 cm 的肿瘤则存在手术指征（Libutti et al., 1998）。

11.75　内淋巴囊肿瘤

内淋巴囊肿瘤（endolymphatic sac tumor，ELST）不久之前才被认识为 VHL 病的特定成分。在一项使用 MRI 和 CT 对 VHL 病患者进行扫描的大型调查中，Manski 等（1997）发现 11% 的 VHL 病患者具有 ELST。听力丧失是 ELST 最常见的症状，但许多人也会出现耳鸣和眩晕。因此，对于任何抱怨听力损失的 VHL 病患者均应考虑 ELST。不过，ELST 通常是无症状的，手术干预也并不总是存在指征。

11.76　VHL 病的分子遗传学

VHL 病基因被定位于染色体 3p25 区并在 1993 年被分离出来（Latif et al., 1993）。在 ≥95% 的患者中可以检测到胚系突变，而其基因型-表型的对应关系被阐述为大的缺失和蛋白质截短突变与嗜铬细胞瘤的低风险相关，而特定的错义突变则可能导致嗜铬细胞瘤的高风险（2 型家庭）。频繁发生嗜铬细胞瘤（2A、2B 和 2C 型）的家族通常具有表面错义突变，而 1 型家族则大多具有胚系缺失或截短突变。定期筛查 VHL 病的受累患者和有风险的亲属对于早期发现肿瘤和确定有风险个体的携带者状态至关重要（表 11.18）。分子遗传学分析使筛查方案能够根据个体的风险进行修改，以便适当减少筛查的频率或中断筛查。

11.77　Werner 综合征

沃纳（Werner）综合征（WS）（OMIM ＃277700）是一种罕见的常染色体隐性遗传病，所报道的患病率从日本的 $1/10^5$ 到日本以外地区的 $1/(10^6 \sim 10^7)$。在撒丁岛的发病率似乎也偏高。WS 的特征为过早衰老和身材矮小，伴随皮下脂肪和肌肉的丢失，粗短躯干和细长肢体、尖削脸、鹰钩鼻、高音调以及嘶哑。衰老的临床特征出现于十来岁，伴随二十多岁时头发过早变白、全身脱发，二十多岁开始出现青少年白内障、过早的动脉粥样硬化和伴发冠状动脉疾病的血管钙化、骨质疏松、转移性钙化以及硬皮病，导致外观似老年人。也可能合并糖尿病和性腺功能减退。可能存在骨质疏松症，伴有关节的强直和破坏以及肌肉萎缩，骨性突出的表面和脚底角化过度，可能会出现溃疡。皮肤可能存在色素沉着和色素减退的区域，合并雀斑样痣。临床诊断是基于在超过 95%的病例中发现的四种主要体征的存在。这些包括白内障、特征性的皮肤变化（硬皮病）、身材矮小，以及头发变灰或脱落。如果在 10 岁之后存在所有的主要体征，并且存在上述中的两个额外体征（如糖尿病、动脉粥样硬化），则可以确定临床诊断。*WRN* 的突变分析被用于确认临床诊断（Coppedè，2012）。

大约 10%的受累个体将发生肿瘤，且主要为普通人群中罕见的类型，尤其是结缔组织或间充质来源的，如软组织肉瘤、骨肉瘤、子宫肌肉瘤、脑膜瘤及甲状腺、甲状旁腺、肾上腺皮质、乳房和肝脏的腺瘤（Epstein et al.，1966；Goto et al.，1996）。据报道，日本人患甲状腺癌和黑色素瘤的频率高于高加索人种的 WS 患者。大多数 WS 患者将在三十多岁时死于动脉粥样硬化或癌症。来自 WS 患者的培养细胞显示出染色体不稳定性和对 DNA 交联剂的超敏感性（Moser et al.，2000）。

WS 是由染色体 8p12 区编码 WRN 蛋白质的基因（*WRN*、*RECQL2*）的功能丧失、突变所致，而 *WRN* 则是 RECQ DNA 解旋酶家族成员（Yu et al.，1996；Nishijo et al.，2004）。在培养中，来自 WS 患者的细胞显示染色体畸变增加、过早衰老和端粒缩短。可观察到 DNA 复制的缺陷。大多数突变将导致 WRN 蛋白的缺失，尽管也发现了一些有害的错义突变（Coppedè，2012）。

Chen 等（2003）发现，20%转诊到 Werner 综合征分子诊断的国际登记处的患者的突变分析结果为野生型 *WRN*。对于 *LMNA* 基因的序列分析（在罕见的儿童早衰综合征、Hutchinson-Gilford 综合征和其他疾病中存在突变）在这些患者中揭示出 15%的病例存在杂合性的 *LMNA* 错义突变。这种非经典形式的 WS 通常比 *RECQL2* 相关的经典 WS 病例更早出现衰老的表型，但没有白内障和糖尿病。

在小鼠中进行的实验表明，见于 WS 和相关的早老症中的身材矮小是由于过度的 DNA 损伤抑制了生长轴，即所谓的生存反应。看起来基因组维护、过早衰老和癌症易感性似乎是紧密相关的（Hoeijmakers，2009）。

11.78 Wiskott-Aldrich 综合征、X 连锁血小板减少症、间歇性 X 连锁血小板减少症、X 连锁中性粒细胞减少症

上述所有疾病均系 *WASP* 基因的突变所致，具体会发生哪种疾病将取决于 *WASP* 中所发现的突变类型和（或）位置。经典的 X 连锁隐性遗传的威-奥（Wiskott-Aldrich）综合征（WAS）（OMIM ＃301000）很少见——其发病率为（1～10）/1 000 000。其特征包括免疫缺陷、湿疹和微血小板减少症。典型的表现（通常在出生时）包括黏膜皮肤瘀点、瘀斑和血性腹泻。严重的湿疹通常发生在婴儿期或儿童期。可发生肝脾肿大。并

发症包括对化脓性感染（尤其是中耳炎和肺炎）、关节炎、自身免疫病和淋巴瘤的易感性。童年时期的死亡可能源于严重的细菌或病毒感染。感染传染性软疣、单纯疱疹以及细菌感染可引起湿疹（Thrasher，2009）。患者具有小血小板，而免疫缺陷则涉及 T 细胞和 B 细胞的功能。抗原诱导的淋巴细胞增殖差，伴发低 IgM 以及抗体产生缺陷。通常可在胸腺、脾脏、淋巴结等中发现淋巴因子的渐进性丧失。网状内皮系统的恶性疾病、淋巴瘤以及淋巴瘤样肉芽肿病较为常见，在大约 10% 的病例中可导致死亡（ten Bensel et al.，1964）。然而，到 30 岁时，非霍奇金淋巴瘤的风险将接近 100%。所有四种疾病的基本缺陷均为造血细胞中肌动蛋白聚合的失调，其原因为 WAS 蛋白（WASP）的丢失或不恰当的活性。

WASP 基因于 1994 年被发现（Derry et al.，1994）。从那时起，已经表征了许多的 WASP 突变，包括少量的热点突变（约占所有已知突变的 25%），并且还表征了基因型-表型的相关性。WASP 突变可能导致四种不同的表型：典型的 WAS，即血小板减少/小血小板、免疫缺陷导致的反复感染、湿疹；相对温和的 X 连锁血小板减少症（X-linked thrombocytopenia，XLT）（OMIM＃313900）变种，伴或不伴湿疹、免疫缺陷、感染和癌症；间歇性 XLT（OMIM＃313900），其中微血小板减少症可能是唯一的表现；以及 X 连锁中性粒细胞减少症（X-linked neutropenia，XLN）（OMIM＃300299），其中先天性中性粒细胞减少症和相关的感染是唯一的表现。具有正常大小但突变的蛋白质（通常数量减少）者与第 1～3 外显子中的错义突变（或 WASP 中其他部位的框内缺失）相关，几乎总是具有 XLT。破坏自身抑制的错义突变将导致 XLN，而其他错义突变则可能导致 IXLT（Thrasher，2009）。那些具有导致蛋白质表达完全丧失或截短蛋白表达的突变者具有更严重的经典 WAS 表型和更高的恶性风险（Imai et al.，2004；Jin et al.，2004）。严重受累的患儿的治疗方法是静脉注射免疫球蛋白（即使总 IgG 水平正常）并考虑进行造血干细胞移植。

11.79　X 连锁淋巴增殖性疾病

X 连锁淋巴增殖性疾病（X-linked lymphoproliferative disorder），又称 Duncan 病（Duncan disorder）（OMIM 308240），影响大约 100 万名男性中的 3 名，而其基因已被定位于 Xq25。受累男性易患严重的传染性单核细胞增多症（50%致死，通常在儿童时期），25%将发展为恶性淋巴瘤，通常为回盲区的伯基特型非霍奇金淋巴瘤，但中枢神经系统、肝脏以及肾脏的淋巴瘤也很见。全身性血管炎是一种罕见的并发症（Dutz et al.，2001）。X 连锁淋巴增殖性疾病是由 SH2 结构域蛋白 1A（SH2D1A）基因的突变所致（Sumegi et al.，2000）。直接测序可能遗漏至少 1/4 的突变，因此基于功能的其他检测对于已确诊的病例或潜在的杂合子可能有帮助（Tabata et al.，2005）。

11.80　着色性干皮病

着色性干皮病（xeroderma pigmentosum，XP）（OMIM ＃278700，610651，278720，

278730，278740，278760，278780 和变体 278750）是一组异质性的常染色体隐性遗传病，在人群中的发生率大约为 1/70 000。其特征在于对紫外线的超敏感性和紫外线诱导的皮肤癌的高发生率。临床发病在 18 个月之前者占 50%。在出生后的数年内，暴露于阳光下的皮肤将出现伴有红斑的雀斑样病变，并且可能存在极端的阳光敏感性。色素沉着加深的斑片在皮肤和黏膜上形成，并且还可能出现消色区域。随后是一个萎缩性和毛细血管扩张的阶段，其中皮肤变得干燥和呈鳞片状，伴有萎缩和斑点变色。随后将出现角化过度斑块、角膜瘤、角膜棘皮瘤、纤维瘤、血管瘤、皮肤角和其他良性肿瘤，并可能存在面部溃疡。暴露在阳光下的区域将发生多种恶性基底细胞和鳞状细胞癌以及恶性黑色素瘤；恶性肿瘤的风险比正常高出近 2000 倍。XP 中皮肤癌发病的中位年龄估计为 8 岁，而普通人群为 60 岁。鳞状细胞癌、肉瘤、黑色素瘤和上皮瘤可能发生于眼部和黏膜中，舌和口咽的鳞状细胞癌也可能发生，相对风险率为正常人的 10 000 倍，包括神经鞘瘤、肉瘤和腺癌在内的其他恶性肿瘤也可能发生。有人推测，XP 患者身体内部肿瘤如肺癌、子宫癌、脑癌、乳腺癌或睾丸肿瘤的发病率也增加了 10～20 倍。对眼睛的光化损伤可能引起角膜炎和结膜炎，进而导致睑球粘连和肿瘤形成，尤其是在角膜和巩膜的连接处。睑内翻和外翻也可能发生。死亡是播散性肿瘤所致，通常发生在二三十岁时（Giannelli and Pawsey，1976；Kraemer and Slor，1985）。

de Sanctis-Cacchione 综合征强调了一组 XP 患者中的神经系统受累。神经系统并发症是多种多样的，包括渐进性的智力缺陷、小头畸形、共济失调、手足徐动症、痉挛、神经性耳聋，以及下运动神经元和脑神经损伤。这些神经系统异常可能发生在婴儿期或儿童期晚期，是轻度的或严重的。它们出现在大约 18% 的 XP 病例中（Kraemer and Slor，1985）。它们可能出现在 XP 的任何亚组中，但最常见于互补组 D（XPD）。在这些病例中，尸检时可证实大脑或小脑神经元的丢失或缺如。核型是正常的，但在暴露于紫外线后对染色体损伤具有超敏感性。

存在 XP 的不同亚组（互补组），每个亚组具有不同类型的突变，可降低对紫外线诱导的 DNA 损伤的切除修复能力（Giannelli，1986）。这些亚组与不同的临床严重程度相关。互补组 A（XPA）包括所有临床严重程度的病例，伴或不伴神经系统并发症；XPC 最常被报道；大多数神经系统正常。伴发 XP 的 Cockayne 综合征已在个别病例中被报道（Neilan et al.，1996）。这些疾病的分子基础已被阐明，是源于阳光诱导的 DNA 损伤的各种缺陷。这些缺陷包括缺乏核苷酸切除修复的初始步骤所涉及的功能性解旋酶、内切核酸酶或损伤识别蛋白。在不同的互补组中发现了不同的酶缺陷。它们包括参与识别光产物及其他 DNA 缺陷的蛋白质（XPE），如嘧啶二聚体（XPA）、DNA 解旋酶（XPB、XPD）和执行两个切口的内切核酸酶（XPG），以及单链结合蛋白（XPC）（Boulikas，1996；Chu and Mayne，1996）。目前已经能够通过绒毛膜取样对那些可以在 DNA 水平定义突变的家庭提供产前诊断。

八个基因的突变可能导致 XP。XPA 和 XPC 的基因仅涉及核苷酸切除修复，而 XPB 和 XPD 蛋白均为转录因子 TFIIH 的组分，可参与核苷酸切除修复、基础转录和激活转录（Lehmann，2003）。所有真正的 XPE 患者都具有 *DDB2* 基因的突变，该基因编码异二聚体受损 DNA 结合蛋白较小的亚基。XPF 由 *ERCC4* 基因的突变引起，XPG 由 *ERCC5* 的突变引起。

　　XP 变体（XP-V）在临床上与 XP 无法区分，只是不出现神经学的特征。与属于 XPA 到 XPG 的其他 XP 细胞不同，XP-V 细胞具有正常的核苷酸切除修复过程，但具有紫外线损伤 DNA 复制的缺陷。这种类型的 XP 是由 DNA 聚合酶 eta 基因（*POLH*）的突变所致（Masutani et al.，1999）。杂合子携带者肺癌风险升高的迹象（对于所有亲属：相对风险率为 1.93）（Swift and Chase，1979）催生了针对 XP 基因变异与肺癌风险的相关性结论不一的研究（Marín et al.，2004；Benhamou and Sarasin，2005）。

　　治疗是遮挡阳光和仔细检测，以及对肿瘤的早期切除。应当在童年时期就开始避免紫外线照射，而幼儿外观的健康状况将使这种办法的实施变得困难。使用紫外线测光仪会很有帮助。有趣的是，XP 中恶性黑色素瘤的自发消退曾见于报道，尽管其机制尚不清楚（Lynch et al.，1978）。有关患者及其家属的信息可从着色性干皮病协会网站（http://www.xps.org）获得。

　　XP 的产前诊断可通过测量经紫外线照射的胎儿羊水细胞中非计划的 DNA 合成来证明 DNA 修复能力的异常水平（Aras et al.，1985）或通过突变分析完成。

　　一种单独的 UVA 敏感性增加性疾病也见于描述，其中暴露于阳光的皮肤可能发生皮肤色素性角化病，伴随发生子宫癌和其他体内恶性肿瘤的常染色体显性遗传倾向（临床上在女性中更为明显）（Atherton et al.，1989）。受累个体的成纤维细胞在暴露于长波 UVA 后将表现为 DNA 单链断裂频率的增加。

（译 李岭 解慧琪 蒋献 胡文阂 刘亚龄 亓宇 章乐 刘珊玲）

参 考 文 献

Aaltonen L A，Salovaara R，Kristo P，et al. 1998. Incidence of hereditary nonpolyposis colorectal cancer and the feasibility of molecular screening for the disease[J]. N Engl J Med，338（21）：1481-1487.

Aarnio M，Mecklin J P，Aaltonen L A，et al. 1995. Life-time risk of different cancers in hereditary nonpolyposis colorectal cancer（HNPCC）syndrome[J]. Int J Cancer，64（6）：430-433.

Aarnio M，Sanikala R，Pukkala E，et al. 1999. Cancer risk in mutation carriers of DNA-mismatch repair genes[J]. Int J Cancer，81（2）：214-218.

Agarwal S K，Guru S C，Heppner C，et al. 1999. Menin interacts with the AP1 transcription factor JunD and represses JunD-activated transcription[J]. Cell，96（1）：143-152.

Agarwal S K，Mateo C M，Marx S J. 2009. Rare germline mutations in cyclin-dependent kinase inhibitor genes in MEN1 and related states[J]. J Clin Endocrinol Metab，94（5）：1826-1834.

Agarwal S K，Novotny E A，Crabtree J S，et al. 2003. Transcription factor JunD，deprived of menin，switches from growth suppressor to growth promoter[J]. Proc Natl Acad Sci U S A，100（19）：10770-10775.

Akiyama Y，Satoh H，Yamada T，et al. 1997. Germline mutations of the HMSH6/9 TBP gene in an atypical hereditary nonpolyposis colorectal cancer kindred[J]. Cancer，57（18）：3920-3923.

Aktan-Collan K，Mecklin J P，Jarvinen H，et al. 2000. Predictive genetic testing for hereditary nonpolyposis colorectal cancer：uptake and long-term satisfaction[J]. Int J Cancer，89（1）：44-50.

Aktas D，Koc A，Boduroglu K，et al. 2000. Myelodysplastic syndrome associated with monosomy 7 in a child with Bloom syndrome[J]. Cancer Genet Cytogenet，116（1）：44-46.

Albrechts A E，Rapini R P. 1995. Malignancy in Maffucci's syndrome[J]. Dermatol Clin，13（1）：73-78.

Al-Tassan N，Chmiel N H，Maynard J，et al. 2002. Inherited variants of MYH associated with somatic G：C-T：A mutations in colorectal tumors[J]. Nat Genet，30（2）：227-232.

Alrashdi I，Bano G，Maher E R，et al. 2010. Carney triad versus Carney Stratakis syndrome：two cases which illustrate the difficulty in distinguishing between these conditions in individual patients[J]. Fam Cancer，9（3）：443-447.

Alter B P. 1987. The bone marrow failure syndromes[M]. In：Nathan DG，Oski，FS，editors，Haematology of infancy and childhood. 3rd ed. Philadelphia：W.B. Saunders，1987.

Alter B P. 2003. Cancer in Fanconi anemia，1927-2001[J]. Cancer，97（2）：425-440.

Alter B P，Greene M H，Velazquez I，et al. 2003. Cancer in Fanconi anemia[J]. Blood，101（5）：2072.

Amary M F，Damato S，Halai D，et al. 2011. Ollier disease and Maffucci syndrome are caused by somatic mosaic mutations of IDH1 and IDH2[J]. Nat Genet，43（12）：1262-1265.

Andant C，Puy H，Bogard C，et al. 2000. Hepatocellular carcinoma in patients with acute hepatic porphyria：frequency of occurrence and related factors[J]. J Hepatol，32（6）：933-939.

Aoki Y，Niihori T，Kawame H，et al. 2005. Germline mutations in HRAS proto-oncogene cause Costello syndrome[J]. Nat Genet，37（10）：1038-1040.

Aras S，Bohnert E，Fischer E，et al. 1985. Prenatal exclusion of xeroderma pigmentosa（XP-D）by amniotic cell analysis[J]. Photodermatology，2（2）：181-183.

Aretz S，Stienen D，Uhlhaas S，et al. 2007. High proportion of large genomic deletions and a genotype phenotype update in 80 unrelated families with juvenile polyposis syndrome[J]. J Med Genet，44（11）：702-709.

Aretz S，Stienen D，Uhlhaas S，et al. 2005. High proportion of large genomic STK11 deletions in Peutz-Jeghers syndrome[J]. Hum Mutat，26（6）：513-519.

Aretz S，Tricarico R，Papi L，et al. 2014. MUTYH-associated polyposis（MAP）：evidence for the origin of the common European mutations p.Tyr179Cys and p.Gly396Asp by founder events[J]. Eur J Hum Genet，22（7）：923-929.

Aretz S，Uhlhaas S，Goergens H，et al. 2006. MUTYH-associated polyposis：70 of 71 patients with biallelic mutations present with an attenuated or atypical phenotype[J]. Int J Cancer，119（4）：807-814.

Arvanitis M L，Jagleman D G，Fazio V W，et al. 1990. Mortality in patients with familial adenomatous polyposis[J]. Dis Colon Rectum，33（8）：639-642.

Ashley Hill D，Ivanovich J，Priest J R，et al. 2009. DICER1 mutations in familial pleuropulmonary blastoma[J]. Science，325（5943）：965.

Astuti D，Morris M R，Cooper W N，et al. 2012. Germline mutations in DIS3L2 cause the Perlman syndrome of overgrowth and Wilms tumor susceptibility[J]. Nat Genet，44（3）：277-284.

Atherton D J，Botcherby P K，Francis A J，et al. 1989. Familial keratoses of actinic distribution associated with internal malignancy and cellular hypersensitivity to UVA[J]. Br J Dermatol，120（5）：671-681.

Athma P，Rappaport R，Swift M. 1996. Molecular genotyping shows that ataxia-telangiectasia heterozygotes are predisposed to breast cancer[J]. Cancer Genet Cytogenet，92（2）：130-134.

Attard-Montalto S P，Schuller I，Lastowska M A，et al. 1994. Non-Hodgkin's lymphoma and Klinefelter syndrome[J]. Pediatr Haematol Oncol，11（2）：197-200.

Auerbach A D. 1993. Fanconi anemia diagnosis and the diepoxybutane（DEB）test[J]. Exp Hematol，21（6）：731-733.

Auerbach A D，Sagi M，Adler B. 1985. Fanconi anemia：prenatal diagnosis in 30 fetuses at risk[J]. Pediatrics，76（5）：794-800.

Bader J L，Miller R W. 1978. Neurofibromatosis and childhood leukemia[J]. J Pediatr，92（6）：925-929.

Bahubeshi A，Bal N，Frio T R，et al. 2010. Germline DICER1 mutations and familial cystic nephroma[J]. J Med Genet，47（12）：863-866.

Baldinu P，Cossu A，Manca A，et al. 2002. Microsatellite instability and mutation analysis of candidate genes in unselected Sardinian patients with endometrial carcinoma[J]. Cancer，94（12）：3157-3168.

Bandipalliam P. 2005. Syndrome of early onset color cancer，hematologic malignancies and features of neurofibromatosis in HNPCC families with homozygous mismatch repair gene mutations[J]. Fam Cancer，4（4）：323-333.

Barana D，van der Klift H，Wijnen J，et al. 2004. Spectrum of genetic alterations in Muir-Torre syndrome is the same as in HNPCC[J]. Am J Med Genet A，125（3）：318-319.

Bardram L，Stage J G 1985. Frequency of endocrine disorders in patients with the Zollinger-Ellison syndrome[J]. Scand J Gasteroenterol，20（2）：233-238.

Barrow E，Robinson L，Alduaij W，et al. 2009. Cumulative lifetime incidence of extracolonic cancers in Lynch syndrome：a report of 121 families with proven mutations[J]. Clin Genet，75（2）：141-149.

Barrow P J，Ingham S，O'Hara C，et al. 2013. The spectrum of urological malignancy in Lynch syndrome[J]. Fam Cancer，12（1）：57-63.

Bartkova J，Horejsi Z，Koed K，et al. 2005. DNA damage response as a candidate anti-cancer barrier in early human tumorigenesis[J]. Nature，434（7035）：864-870.

Bartkova J，Tommiska J，Oplustilova L，et al. 2008. Aberrations of the MRE11-RAD50-NBS1 DNA damage sensor complex in human breast cancer：MRE11 as a candidate familial cancer-predisposing gene[J]. Mol Oncol，2（4）：296-316.

Baser M E，Friedman J M，Aeschliman D，et al. 2002a. Predictors of the risk of mortality in neurofibromatosis 2[J]. Am J Hum Genet，71（4）：715-723.

Baser M E，Friedman J M，Wallace A J，et al. 2002b. Evaluation of clinical diagnostic criteria for neurofibromatosis 2[J]. Neurology，59（11）：1759-1765.

Baser M E，Kuramoto L，Joe H，et al. 2004. Genotype-phenotype correlations for nervous system tumors in neurofibromatosis 2：a population-based study[J]. Am J Hum Genet，75（2）：231-239.

Baujat G，Cormier-Daire V. 2007. Sotos syndrome[J]. Orphan J Rare Dis，2：36.

Bazzi W，Renon M，Vercherat C，et al. 2008. MEN1 missense mutations impair sensitization to apoptosis induced by wild-type menin in endocrine pancreatic tumor cells[J]. Gastroenterology，135（5）：1698-1709.

Beggs A D，Latchford A R，Vasen H F，et al. 2010. Peutz-Jeghers syndrome：a systematic review and recommendations for management[J]. Gut，59（7）：975-986.

Benhamou S，Sarasin A. 2005. ERCC2/XPD gene polymorphisms and lung cancer：a HuGE review[J]. Am J Epidemiol，161（1）：1-14.

Bennett K L，Mester J，Eng C. 2010. Germline epigenetic regulation of KILLIN in Cowden and Cowden-like syndrome[J]. JAMA，304（24）：2724-2731.

Berends M J，Wu Y，Sijmons R H，et al. 2002. Molecular and clinical characteristics of MSH6 variants：an analysis of 25 index carriers of a germline variant[J]. Am J Hum Genet，70（1）：26-37.

Bernstein E，Kim S Y，Carmell M A，et al. 2003. Dicer is essential for mouse development[J]. Nat Genet，35（3）：215-217.

Bertherat J，Hovath A，Groussin L，et al. 2009. Mutations in regulatory subunit type 1A of cyclic adenosine 5'-monophosphate-dependent protein kinase（PRKAR1A）：phenotype analysis in 353 patients and 80 different genotypes[J]. J Clin Endocrinol Metab，94（6）：2085-2091.

Bertola D R，Cao H，Albano L M，et al. 2006. Cockayne syndrome type A：novel mutations in eight typical patients[J]. J Hum Genet，51（8）：701-705.

Bevan S，Woodford-Richens K，Rozen P，et al. 1999. Screening SMAD1，SMAD2，SMAD3 and SMAD5 for germline mutations in juvenile polyposis syndrome[J]. Gut，45（3）：406-408.

Biegel J A，Zhou J Y，Rorke L B，et al. 1999. Germ-line and acquired mutations of INI1 in atypical teratoid and rhabdoid tumors[J]. Cancer Res，59（1）：74-79.

Bignami M，Casorrlli I，Karran P，et al. 2003. Mismatch repair and response to DNA-damaging antitumor therapies[J]. Eur J Cancer，39（15）：2142-2149.

Birch J M，Alston R D，McNally R J，et al. 2001. Relative frequency and morphology of cancers in carriers of germline TP53 mutations[J]. Oncogene，20（34）：4621-4628.

Birch J M，Blair V，Kelsey A M，et al. 1998. Cancer phenotype correlates with constitutional TP53 genotype in families with the

Li-Fraumeni syndrome[J]. Oncogene，17（9）：1061-1068.

Birch J M，Hartley A L，Blair V，et al. 1990. The Li-Fraumeni cancer family syndrome[J]. J Pathol，161（1）：1-2.

Birch J M，Hartley A L，Tricker K J，et al. 1994. Prevalence and diversity of constitutional mutations in the p53 gene among 21 Li-Fraumeni families[J]. Cancer Res，54（5）：1298-1304.

Birt A R，Hogg G R，Dube W J. 1977. Hereditary multiple fibrofolliculomas with trichodiscomas and acrochordons[J]. Arch Dermatol，113（12）：1674-1677.

Blaydon D C，Etheridge S L，Risk J M，et al. 2012. RHBDF2 mutations are associated with tylosis，a familial esophageal cancer syndrome[J]. Am J Hum Genet，90（2）：340-346.

Bliek J，Alders M，Maas S M，et al. 2009. Lessons from BWS twins: complex maternal and paternal hypomethylation and a common source of haematopoietic stem cells[J]. Eur J Hum Genet，17（12）：1625-1634.

Bloom D. 1966. The syndrome of congenital telangiectatic erythema and stunted growth[J]. J Pediatr，68（1）：103-113.

Boardman L A，Thibodeau S N，Schaid D J，et al. 1998. Increased risk for cancer in patients with the Peutz-Jeghers syndrome[J]. Ann Int Med，128（11）：896-899.

Boland C R，Thibodeau S N，Hamilton S R，et al. 1998. A National Cancer Institute Workshop on microsatellite for cancer detection and familial predisposition: development of international criteria for determination of microsatellite instability in colorectal cancer[J]. Cancer Res，58（22）：5248-5257.

Bolino A，Schuffenecker I，Luo Y，et al. 1995. RET mutations in exons 13 and 14 of FMTC patients[J]. Oncogene，10（12）：2415-2419.

Bonadona V，Bonaïti B，Olschwang S，et al. 2011. Cancer risks associated with germline mutations in MLH1，MSH2，and MSH6 genes in Lynch syndrome[J]. JAMA，305（22）：2302-2310.

Boocock G R B，Morrison J A，Popovic M，et al. 2003. Mutations in SBDS are associated with Shwachman-Diamond syndrome[J]. Nat Genet，33（1）：97-101.

Boria I，Garelli E，Gazda H T，et al. 2010. The ribosomal basis of Diamond-Blackfan anemia: mutation and database update[J]. Hum Mutat，31（12）：1269-1279.

Bougeard G，Charbonnier F，Moerman A，et al. 2003. Early onset brain tumor and lymphoma in MSH2 deficient children[J]. Am J Hum Genet，72（1）：213-216.

Bougeard G，Sesboue R，Baert-Desurmont S，et al. 2008. Molecular basis of the Li-Fraumeni syndrome: an update from the French LFS families[J]. J Med Genet，45（8）：535-538.

Boulikas T. 1996. Xeroderma pigmentosum and molecular cloning of DNA repair genes[J]. Anticancer Res，16（2）：693-708.

Boyd K P，Korf B R，Theos A. 2009. Neurofibromatosis type 1[J]. J Am Acad Dermatol，61（1）：1-14.

Brand R，Nielsen M，Lynch H，et al. 1993. MUTYH-associated polyposis//Pagon R A，Bird T D，Dolan C R，et al，editors. GeneReviews™ [Internet]. Seattle: University of Washington.

Brandi M L，Gagel R F，Angeli A，et al. 2001. Guidelines for diagnosis and therapy of MEN type 1 and type 2[J]. J Clin Endocrinol Metab，86（12）：5658-5671.

Brandi M L，Marx S J，Aurbach G D，et al. 1987. Familial multiple endocrine neoplasia type 1. A new look at pathophysiology[J]. Endocrinol Rev，8（4）：391-405.

Brook-Carter P T，Peral B，Ward C J，et al. 1994. Deletion of the TSC2 and PKD1 genes associated with severe infantile polycystic kidney disease - a contiguous gene syndrome[J]. Nat Genet，8（4）：328-332.

Brosens L A，Keller J J，Offerhaus G J，et al. 2005. Prevention and management of duodenal polyps in familial adenomatous polyposis[J]. Gut，54（7）：1034-1043.

Bruggers C S，Bleyl S B，Pysher T，et al. 2011. Clinicopathologic comparison of familial versus sporadic atypical teratoid/rhabdoid tumors（AT/RT）of the central nervous system[J]. Pediatr Blood Cancer，56（7）：1026-1031.

Brzustowicz L M，Farrell S，Khan M B，et al. 1999. Mapping of a new SGBS locus to chromosome Xp22 in a family with a severe form of Simpson-Golabi-Behmel syndrome[J]. Am J Hum Genet，65（3）：779-783.

Bubb V J，Curtis L J，Cunningham C，et al. 1996. Microsatellite instability and the role of hMSH2 in sporadic colorectal cancer[J]. Oncogene，12（12）：2641-2649.

Buckley R H. 2004. The multiple causes of human SCID[J]. J Clin Invest，114（10）：1409-1411.

Buckley R H. 2004. Molecular defects in human severe combined immunodeficiency and approaches to immune reconstitution[J]. Annu Rev Immunol，22：625-655.

Budny B，Chen W，Omran H，et al. 2006. A novel X-linked recessive mental retardation syndrome comprising macrocephaly and ciliary dysfunction is allelic to oral-facial-digital type I syndrome[J]. Hum Genet，120（2）：171-178.

Bunyan D J，Shea-Simmonds J，Reck A C，et al. 1995. Genotype/phenotype correlations of new causative APC gene mutations in patients with familial adenomatous polyposis[J]. J Med Genet，32（9）：728-731.

Burgess J R，Harle R A，Tucker P，et al. 1996. Adrenal lesions in a large kindred with multiple endocrine neoplasia type 1[J]. Arch Surg，131（7）：699-702.

Burn J，Bishop D T，Chapman P D，et al. 2011. A randomized placebo-controlled prevention trial of aspirin and/or resistant starch in young people with familial adenomatous polyposis[J]. Cancer Prev Res（Phila），4（5）：655-665.

Burn J，Chapman P，Delhanty J，et al. 1991. The UK northern region genetic register for familial adenomatous polyposis coli：use of age of onset，CHRPE and DNA markers in risk calculations[J]. J Med Genet，28（5）：289-296.

Butler M G，Dasouki M J，Zhou X P，et al. 2005. Subset of individuals with autism spectrum disorders and macrocephaly associated with germline mutations in the PTEN tumour suppressor gene[J]. J Med Genet，42（4）：318-321.

Cahill D P，Lengauer C，Yu J，et al. 1998. Mutations of mitotic checkpoint genes in human cancers[J]. Nature，392（6673）：300-303.

Cairney A E，Andrews M，Greenberg M，et al. 1987. Wilms' tumor in three patients with Bloom syndrome[J]. J Pediatr，111（3）：414-416.

Cairns S R，Scholefield J H，Steele R J，et al. 2010. Guidelines for colorectal cancer screening and（update from 2002）surveillance in moderate and high risk groups[J]. Gut，59（5）：666-689.

Calin G，Herlea V，Barbanti-Brodano G，et al. 1998. The coding region of the Bloom syndrome BLM gene and of the CBL proto-oncogene is mutated in genetically unstable sporadic gastrointestinal tumors[J]. Cancer Res，58（17）：3777-3781.

Calin G A，Gafa R，Tibiletti M G，et al. 2000. Genetic progression in microsatellite instability high（MSI-H）colon cancers correlates with clinico-pathological parameters：a study of the TGRbetaRII，BAX，hMSH3，hMSH6，IGFIIR and BLM genes[J]. Int J Cancer，89（3）：230-235.

Carney J A，Go V L，Sizemore G W，et al. 1976. Alimentary-tract ganglioneuromatosis. A major component of the syndrome of multiple endocrine neoplasia，type 2b[J]. N Engl J Med，295（23）：1287-1291.

Carney J A，Gordon H，Carpenter P C，et al. 1985. The complex of myxomas，spotty pigmentation and endocrine overactivity[J]. Medicine（Baltimore），64（4）：270-283.

Carney J A，Hruska L S，Beauchamp G D，et al. 1986. Dominant inheritance of the complex of myxomas，spotty pigmentation and endocrine overactivity[J]. Mayo Clin Proc，61（3）：165-172.

Carpten J D，Robbins C M，Villablanca A，et al. 2002. HRPT 2，encoding parafibromin is mutated in hyperparathyroidism - Jaw tumor syndrome[J]. Nat Genet，32（4）：676-680.

Carter J M，O'Hara C，Dundas G，et al. 2012. Epithelioid malignant peripheral nerve sheath tumor arising in a schwannoma，in a patient with "neuroblastoma-like" schwannomatosis and a novel germline SMARCB1 mutation[J]. Am J Surg Pathol，36（1）：154-160.

Cascón A，Huarte-Mendicoa C V，Leandro-García L J，et al. 2011. Detection of the first gross CDC73 germline deletion in an HPT-JT syndrome family[J]. Genes Chromosomes Cancer，50（11）：922-929.

Celentano V，Luglio G，Antonelli G，et al. 2011. Prophylactic surgery in Lynch syndrome[J]. Techn Coloproctol，15（2）：129-134.

Chandrasekharappa S C，Guru S C，Manickam P，et al. 1997. Positional cloning of the gene for multiple endocrine neoplasia type 1 （MEN1）gene[J]. Science，276（5311）：404-407.

Chang S，Prados M D. 1994. Identical twins with Ollier's disease and intracranial gliomas：case report[J]. Neurosurgery，34（5）：

903-906.

Chen J D，Morrison C，Zhang C，et al. 2003. Hyperparathyroidism-jaw tumor syndrome[J]. J Int Med，253（6）：634-642.

Chernin G，Vega-Warner V，Schoeb D S，et al. 2010. Members of the GPN Study Group. Genotype/phenotype correlation in nephrotic syndrome caused by WT1 mutations[J]. Clin J Am Soc Nephrol，5（9）：1655-1662.

Chompret A，Brugières L，Ronsin M，et al. 2000. P53 germline mutations in childhood cancers and cancer risk for carrier individuals[J]. Br J Cancer，82（12）：1932-1937.

Choufani S，Shuman C，Weksberg R. 2010. Beckwith-Wiedemann syndrome. Am J Med Genet C Semin Med Genet，154C（3）：343-354.

Christian J E，Ballon S C. 1990. Ovarian fibrosarcoma associated with Maffucci's syndrome[J]. Gynaecol Oncol，37（2）：290-291.

Chrzanowska K H，Gregorek H，Dembowska-Baginska B，et al. 2012. Nijmegen breakage syndrome（NBS）[J]. Orphanet J Rare Dis，7：13.

Chu G，Mayne L. 1996. Xeroderma pigmentosum，Cockayne syndrome and trichothiodystrophy：do the genes explain the disease[J]. Trend Genet，12（5）：187-192.

Church J. 2006. In which patients do I perform IRA and why[J]. Fam Cancer，5（3）：237-240. discussion 262.

Clark R D，Hutter J J Jr. 1982. Familial neurofibromatosis and juvenile chronic myelogenous leukemia[J]. Hum Genet，60（3）：230-232.

Clark A J，Barnetson S M，Farrington S M，et al. 2004. Prognosis I DNA mismatch repair deficient colorectal cancer：are all MSI tumors equivalent[J]. Fam Cancer，3（2）：85-91.

Clericuzio C L，Martin R A. 2009. Diagnostic criteria and tumor screening for individuals with isolated hemihyperplasia[J]. Genet Med，11（3）：220-222.

Coburn M C，Pricolo V E，DeLuca F G，et al. 1995. Malignant potential in intestinal juvenile polyposis syndromes[J]. Ann Surg Oncol，2（5）：386-391.

Cohen P R，Kohn S R，Kurzrock R. 1991. Association of sebaceous gland tumors and internal malignancy：the Muir-Torre syndrome[J]. Am J Med，90（5）：606-613.

Cook J A，Oliver K，Mueller R F，et al. 1996. A cross-sectional study of renal involvement in tuberous sclerosis[J]. J Med Genet，33（6）：480-484.

Cooper W N，Luharia A，Evans G A，et al. 2005. Molecular subtypes and phenotypic expression of Beckwith-Wiedemann syndrome[J]. Eur J Hum Genet，13（9）：1025-1032.

Coppedè F. 2012. Premature aging syndrome[J]. Adv Exp Med Biol，724：317-331.

Coppes M J，Huff V，Pelletier J. 1993. Denys-Drash syndrome：relating a clinical disorder to genetic alterations in the tumor suppressor gene WT1[J]. J Pediatr，123（5）：673-678.

Corbetta S，Pizzocaro A，Peracchi M，et al. 1997. Multiple endocrine neoplasia type 1 in patients with recognized pituitary tumors of different types[J]. Clin Endocrinol（Oxf），47（5）：507-512.

Corrao G，Corazza G R，Bagnardi V，et al. 2001. Mortality in patients with coeliac disease and their relatives：a cohort study[J]. Lancet，358（9279）：356-361.

Costa O L，Silva D M，Colnago F A，et al. 1987. Turcot syndrome. Autosomal dominant or recessive transmission？[J]. Dis Colon Rectum，30（5）：391-394.

Crabtree M，Sieber O M，Lipton L，et al. 2002. Refining the relation between 'first hits' and 'second hits' at the APC locus：the 'loose fit' model and evidence for differences in somatic mutation spectra among patients[J]. Oncogene，22（27）：4257-4265.

Crabtree M D，Fletcher C，Churchman M，et al. 2004. Analysis of candidate modifier loci for the severity of colonic familial adenomatous polyposis，with evidence for the importance of the N-acetyl transferases[J]. Gut，53（2）：271-276.

Crabtree M D，Tomlinson I P，Hodgson S V，et al. 2002. Explaining variation in familial adenomatous polyposis：relationship between genotype and phenotype and evidence for modifier genes[J]. Gut，51（3）：420-423.

Dahele M R，Benton E C，Hennessy A，et al. 2004. A patient with Rothmund-Thomson syndrome and tongue cancer - experience of radiation toxicity[J]. Clin Oncol（R Coll Radiol），16（5）：371-372.

Dasouki M J，Ishmael H，Eng C. 2001. Macrocephaly，macrosomia and autistic behavior due to a de novo PTEN germline mutation[A]. Am J Hum Genet，69S：280 [Abstract 564].

DeBaun M R. 2002. Screening for cancer in children with Costello syndrome[J]. Am J Med Genet，108（1）：88-90.

DeBaun M R，Niemitz E L，McNeil D E，et al. 2002. Epigenetic alterations of H19 and LIT1 distinguish patients with Beckwith-Wiedemann syndrome with cancer and birth defects[J]. Am J Hum Genet，70（3）：604-611.

Debinski H S，Spigelman A D，Hatfield A，et al. 1995. Upper Intestinal surveillance in FAP[J]. Eur J Cancer，31A（7-8）：1149-1153.

de la Chapelle A. 2004. Genetic predisposition to colorectal cancer[J]. Nat Rev Cancer，4（10）：769-780.

de la Torre C，Pincheria J，Lopez-Saez J F，et al. 2003. Human syndromes with genomic instability and multiprotein machines that repair DNA double-strand breaks[J]. Histol Histopathol，18（1）：225-243.

de Leng W W，Jansen M，Carvalho R，et al. 2007. Genetic defects underlying Peutz-Jeghers syndrome（PJS）and exclusion of the polarity-associated MARK/Par1 gene family as potential PJS candidates[J]. Clin Genet，72（6）：568-573.

De Raedt T，Brems H，Wolkenstein P，et al. 2003. Elevated risk for MPNST in NF1 microdeletion patients[J]. Am J Hum Genet，72（5）：1288-1292.

De Rosa M，Fasano C，Panariello L，et al. 2000. Evidence for a recessive inheritance of Turcot's syndrome caused by compound heterozygous mutations within the PMS2 gene[J]. Oncogene，19（13）：1719-1723.

De Vos M，Hayward B E，Picton S，et al. 2004. Novel PMS2 pseudogenes can conceal recessive mutations causing a distinctive childhood cancer syndrome[J]. Am J Hum Genet，74（5）：954-964.

DeBaun M R，Niemitz E L，Feinberg A P. 2003. Association of in vitro fertilization with Beckwith-Wiedemann syndrome and epigenetic alterations of LIT1 and H19[J]. Am J Hum Genet，72（1）：156-160.

Decker R A，Peacock M L，Borst M J，et al. 1995. Progress in genetic screening of multiple endocrine neoplasia type 2A：is calcitonin testing obsolete？[J]. Surgery，118（2）：257-264.

Dempsey-Robertson M，Wilkes D，Stall A，et al. 2012. Incidence of abdominal tumors in syndromic and idiopathic hemihypertrophy/isolated hemihyperplasia[J]. J Pediatr Orthop，32（3）：322-326.

Demuth I，Digweed M. 2007. The clinical manifestation of a defective response to DNA double-strand breaks as exemplified by Nijmegen breakage syndrome[J]. Oncogene，26（56）：7792-7798.

Derenoncourt A N，Castro-Magana M，Jones KL，et al. 1995. Mediastinal teratoma and precocious puberty in a boy with mosaic Klinefelter syndrome[J]. Am J Med Genet，55（1）：38-42.

Derry J M，Ochs H D，Francke U. 1994. Isolation of a novel gene mutated in Wiskott-Aldrich syndrome[J]. Cell，78（4）：635-644.

De Vivo I，Gertig D M，Nagase S，et al. 2000. Novel germline mutations in the PTEN tumor suppressor gene found in women with multiple cancers[J]. J Med Genet，37（5）：336-341.

Di Fiore F，Charbonnier F，Martin C，et al. 2004. Screening for genomic rearrangements of the MMR genes must be included in the routine diagnosis of HNPCC[J]. J Med Genet，41（1）：18-20.

Diller L，Sexsmith E，Gottlieb A，et al. 1995. Germline p53 mutations are frequently detected in young children with rhabdomyosarcoma[J]. J Clin Invest，95（4）：1606-1611.

Distante S，Nasoulias S，Somers G R，et al. 1996. Familial adenomatous polyposis in a 5 year old child：a clinical pathological and molecular genetic study[J]. J Med Genet，33（2）：157-160.

Dobru D，Seuchea N，Dorin M，et al. 2004. Blue Rubber Bleb syndrome：a case report and literature review[J]. Rom J Gastroenterol，13（3）：237-240.

Domchek S M，Tang J，Stopfer J，et al. 2013. Biallelic deleterious BRCA1 mutations in a woman with early-onset ovarian cancer[J]. Cancer Discov，3（4）：399-405.

Donadieu J，Fenneteau O，Beaupain B，et al. 2012. Classification and risk factors of hematological complications in a French national cohort of 102 patients with Shwachman-Diamond syndrome[J]. Haematologica，97（9）：1312-1319.

Dòmini M，Aquino A，Fakhro A，et al. 2002. Blue rubber bleb nevus syndrome and gastrointestinal haemorrhage：which treatment[J]. Eur

J Pediatr Surg, 12 (2): 129-133.

Dragani T A. 2010. Risk of HCC: genetic heterogeneity and complex genetics[J]. J Hepatol, 52 (2): 252-257.

Draptchinskaia N, Gustavsson P, Andersson B, et al. 1999. The gene encoding ribosomal protein S19 is mutated in Diamond-Blackfan anemia[J]. Nat Genet, 21 (2): 169-175.

Dreijerink K M, Lips C J. 2005. Diagnosis and management of multiple endocrine neoplasia tye 1 (MEN1) [J]. Hered Cancer Clin Pract, 3 (1): 1-6.

Dror Y, Freedman M H. 1999. Shwachman-Diamond syndrome: An inherited preleukemic bone marrow failure disorder with aberrant hematopoietic progenitors and faulty marrow microenvironment[J]. Blood, 94 (9): 3048-3054.

Duker N J. 2002. Chromosome breakage syndromes and cancer[J]. Am J Med Genet, 115 (3): 125-129.

Dunlop M G. 2002. Guidance on gastroenterological surveillance for hereditary non-polyposis colorectal cancer, familial adenomatous polyposis, juvenile polyposis and Peutz-Jeghers syndrome[J]. Gut, 51 (Suppl V): V21-V27.

Dunlop M G, Farrington S M, Carothers A D, et al. 1997. Cancer risk associated with germline DNA mismatch repair gene mutations[J]. Hum Mol Genet, 6 (1): 105-110.

Dutz J P, Benoit L, Wang X, et al. 2001. Lymphocytic vasculitis in X-linked lymphoproliferative disease[J]. Blood, 97 (1): 95-100.

Easton D F, Ponder M A, Cummings T, et al. 1989. The clinical and age-at-onset distribution for the MEN-2 syndrome[J]. Am J Hum Genet, 44 (2): 208-215.

Eaton K W, Tooke L S, Wainwright L M, et al. 2011. Spectrum of SMARCB1/INI1 mutations in familial and sporadic rhabdoid tumors[J]. Pediatr Blood Cancer, 56 (1): 7-15.

Eeles R A. 1995. Germline mutations in the TP53 gene[J]. Cancer Surv, 25: 101-124.

Eerola I, Boon L M, Mulliken J B, et al. 2003. Capillary malformation-arteriovenous malformation, a new clinical and genetic disorder caused by RASA1 mutations[J]. Am J Hum Genet, 73 (6): 1240-1249.

Elliott M L, Maher E R. 1994. Syndrome of the month: Beckwith-Wiedemann syndrome[J]. J Med Genet, 31 (7): 560-564.

Ellis N A, German J. 1996. Molecular genetics of Bloom's syndrome[J]. Hum Mol Genet, 5 Spec No: 1457-1463.

Ellis N A, Groden J, Ye T Z, et al. 1995. The Bloom's syndrome gene product is homologous to RecQ helicases[J]. Cell, 83 (4): 655-666.

Elsaleh H, Iacopetta B. 2001. Microsatellite instability is a predictive marker for survival benefit from adjuvant chemotherapy in a population-based series of stage III colorectal carcinoma[J]. Clin Colorectal Cancer, 1 (2): 103-109.

Eng C. 1999. RET proto-oncogene in the development of human cancer[J]. J Clin Oncol, 17 (1): 380-393.

Eng C. 2000. Familial papillary thyroid cancer - many syndromes, too many genes? [J]. J Clin Endocrinol Metab, 85 (5): 1755-1757.

Eng C. 2000. Will the real Cowden syndrome please stand up: revised diagnostic criteria[J]. J Med Genet, 37 (11): 828-830.

Eng C. 2001. News and views: to be or not to BMP[J]. Nat Genet, 28 (2): 105-107.

Eng C. 2010. Mendelian genetics of rare-and not so rare-cancers[J]. Ann N Y Acad Sci, 1214: 70-82.

Eng C, Parsons R. 1998. Cowden syndrome[M]. In: Vogelstein B, Kinzler K W, editors. The genetic basis of human cancer. New York: McGraw-Hill, 519-526.

Eng C, Mulligan L M, Healey C S, et al. 1996. Heterogeneous mutation of the RET proto-oncogene in subpopulations of medullary thyroid carcinoma[J]. Cancer Res, 56 (9): 2167-2170.

Eng C, Mulligan L M, Smith D P, et al. 1995. Mutation in the RET proto-oncogene in sporadic medullary thyroid carcinoma[J]. Genes Chromosomes Cancer, 12 (3): 209-212.

Eng C, Peacocke M. 1998. PTEN and inherited hamartoma-cancer syndromes[J]. Nat Genet, 19 (3): 223.

Eng C, Smith D P, Mulligan L M, et al. 1994. Point mutation within the tyrosine kinase domain of the RET proto-oncogene in multiple endocrine neoplasia type 2B and related sporadic tumors[J]. Hum Mol Genet, 3 (2): 237-241.

Eng C, Smith D P, Mulligan L M, et al. 1995. A novel point mutation in the tyrosine kinase domain of the RET proto-oncogene in sporadic medullary thyroid carcinoma and in a family with FMTC[J]. Oncogene, 10 (3): 509-513.

Eng C, Clayton D, Schuffenecker I, et al. 1996. The relationship between specific RET proto-oncogene mutations and disease phenotype in multiple endocrine neoplasia type 2: International RET Mutation Consortium analysis[J]. JAMA，276（19）：1575-1579.

Eng C，Schneider K，Fraumeni J F，et al. 1997. Third International Workshop on collaborative interdisciplinary studies of p53 and other predisposing genes in Li-Fraumeni syndrome[J]. Cancer Epidemiol Biomark Prev，6（5）：379-383.

Eng C，Hampel H，de la Chapelle A. 2001. Genetic testing for cancer predisposition[J]. Annu Rev Med，52：371-400.

Eng C，Kiuru M，Fernandez M J，et al. 2003. A role for mitochondrial enzymes in inherited neoplasia and beyond[J]. Nat Rev Cancer，3（3）：193-202.

Engel C，Loeffler M，Steinke V，et al. 2012. Risks of less common cancers in proven mutation carriers with Lynch syndrome[J]. J Clin Oncol，30（35）：4409-4415.

Engel J R，Smallwood A，Harper A，et al. 2000. Epigenotype-phenotype correlations in Beckwith-Wiedemann syndrome[J]. J Med Genet，37（12）：921-926.

Epstein C J，Martin G M，Schultz A L，et al. 1966. Werner's syndrome[J]. Medicine（Baltimore），45（3）：177-221.

Erlic Z，Hoffmann M M，Sullivan M，et al. 2010. Pathogenicity of DNA variants and double mutations in multiple endocrine neoplasia type 2 and von Hippel-Lindau disease[J]. J Clin Endocrinol Metab，95（1）：308-313.

Evans D G. 2012. Are we ready for targeted early breast cancer detection strategies in women with NF1 aged 30-49 years[J]. Am J Med Genet A，158A（12）：3054-3055.

Evans D G，Baser M E，McGaughran J，et al. 2002. Malignant peripheral nerve sheath tumors in neurofibromatosis 1[J]. J Med Genet，39（5）：311-314.

Evans D G，Howard E，Giblin C，et al. 2010. Birth incidence and prevalence of tumor-prone syndromes: estimates from a UK family genetic register service[J]. Am J Med Genet A，152A（2）：327-332.

Evans D G，Huson SM，Donnai D，et al. 1992. A clinical study of type 2 neurofibromatosis[J]. Q J Med，84（304）：603-618.

Evans D G，Ladusans E J，Rimmer S，et al. 1993. Complications of the nevoid basal cell carcinoma syndrome: results of a population based study[J]. J Med Genet，30（6）：460-464.

Evans D G，Mason S，Huson S M，et al. 1997. Spinal and cutaneous schwannomatosis is a variant form of type 2 neurofibromatosis: a clinical and molecular study[J]. J Neurol Neurosurg Psychiat，62（4）：361-366.

Evans D G，Raymond F L，Barwell J G，et al. 2012. Genetic testing and screening of individuals at risk of NF2[J]. Clin Genet，82（5）：416-424.

Evans D G R，Lalloo F，Wallace A，et al. 2005. Update on the Manchester Scoring System for BRCA1 and BRCA2 testing[J]. J Med Genet，42（7）：e39.

Fackenthal J，Marsh D J，Richardson A L，et al. 2001. Male breast cancer in Cowden syndrome patients with germline PTEN mutations[J]. J Med Genet，38（3）：159-164.

Falchetti A，Marini F，Brandi M L. 2010. Multiple endocrine neoplasia type 1[M]//Pagon R A，Bird T D，Dolan C R，et al. Gene Reviews. Seattle: University of Washington Press.

Farndon J R，Leight G S，Dilley W G，et al. 1986. Familial medullary thyroid carcinoma without associated endocrinopathies: a distinct clinical entity[J]. Br J Surg，73（4）：278-281.

Farndon P A，Del Mastro R G，Evans D G，et al. 1992. Location of gene for Gorlin syndrome[J]. Lancet，339（8793）：581-582.

Farrington S M，McKinley A J，Carothers A D，et al. 2002. Evidence for an age-related influence of microsatellite instability on colorectal cancer survival[J]. Int J Cancer，98（6）：844-850.

Fearon E R. 1997. Human cancer syndromes: clues on the origin and nature of cancer[J]. Science，278（5340）：1043-1050.

Felix C A，Slavc L，Dunn M，et al. 1995. p53 gene mutations in pediatric brain tumors[J]. Med Pediatr Oncol，25（6）：431-436.

Fenton P A，Clarke S E，Owen W，et al. 2001. Cribriform variant papillary thyroid cancer: a characteristic of familial adenomatous polyposis[J]. Thyroid，11（2）：193-197.

Ferguson A，Kingstone K. 1996. Coeliac disease and malignancies[J]. Acta Paediatr Suppl，412：78-81.

Figueiredo B C，Sandrini R，Zambetti G P，et al. 2006. Penetrance of adrenocortical tumor associated with the germline TP53 R337H mutation[J]. J Med Genet，43（1）：91-96.

Filling-Katz M R，Choyke P，Patronas N，et al. 1991. Central nervous involvement in von Hippel-Lindau disease[J]. Neurology，41（1）：41-46.

Fiorentino D F，Nguyen J C，Egbert B M，et al. 2004. Muir-Torre syndrome：confirmation of diagnosis by immunohistochemical analysis of cutaneous lesions[J]. J Am Acad Dermatol，50（3）：476-478.

Floy K M，Hess R O，Meisner L F. 1990. DNA polymerase alpha defect in the N syndrome[J]. Am J Med Genet，35（3）：301-305.

Fodde R，Kuipers J，Rosenberg C，et al. Mutations in the APC tumor suppressor gene cause chromosome instability[J]. Nat Cell Biol，3（4）：433-438.

Fong L Y，Fidanza V，Zanesi N，et al. 2000. Muir-Torre-like syndrome in Fhit-deficient mice[J]. Proc Natl Acad Sci USA，97（9）：4742-4747.

Foulkes W D. 1995. A tale of four syndromes：familial adenomatous polyposis，Gardner syndrome，attenuated APC and Turcot syndrome[J]. Q J Med，88（12）：853-863.

Foulkes W D，Bahubeshi A，Hamel N，et al. 2011. Extending the phenotypes associated with DICER1 mutations[J]. Hum Mutat，2011，32（12）：1381-1384.

Foulkes W D，Thiffault I，Gruber S B，et al. 2002. The founder mutation MSH2* 1906G-C is an important cause of hereditary nonpolyposis colorectal cancer in the Ashkenazi Jewish population[J]. Am J Hum Genet，71（6）：1395-1412.

Fracanzani A L，Taioli E，Sampietro M，et al. 2001. Liver cancer risk is increased in patients with porphyria cutanea tarda in comparison to matched control patients with chronic liver disease[J]. J Hepatol，35（4）：498-503.

Frank-Raue K，Rybicki L A，Erlic Z，et al. 2011. Risk profiles and penetrance estimations in multiple endocrine neoplasia type 2A caused by germline RET mutations located in exon 10[J]. Hum Mutat，32（1）：51-58.

Frebourg T，Barbier N，Yan Y X，et al. 1995. Germline p53 mutations in 15 families with Li-Fraumeni syndrome[J]. Am J Hum Genet，56（3）：608-615.

Freedman M H，Bonilla M A，Fier C，et al. 2000. Myelodysplasia syndrome and acute myeloid leukemia in patients with congenital neutropenia receiving G-CSF therapy[J]. Blood，96（2）：429-436.

Friedl W，Kruse R，Uhlhaas S，et al. 1999. Frequent 4-bp deletion in exon 9 of the SMAD4/MADH4 gene in familial juvenile polyposis patients[J]. Genes Chromosomes Cancer，25（4）：403-406.

Friedl W，Uhlhaas S，Schulmann K，et al. 2002. Juvenile polyposis：massive gastric polyposis is more common in MADH4 mutation carriers than in BMPR1A mutation carriers[J]. Hum Genet，111（1）：108-111.

Gaglia P，Atkin W S，Whitelaw S，et al. 1995. Variables associated with the risk of colorectal adenomas in asymptomatic patients with a family history of colorectal cancer[J]. Gut，36（3）：385-390.

Gallione C J，Pasyk K A，Boon L N，et al. 1995. A gene for familial venous malformation maps to chromosome 9p in a second large kindred[J]. J Med Genet，32（3）：197-199.

Gammon A，Jasperson K，Kohlman W，et al. 2009. Hamartomatous polyposis syndromes[J]. Best Pract Res Clin Gastroenterol，23（2）：219-231.

Ganslandt O，Buchfelder M，Grabenauer G G. 2000. Primary spinal germinoma in a patient with concomitant Klinefelter's syndrome[J]. Br J Neurosurg，14（3）：252-255.

Garber J E，Goldstein A M，Kantor A F，et al. 1991. Follow-up study of twenty-four families with Li-Fraumeni syndrome[J]. Cancer Res，51（22）：6094-6097.

Gardner E，Papi L，Easton D F，et al. 1993. Genetic linkage studies map the multiple endocrine neoplasia type 2 loci to a small interval on chromosome 10q11.2[J]. Hum Mol Genet，2（3）：241-246.

Gaujoux S，Tissier F，Ragazzon B，et al. 2011. Pancreatic ductal and acinar cell neoplasms in Carney Complex：a possible new association[J]. J Clin Endo Metab，96：E1888-E1895.

Gazda H，Lipton J M，Willig T N，et al. 2001. Evidence for linkage of familial Diamond-Blackfan anemia to chromosome 8p23.3-p22 and for non-19q non-8p disease[J]. Blood，97（7）：2145-2150.

Gazda H T，Sheen M R，Vlachos A，et al. 2008. Ribosomal protein L5 and L11 mutations are associated with cleft palate and abnormal thumbs in Diamond-Blackfan anemia patients[J]. Am J Hum Genet，83（6）：769-780.

Giannelli F，Pawsey S A. 1976. DNA repair synthesis in human heterokaryons. III. The rapid and slow complementing varieties of xeroderma pigmentosum[J]. J Cell Sci，20（1）：207-213.

Giannelli F. 1986. DNA maintenance and its relation to human pathology[J]. J Cell Sci Suppl，4：383-416.

Giardiello F M，Welsh S B，Hamilton S R，et al. 1987. Increased risk of cancer in the Peutz-Jeghers syndrome[J]. N Engl J Med，316（24）：1511-1514.

Gicquel C，Gaston V，Mandelbaum J，et al. 2003. In vitro fertilization may increase the risk of Beckwith-Wiedemann syndrome related to abnormal imprinting of the KCNQ1OT gene[J]. Am J Hum Genet，72（5）：1338-1341.

Gimm O，Marsh D J，Andrew S D，et al. 1997. Germline dinucleotide mutation in codon 883 of the RET proto-oncogene in multiple endocrine neoplasia type 2B without codon 918 mutation[J]. J Clin Endocrinol Metab，82（11）：3902-3904.

Giraud S，Zhang C X，Serova-Sinilnikova O，et al. 2008. Germ-line mutation analysis in patients with multiple endocrine neoplasia type 1 and related disorders[J]. Am J Hum Genet，63（2）：455-467.

Gisbert J P，Garcia-Buey L，Alonso A. 2004. Hepatocellular carcinoma risk in patients with porphyria cutanea tarda[J]. Eur J Gastroenterol Hepatol，16（7）：689-692.

Giunti L，Cetica V，Ricci U，et al. 2009. Type A microsatellite instability in pediatric gliomas as an indicator of Turcot syndrome[J]. Eur J Hum Genet，17（7）：919-927.

Goldfarb D A，Neumann H P，Penn I，et al. 1998. Results of renal transplantation in patients with renal cell carcinoma in Von Hippel-Lindau disease[J]. Transplantation，64（12）：1726-1729.

Gomes M C，Kotsopoulos J，de Almeida G L，et al. 2012. The R337H mutation in TP53 and breast cancer in Brazil[J]. Hered Cancer Clin Pract，10（1）：3.

Gomez M R，editor. 1988. Tuberous Sclerosis[M]. New York：Raven Press.

Gonzalez K D，Noltner K A，Buzin C H，et al. 2009. Beyond Li Fraumeni Syndrome：clinical characteristics of families with p53 germline mutations[J]. J Clin Oncol，27（8）：1250-1256.

Gorlin R J. 1987. Nevoid basal-cell carcinoma syndrome[J]. Medicine（Baltimore），66（2）：98-113.

Gorlin R J. 1995. Nevoid basal cell carcinoma syndrome[J]. Dermatol Clin，13（1）：113-125.

Gorlin R J，Cohen M M，Condon L M，et al. 1992. Bannayan-Riley-Ruvalcaba syndrome[J]. Am J Med Genet，44（3）：307-314.

Gorlin R J，Sedano H O，Vickers R A，et al. 1968. Multiple mucosal neuromas，phaeochromocytoma and medullary carcinoma of the thyroid - a syndrome[J]. Cancer，22（2）：293-299.

Goss K H，Risinger M A，Kordich J J，et al. 2002. Enhanced tumor formation in mice heterozygous for Blm mutation[J]. Science，297（5589）：2051-2053.

Goto M，Miller R W，Ishikawa Y，et al. 1996. Excess of rare cancers in Werner syndrome（adult progeria）[J]. Cancer Epidemiol Biomark Prev，5（4）：239-246.

Graham J M Jr，Anayne-Yeboa K，Raams A，et al. 2001. Cerebro-oculo-facio-skeletal syndrome with a nucleotide excision repair defect and a mutated XPD gene，with prenatal diagnosis in a triplet pregnancy[J]. Am J Hum Genet，69（2）：291-300.

Graham R B，Nolasco M，Peterlin B，et al. 2005. Nonsense mutations in folliculin presenting as isolated familial spontaneous pneumothorax in adults[J]. Am J Respir Crit Care Med，172（1）：39-44.

Gravholt C H，Fedder J，Naeraa R W，et al. 2000. Occurrence of gonadoblastoma in females with Turner syndrome and Y chromosome material：A population study[J]. J Clin Endocrinol Metab，85（9）：3199-3202.

Green J S，Bowmer M I，Johnson G J. 1986. Von Hippel-Lindau disease in a Newfoundland kindred[J]. CMAJ，134（2）：133-146.

Greenberg F，Stein F，Gresnik M V，et al. 1986. The Perlman nephroblastomatosis syndrome[J]. Am J Med Genet，24（1）：101-110.

Greenberg F，Copeland K，Gresik M V. 1988. Expanding the spectrum of the Perlman syndrome[J]. Am J Med Genet，29（4）：773-776.

Griffiths D F，Williams G T，Wilhaus E D. 1987. Duodenal carcinoid tumors，phaeochromocytoma and neurofibromatosis. Islet cell tumor，phaeochromocytoma and von Hippel-Lindau complex：two distinctive neuroendocrine syndromes[J]. Q J Med，64（245）：

769-782.

Grignon D J，Shum D T，Bruckschwaiger O. 1987. Transitional cell carcinoma in the Muir-Torre syndrome[J]. J Urol，38（2）：406-408.

Grindedal E M，Moller P，Eeles R，et al. 2009. Germ-line mutations in mismatch repair genes associated with prostate cancer[J]. Cancer Epidemiol Biomarkers Prev，18（9）：2460-2467.

Gripp K W，Lin A E. 2012. Costello syndrome：a Ras/mitogen activated protein kinase pathway syndrome（rasopathy）resulting from HRAS germline mutations[J]. Genet Med，14（3）：285-292.

Gripp K W，Scott C I Jr，Nicholson L，et al. 2002. Five additional Costello patients with rhabdomyosarcoma：proposal for a tumour screening protocol[J]. Am J Med Genet，108（1）：80-87.

Gripp K W，Stabley D L，Nicholson L，et al. 2006. Somatic mosaicism for an HRAS mutation causes Costello syndrome[J]. Am J Med Genet A，140（20）：2163-2169.

Groet J，McElwain S，Spinelli M，et al. 2003. Acquired mutations in GATA1 in neonates with Down's syndrome with transient myeloid disorders[J]. Lancet，361（9369）：1617-1620.

Groves C J，Saunders B P，Spigelman A D，et al. 2002. Duodenal cancer in patients with familial adenomatous polyposis（FAP）：results of a 10 year prospective study[J]. Gut，50（5）：636-641.

Gruber SB，Ellis NA，Rennert G，et al. 1991. BLM heterozygosity and the risk of colorectal cancer[J]. Science，297（5589）：2013.

Grundy P，Telzerow P，Paterson M C，et al. 1991. Chromosome 11 uniparental disomy predisposing to embryonal neoplasms[J]. Lancet，338（8774）：1079-1080.

Gryfe R，Kim H，Hsieh ET，et al. 2000. Tumor microsatellite instability and clinical outcome in young patients with colorectal cancer[J]. N Engl J Med，342（2）：69-77.

Gurtan A M，Lu V，Bhutkar A，et al. 2012. In vivo structure-function analysis of human Dicer reveals directional processing of precursor miRNAs[J]. RNA，18（6）：1116-1122.

Gustavsson P，Willig TN，van Hareingen A，et al. 1997. Diamond-Blackfan anemia：genetic homogeneity for a gene on chromosome 19q13 restricted to 1.8Mb[J]. Nat Genet，16（4）：368-371.

Hahn H，Wickling C，Zaphiropoulous P G，et al. 1996. Mutations of the human homologue of Drosophila patched in the nevoid basal cell carcinoma syndrome[J]. Cell，85（6）：841-851.

Hahnloser D，Petersen G M，Rabe K，et al. 2003. The APC E1317Q variant in adenomatous polyps and colorectal cancers[J]. Cancer Epidemiol Biomark Prev，12（12）：1023-1028.

Hammami M M，al-Zahrani A，Butt A，et al. 1997. Primary hyperparathyroidism-associated polyostotic fibrous dysplasia：absence of McCune-Albright syndrome mutations[J]. J Endocrinol Invest，20（9）：552-558.

Hamilton S R，Liu B，Parsons R E，et al. 1995. The molecular basis of Turcot's syndrome[J]. N Engl J Med，332（13）：839-847.

Haneke E，Gutschmidt E. 1979. Premature multiple Bowen's disease in poikiloderma congenitale with warty hyperkeratoses[J]. Dermatologica，158（5）：384-388.

Hanks S，Coleman K，Reid S，et al. 2004. Constitutional aneuploidy and cancer predisposition caused by biallelic mutations in BUB1B[J]. Nat Genet，36（11）：1159-1161.

Hanssen A M，Fryns J P. 1995. Cowden syndrome[J]. J Med Genet，32（2）：117-119.

Happle R. 1989. The McCune Albright syndrome：a lethal gene surviving by mosaicism[J]. Clin Genet，29（4）：321-324.

Harper P S，Harper R M，Howel-Evans A W. 1970. Carcinoma of the oesophagus with tylosis[J]. Q J Med，39（155）：317-333.

Harris W R. 1990. Chondrosarcoma complicating total hip arthroplasty in Maffucci's syndrome[J]. Clin Orthop，260：212-214.

Hartley A L，Birch J M，Marsden H B，et al. 1988. Neurofibromatosis in children with soft tissue sarcoma[J]. Pediatr Hematol Oncol，5（1）：7-16.

Harwood C A，McGregor J M，Swale V J，et al. 2003. High frequency and diversity of cutaneous appendageal tumors in organ transplant recipients[J]. J Am Acad Dermatol，48（3）：401-408.

Hashmi S K，Allen C，Klaassen R，et al. 2011. Comparative analysis of Shwachman-Diamond syndrome to other inherited bone marrow failure syndromes and genotype-phenotype correlation[J]. Clin Genet，79（5）：448-458.

Hasle H. 2001. Pattern of malignant disorders in individuals with Down's syndrome[J]. Lancet Oncol，2（7）：429-436.

Hasle H，Mellengaard A，Nielson J，et al. 1995. Cancer incidence in men with Klinefelter syndrome[J]. Br J Cancer，71（2）：416-420.

Hasle H，Clemmensen I H，Mikkelsen M. 2000. Risks of leukaemia and other tumours in individuals with Downs syndrome[J]. Lancet，355（9199）：165-169.

Hasselblatt M，Gesk S，Oyen F，et al. 2011. Nonsense mutation and inactivation of SMARCA4（BRG1）in an atypical teratoid/rhabdoid tumor showing retained SMARCB1（INI1）expression[J]. Am J Surg Pathol，35（6）：933-935.

Hatada I，Ohashi H，Fukushima Y，et al. 1996. An imprinted gene p57KIP2 is mutated in Beckwith-Wiedemann syndrome[J]. Nat Genet，14（6）：171-173.

Hauben E I，Arends J，Vandenbroucke J P，et al. 2003. Multiple primary malignancies in osteosarcoma patients[J]. Incidence and predictive value of osteosarcoma subtype for cancer syndromes related with osteosarcoma[J]. Eur J Hum Genet，11（8）：611-618.

Hayward B E，De Vos M，Sheridan E，et al. 2004. PMS2 mutations in HNPCC[J]. Clin Genet，66（6）：566-567.

Heald B，Hilden J M，Zbuk K M，et al. 2007. Severe TMD/AMKL with GATA1 mutation in a stillborn fetus with Down syndrome[J]. Nat Clin Pract Oncol，4（7）：433-438.

Heald B，Mester J，Rybicki L A，et al. 2010. Frequent gastrointestinal polyps and colorectal cancer in prospective series of PTEN mutation carriers[J]. Gastroenterology，139（6）：1927-1933.

Heikkinen K，Rapakko K，Karppinen S M，et al. 2006. RAD50 and NBS1 are breast cancer susceptibility genes associated with genomic instability[J]. Carcinogenesis，27（8）：1593-1599.

Heiskanen I，Luostarinen T，Jarvinen H J. 2000. Impact of screening examinations on survival in familial adenomatous polyposis[J]. Scand J Gastroenterol，35（12）：1284-1287.

Hemminki A，Markie D，Tomlinson I，et al. 1998. A serine/threonine kinase gene defective in Peutz-Jeghers syndrome[J]. Nature，391（6663）：184-187.

Hemminki A，Tomlinson I，Markie D，et al. 1997. Localisation of a susceptibility locus for Peutz-Jeghers syndrome to 19p using comparative genomic hybridization and targeted linkage analysis[J]. Nat Genet，15（1）：87-90.

Hennies H C，Hagedorn M，Rais A. 1995. Palmoplantar keratoderma in association with carcinoma of the esophagus maps to chromosome 17q distal to the keratin gene cluster[J]. Genomics，29（2）：537-540.

Heravi-Moussavi A，Anglesio M S，Cheng S G，et al. 2012. Recurrent somatic DICER1 mutations in nonepithelial ovarian cancers[J]. N Engl J Med，366（3）：234-242.

Herera L，Kakatis S，Gibas L. 1986. Gardner syndrome in a man with an interstitial deletion of 5q[J]. Am J Med Genet，25（3）：473-476.

Herman G E，Butter E，Enrile B，et al. 2007. Increasing knowledge of germline PTEN mutations：two additional patients with autism and macrocephaly[J]. Am J Med Genet A，143A（6）：589-593.

Hes F J，McKee S，Taphoorn M J，et al. 2000. Cryptic von Hippel-Lindau disease：germline mutations in patients with haemangioblastoma only[J]. J Med Genet，37（12）：939-943.

Hirsch B，Shimamura A，Moreau L，et al. 2004. Association of biallelic BRCA2/FANCD1 mutations with spontaneous chromosomal instability and solid tumors of childhood[J]. Blood，103（7）：2554-2559.

Hirschman B A，Pollack B H，Tomlinson G E，et al. 2005. The spectrum of APC mutations in children with hepatoblastoma from familial adenomatous polyposis kindreds[J]. J Pediatr，147（2）：263-266.

Hitchins M P，Ward R L. 2009. Constitutional（germline）MLH1 epimutation as an aetiological mechanism for hereditary non-polyposis colorectal cancer[J]. J Med Genet，46（12）：793-802.

Hitzler J K，Zipursky A. 2004. Origins of leukaemia in children with Down syndrome[J]. Nat Rev Cancer，5（1）：11-20.

Hobert J，Eng C. 2009. PTEN hamartoma tumor syndrome-an overview[J]. Genet Med，11（10）：687-694.

Hodges A K，Li S，Maynard J，et al. 2001. Pathological mutations in TSC1 and TSC2 disrupt the interaction between hamartin and tuberin[J]. Hum Mol Genet，10（25）：2899-2905.

Hodgson S V, Bishop D T, Dunlop M G, et al. 1995. Suggested screening guidelines for familial colorectal cancer[J]. J Med Screen, 2 (1): 45-51.

Hodgson S V, Bishop D T, Jay B. 1994. Genetic heterogeneity of congenital hyper-trophy of the retinal pigment epithelium (CHRPE) in families with familial adenomatous polyposis[J]. J Med Genet, 31 (1): 55-58.

Hoeijmakers J H. 2009. DNA damage, aging, and cancer[J]. N Engl J Med, 361 (15): 1475-1485.

Holbach L M, von Moller A, Decker C, et al. 2002. Loss of fragile histidine triad (FHIT) expression and microsatellite instability in periocular sebaceous gland carcinoma in patients with Muir-Torre syndrome[J]. Am J Ophthalmol, 134 (1): 147-148.

Hornstein O P, Knickenberg M. 1975. Perifollicular fibromatosis cutis with polyps of the colon - a cutaneo-intestinal syndrome sui generis[J]. Arch Dermatol Res, 253 (2): 161-175.

Houlston R S, Ford D. 1996. Genetics of coeliac disease[J]. QJM, 89 (10): 737-743.

Hovhannisyan Z, Weiss A, Martin A, et al. 2008. The role of HLA-DQ8 beta-57 polymorphism in the anti-gluten T-cell response in coeliac disease[J]. Nature, 456 (7221): 534-538.

Howdle P D, Jalal P K, Holmes G K, et al. 2003. Primary small-bowel malignancy in the UK and its association with coeliac disease[J]. QJM, 96 (5): 345-353.

Howe J R, Norton J A, Wells S A Jr. 1993. Prevalence of pheochromocytoma and hyperparathyroidism in multiple endocrine neoplasia type 2A: results of long-term follow-up[J]. Surgery, 114 (6): 1070-1077.

Howe J R, Blair J A, Sayed M G, et al. 2001. Germline mutations of BMPR1A in juvenile polyposis[J]. Nat Genet, 28 (2): 184-187.

Howe J R, Roth S, Ringold J C, et al. 1998. Mutations in the SMAD4/DPC4 gene in juvenile polyposis[J]. Science, 280 (5366): 1086-1088.

Howell V M, Haven C J, Kahnoski K, et al. 2003. HRPT2 mutations are associated with malignancy in sporadic parathyroid tumors[J]. J Med Genet, 40 (9): 657-663.

Howlett N G, Taniguchi T, Olson S, et al. 2002. Biallelic inactivation of BRCA2 in Fanconi anemia[J]. Science, 297 (5581): 606-609.

Hoyme H E, Seaver L H, Jones K L, et al. 1998. Isolated hemihyperplasia (hemihypertrophy): report of a prospective multicenter study of the incidence of neoplasia and review[J]. Am J Med Genet, 79 (4): 274-278.

Hu M, Zhang G Y, Arbuckle S, et al. 2004. Prophylactic bilateral nephrectomies in two pediatric patients with missense mutations in the WT1 gene[J]. Nephrol Dial Transplant, 19 (1): 223-226.

Huang R L, Chao C F, Ding D C, et al. 2004. Multiple epithelial and non-epithelial tumors in hereditary non-polyposis colorectal cancer: characterisation of germline and somatic mutations of the MSH2 gene and heterogeneity of replication error phenotypes[J]. Cancer Genet Cytogenet, 153 (2): 108-114.

Hughes-Benzie R M, Pilia G, Xuan J Y, et al. 1996. Simpson-Golabi-Behmel syndrome: genotype/phenotype analysis of 18 affected males from 7 unrelated families[J]. Am J Med Genet, 66 (2): 227-234.

Huson S M, Compston D A, Harper P S. 1989. A genetic study of von Recklinghausen neurofibromatosis in south east Wales. II Guidelines for genetic counselling[J]. J Med Genet, 26 (11): 712-721.

Huson S M, Harper P S, Compston D A. 1988. Von Recklinghausen neurofibromatosis[J]. Brain, 111 (Pt 6): 1355-1381.

Hwang S L, Lozano G, Amos C I, et al. 2003. Germline p53 mutations in a cohort with childhood sarcoma: sex differences in cancer risk[J]. Am J Hum Genet, 72 (4): 975-983.

Hyer W, Fell J M. 2001. Screening for familial adenomatous polyposis[J]. Arch Dis Child, 84 (5): 377-380.

Ilyas M, Tomlinson I. 1997. The interactions of APC. E-cadherin and beta-catenin in tumor development and progression[J]. J Pathol, 182 (2): 128-132.

Imai K, Morio T, Zhu Y, et al. 2004. Clinical course of patients with WASP gene mutations[J]. Blood, 103 (2): 456-464.

Inoki K, Corradetti M N, Guan K-L. 2005. Dysregulation of the TSC-mTOR pathway in human disease[J]. Nat Genet, 37 (1): 19-24.

Ismail S M, Walker S M. 1990. Bilateral virilising sclerosing stromal tumors of the ovary in a pregnant woman with Gorlin's syndrome: implications for pathogenesis of ovarian stromal neoplasms[J]. Histopathology, 17 (2): 159-163.

Itoh H，Ohsato K. 1985. Turcot syndrome and its characteristic colonic manifestations[J]. Dis Colon Rectum，28（6）：399-402.

Jacobs I，Lancaster J. 1996. The molecular genetics of sporadic and familial epithelial ovarian cancer[J]. Int J Gynecol Cancer，6（5）：337-355.

Jacobs K B，Yeager M，Zhou W，et al. 2012. Detectable clonal mosaicism and its relationship to aging and cancer[J]. Nat Genet，44（6）：651-658.

Jacquemont S，Boceno M，Rival J M，et al. 2002. High risk of malignancy in mosaic variegated aneuploidy syndrome[J]. Am J Med Genet，109（1）：17-21.

Jadresic L，Wadey R B，Buckle B，et al. 1991. Molecular analysis of chromosome region 11p13 in patients with Drash syndrome[J]. Hum Genet，86（6）：497-501.

Jain D，Hui P，McNamara J，et al. 2001. Bloom syndrome in sibs：first reports of hepatocellular carcinoma and Wilms tumor with documented anaplasia and nephrogenic rests[J]. Pediatr Dev Pathol，4（6）：585-589.

Järvinen H J，Aarnio M，Mustonen H，et al. 2000. Controlled 15-year trial on screening for colorectal cancer in families with hereditary nonpolyposis colorectal cancer[J]. Gastroenterol，118（5）：829-834.

Järvinen H J，Mecklin J P，Sistonen P. 1995. Screening reduces colorectal cancer rate in families with hereditary nonpolyposis colorectal cancer[J]. Gastroenterology，108（5）：1405-1411.

Jass J R. 1995. Colorectal adenoma progression and genetic change：is there a link[J]. Ann Med，27（3）：301-306.

Jass J R. 2004. HNPCC and sporadic colorectal cancer：a review of the morphological similarities and differences[J]. Fam Cancer，3（2）：93-100.

Jass J R，Williams C B，Bussey H J，et al. 1988. Juvenile polyposis - a pre-cancerous condition[J]. Histopathology，13（6）：619-630.

Jeghers H，McKusick V A，Katz K H. 1949. Generalised intestinal polyposis and melanin spots of the oral mucosa, lips and digits[J]. N Engl J Med，241（31-6）：993-1005.

Jenne D E，Reimann H，Nezu J，et al. 1998. Peutz-Jeghers syndrome is caused by mutations in a novel serine threonine kinase[J]. Nat Genet，18（1）：38-43.

Jensen U B，Sunde L，Timshel S，et al. 2009. Mismatch repair defective breast cancer in the hereditary nonpolyposis colorectal cancer syndrome[J]. Breast Cancer Res Treat，120（3）：777-782.

Jin Y，Mazza C，Christie J R，et al. 2004. Mutations of the Wiskott-Aldrich Syndrome Protein（WASP）：hotspots，effect on transcription，and translation and phenotype/genotype correlation[J]. Blood，104（13）：4010-4019.

Johnson J A. 1989. Ataxia telangiectasia and other fetoprotein-associated disorders. In：Lynch HT，Hirayama T，editors. Genetic epidemiology of cancer[M]. Boca Raton：CRC Press. 145-157.

Johnson S R，Tattersfield A E. 2002. Lymphangioleiomyomatosis[J]. Semin Respir Crit Care Med，23（2）：85-92.

Johnson R L，Rothman A L，Xie J，et al. 1996. Human homolog of patched，a candidate gene for the basal cell nevus syndrome[J]. Science，272（5268）：1668-1671.

Jonasdottir T J，Mellersh C S，Moe L，et al. 2000. Genetic mapping of a naturally occurring hereditary renal cancer syndrome in dogs[J]. Proc Natl Acad Sci USA，97（8）：4132-4137.

Jones A C，Shyamsundar M M，Thomas M W，et al. 1999. Comprehensive mutation analysis of TSC1 and TSC2-and phenotypic correlations in 150 families with tuberous sclerosis[J]. Am J Hum Genet，64（5）：1305-1315.

Jongmans M C J，van der Burgt I，Hoogerbrugge P M，et al. 2011. Cancer risk in patients with Noonan syndrome carrying a PTPN11 mutation[J]. Eur J Hum Genet，19（8）：870-874.

Kaneko H，Isogai K，Fukao T，et al. 2004. Relatively common mutations of the Bloom syndrome gene in the Japanese population[J]. Int J Mol Med，14（3）：439-442.

Kanter W R，Eldridge R，Fabricant R，et al. 1980. Central neurofibromatosis with bilateral acoustic neuroma：genetic，clinical and biochemical distinctions from peripheral neurofibromatosis[J]. Neurology，30（8）：851-859.

Karnik S K，Hughes C M，Gu X，et al. 2005. Menin regulates pancreatic islet growth by promoting histone methylation and expression of genes encoding p27Kip1 and p18INK4c[J]. Proc Natl Acad Sci USA，102（41）：14659-14664.

Kastrinos F，Mukherjee B，Tayob N，et al. 2009. Risk of pancreatic cancer in families with Lynch syndrome[J]. JAMA，302（16）：1790-1795.

Kauppinen R. 2005. Porphyrias[J]. Lancet，365（9455）：241-252.

Kelsell D P，Risk J M，Leigh I M，et al. 1996. Close mapping of the focal non-epidermolytic palmoplantar keratoderma（PPK）locus associated with esophageal cancer（TOC）[J]. Hum Mol Genet，5（6）：857-860.

Kerr B，Delrue M A，Sigaudy S，et al. 2006. Genotype-phenotype correlation in Costello syndrome：HRAS mutation analysis in 43 cases[J]. J Med Genet，43（5）：401-405.

Kersey J H，Shapiro R S，Filipovich A H. 1988. Relationship of immunodeficiency to lymphoid malignancy[J]. Pediatr Infect Dis J，7（5 Suppl）：510-512.

Keung Y K，Buss D，Chauvenet A，et al. 2002. Haematologic malignancy and Klinefelter syndrome：a chance association[J]. Cancer Genet Cytogenet，139（1）：9-13.

Kim S J. 2000. Blue rubber bleb nevus syndrome with central nervous syndrome involvement[J]. Pediatr Neurol，22（5）：410-412.

Kim H，Lee J E，Cho E J，et al. 2003. Menin，a tumor suppressor，represses JunD-Mediated transcriptional activity by association with an mSin3A-histone deacetylase complex[J]. Cancer Res，63（19）：6135-6139.

Kimonis V E，Mehta S G，DiGiovanna J J，et al. 2004. Radiological features in 82 patients with nevoid basal cell carcinoma（NBCC or Gorlin）syndrome[J]. Genet Med，6（6）：495-502.

Kirschner L S，Carney J A，Pack S D，et al. 2000. Mutations in the gene encoding the protein kinase A type 1-alpha regulatory subunit in patients with Carney complex[J]. Nat Genet，26（1）：89-92.

Kirschner L S，Sandrini F，Monbo J，et al. 2000. Genetic heterogeneity and spectrum of mutations of the PRKAR1A gene in patients with the Carney complex[J]. Hum Mol Genet，9（20）：3037-3046.

Kitao S，Shimamoto A，Goto M，et al. 1999. Mutations in RECQL4 cause a subset of Rothmund-Thomson syndrome[J]. Nat Genet，22（1）：82-84.

Klamt B，Koziell A，Poulat F，et al. 1998. Frasier syndrome is caused by defective alternative splicing of WT1 leading to an altered ratio of WT1 3/3 KTS splice isoforms[J]. Hum Mol Genet，7（4）：709-714.

Klarsov L，Holck S，Bernstein I，et al. 2011. Challenges in the identification of MSH6-associated colorectal cancer：rectal location，less typical histology，and a subset with retained mismatch repair function[J]. Am J Surg Pathol，35（9）：1391-1399.

Klein C，Grudzien M，Appaswamy G，et al. 2007. HAX1 deficiency causes autosomal recessive severe congenital neutropenia（Kostmann dissase）[J]. Nat Genet，39（1）：86-92.

Kloos R T，Eng C，Evans D B，et al. 2009. Medullary thyroid carcinoma：Management Guidelines of the American Thyroid Association[J]. Thyroid，19（6）：565-612.

Klusmann J H，Reinhardt D，Hasle H，et al. 2007. Janus kinase mutations in the development of acute megakaryoblastic leukemia in children with and without Down's syndrome[J]. Leukemia，21（7）：1584-1587.

Kluwe L，Mautner V，Heinrich B，et al. 2003. Molecular study of frequency of mosaicism in neurofibromatosis 2 patients with bilateral vestibular schwannomas[J]. J Med Genet，40（2）：109-114.

Knudsen A L，Bülow S，Tomlinson I，et al. 2010. Attenuated familial adenomatous polyposis：results from an international collaborative study[J]. Colorectal Dis，12（10 Online）：e243-e239.

Knudson A G Jr，Strong L C. 1972. Mutation and cancer：neuroblastoma and phaeochromocytoma[J]. Am J Hum Genet，24（5）：514-532.

Kobayashi T，Hirayama Y，Kobayashi E，et al. 1995. A germline insertion in the tuberous sclerosis（Tsc2）gene gives rise to the Eker rat model of dominantly inherited cancer[J]. Nat Genet，9（1）：70-74.

Kolodner R D，Hall N R，Lipford J. 1994. Structure of the human MSH2 locus and analysis of two Muir-Torre kindreds for msh2 mutations[J]. Genomics，24（3）：516-526.

Koopman R J，Happle R. 1991. Autosomal dominant transmission of the NAME syndrome（nevi，atrial myxoma，mucinosis of the skin and endocrine over activity）[J]. Hum Genet，86（3）：300-304.

Koufos A，Grundy P，Morgan K，et al. 1989. Familial Wiedemann-Beckwith syndrome and a second Wilms' tumor locus both map to 11p15.5[J]. Am J Hum Genet，44（5）：711-719.

Kovacs M E，Papp J，Szentirmay Z，et al. 2009. Deletions of the last exon of TACSTD1 constitute a distinct class of mutations predisposing to Lynch syndrome[J]. Hum Mutat，30（2）：197-203.

Kraemer K H，Slor H. 1985. Xeroderma pigmentosum[J]. Clin Dermatol，3（1）：33-69.

Kruse R，Rutten A，Schweiger N，et al. 2003. Frequency of microsatellite instability in unselected sebaceous gland neoplasias and hyperplasias[J]. J Invest Dermatol，120（5）：858-864.

Kumar D，Blank C E，Ponder B. 1989. A family with Turcot syndrome suggesting autosomal dominant inheritance[J]. J Med Genet，26（12）：592.

Kurose K，Araki T，Matsunaka T，et al. 1999. Variant manifestation of Cowden disease in Japan：hamartomatous polyposis of the digestive tract with mutation of the PTEN gene[J]. Am J Hum Genet，64（1）：308-310.

Laiho P，Lainover V，Lahemo P，et al. 2002. Low level MSI in most colorectal cancers[J]. Cancer Res，62（4）：1166-1170.

Laken S J，Peterson G M，Gruber S B. 1997. Familial colorectal cancer in Ashkenazim due to a hypermutable tract in APC[J]. Nat Genet，17（1）：79-83.

Lalloo F，Varley J，Ellis D，et al. 2003. Prediction of pathogenic mutations in patients with early onset breast cancer by family history[J]. Lancet，361（9363）：1101-1102.

Lam W W，Hatada I，Ohishi S，et al. 1999. Analysis of germline CDKN1C（p57KIP2）mutations in familial and sporadic Beckwith-Wiedemann syndrome（BWS）provides a novel genotype-phenotype correlation[J]. J Med Genet，36（7）：518-523.

Lamlum H，Al Tassan N，Jaeger E，et al. 2000. APC variants in patients with multiple colorectal adenomas，with evidence of the particular importance of E1317Q[J]. Hum Mol Genet，9（15）：2215-2221.

Lampe A K，Hampton P J，Woodford-Richens K，et al. 2003. Laugier-Hunziker syndrome：an important differential diagnosis for Peutz-Jeghers syndrome[J]. J Med Genet，40（6）：e77.

Lanspa S J，Lynch H T，Smyrk T C，et al. 1990. Colorectal adenomas in the Lynch syndromes. Results of a colonoscopy screening program[J]. Gastroenterology，98（5 Pt 1）：1117-1122.

Larsson C，Friedman E. 1994. Localization and identification of the multiple endocrine neoplasia type 1 disease gene[J]. Endocrinol Metab Clin North Am，23（1）：67-69.

Larsson C，Skosgeid B，Öberg K，et al. 1988. Multiple endocrine neoplasia type 1 gene maps to chromosome 11 and is lost in insulinoma[J]. Nature，332（6159）：85-87.

Latif F，Tory K，Gnarra J，et al. 1993. Identification of the von Hippel-Lindau disease tumor suppressor gene[J]. Science，260（5112）：1317-1320.

Lavin M F. 2007. ATM and the Mre11 complex combine to recognize and signal DNA double-strand breaks[J]. Oncogene，26（56）：7749-7758.

Lehmann A R. 2003. DNA repair-deficient diseases，xeroderma pigmentosum，Cockayne syndrome and trichothiodystrophy[J]. Biochimie，85（11）：1101-1111.

Lendvay T S，Marshall F F. 2003. The tuberous sclerosis complex and its highly variable manifestations[J]. J Urol，169（5）：1635-1642.

Lengauer C，Kinzler K W，Vogelstein B. 1997. Genetic instability in colorectal cancers[J]. Nature，386（6625）：623-627.

Levanat S，Gorlin R J，Fallet S，et al. 1996. A two-hit model for developmental defects in Gorlin syndrome[J]. Nat Genet，12（1）：85-87.

Levi Z，Baris H N，Kedar I，et al. 2011. Upper and lower gastrointestinal findings in PTEN mutation positive Cowden syndrome patients participating in an active surveillance program[J]. Clin Transl Gastroenterol，2（11）：e5.

Levitus M，Waisfisz Q，Godthelp BC，et al. 2005. The DNA helicase BRIP1 is defective in Fanconi anemia complementation group J[J]. Nat Genet，37（9）：934-935.

Levran O，Attwooll C，Henry R T，et al. 2005. The BRCA1-interacting helicase BRIP1 is deficient in Fanconi anemia[J]. Nat Genet，

37（9）：931-933.

Lewis R A，Gerson L P，Axelson K A，et al. 1984. Von Recklinghausen neurofibromatosis：II. Incidence of optic-nerve gliomata[J]. Ophthalmology，91（8）：929-935.

Li P P，Fraumeni J F Jr. 1969. Soft tissue sarcomas，breast cancer，and other neoplasms：a familial syndrome[J]. Ann Intern Med，71（4）：747-752.

Li F P，Correa P，Fraumeni JF Jr. 1991. Testing for germline p53 mutations in cancer families[J]. Cancer Epidemiol Biomark Prev，1（1）：91-94.

Li F P，Fraumeni J F Jr，Mulvihill J J，et al. 1988. A cancer family syndrome in 24 kindreds[J]. Cancer Res，48（18）：5358-5562.

Li M，Shuman C，Fei Y L，et al. 2001. GPC3 mutation analysis in a spectrum of patients with overgrowth expands the phenotype of Simpson-Golabi-Behmel syndrome[J]. Am J Med Genet，102（2）：161-168.

Libé R，Horvath A，Vezzosi D，et al. 2011. Frequent phosphodiesterase 11A gene（PDE11A）defects in patients with Carney complex （CNC）caused by PRKAR1A mutations：PDE11A may contribute to adrenal and testicular tumors in CNC as a modifier of the phenotype[J]. J Clin Endocrinol Metab，96（1）：E208-E214.

Libutti S K，Choyke P L，Bartlett D L，et al. 1998. Pancreatic neuroendocrine tumors associated with von Hippel-Lindau disease：diagnostic and management recommendations[J]. Surgery，124（6）：1153-1159.

Lightenberg M J L，Kuiper R P，van Kessel A G，et al. 2013. EPCAM deletion carriers constitute a unique subgroup of Lynch syndrome patients[J]. Fam Cancer，12（2）：169-174.

Lim D H，Maher E R. 2010. Genomic imprinting syndromes and cancer[J]. Adv Genet，70：145-175.

Lim W，Hearle N，Shah B，et al. 2003. Further observations on LKB1/STK11 status and cancer risk in Peutz-Jeghers syndrome[J]. Br J Cancer，89（2）：308-313.

Lim W，Olschwang S，Keller J J，et al. 2004. Relative frequency and morphology of cancers in STK11 mutation carriers[J]. Gastroenterology，126（7）：1788-1794.

Lim D，Bowdin S C，Tee L，et al. 2009. Clinical and molecular genetic features of Beckwith-Wiedemann syndrome associated with assisted reproductive technologies[J]. Hum Reprod，24（3）：741-747.

Limaye N，Wouters V，Uebelhoer M，et al. 2009. Somatic mutations in angiopoietin receptor gene TEK cause solitary and multiple sporadic venous malformations[J]. Nat Genet，41（1）：118-124.

Lipton L R，Johnson V，Cummings C，et al. 2004. Refining the Amsterdam Criteria and Bethesda Guidelines：testing algorithms for the prediction of mismatch repair mutation status in the familial cancer clinic[J]. J Clin Oncol，22（24）：4934-4943.

Little M H，Williamson K A，Mannens M，et al. 1993. Evidence that WT1 mutations in Denys-Drash syndrome patients may act in a dominant-negative fashion[J]. Hum Mol Genet，2（3）：259-264.

Liu B，Nicolaides N C，Markowitz S，et al. 1995. Mismatch repair gene defects in sporadic colorectal cancers with microsatellite instability[J]. Nat Genet，9（1）：48-55.

Lloyd S K，Evans D G. 2013. Neurofibromatosis type 2（NF2）：diagnosis and management[J]. Handb Clin Neurol，115：957-967.

Lodish M，Stratakis C A. 2011. The differential diagnosis of familial lentiginosis syndromes[J]. Fam Cancer，10（3）：481-490.

Loewinger R J，Lichsteinstein J R，Dodson W E，et al. 1977. Maffucci's syndrome：a mesenchymal dysplasia and multiple tumor syndrome[J]. Br J Dermatol，96（3）：317-322.

Longy M，Lacombe D. 1996. Cowden disease report of a family and review[J]. Ann Gene，39（1）：35-42.

Lönn U，Lönn S，Nylen U，et al. 1990. An abnormal profile of DNA replication intermediates in Bloom's syndrome[J]. Cancer Res，50（11）：3141-3145.

Look A T. 2003. A leukemogenic twist for GATA1[J]. Nat Genet，32（1）：83-84.

Loveday C，Turnbull C，Ramsay E，et al. 2011. Germline mutations in RAD51D confer susceptibility to ovarian cancer[J]. Nat Genet，43（9）：879-882.

Lowy A M，Kordich J J，Gismondi V，et al. 2001. Numerous colonic adenomas in an individual with Bloom's syndrome[J]. Gastroenterology，121（2）：435-439.

Lu S L，Kawabata M，Imamura T，et al. 1998. HNPCC associated with germline mutation in the TGF-beta type II receptor gene[J]. Nat Genet，19（1）：17-18.

Lubbe S J，Di Bernardo M C，Chandler I P，et al. 2009. Clinical implications of the colorectal cancer risk associated with MUTYH mutation[J]. J Clin Oncol，27（24）：3975-3980.

Lubs M L，Bauer M S，Formas M E，et al. 1991. Lisch nodules in neurofibromatosis type 1[J]. N Engl J Med，324（18）：1264-1266.

Lucci-Cordisco E，Zito I，Gensini F，et al. 2003. Hereditary nonpolyposis colorectal cancer and related conditions[J]. Am J Med Genet，122A（4）：325-334.

Luo G，Santoro I M，McDaniel L D，et al. 2000. Cancer predisposition caused by elevated mitotic recombination in Bloom mice[J]. Nat Genet，26（4）：424-429.

Lynch H T，de la Chapelle A. 1999. Genetic susceptibility to nonpolyposis colorectal cancer[J]. J Med Genet，36（11）：801-818.

Lynch H T，Ens J A，Lynch J F. 1990. The Lynch syndrome II and urological malignancies[J]. J Urol，143（1）：24-28.

Lynch H T，Fusaro R M，Roberts L，et al. 1985. Muir-Torre syndrome in several members of family with a variant of the cancer family syndrome[J]. Br J Dermatol，113（3）：295-301.

Lynch H T，Kaplan A R，Lynch J F. 1974. Klinefelter syndrome and cancer: a family study[J]. JAMA，229（7）：809-811.

Lynch H T，Mulcahy G M，Harris R E，et al. 1978. Genetic and pathologic findings in a kindred with hereditary sarcoma，breast cancer，brain tumors，leukaemia，lung，laryngeal and adrenocortical carcinoma[J]. Cancer，41（5）：2055-2064.

Lynch H T，Watson P，Conway T A，et al. 1990. Clinical/genetic features in hereditary breast cancer[J]. Breast Cancer Res Treat，15（2）：63-71.

Lynch H T，Smyrk T C，Lanspa S J，et al. 1990. Phenotypic variation in colorectal adenoma/cancer expression in 2 families with hereditary flat adenoma syndrome[J]. Cancer，60（5）：909-915.

Lynch H T，Smyrk T C，Watson P，et al. 1993. Genetics，natural history，tumor spectrum and pathology of hereditary non-polyposis colorectal cancer: an updated review[J]. Gastroenterology，104（5）：1535-1549.

MacCollin M，Willett C，Heinrich B，et al. 2003. Familial schwannomatosis: exclusion of the NF2 locus as the germline event[J]. Neurology，60（12）：1968-1974.

Machatschek J N，Schrauder A，Helm F，et al. 2004. Acute lymphoblastic leukaemia and Klinefelter syndrome in children: two cases and review of the literature[J]. Pediatr Hematol Oncol，21（7）：621-626.

Maher E R，Bentley E，Yates J R，et al. 1991. Mapping of the von Hippel-Lindau disease locus to a small region of chromosome 3p by genetic linkage analysis[J]. Genomics，10（4）：957-960.

Maher E R，Brueton L A，Bowdin S C，et al. 2003. Beckwith-Wiedemann syndrome and assisted reproduction technology（ART）[J]. J Med Genet，40（1）：62-64.

Maher E R，Neumann H P，Richard S. 2011. von Hippel-Lindau disease: a clinical and scientific review[J]. Eur J Hum Genet，19（6）：617-623.

Maher E R，Reik W. 2000. Beckwith-Wiedemann syndrome imprinting in clusters revisited[J]. J Clin Invest，105（3）：247-252.

Maher E R，Yates J R. 1991. Familial renal cell carcinoma - clinical and molecular genetic aspects[J]. Br J Cancer，63（2）：176-179.

Maher E R，Yates J R，Ferguson-Smith M A. 1990. Statistical analysis of the two stage mutation model in von Hippel-Lindau disease and in sporadic cerebellar haemangioblastoma and renal cell carcinoma[J]. J Med Genet，27（5）：311-314.

Maher E R，Yates J R，Harries R，et al. 1990. Clinical features and natural history of von Hippel-Lindau disease[J]. Q J Med，77（283）：1151-1163.

Mahmoud A A H，Yousef G M，Al-Hifzi I，et al. 2002. Cockayne syndrome in three sisters with varying clinical presentation[J]. Am J Med Genet，111（1）：81-85.

Malkin D，Li F P，Strong L C，et al. 1990. Germline p53 mutations in a familial syndrome of breast cancer，sarcomas，and other neoplasms[J]. Science，250（4985）：1233-1238.

Mallory S B. 1995. Cowden Syndrome（Multiple hamartoma syndrome）[J]. Dermatal Clin，13（1）：27-31.

Mangold E，Pagenstecher C，Leister M，et al. 2004. A genotype-phenotype correlation in HNPCC: strong predominance of msh2 mutations in 41 patients with Muir-Torre syndrome[J]. J Med Genet，41（7）：567-572.

Manski T J，Heffner D K，Glenn G M，et al. 1997. Endolymphatic sac tumors - a source of morbid hearing loss in von Hippel-Lindau disease[J]. JAMA，277（18）：1461-1466.

Marie P J，de Pollack C，Chanson P，et al. 1997. Increased proliferation of osteoblastic cells expressing the activating Gs alpha mutation in monostotic and polyostotic fibrous dysplasia[J]. Am J Pathol，150（3）：1059-1069.

Marín M S，López-Cima M F，García-Castro L，et al. 2004. Poly（AT）polymorphism in intron 11 of the XPC DNA repair gene enhances the risk of lung cancer[J]. Cancer Epidemiol Biomark Prev，13（11 Pt 1）：1788-1793.

Marsh D J，Coulon V，Lunetta K L，et al. 1998. Mutation spectrum and genotype- phenotype analyses in Cowden disease and Bannayan-Zonana syndrome，two hamartoma syndromes with germline PTEN mutation[J]. Hum Mol Genet，7（3）：507-515.

Marsh D J，Dahia P L，Zheng Z，et al. 1997. Germline mutations in PTEN are present in Bannayan-Zonana syndrome[J]. Nat Genet，16（4）：333-334.

Marsh D J，Kum J B，Lunetta K L，et al. 1999. PTEN mutation spectrum and genotype-phenotype correlations in Bannayan-Riley-Ruvalcaba syndrome suggest a single entity with Cowden syndrome[J]. Hum Mol Genet，8（8）：1461-1472.

Martasek P，Nordamann Y，Grandchamp B. 1994. Homozygous hereditary coporphyria caused by arginine to tryptophane substitution in coporphyrin oxidase and common intragenic polymorphisms[J]. Hum Mol Genet，3（3）：477-480.

Martuza R L，Eldridge R N. 1988. Neurofibromatosis 2（bilateral acoustic neurofibromatosis）[J]. N Engl J Med，318（11）：684-688.

Marx S J，Simonds W F，Agarwal S K，et al. 2002. Hyperparathyroidism in hereditary syndromes：special expressions and special managements[J]. J Bone Miner Res，17（S2）：37-43.

Masciari S，Dillon D A，Rath M，et al. 2012. Breast cancer phenotype in women with TP53 germline mutations：a Li-Fraumeni syndrome consortium effort[J]. Breast Cancer Res Treat，133（3）：1125-1130.

Massagué J. 2000. How cells read TGF-beta signals[J]. Nat Rev Mol Cell Biol，1（3）：169-178.

Masutani C，Kusumoto R，Yamada A，et al. 1999. The XPV（xeroderma pigmentosum variant）gene encodes human DNA polymerase eta[J]. Nature，399（6737）：700-704.

Mathers J C，Mickleburgh I，Chapman P C，et al. 2003. Concerted Action Polyp Prevention（CAPP）1 Study. Can resistant starch and/or aspirin prevent the development of colonic neoplasia？The Concerted Action Polyp Prevention（CAPP）1 Study[J]. Proc Nutr Soc，62（1）：51-57.

McConville C M，Stankovic T，Byrd P J，et al. 1996. Mutations associated with variant phenotypes in ataxia-telangiectasia[J]. Am J Hum Genet，59（2）：320-330.

McDaniel L D，Chester N，Watson M，et al. 2003. Chromosome instability and tumor predisposition inversely correlate with BLM protein levels[J]. DNA Repair（Amst），2（12）：1387-1404.

McGarrity T J，Mascari-Baker M J，Ruggiero F M，et al. 2003. Glycogenic acanthosis associated with germline PTEN mutation positive Cowden syndrome[J]. Am J Gastroenterol，98（6）：1429-1434.

McIntyre J F，Smith-Sorensen B，Friend S H，et al. 1994. Germline mutations of the p53 tumor suppressor gene in children with osteosarcoma[J]. J Clin Oncol，12（5）：925-930.

McKeen E A，Bodurtha J，Meadows A T，et al. 1978. Rhabdomyosarcoma complicating multiple neurofibromatosis[J]. J Pediatr，93（6）：992-993.

McWhinney S R，Pasini B，Stratakis C A，et al. 2007. Familial gastrointestinal stromal tumors and germ-line mutations[J]. N Engl J Med，357（10）：1054-1056.

Meindl A，Hellebrand H，Wiek C，et al. 2010. Germline mutations in breast and ovarian cancer pedigrees establish RAD51C as a human cancer susceptibility gene[J]. Nat Genet，42（5）：410-414.

Meissner P N，Dailey T A，Hift R J，et al. 1996. A R59W mutation in human protoporphyrinogen oxidase results in decreased enzyme activity and is prevalent in South Africans with variegate porphyria[J]. Nat Genet，13（1）：95-97.

Menko F H，Kaspers G L，Meijer G A，et al. 2004. A homozygous MSH6 mutation in a child with cafe-au-lait spots，oligodendroglioma and rectal cancer[J]. Fam Cancer，3（2）：123-127.

Menko F H，van Steensel M A，Giraud S，et al. 2009. Birt-Hogg-Dubé syndrome：diagnosis and management[J]. Lancet Oncol，10（12）：1199-1206.

Mester J L，Tilot A K，Rybicki L A，et al. 2011. Analysis of prevalence and degree of macrocephaly in patients with germline PTEN mutations and of brain weight in Pten knock-in murine model[J]. Eur J Hum Genet，19（7）：763-768.

Meyer E，Lim D，Pasha S，et al. 2009. Germline mutation in NLRP2（NALP2）in a familial imprinting disorder（Beckwith-Wiedemann Syndrome）[J]. PLoS Genet，5（3）：e1000423.

Michels V V，Stevens J C. 1982. Basal cell carcinoma in a patient with intestinal polyposis[J]. Clin Genet，22（2）：80-82.

Miyaki M，Nishio J，Konishi M，et al. 1997. Drastic genetic instability of tumors and normal tissues in Turcot syndrome[J]. Oncogene，15（23）：2877-2881.

Miyauchi A，Futami H，Hai N，et al. 1999. Two germline missense mutations at codons 804 and 806 of the RET proto-oncogene in the same allele in a patient with multiple endocrine neoplasia type 2B without codon 918 mutation[J]. Jpn J Cancer Res，90（1）：1-5.

Moline J，Eng C. 2011. Multiple endocrine neoplasia type 2：An overview[J]. Genet Med，13（9）：755-764.

Montalto G，Cervello M，Giannitrapani L，et al. 2002. Epidemiology，risk factors，and natural history of hepatocellular carcinoma[J]. Ann NY Acad Sci，963：13-20.

Moos K F，Rennie J S. 1987. Squamous cell carcinoma arising in a mandibular keratocyst in a patient with Gorlin's syndrome[J]. Br J Oral Maxillofac Surg，25（4）：280-284.

Morison I M，Becroft D M，Taniguchi T，et al. 1996. Somatic overgrowth associated with over expression of insulin-like growth factor II[J]. Nat Med，2（3）：311-316.

Morrell D，Chase C L，Swift M. 1987. Cancer in families with severe combined immune deficiency[J]. J Natl Cancer Inst，78（3）：455-458.

Morrell D，Chase C L，Swift M. 1990. Cancers in 44 families with ataxia telangiectasia[J]. Cancer Cell Cytogenet，50（1）：119-123.

Moser M J，Bigbee W L，Grant S G，et al. 2000. Genetic instability and hematologic disease risk in Werner syndrome patients and heterozygotes[J]. Cancer Res，60（9）：2492-2496.

Moyhuddin A，Baser M E，Watson C，et al. 2003. Somatic mosaicism in neurofibromatosis 2：prevalence and risk of disease transmission to offspring[J]. J Med Genet，40（6）：459-463.

Mueller R F. 1994. The Denys-Drash syndrome[J]. J Med Genet，31（6）：471-477.

Mulligan L M，Eng C，Healey C S，et al. 1994. Specific mutations of the RET proto-oncogene are related to disease phenotype in MEN2A and FMTC[J]. Nat Genet，6（1）：70-74.

Muir E G，Yates Bell A J，Barlow K A. 1967. Multiple primary carcinomata of colon，duodenum and larynx associated with keratoacanthoma of the face[J]. Br J Surg，54（3）：191-195.

Mulligan L M，Kwok J B，Healey C S，et al. 1993. Germline mutations of the RET proto-oncogene in multiple endocrine neoplasia type 2A[J]. Nature，363（6428）：458-460.

Myrhoj T，Andersen M B，Bernstein I. 2008. Screening for urinary tract cancer with urine cytology in Lynch syndrome and familial colorectal cancer[J]. Fam Cancer，7（4）：303-307.

Nagase H，Nakamura Y. 1993. Mutations of the APC（adenomatous polyposis coli）gene[J]. Hum Mutat，2（6）：425-434.

Nahorski M S，Lim D H，Martin L，et al. 2009. Investigation of the Birt-Hogg-Dubé tumour suppressor gene（FLCN）in familial and sporadic colorectal cancer[J]. J Med Genet，47（6）：385-390.

Naryan S，Fleming C，Trainer A H，et al. 2001. Rothmund-Thomson syndrome with myelodysplasia[J]. Pediatr Dermatol，18（3）：210-212.

National Comprehensive Cancer Network. 1999. NCCN clinical practice guidelines：genetics/familial high risk cancer[J]. Oncology，13（11A）：161-186.

Neilan E G，Delgado M R，Donovan M A，et al. 1996. Response of motor complications in Cockayne syndrome to carbidopa-levodopa[J]. Arch Neurol，65（8）：1117-1121.

Nelen M R，Kremer H，Konings I B，et al. 1999. Novel PTEN mutations in patients with Cowden disease：absence of clear genotype-phenotype correlations[J]. Eur J Hum Genet，7（3）：267-273.

Nelen M R，Padberg G W，Peeters E A，et al. 1996. Localization of the gene for Cowden disease to 10q22-23[J]. Nat Genet，13（1）：114-116.

Nelen M R，van Staveren C G，Peeters E A，et al. 1997. Germline mutations in the PTEN/MMAC1 gene in patients with Cowden disease[J]. Hum Mol Genet，6（8）：1383-1387.

Nieuwenhuis M H，Vasen H F A. 2007. Correlation between mutation site in APC and phenotype of familial adenomatous polyposis（FAP）：a review of the literature[J]. Crit Rev Oncol Haematol，61（2）：153-161.

Neumann H P H，Bausch B，McWhinney S R，et al. 2002. Germ-line mutations in nonsyndromic pheochromocytoma[J]. N Engl J Med，346（19）：1459-1466.

Newey P J，Bowl M R，Cranston T，et al. 2010. Cell division cycle protein 73 homolog（CDC73）mutations in the hyperparathyroidism-jaw tumor syndrome（HPT-JT）and parathyroid tumors[J]. Hum Mutat，31（3）：295-307.

Ngeow J，Mester J，Rybicki L A，et al. 2011. Incidence and clinical characteristics of thyroid cancer in prospective series of individuals with Cowden and Cowden-like syndromes characterized by germline PTEN，SDH or KLLN alterations[J]. J Clin Endocrinol Metab，96（12）：E2063-E2071.

Ni Y，He X，Chen J，et al. 2012. Germline SDHx variants modify breast and thyroid cancer risks in Cowden and Cowden-like syndrome via FAD/NAD-dependent destabilization of p53[J]. Hum Mol Genet，21（2）：300-310.

Ni Y，Zbuk K M，Sadler T，et al. 2008. Germline mutations and variants in the succinate dehydrogenase genes in Cowden and Cowdenlike syndromes[J]. Am J Hum Genet，83（2）：261-268.

Nichols C R. 1992. Mediastinal germ cell tumors[J]. Intracranial malignant germ cell tumors have also occasionally been described. Semin Thorac Cardiovasc Surg，4（1）：45-50.

Nickerson M L，Warren M B，Toro J R，et al. 2002. Mutations in a novel gene lead to kidney tumors，lung wall defects，and benign tumors of the hair follicle in patients with the Birt-Hogg-Dubé syndrome[J]. Cancer Cell，2（2）：157-164.

Nicoliades N C，Papadopoulos N，Liu B，et al. 1994. Mutations of two PMS homologues in hereditary non-polyposis colorectal cancer[J]. Nature，371（6492）：75-80.

Nilsson O，Tissell LE，Jansson S，et al. 1999. Adrenal and extra-adrenal pheochromocytomas in a family with germline RET V804L mutation[J]. JAMA，281（17）：1587-1588.

Nishijo K，Nakayama T，Aoyama T，et al. 2004. Mutation analysis of the RECQL4 gene in sporadic osteosarcomas[J]. Int J Cancer，111（3）：367-372.

Nobuhara Y，Onoda N，Fukai K，et al. 2006. TIE2 gain-of-function mutation in a patient with pancreatic lymphangioma associated with blue rubber-bleb nevus syndrome：report of a case[J]. Surg Today，36（3）：283-286.

Noguchi M，Yi H，Rosenblatt H M，et al. 1993. Interleukin-2 receptor gamma chain mutation results in X-linked severe combined immunodeficiency in humans[J]. Cell，73（1）：147-157.

Norton J A，Fraker D L，Alexander H R，et al. 1999. Surgery to cure Zollinger-Ellison syndrome[J]. N Engl J Med，341（9）：635-644.

Nugent K P，Phillips R K，Hodgson S V，et al. 1994. Phenotypic expression in familial adenomatous polyposis：partial prediction by mutation analysis[J]. Gut，35（11）：1622-1624.

Nystrom-Lahti M，Kristo P，Nicolaides N C，et al. 1995. Founding mutations and Alu-mediated recombination in hereditary colon cancer[J]. Nat Med，1（11）：1203-1206.

Odent S，Atti-Bitach T，Blayau M，et al. 1999. Expression of the Sonic hedgehog（SHH）gene during early human development and phenotypic expression of new mutations causing holoprosencephaly[J]. Hum Mol Genet，8（9）：1683-1689.

Offit K，Levran O，Mullaney B，et al. 2003. Shared genetic susceptibility to breast cancer，brain tumors，and Fanconi anemia[J]. J Natl Cancer Inst，95（20）：1548-1551.

Okimoto K，Sakurai J，Kobayashi T，et al. 2004. A germ-line insertion in the Birt-Hogg-Dubé（BHD）gene gives rise to the Nihon rat model of inherited renal cancer[J]. Proc Natl Acad Sci USA，101（7）：2023-2027.

Olivier M，Goldgar D E，Sodha N，et al. 2003. Li-Fraumeni and related syndromes：correlation between tumor type，family structure and TP53 genotype[J]. Cancer Res，63（20）：6643-6650.

Olschwang S，Laurent-Puig P，Eisinger F，et al. 2005. An alternative to prophylactic colectomy for colon cancer prevention in HNPCC syndrome[J]. Gut，54（1）：169-173.

Olschwang S，Laurent-Puig P，Groden J，et al. 1993. Germline mutations in the first 14 exons of the adenomatous polyposis coli （APC）gene[J]. Am J Hum Genet，52（2）：273-279.

Ombrello M J，Remmers E F，Sun G，et al. 2012. Cold urticaria，immunodeficiency，and autoimmunity related to PLCG2 deletions[J]. N Engl J Med，366（4）：330-338.

Omura N E，Collison D W，Perry A E，et al. 2002. Sebaceous carcinoma in children[J]. J Am Acad Dermatol，47（6）：950-953.

Ong K R，Woodward E R，Killick P，et al. 2007. Genotype-phenotype correlations in von Hippel-Lindau disease[J]. Hum Mutat，28（2）：143-149.

Orloff M S，He X，Peterson C，et al. 2013. Germline PIK3CA and AKT1 mutations in Cowden and Cowden-like syndromes[J]. Am J Hum Genet，92（1）：76-80.

Ostasiewicz L T，Huang J L，Wang X，et al. 1995. Human protoporphyria genetic heterogeneity at the ferrochelatase locus[J]. Photodermatol Photoimmunol Photomed，11（1）：18-21.

Ostergaard J R，Sunde L，Okkels H. 2005. Neurofibromatosis von Recklinghausen type I phenotype and early onset of cancers in siblings compound heterozygous for mutations in MSH6[J]. Am J Med Genet A，139A（2）：96-105.

Osterod M，Larsen E，Le Page F，et al. 2002. A global DNA repair mechanism involving the Cockayne syndrome B（CSB）gene product can prevent the in vivo accumulation of endogenous oxidative DNA base damage[J]. Oncogene，21（54）：8232-8239.

Pack K，Smith-Ravin I，Phillips R K，et al. 1996. Exceptions to the rule：individuals with FAPspecific CHRPE and mutations in exon 6 of the APC gene[J]. Clin Genet，50（2）：110-111.

Palles C，Cazier J B，Howarth K M，et al. 2013. Germline mutations affecting the proofreading domains of POLE and POLD1 predispose to colorectal adenomas and carcinomas[J]. Nat Genet，45（2）：136-144.

Pandit B，Sarkozy A，Pennacchio L A，et al. 2006. Gain-of-function RAF mutations cause Noonan and LEOPARD syndromes with hypertrophic cardiomyopathy[J]. Nat Genet，39（8）：1007-1012.

Pannett A A J，Kennedy A M，Turner J J O，et al. 2003. Multiple endocrine neoplasia type 1（MEN1）germline mutations in familial isolated primary hyperparathyroidism[J]. Clin Endocrinol，58（5）：639-646.

Pansuriya T C，van Eijk R，d'Adamo P，et al. 2011. Somatic mosaic IDH1 and IDH2 mutations are associated with enchondroma and spindle cell hemangioma in Ollier disease and Maffucci syndrome[J]. Nat Genet，43（12）：1256-1261.

Papi L，Montali E，Marconi G，et al. 1989. Evidence for a human mitotic mutant with pleiotropic effect[J]. Ann Hum Genet，53（Pt 3）：243-248.

Paraf F，Jothy S，Van Meir E G. 1997. Brain tumor-polyposis syndrome. Two genetic diseases[J]. J Clin Oncol，15（7）：2744-2758.

Paraf F，Sasseville D，Watters A K，et al. 1995. Clinicopathological relevance of the association between gastrointestinal and sebaceous neoplasms：the Muir-Torre syndrome[J]. Hum Pathol，26（4）：422-427.

Park D J，Lesueur F，Nguyen-Dumont T，et al. 2012. Rare mutations in XRCC2 increase the risk of breast cancer[J]. Am J Hum Genet，90（4）：734-739.

Park Y J，Shin K H，Park J G. 2000. Risk of gastric cancer in hereditary nonpolyposis colorectal cancer in Korea[J]. Clin Cancer Res，6（8）：2994-2998.

Parker J A，Kalnins V I，Deck J H，et al. 1990. Histopathological features of congenital fundus lesions in familial adenomatous polyposis[J]. Can J Ophthalmol，25（3）：159-163.

Parry D M，MacCollin M M，Kaiser-Kupfer M I，et al. 1996. Germ-line mutations in the neurofibromatosis 2 gene：correlations with disease severity and retinal abnormalities[J]. Am J Hum Genet，59（3）：529-539.

Parsons R，Li G M，Longley M J，et al. 1993. Hypermutability and mismatch repair deficiency in RER tumor cells[J]. Cell，75（6）：1227-1236.

Pasini B，McWhinney S R，Bei T，et al. 2008. Clinical and molecular genetics of patients with the Carney-Stratakis syndrome and germline mutations in the genes encoding succinate dehydrogenase subunits（SDHB，SDHC，SDHD）[J]. Eur J Hum Genet，16（1）：79-88.

Patrice S J，Sneed P K，Flickinger J C，et al. 1996. Radiosurgery for hemangioblastoma：results of a multi-institutional experience[J]. Int J Radiat Oncol Biol Phys，35（3）：493-499.

Pavlovich C P，Walther M M，Eyler R A，et al. 2002. Renal tumors in the Birt-Hogg-Dubé syndrome[J]. Am J Surg Pathol，26（12）：1542-1552.

Pearson T，Jansen S，Havenga C，et al. 2001. Fanconi anemia. A statistical evaluation of cytogenetic results obtained from South African families[J]. Cancer Genet Cytogenet，126（1）：52-55.

Peiró G，Diebold J，Lohse P，et al. 2002. Microsatellite instability，loss of heterozygosity and loss of hMLH1 and hMSH2 protein expression in endometrial carcinoma[J]. Hum Pathol，33（3）：347-354.

Pellegata N S，Quintanilla-Martinez L，Siggelkow H，et al. 2006. Germ-line mutations in p27Kip1 cause a multiple endocrine neoplasia syndrome in rats and humans[J]. Proc Natl Acad Sci U S A，103（42）：15558-15563.

Perlman M. 1986. Perlman syndrome：familial renal dysplasia with Wilms tumor，fetal gigantism，and multiple congenital anomalies[J]. Am J Med Genet，25（4）：793-795.

Peterson R D，Funkhouser J D，Tuck-Müller C M，et al. 1992. Cancer susceptibility in Ataxia Telangiectasia[J]. Leukaemia，6 Suppl 1：8-13

Peutz J L A. 1921. Very remarkable case of familial polyposis of mucous membrane of intestinal tract and nasopharynx accompanied by peculiar pigmentations of skin and mucous membranes（Dutch）[J]. Nederl Maandschr Geneesk，10：134-136.

Phillips R K，Spigelman A D. 1996. Can we safely delay or avoid prophylactic colectomy in familial adenomatous polyposis（FAP）[J]. Br J Surg，83（6）：769-770.

Phillips R K，Wallance M H，Lynch P M，et al. 2002. A randomised，double-blind placebo controlled study of celecoxib，a selective cyclooxygenase 2 inhibitor，on duodenal polyposis in familial adenomatous polyposis[J]. Gut，50（6）：857-860.

Pilarski R，Eng C. 2004. Will the real Cowden syndrome please stand up（again）？Expanding mutational and clinical spectra of the PTEN hamartoma tumor syndrome[J]. J Med Genet，41（5）：323-326.

Pilia G，Hughes-Benzie R M，MacKenzie A，et al. 1996. Mutations in GPC3，a glypican gene，cause the Simpson-Golabi-Behmel overgrowth syndrome[J]. Nat Genet，12（3）：241-247.

Pinto E M，Billerbeck A E，Villares M C，et al. 2004. Founder effect for the highly prevalent R337H mutation of tumor suppressor p53 in Brazilian patients with adrenocortical tumors[J]. Arq Bras Endocrinal Metabol，48（5）：647-650.

Ponder B A，Ponder M A，Coffey R，et al. 1988. Risk estimation and screening in families of patients with medullary thyroid carcinoma[J]. Lancet，1（8582）：397-400.

Poppe B，Van Limbergen H，Van Roy N，et al. 2001. Chromosomal aberrations in Bloom syndrome patients with myeloid malignancies[J]. Cancer Genet Cytogenet，128（1）：39-42.

Potter D D，Murray J A，Donohue J H，et al. 2004. The role of defective mismatch repair in small bowel adenocarcinoma in celiac disease[J]. Cancer Res，64（19）：7073-7077.

Potter N U，Sarmousakis C，Li F P. 1983. Cancer in relatives of patients with aplastic anemia[J]. Cancer Genet Cytogenet，9（1）：61-65.

Priest J R，McDermott M B，Bhatia S，et al. 1997. Pleuropulmonary blastoma：a clinicopathologic study of 50 cases[J]. Cancer，80（1）：147-161.

Priest J R，Watterson J，Strong L，et al. 1996. Pleuropulmonary blastoma：a marker for familial disease[J]. J Pediatr，128（2）：220-224.

Puck J M，Deschênes S M，Porter J C，et al. 1993. The interleukin-2 receptor gamma chain maps to Xq13.1 and is mutated in X-linked severe combined immunodeficiency，SCIDX1[J]. Hum Mol Genet，2（8）：1099-1104.

Puck J M，Pepper A E，Henthorn P S，et al. 1997. Mutation analysis of IL2RG in human X-linked severe combined immunodeficiency[J]. Blood，89（6）：1968-1977.

Rabin K R，Whitlock J A. 2009. Malignancy in children with trisomy 21[J]. Oncologist，14（2）：164-173.

Rajagopalan H，Nowak M A，Vogelstein B，et al. 2003. The significance of unstable chromosomes in colorectal cancer[J]. Nat Rev Cancer，3（9）：695-701.

Rapin I，Lindenbaum Y，Dicson D W，et al. 2000. Cockayne syndrome and xeroderma pigmentosum[J]. Neurology，55（10）：1442-1449.

Reardon W，Zhou X P，Eng C. 2001. A novel germline mutation of the PTEN gene in a patient with macrocephaly，ventricular dilatation and features of VATER association[J]. J Med Genet，38（2）：820-823.

Reid S，Schindler D，Hanenberg H，et al. 2007. Biallelic mutations in PALB2 cause Fanconi anemia subtype FA-N and predispose to childhood cancer[J]. Nat Genet，39（2）：162-164.

Renkonen-Sinisalo Z，Aarnio M，Mecklin J P，et al. 2000. Surveillance improves survival of colorectal cancer in patients with HNPCC[J]. Cancer Detect Prev，24（2）：137-142.

Renkonen-Sinisalo L，Sipponen P，Aarnio M et al. 2002. No support for endoscopic surveillance for gastric cancer in hereditary non-polyposis colorectal cancer[J]. Scand J Gastroenterol，37（5）：574-577.

Renwick A，Thompson D，Seal S，et al. 2006. ATM mutations that cause ataxia-telangiectasia are breast cancer susceptibility alleles[J]. Nat Genet，38（8）：873-875.

Reyes C M，Allen B A，Terdiman J P，et al. 2002. Comparison of selection strategies for genetic testing of patients with hereditary non-polyposis colorectal cancer：effectiveness and costeffectiveness[J]. Cancer，95（9）：1848-1856.

Ribeiro R C，Sandrini F，Figueiredo B，et al. 2001. An inherited p53 mutation that con-tributes in a tissue-specific manner to pediatric adrenal cortical carcinoma[J]. Proc Natl Acad Sci USA，98（16）：9330-9335.

Riccardi V M，Lewis R A. 1988. Penetrance of von Recklinghausen neurofibromatosis：a distinction between predecessors and descendants[J]. Am J Hum Genet，42（2）：284-289.

Ricciardone M D，Ozcelik T，Cevher B，et al. 1999. Human MLH1 deficiency predisposes to hematological malignancy and neurofibromatosis type 1[J]. Cancer Res，59（2）：290-293.

Rickard S J，Wilson L C. 2003. Analysis of GNAS1 and overlapping transcripts identifies the parent-of-origin of mutations in patients with sporadic Albright hereditary osteodystrophy and reveals a model system in which to observe the effects of splicing mutations on translated and untranslated messenger RNA[J]. Am J Hum Genet，72（4）：961-974.

Rio F T，Bahubeshi A，Kanellopoulou C，et al. 2011. DICER1 mutations in familial multinodular goiter with and without ovarian Sertoli-Leydig cell tumors[J]. JAMA，305（1）：68-77.

Rio F T，Lavoie J，Hamel N，et al. 2010. Homozygous BUB1B mutation and susceptibility to gastrointestinal neoplasia[J]. N Engl J Med，363（27）：2628-2637.

Robbins T O，Bernstein J. 1988. Renal involvement. In：Gomez MR，editor. Tuberous Sclerosis[M]. New York：Raven Press，133-136.

Roberts C W，Biegel J A. 2009. The role of SMARCB1/INI1 in development of rhabdoid tumor[J]. Cancer Biol Ther，8（5）：412-416.

Roberts A，Allanson J，Jadico S K，et al. 2006. The cardiofaciocutaneous syndrome[J]. J Med Genet，43（11）：833-842.

Robertson D M. 1988. Ophthalmic findings. In：Gomez MR，editor. Tuberous Sclerosis[M]. Raven Press：New York，89-109.

Rodriguez-Bigas M A，Boland C R，Hamilton S R，et al. 1997. A National Cancer Institute workshop on hereditary non-polyposis colorectal cancer：meeting highlights and Bethesda guidelines[J]. J Nat Cancer Inst，89（23）：1758-1762.

Roessler E，Belloni E，Gaudenz K，et al. 1997. Mutations in the Cterminal domain of Sonic Hedgehog cause holoprosencephaly[J]. Hum Mol Genet，6（11）：1847-1853.

Romanelli V，Nevado J，Fraga M，et al. 2011. Constitutional mosaic genome-wide uniparental disomy due to diploidisation：an unusual cancer-predisposing mechanism[J]. J Med Genet，48（3）：212-216.

Rongioletti F，Hazini R，Gianotti G，et al. 1989. Fibrofolliculomas，tricodiscomas and acrochordons（Birt-Hogg-Dubé）associated with intestinal polyposis[J]. Clin Exp Dermatol，14（1）：72-74.

Rosenberg P S，Greene M H，Alter B P. 2003. Cancer incidence in persons with Fanconi's anemia[J]. Blood，101（3）：822-825.

Rouleau G A，Merel P，Lutchman M，et al. 1993. Alteration in a new gene encoding a putative membraneorganizing protein causes neuro-fibromatosis type 2[J]. Nature，63（6429）：515-521.

Roy P K，Venzon D J，Feigenbaum K M，et al. 2001. Gastric secretion in Zollinger-Ellison syndrome. Correlation with clinical expression，tumor extent and role in diagnosis - a prospective NIH study of 235 patients and a review of 984 cases in the literature[J]. Medicine（Baltimore），80（3）：189-222.

Royer-Pokora B，Beier M，Henzler M，et al. 2004. Twenty-four new cases of WT1 germline mutations and review of the literature：genotype/phenotype correlations for Wilms tumor development[J]. Am J Med Genet A，127A（3）：249-257.

Rozen P，Naiman T，Strul H，et al. 2002. Clinical and screening implications of the I1307K APC gene variant in Israeli Ashkenazi Jews with familial colorectal neoplasia. Evidence for a founder effect[J]. Cancer，94（10）：2561-2568.

Ruttledge M H，Andermann A A，Phelan C M，et al. 1996. Type of mutation in the neurofibromatosis type 2 gene（NF2）frequently determines severity of disease[J]. Am J Hum Genet，59（2）：331-342.

Sampson J R，Dolwani S，Jones S，et al. 2003. Autosomal recessive colorectal adenomatous polyposis due to inherited mutations of MYH[J]. Lancet，362（9377）：39-41.

Sampson J R，Jones N. 2009. MUTYH-associated polyposis[J]. Best Pract Res Clin Gastroenterol，23（2）：209-218.

Sampson J R，Maheshwar M M，Aspinwall R，et al. 1997. Renal cystic disease in tuberous sclerosis：role of the polycystic kidney disease 1 gene[J]. Am J Hum Genet，61（4）：843-851.

Sankila R，Aaltonen L A，Järvinen H J，et al. 1996. Better survival rates in patients with MLH1P1-associated hereditary colorectal cancer[J]. Gastroenterology，110（3）：682-687.

Santoro M，Carlomagno F，Romano A，et al. 1995. Activation of RET as a dominant transforming gene by germline mutations of MEN2A and MEN2B[J]. Science，267（5196）：381-383.

Satya-Murti S，Navada S，Eames F. 1986. Central nervous system involvement in blue rubber bleb nevus syndrome[J]. Arch Neurol，43（11）：1184-1186.

Saviozzi S，Saluto A，Piane P，et al. 2003. Six novel ATM mutations in Italian patients with classical ataxia-telangiectasia[J]. Hum Mutat，21（4）：450.

Saviozzi S，Saluto A，Taylor A M，et al. 2002. A late onset variant of ataxia-telangiectasia with a compound heterozygous genotype，A8030G/7481insA[J]. J Med Genet，39（1）：57-61.

Savitsky K，Bar-Shira A，Gilad S，et al. 1995. A single ataxia telangiectasia gene with a product similar to PI-3 kinase[J]. Science，268（5218）：1749-1753.

Scacheri P C，Davis S，Odom D T，et al. 2006. Genome-wide analysis of menin binding provides insights into MEN1 tumorigenesis[J]. PLoS Genet，2（4）：e51.

Scheithauer B W，Laws E R，Kovacs K，et al. 1987. Pituitary adenomas of the multiple endocrine neoplasia type I syndrome[J]. Semin Diagn Pathol，4（3）：205-211.

Schimke R N. 1984. Genetic aspects of multiple endocrine neoplasia[J]. Annu Rev Med，35：25-31.

Schneppenheim R，Frühwald M C，Gesk S，et al. 2010. Germline nonsense mutation and somatic inactivation of SMARCA4/BRG1 in a family with rhabdoid tumor predisposition syndrome[J]. Am J Hum Genet，86（2）：279-284.

Schoemaker M J，Swerdlow A J，Higgins C D，et al. 2008. Cancer incidence in women with Turner syndrome in Great Britain：a national cohort study[J]. Lancet Oncol，9（3）：239-246.

Schrager C A，Schneider D，Gruener A C，et al. 1997. Clinical and pathological features of breast disease in Cowden's syndrome：an underrecognised syndrome with an increased risk of breast cancer[J]. Hum Pathol，28（1）：47-53.

Schuffenecker I，Ginet N，Goldgar D，et al. 1997. Prevalence and parental origin of de novo RET mutations in MEN2A and FMTC[J]. Am J Hum Genet，60（1）：233-237.

Schuffenecker I，Virally-Monod M，Brohet R，et al. 1998. Risk and penetrance of primary hyperparathyroidism in MEN2A families with codon 634 mutations of the RET proto-oncogene[J]. J Clin Endocrinol Metab，83（2）：487-491.

Schwartz H S，Zimmerman N B，Simon M A，et al. 1987. The malignant potential of enchondromatosis[J]. J Bone Joint Surg，

69（2）：269-274.

Schwartz R A. 1978. Basal cell naevus syndrome and upper gastrointestinal polyposis[J]. N Engl J Med，299（1）：49.

Scott R H，Walker L，Olsen Ø E, et al. 2006. Surveillance for Wilms tumour in at-risk children：pragmatic recommendations for best practice[J]. Arch Dis Child，91（12）：995-999.

Seidinger A L，Mastellaro M J，Fortes Paschoal F P，et al. 2011. Association of the highly prevalent TP53 R337H mutation with pediatric choroid plexus carcinoma and osteosarcoma in southeast Brazil[J]. Cancer，117（10）：2228-2235.

Selvanathan SK，Shenton A，Ferner R，et al. 2010. Further genotype-phenotype correlations in neurofibromatosis 2[J]. Clin Genet，77（2）：163-170.

Sepp T，Yates J R，Green A J. 1996. Loss of heterozygosity in tuberous sclerosis hamartomas[J]. J Med Genet，33（11）：962-964.

Sévenet N，Sheridan E，Amram D，et al. 1999. Constitutional mutations of the hSNF5/INI1 gene predispose to a variety of cancers[J]. Am J Hum Genet，65（5）：1342-1348.

Shamseldin H E，Elfaki M，Alkuraya F S. 2012. Exome sequencing reveals a novel Fanconi group defined by XRCC2 mutation[J]. J Med Genet，49（3）：184-186.

Shannon K E，Gimm O，Hinze R，et al. 1999. Germline V804M mutation in the RET proto-oncogene in two apparently sporadic cases of MTC presenting in the seventh decade of life[J]. J Endo Genet，1（1）：39-46.

Shattuck T M，Välimäki S，Obara T，et al. 2003. Somatic and germ-line mutations of the HRPT2 gene in sporadic parathyroid carcinoma[J]. N Engl J Med，349（18）：1722-1729.

Shia J，Klimstra D S，Nafa K，et al. 2005. Value of immunohistochemical detection of DNA mismatch repair proteins in predicting germline mutation in hereditary colorectal neoplasms[J]. Am J Surg Pathol，29（1）：96-104.

Sidransky D，Tokino T，Helzlsouer K，et al. 1992. Inherited p53 gene mutations in breast cancer[J]. Cancer Res，52（10）：2984-2986.

Sieber O M，Heinimann K，Tomlinson I P. 2003b. Genomic instability - the engine of tumorigenesis[J]. Nat Rev Cancer，3（9）：701-708.

Sieber O M，Lipton L，Crabtree M，et al. 2003a. The multiple colorectal adenoma phenotype，familial adenomatous polyposis and germline mutations in MYH[J]. N Engl J Med，348（9）：791-799.

Skogseid B，Larsson C，Lindgren P G，et al. 1992. Clinical and genetic features of adrenocortical lesions in multiple endocrine neoplasia type 1[J]. J Clin Endocrinol Metab，75（1）：76-81.

Skogseid B，Rastad J，Öberg K. 1994. Multiple endocrine neoplasia type 1. Clinical features and screening[J]. Endocrinol Metab Clin N Am，23（1）：1-18.

Slade I，Bacchelli C，Davies H，et al. 2011. DICER1 syndrome：clarifying the diagnosis，clinical features and management implications of a pleiotropic tumour predisposition syndrome[J]. J Med Genet，48（4）：273-278.

Smith D P，Houghton C，Ponder B A. 1997. Germline mutation of RET codon 883 in two cases of de novo MEN2B[J]. Oncogene，15（10）：1213-1217.

Smith J M，Kirk E P E，Theodosopoulos G，et al. 2002. Germline mutation of the tumor suppressor PTEN in Proteus syndrome[J]. J Med Genet，39（12）：937-940.

Smith O P，Hann I M，Chessells J M，et al. 1996. Haematological abnormalities in Shwachman-Diamond syndrome[J]. Br J Haemat，94（2）：279-284.

Smyrk T C，Watson P，Kaul K，et al. Tumor-infiltrating lymphocytes are a marker for microsatellite instability in colorectal cancer[J]. Cancer，91（12）：2417-2422.

Snape K，Hanks S，Ruark E，et al. 2011. Mutations in CEP57 cause mosaic variegated aneuploidy syndrome[J]. Nat Genet，43（6）：527-529.

Sørensen S A，Mulvihill J J，Nielsen A. Long-term follow-up of von Recklinghausen Neurofibromatosis[J]. N Engl J Med，314（16）：1010-1015.

Spector B D，Filipovich A H，Perry G S，et al. 1982. Epidemiology of cancer in ataxia telangiectasi[M]//Bridges B A，Harnden D G，editors. Ataxia telangiectasia：A cellular and molecular link between cancer，neuropathology and immune deficiency. Chichester：

Wiley，1982，103-138.

Spigelman A D，Arese P，Phillips R K. 1995. Polyposis：the Peutz-Jeghers syndrome[J]. Br J Surg，82（10）：1311-1314.

Spirio L，Olschwang S，Groden J，et al. 1993. Alleles of the APC gene：an attenuated form of familial polyposis[J]. Cell，75（5）：951-957.

Spirio L N，Samowitz W，Robertson J，et al. 1998. Alleles of APC modulate the frequency and classes of mutations that lead to colon polyps[J]. Nat Genet，20（4）：385-388.

Srivastava S，Zou Z Q，Pirollo K，et al. 1990. Germ-line transmission of a mutated p53 gene in a cancer-prone family with Li-Fraumeni syndrome[J]. Nature，348（6303）：747-749.

Starink T M，van der Veen J P W，Arwert F，et al. 1986. The Cowden syndrome：a clinical and genetic study in 21 patients[J]. Clin Genet，29（3）：222-233.

Starr D G，McClure J P，Connor J M. 1985. Non-dermatological complications and genetic aspects of the Rothmund-Thomson syndrome[J]. Clin Genet，27（1）：102-104.

Stefanini M，Fawcett H，Botta E，et al. 1996. Genetic analysis of twenty-two patients with Cockayne syndrome[J]. Hum Genet，97（4）：418-423.

Steinbach G，Lynch P M，Phillips R K，et al. 2000. The effect of celecoxib, a cyclooxy-genase-2 inhibitor, in familial adenomatous polyposis[J]. N Engl J Med，342（26）：1946-1952.

Steiner M S，Goldman S M，Fishman E K，et al. 1993. The natural history of renal angiomyolipoma[J]. J Urol，150（6）：1782-1786.

Stewart G S，Maser R S，Stancovic T，et al. 1999. The DNA strand double break repair gene hMRE11 is mutated in individuals with an ataxia-telangiectasia-like disorder[J]. Cell，99（6）：577-587.

Stiller C A，Chessells J M，Fitchett M. 1994. Neurofibromatosis and childhood leukaemia/lymphoma：a population based UKCCSG study[J]. Br J Cancer，70（5）：969-972.

Stinco G，Governatori G，Mattighello P，et al. 2008. Multiple cutaneous neoplasms in a patient with Rothmund-Thomson syndrome：case report and published work review[J]. J Dermatol，35（3）：154-161.

Stratakis C A，Carney J A. 2009. The triad of paragangliomas，gastric stromal tumours and pulmonary chondromas（Carney triad），and the dyad of paragangliomas and gastric stromal sarcomas（Carney-Stratakis syndrome）：molecular genetics and clinical implications[J]. J Intern Med，266（1）：43-52.

Stratakis C A，Kirschner L S，Carney J A. 2001. Clinical and molecular features of the Carney complex diagnostic criteria and recommendations for patient evaluation[J]. J Clin Endocrinol Metab，86（6）：4041-4046.

Stratakis C A，Sarlis N，Kirschner L S，et al. 1999. Paradoxical response to dexamethasone in the diagnosis of primary pigmented nodular adrenocortical disease[J]. Ann Int Med，131（8）：585-591.

Subbiah V，Kurzrock R. 2012. Ewing's Sarcoma：overcoming the therapeutic plateau[J]. Discov Med，13（73）：405-415.

Sumegi J，Huang D，Lanyi A，et al. 2000. Correlation of mutations of the SH2D1A gene and Epstein-Barr virus infection with clinical phenotype and outcome in X-linked lymphoproliferative disease[J]. Blood，9（6）：3118-3125.

Sun T C，Swee R G，Shives T C，et al. 1985. Chondrosarcoma in Maffucci's syndrome[J]. J Bone Joint Surg，67（8）：1214-1219.

Sun X，Becker-Catania S G，Chun H H，et al. 2002. Early diagnosis of ataxia telangiectasia using radiosensitivity testing[J]. J Pediatr，140（6）：734-721.

Sutter C，Dallenbach-Hellweg G，Schmidt D. 2004. Molecular analysis of endometrial hyperplasia in HNPCC-suspicious patients may predict progression to endometrial carcinoma[J]. Int J Gynecol Pathol.，23（1）：18-25.

Swerdlow A J，Schoemeker M J，Higgins C D，et al. 2005. Cancer Incidence and mortality in men with Klinefelter syndrome：a cohort study[J]. J Natl Cancer Inst，97（16）：1204-1210.

Swift M，Caldwell R J，Chase C. 1980. Reassessment of cancer predisposition of Fanconi anemia heterozygotes[J]. J Natl Cancer Inst，65（5）：863-867.

Swift M，Chase C. 1979. Cancer in families with xeroderma pigmentosum[J]. J Natl Cancer Inst，62（6）：1415-1421.

Swinburn P A，Yeong M L，Lane M R，et al. 1988. Neurofibromatosis associated with somatostionoma：report of two patients[J]. Clin

Endocrinol，28（4）：353-359.

Syngal S，Fox EA，Eng C，et al. 2000. Sensitivity and specificity of clinical criteria for hereditary non-polyposis colorectal cancer associated mutations in MSH2 and MLH1[J]. J Med Genet，37（9）：641-645.

Taalman R D，Hustinx T W，Weemaes C M，et al. 1989. Further delineation of the Nijmegen breakage syndrome[J]. Am J Med Genet，32（3）：425-431.

Tabata Y，Villanueva J，Lee S M，et al. 2005. Rapid detection of intracellular SH2D1A protein in cytotoxic lymphocytes from patients with X-linked lymphoproliferative disease and their family members[J]. Blood，105（8）：3066-3071.

Tabori U，Shlien A，Baskin B，et al. 2010. TP53 alterations determine clinical subgroups and survival of patients with choroid plexus tumors[J]. J Clin Oncol，28（12）：1995-2001.

Taconis W K. 1988. Osteosarcoma in fibrous dysplasia[J]. Skeletal Radiol，17（3）：163-170.

Tan M-H，Mester J，Peterson C，et al. 2011. A clinical scoring system for selection of patients for PTEN mutation testing is proposed on the basis of a prospective study of 3042 probands[J]. Am J Hum Genet，88（1）：42-56.

Tan M-H，Mester J L，Ngeow J，et al. 2012. Lifetime cancer risks in individuals with germline PTEN mutations[J]. Clin Cancer Res，18（2）：400-407.

Tartaglia M，Martinelli S，Stella L，et al. 2006. Diversity and functional consequences of germline and somatic PTPN11 mutations in human disease[J]. Am J Hum Genet，78（2）：279-290.

Tartaglia M，Niemeyer C M，Fragale A，et al. 2003. Somatic mutations in PTP11 in juvenile myelomonocytic leukaemia，myelodysplastic syndromes and acute myeloid leukaemia[J]. Nat Genet，34（2）：148-150.

Tatton-Brown K，Douglas J，Coleman K，et al. 2005. Genotype-phenotype associations in Sotos syndrome：an analysis of 266 individuals with NSD1 aberrations[J]. Am J Hum Genet，77（2）：193-204.

Tatton-Brown K，Rahman N. 2007. Sotos syndrome[J]. Eur J Hum Genet，15（3）：264-271.

Tavtigian S V，Oefner P J，Babikyan D，et al. 2009. Rare，evolutionarily unlikely missense substitutions in ATM confer increased risk of breast cancer[J]. Am J Hum Genet，85（4）：427-446.

Taylor M D，Gokgoz N，Andrulis I L，et al. Familial posterior fossa brain tumors of infancy secondary to germline mutation of the hSNF5 gene[J]. Am J Hum Genet，66（4）：1403-1406.

Teh B T，Farnebo F，Kristoffersson U，et al. 1996. Autosomal dominant primary hyperparathyroidism and jaw tumor syndrome associated with renal hamartomas and cystic kidney disease：linkage to 1q21-q32 and loss of the wild type allele in renal hamartomas[J]. J Clin Endocrinol Metab，81（12）：4204-4211.

Tello R，Blickman J G，Buonomo C，et al. 1998. Meta analysis of the relationship between tuberous sclerosis complex and renal cell carcinoma[J]. Eur J Radiol，27（2）：131-138.

ten Bensel R W，Stadlan E M，Krivit W. 1964. The development of malignancy in the course of the Aldridge syndrome[J]. J Pediatr，68（5）：761-767.

ten Kate G L，Kleibeuker J H，Nagengast F M，et al. 2007. Is surveillance of the small bowel indicated for Lynch syndrome families[J]. Gut，56（9）：1198-1201.

Thakker R V. 2000. Multiple endocrine neoplasia type 1[J]. Endocrinol Metab Clin North Am，29（3）：541-567.

Theodoratou E，Campbell H，Tenesa A，et al. 2008. Modification of the associations between lifestyle，dietary factors and colorectal cancer risk by APC variants[J]. Carcinogenesis，29（9）：1774-1780.

Thomson D，Duedal S，Kirner J，et al. 2005. Cancer risks and mortality in heterozygous ATM mutation carriers[J]. J Natl Cancer Inst，97（11）：813-822.

Thorensten Y R，Roxas A，Kroiss R，et al. 2003. Contributions of ATM mutations to familial breast and ovarian cancer[J]. Cancer Res，63（12）：3325-3333.

Thrasher A J. 2009. New insights into the biology of Wiskott-Aldrich syndrome（WAS）. American Society of Hematology Education Program[M]. SH Education Book，2009（1）：132-138.

Tinat J，Bougeard G，Baert-Desurmont S，et al. 2009. 2009 version of the Chompret criteria for Li Fraumeni syndrome[J]. J Clin

Oncol，27（26）：e108-e109.

Tischkowitz M，Easton D F，Ball J，et al. 2008. Cancer incidence in relatives of British Fanconi Anaemia patients[J]. BMC Cancer，8：257.

Tischkowitz M，Xia B. 2010. PALB2/FANCN：recombining cancer and Fanconi anemia[J]. Cancer Res，70（19）：7353-7359.

Tischkowitz M D，Hodgson S V. 2003. Fanconi anaemia[J]. J Med Genet，40（1）：1-10.

Tolmie J L，Boyd E，Batstone P，et al. 1988. Siblings with chromosome mosaicism，microcephaly，and growth retardation：the phenotypic expression of a human mitotic mutant[J]. Hum Genet，80（2）：197-200.

Tomanin R，Sarto F，Mazotti D，et al. 1989. Louis-Barr syndrome：spontaneous and induced chromosomal aberrations in lymphocytes and micronuclei in lymphocytes，oral mucosa and hair root cells[J]. Hum Genet，85（1）：31-38.

Tops C M，Vasen H F，van Berge Henegouwen G，et al. 1992. Genetic evidence that Turcot syndrome is not allelic to familial adenomatous polyposis[J]. Am Med Genet，43（5）：888-893.

Toro J R，Glenn G，Duray P，et al. 1999. Birt-Hogg-Dubé syndrome：a novel marker of kidney neoplasia[J]. Arch Dermatol，135（10）：1195-1202.

Traverso G，Bettegowda C，Kraus J，et al. 2003. Hyperrecombination and genetic instability in BLM-deficient epithelial cells[J]. Cancer Res，63（24）：8578-8581.

Treem W R. 2004. Emerging concepts in celiac disease[J]. Curr Opin Pediatr，16（5）：552-559.

Trimbath J D，Peterson G M，Erdman S H，et al. 2001. Café-au-lait spots and early-onset colorectal neoplasia: a variant of HNPCC[J]. Fam Cancer，1（2）：101-105.

Trofatter J A，MacCollin M M，Rutter J L，et al. 1993. A novel moesin-，ezrin-，radixin-like gene is a candidate for the neurofibromatosis 2 tumor suppressor[J]. Cell，72（5）：791-800.

Tuo J，Jaruga P，Rodriguez H，et al. 2003. Primary fibroblasts of Cockayne syndrome patients are defective in cellular repair of 8-hydroxyguanine and 8-hydroxyadenine resulting from oxidative stress[J]. FASEB J，17（6）：668-674.

Turcot J，Despres J P，St Pierre F. 1959. Malignant tumors of the central nervous system associated with familial polyposis of the colon[J]. Dis Colon Rectum，2：465-468.

Uchino S，Noguchi S，Nagatomo M，et al. 2000. Screening of the Men1 gene and discovery of germline and somatic mutations in apparently sporadic parathyroid tumors[J]. Cancer Res，60（19）：5553-5557.

Umar A，Boland C R，Terdiman J P，et al. 2004a. Revised Bethesda guidelines for hereditary nonpolyposis colorectal cancer（Lynch syndrome）and microsatellite instability[J]. J Natl Cancer Inst，96（4）：261-268.

Umar A，Risinger J I，Hawk E T，et al. 2004b. Testing guidelines for hereditary non-polyposis colorectal cancer[J]. Nat Rev Cancer，4（2）：153-158.

van den Bos M，Van den Hoven M，Jongejan E，et al. 2004. More differences between HNPCC-related and sporadic carcinomas from the endometrium as compared to the colon[J]. Am J Surg Path，28（6）：706.

van den Munckhof P，Christiaans I，Kenter S B，et al. 2012. Germline SMARCB1 mutation predisposes to multiple meningiomas and schwannomas with preferential location of cranial meningiomas at the falx cerebri[J]. Neurogenetics，13（1）：1-7.

van der Horst G T，Meira L，Gorgels T G M F，et al. 2002. UVB radiation-induced cancer predisposition in Cockayne syndrome group A（Csa）mutant mice[J]. DNA Repair（Amst），1（2）：143-157.

van Slegtenhorst M，de Hoogt R，Hermans C，et al. 1997. Identification of the tuberous sclerosis gene TSC1 on chromosome 9q34[J]. Science，277（5327）：805-808.

Varga E A，Pastore M，Prior T，et al. 2009. The prevalence of PTEN mutations in a clinical pediatric cohort with autism spectrum disorders，developmental delay and macrocephaly[J]. Genet Med，11（2）：111-117.

Varley J M. 2003. Germline TP53 mutations and Li-Fraumeni syndrome[J]. Hum Mutat，21（3）：313-320.

Varley J M，McGown G，Thorncroft M，et al. 1997. Germ-line mutations of TP53 in Li-Fraumeni families：an extended study of 39 families[J]. Cancer Res，57（15）：3245-3252.

Varon R，Vissinga C，Platzer M，et al. 1998. Nibrin，a novel DNA double-strand break repair protein，is mutated in Nijmegen breakage syndrome[J]. Cell，93（3）：467-476.

Vasen H F. 2007. Review article：The Lynch syndrome（hereditary nonpolyposis colorectal cancer）[J]. Aliment Pharmacol Ther，26（Suppl 2）：113-126.

Vasen H F，den Hartog Jager F C，Menko F H，et al. 1989. Screening for hereditary non-polyposis colorectal cancer：a study of 22 kindreds in the Netherlands[J]. Am J Med，86（3）：278-281.

Vasen H F，Taal B G，Nagengast F M，et al. 1995. Hereditary nonpolyposis colorectal cancer：results of long-term surveillance in 50 families[J]. Eur J Cancer，31A（7-8）：1145-1148.

Vasen H F，Wijnen J T，Menko F H，et al. 1996. Cancer risk in families with hereditary nonpolyposis colorectal cancer diagnosed by mutation analysis[J]. Gastroenterology，110（4）：1020-1027.

Vasen H F，Watson P，Mecklin J P，et al. 1999. New clinical criteria for hereditary nonpolyposis colorectal cancer（HNPCC，Lynch syndrome）proposed by the International Collaborative Group on HNPCC[J]. Gastroenterology，116（6）：1453-1456.

Vasen H F，Stormorken A，Menko F H，et al. 2001. Msh2 mutation carriers are at higher risk of cancer than Mlh1 mutation carriers：a study of hereditary nonpolyposis colorectal cancer families[J]. J Clin Oncol，19（20）：4074-4080.

Vasen H F，Möslein G，Alonso A，et al. 2007. Guidelines for the clinical management of Lynch syndrome（hereditary non-polyposis cancer）[J]. J Med Genet，44（6）：353-362.

Vasen H F，Möslein G，Alonso A，et al. 2008. Guidelines for the clinical management of familial adenomatous polyposis（FAP）[J]. Gut，7（4）：303-307.

Vasen H F A，van der Meulen-de Jong A E，de Vos Tot Nederveen Cappel W H，et al. 2009. ESMO Guidelines Working Group. Familial colorectal cancer risk：ESMO clinical recommendations[J]. Ann Oncol，20（4）：51-53.

Vasen H F，Blanco I，Aktan-Collan K，et al. 2013. Revised guidelines for the clinical management of Lynch syndrome（HNPCC）：recommendations by a group of European experts[J]. Gut，62（6）：812-823.

Vaz F，Hanenberg H，Schuster B，et al. 2010. Mutation of the RAD51C gene in a Fanconi anemia-like disorder[J]. Nat Genet，42（5）：406-409.

Venkitaraman A R. 2004. Tracing the network connecting brca and fanconi anaemia proteins[J]. Nat Rev Cancer，4（4）：266-276.

Versteege I，Sévenet N，Lange J，et al. 1998. Truncating mutations of hSNF5/INI1 in aggressive paediatric cancer[J]. Nature，394（6689）：203-206.

Vierimaa O，Georgitsi M，Lehtonen R，et al. 2006. Pituitary adenoma predisposition caused by germline mutations in the AIP gene[J]. Science，312（5777）：1228-1230.

Viljeon D，Pearn J，Beighton P. 1984. Manifestations and natural history of idiopathic hemihypertrophy：a review of eleven cases[J]. Clin Genet，26（2）：81-86.

Villani A，Tabori U，Schiffman J，et al. 2011. Biochemical and imaging surveillance in germline TP53 mutation carriers with Li-Fraumeni syndrome：a prospective observational study[J]. Lancet Oncol，12（6）：559-567.

Viniou N，Terpos E，Rombos J，et al. 2001. Acute myeloid leukaemia in a patient with ataxia telangiectasia：a case-report and review of the literature[J]. Leukaemia，15（10）：1668-1670.

Viskochil D，Buchberg A M，Xu G，et al. 1990. Deletions and a translocation interrupt a cloned gene at the neurofibromatosis type 1 locus[J]. Cell，62（1）：187-192.

Vogt S，Jones N，Christian D，et al. 2009. Expanded extracolonic tumor spectrum in MUTYH-associated polyposis[J]. Gastroenterology，137（6）：1976-1985，e1-e10.

Volikos E，Robinson J，Aittomäki K，et al. 2006. LKB1 exonic and whole gene deletions are a common cause of Peutz-Jeghers syndrome[J]. J Med Genet，43（5）：e18.

Wagner A，Barrows A，Wijnen J T，et al. 2003. Molecular analysis of hereditary nonpolyposis colorectal cancer in the United States：high mutation detection rate among clinically selected families and characterization of an American founder genomic deletion of the MSH2 gene[J]. Am J Hum Genet，72（5）：1088-1100.

Wagner J E，Tolar J，Levran O，et al. 2004. Germline mutations in BRCA2：shared genetic susceptibility to breast cancer，early onset leukemia and Fanconi anemia[J]. Blood，103（7）：2554-2559.

Waite K A，Eng C. 2003. From developmental disorder to heritable cancer：it's all in the BMP/TGF-B family[J]. Nat Rev Genet，4（10）：763-773.

Wallace M R，Marchuk D A，Andersen L B，et al. 1990. Type 1 neurofibromatosis gene：identification of a large transcript disrupted in three NF1 patients[J]. Science，249（4965）：181-186.

Walsh T，Casadei S，Lee M K，et al. 2011. Mutations in 12 genes for inherited ovarian，fallopian tube，and peritoneal carcinoma identified by massively parallel sequencing[J]. Proc Natl Acad Sci USA，108（44）：18032-18037.

Walther M M，Choyke P L，Glenn G，et al. 1999. Renal cancer in families with hereditary renal cancer：prospective analysis of a tumor size threshold for renal parenchymal sparing surgery[J]. J Urol，161（5）：1475-1479.

Walther M M，Herring J，Enquist E，et al. 1999. von Recklinghausen's disease and pheochromocytomas[J]. J Urol，162（5）：1582-1586.

Wang J，German J，Ashby K，et al. 1999. Ulcerative colitis complicated by dysplasia-adenoma-carcinoma in a man with Bloom's syndrome[J]. J Clin Gastroenterol，28（4）：380-382.

Wang L，Cunningham J M，Winters J L，et al. 2003. BRAF mutations in colon cancer are not likely attributable to defective DNA mismatch repair[J]. Cancer Res，63（17）：5209-5212.

Wang L L，Levy M L，Lewis R A，et al. 2001. Clinical manifestations in a cohort of 41 Rothmund-Thomson syndrome patients[J]. Am J Med Genet，102（1）：11-17.

Wang L L，Gannavarapu A，Kozinetz C A，et al. 2003. Association between osteosarcoma and deleterious mutations in the RECQL4 gene in Rothmund-Thomson syndrome[J]. J Natl Cancer Inst，95（9）：669-674.

Warburton D，Anyane-Yeboa K，Taterka P，et al. 1991. Mosaic variegated aneuploidy with microcephaly：a new human mitotic mutant？[J]. Ann Genet，34（3-4）：287-292.

Washecka R，Hanna M. 1991. Malignant renal tumors in tuberous sclerosis[J]. Urology，37（4）：340-343.

Watson P，Lin K M，Rodriguez-Bigas M A，et al. 1998. Colorectal carcinoma survival among hereditary nonpolyposis colorectal cancer family members[J]. Cancer，83（2）：259-266.

Watson P，Lynch H T. 2001. Cancer risk in mismatch repair gene mutation carriers[J]. Fam Cancer，1（1）：57-60.

Watson P，Vasen H F，Mecklin J P，et al. 2008. The risk of extra-colonic，extra-endometrial cancer in the Lynch syndrome[J]. Int J Cancer，123（2）：444-449.

Wautot V，Vercherat C，Lespinasse J，et al. 2002. Germline mutation profile of MEN1 in multiple endocrine neoplasia type 1：search for correlation between phenotype and the functional domains of the MEN1 protein[J]. Hum Mutat，20（1）：35-47.

Weber H C，Venzon D J，Lin J T，et al. 1995. Determinants of metastatic rate and survival in patients with Zollinger-Ellison syndrome：a prospective long-term study[J]. Gastroenterology，108（6）：1637-1649.

Weinstein L S，Chen M，Liu J. 2002. Gs（alpha）mutations and imprinting defects in human disease[J]. Ann N Y Acad Sci，968：173-197.

Weinstein L S，Shenker A，Gejman P V，et al. 1991. Activating mutations of the stimulatory G protein in the McCune-Albright syndrome[J]. N Engl J Med，325（24）：1688-1695.

Weirich G，Glenn G，Junker K，et al. 1998. Familial renal oncocytoma：clinicopathological study of 5 families[J]. J Urol，160（2）：335-340.

Weksberg R，Smith A C，Squire J，et al. 2003. Beckwith-Wiedemann syndrome demonstrates a role for epigenetic control of normal development[J]. Hum Mol Genet，12（Spec No 1）：R61-R68.

Wells S A Jr，Baylin S B，Linehan W M，et al. 1978. Provocative agents and the diagnosis of medullary carcinoma of the thyroid gland[J]. Ann Surg，188（2）：139-141.

Wells S A Jr，Chi D D，Toshima D，et al. 1994. Predictive DNA testing and prophylactic thyroidectomy in patients at risk for multiple endocrine neoplasia type 2A[J]. Ann Surg，200（3）：237-250.

Whiteside D，McLeod R，Graham G，et al. 2002. A homozygous germ-line mutation in the human MSH2 gene predisposes to hematological malignancy and multiple cafe-au-lait spots[J]. Cancer Res，62（2）：359-362.

Wicking C，Shanlay S，Smyth I，et al. 1997. Most germ-line mutations in the nevoid basal cell carcinoma syndrome lead to a premature termination of the PATCHED protein，and no genotype-phenotype correlations are evident[J]. Am J Hum Genet，60（1）：21-26.

Wiedemann H R. 1983. Tumors and hemihypertrophy associated with Wiedemann-Beckwith syndrome[J]. Eur J Pediatr，141（2）：129.

Wiedemann H R，Burgio G R，Aldenhoff P，et al. 1983. The proteus syndrome. Partial gigantism of the hands and/or feet，nevi，hemihypertrophy，subcutaneous tumors，macrocephaly or other skull anomalies and possible accelerated growth and visceral affections[J]. Eur J Pediatr，140（1）：5-12.

Wiench M，Wygoda Z，Gubala E，et al. 2001. Estimation of risk of inherited medullary thyroid carcinoma in apparent sporadic patients[J]. J Clin Oncol，19（5）：1374-1380.

Wijnen J，de Leeuw W，Vasen H，et al. 1999. Familial endometrial cancer in female carriers of MSH6 germline mutations[J]. Nat Genet，23（2）：142-144.

Wijnen J，Khan P M，Vasen H，et al. 1997. Hereditary nonpolyposis colorectal cancer families not complying with the Amsterdam criteria show extremely low frequency of mismatch-repair gene mutations[J]. Am J Hum Genet，61（2）：329-335.

Wijnen J，Vasen H F，Khan P M，et al. 1998. Clinical findings with implications for genetic testing in families with clustering of colorectal cancer[J]. N Engl J Med，339（8）：511-518.

Wilson B G，Roberts C W. 2011. SWI/SNF nucleosome remodellers and cancer[J]. Nat Rev Cancer，11（7）：481-492.

Wilson J R，Bateman A C，Hanson H，et al. 2010. A novel HER2-positive breast cancer phenotype arising from germline TP53 mutations[J]. J Med Genet，47（11）：771-774.

Wimmer K，Etzler J. 2008. Constitutional mismatch repair-deficiency syndrome：have we so far seen only the tip of an iceberg[J]. Hum Genet，124（2）：105-122.

Win A K，Young J P，Lindor N M，et al. 2012. Colorectal and other cancer risks for carriers and noncarriers from families with a DNA mismatch repair gene mutation：a prospective cohort study[J]. J Clin Oncol，30（9）：958-964.

Wohlik N，Cote G J，Bugalho M M，et al. 1996. Relevance of RET proto-oncogene mutations in sporadic medullary thyroid carcinoma[J]. J Clin Endocrinol Metab，81（10）：3740-3745.

Wood N J，Duffy S R，Sheridan E. 2003. The outcome of endometrial carcinoma surveillance by ultrasound scan in women at risk of hereditary nonpolyposis colorectal carcinoma and familial colorectal carcinoma[J]. Cancer，98（8）：1772-1773.

Woods W G，Roloff J S，Lukens J N，et al. 1981. The occurrence of leukemia in patients with the Shwachman syndrome[J]. J Pediatr，99（3）：425-428.

Woodward E R，Eng C，McMahon R，et al. 1997. Genetic predisposition to pheochromocytoma：analysis of candidate genes GDNF，RET and VHL[J]. Hum Mol Genet，6（7）：1051-1056.

Woodward E R，Ricketts C，Killick P，et al. 2008. Familial non-VHL clear cell（conventional）renal cell carcinoma：clinical features，segregation analysis，and mutation analysis of FLCN[J]. Clin Cancer Res，14（18）：5925-5930.

Xia B，Dorsman J C，Ameziane N，et al. 2007. Fanconi anemia is associated with a defect in the BRCA2 partner PALB2[J]. Nat Genet，39（2）：159-161.

Xia J，Bolyard A A，Rodger E，et al. 2009. Prevalence of mutations in ELANE，GFI1，HAX1，SBDS，WAS and G6PC3 in patients with severe congenital neutropenia[J]. Br J Haematol，147（4）：535-542.

Yang Y J，Han J W，Youn H D，et al. 2010. The tumor suppressor，parafibromin，mediates histone H3 K9 methylation for cyclin D1 repression[J]. Nucleic Acid Res，38（2）：382-390.

Yart A，Gstaiger M，Wirbelauer C，et al. 2005. The HRPT2 tumor suppressor gene product parafibromin associates with human PAF1 and RNA polymerase II[J]. Mol Cell Biol，25（12）：5052-5060.

Yee A，De Ravin S S，Elliott E，et al. 2008. Severe combined immunodeficiency：a national surveillance study[J]. Pediatr Allergy Immunol，19（4）：298-302.

Yoneda Y，Saitsu H，Touyama M，et al. 2012. Missense mutations in the DNA-binding/dimerization domain of NFIX cause Sotos-like features[J]. J Hum Genet，57（3）：207-211.

Yong D，Lim J G，Choi J R，et al. 2000. A case of Klinefelter syndrome with retroperitoneal teratoma[J]. Yonsei Med J，41（1）：136-139.

Yu C E，Oshima J，Fu Y H，et al. 1996. Positional cloning of the Werner's syndrome gene[J]. Science，272（5259）：258-262.

Zacharin M，Bajpai A，Chow C W，et al. 2011. Gastrointestional polyps in McCune Albright syndrome[J]. J Med Genet，48（7）：458-461.

Zbuk K，Eng C. 2007. Cancer phenomics：RET and PTEN as illustrative models[J]. Nat Rev Cancer，7（1）：35-45.

Zhou X P，Marsh D J，Hampel H，et al. 2000. Germline and germline mosaic mutations associated with a Proteus-like syndrome of hemihypertrophy，lower limb asymmetry，arteriovenous malformations and lipomatosis[J]. Hum Mol Genet，9（5）：765-768.

Zhou X P，Marsh D J，Morrison C D，et al. 2003a. Germline and somatic PTEN mutations and decreased expression of PTEN protein and dysfunction of the PI3K/Akt pathway in Lhermitte-Duclos disease[J]. Am J Hum Genet，73（5）：1191-1198.

Zhou X P，Hampel H，Thiele H，et al. 2001. Association of germline mutation in the PTEN tumor suppressor gene and a subset of Proteus sand Proteus-like syndromes[J]. Lancet，358（9277）：210-211.

Zhou X P，Waite K A，Pilarski R，et al. 2003b. Germline PTEN promoter mutations and deletions in Cowden/Bannayan-Riley-Ruvalcaba syndrome result in aberrant PTEN protein and dysregulation of the phosphoinositol-3-kinase/Akt pathway[J]. Am J Hum Genet，73（2）：404-411.

附录 不同器官系统癌症的遗传学鉴别诊断

器官或癌症类型	组织学类型	遗传学鉴别诊断	基因（已知的）
肾上腺	肾上腺皮质肿瘤	Li-Fraumeni 综合征（Latronico et al., 2001；Sameshima et al., 1992；Wagner et al., 1994；Varley et al., 1999；Hisada et al., 1998）	TP53
		Beckwith-Wiedemann 综合征	CDKN1C, p57KIP2, NSD1
		Carney 综合征（Stratakis et al., 2001；Watson et al., 2000；Ohara et al., 1993；Handley et al., 1992；Wallace et al., 1991；Cheung and Thompson, 1989；Carney et al., 1985；Kirschner et al., 2000a）	PRKAR1A
		多发性内分泌肿瘤 1 型	MEN1
		McCune-Albright 综合征	GNAS1（非胚系）
	肾上腺皮质增生	部位特异性肾上腺皮质增生	PDE11A
	肾上腺皮质癌	Li-Fraumeni 综合征	TP53
	肾上腺髓质-嗜铬细胞瘤	von Hippel-Lindau 病（Neumann et al., 2002；Richard et al., 1994；Chen et al., 1995；Crossey et al., 1995；Gross et al., 1996；Glavac et al., 1996；Garcia et al., 1997；Atuk et al., 1998；Friedrich, 2001；Eng et al., 1996）	VHL
		嗜铬细胞瘤-副神经节瘤综合征（Neumann et al., 2002；Astuti et al., 2001；Gimm et al., 2000）	SDHA, SDHBSDHC, SDHD, SDHAF2, TMEM127, MAX
		多发性内分泌肿瘤（MEN）2 型（Langer et al., 2002；Dotzenrath et al., 2001；Skogseid et al., 1995；Beckers et al., 1992）	RET
		神经纤维瘤病 1 型（Lima and Smith, 1971；Takayama et al., 2001；Walther et al., 1999；Zoller et al., 1997；Sakaguchi et al., 1996；Ogawa et al., 1994；Chetty and Duhig, 1993；Xu et al., 1992；Samuelsson and Samuelsson, 1989；Kalff et al., 1982；Samuelsson and Axelsson, 1981；Knight et al., 1973；Anneroth and Heimdahl, 1978）	NF1
膀胱		Werner 综合征（Monnat, 2002）	WRN
		Costello 综合征	HRAS
脑部	胶质瘤/胶质母细胞瘤	Li-Fraumeni 综合征（Sameshima et al., 1992；Wagner et al., 1994；Varley et al., 1999；Hisada et al., 1998；Birch et al., 1994；Kleihues et al., 1997；Kyritsis et al., 1994；Li et al., 1995；Nichols et al., 2001；Vital et al., 1998；Zhou et al., 1999）	TP53
		Turcot 综合征（HNPCC）（Tamiya et al., 2000；Chan et al., 1999；Taylor et al., 1999；Leung et al., 1998；Van Meir, 1998；Buerstedde et al., 1995；Hamilton et al., 1995）	MLH1, MSH2, PMS1, PMS2
		遗传性视网膜母细胞瘤（Elias et al., 2001；Louis and von Deimling 1995；Taylor et al., 2000a）	RB1
	视神经胶质瘤	神经纤维瘤病 1 型（Cnossen et al., 1997, 1998；Bilaniuk et al., 1997；McGaughran et al., 1999；Listernick et al., 1999；Faravelli et al., 1999；North, 1998；Shah et al., 2000；Kornreich et al., 2001；Singhal et al., 2002）	NF1

续表

器官或癌症类型	组织学类型	遗传学鉴别诊断	基因（已知的）
脑部	三方视网膜母细胞瘤	遗传性视网膜母细胞瘤（Elias et al.，2001；Louis and von Deimling 1995；Taylor et al.，2000a；Amoaku et al.，1996；Bader et al.，1980；Blach et al.，1994；De Potter et al.，1994；Holladay et al.，1991；Moll et al.，1997；Pesin and Shields，1989）	RB1
	星型细胞瘤	神经纤维瘤病 1 型（Bilaniuk et al.，1997；Kubo et al.，1996；Ito et al.，1997；Vinchon et al.，2000；Li et al.，2001；Perry et al.，2001；Gutmann et al.，2002）	NF1
		结节性硬化复合征（O'Callaghan et al.，2000；Nabbout et al.，1999；Nishio et al.，2001；Torres et al.，1998；Turgut et al.，1996；Roszkowski et al.，1995）	TSC1，TSC2
		黑色素瘤-星形细胞瘤综合征（Randerson-Moor et al.，2001；Bahuau et al.，1998；Greene，1999）	CDKN2AP16，p14ARF
	髓母细胞瘤/神经上皮来源肿瘤	Turcot 综合征（FAP）（Van Meir，1998；Hamilton et al.，1995；Cohen，1982；Jarvis et al.，1988；Todd et al.，1981；Mastronardi et al.，1991）	APC
		痣样基底细胞癌综合征（Neblett et al.，1971；Naguib et al.，1982；Lacombe et al.，1990；Kimonis et al.，1997；Taylor et al.，2002；Wolter et al.，1997；Minami et al.，2001）	PTC
		横纹肌样易感性综合征（Sévenet et al.，1999）	SNF5/INI
	神经纤维瘤病	神经纤维瘤病 1 型（Zöller et al.，1997；Carey et al.，1979；Riccardi et al.，1979；Sørensen et al.，1986；Szudek et al.，2000；North，2000；Rasmussen and Friedman，2000）	NF1
	前庭神经鞘瘤	神经纤维瘤病 2 型（Parry et al.，1996；Kluwe et al.，1996；Welling，1998；Evans et al.，1998，2000；Evans，1999；Baser et al.，2002）	NF2
	硬膜瘤	神经纤维瘤病	NF2
		2 型（Evans，1999；Stemmer-Rachamimov et al.，1997；Antinheimo et al.，1997，2000；Turgut et al.，1997；Caldemeyer and Mirowski，2001）	
		神经纤维瘤病 1 型（Evans，1999）	NF1
		Cowden 综合征（Eng，2000；Starink et al.，1986；Lyons et al.，1993；Lindboe et al.，1995；Murata et al.，1999）	PTEN
		Werner 综合征（Monnat，2002）	WRN
	室管膜瘤	神经纤维瘤病 2 型（Wertelecki et al.，1988）	NF2
	血管瘤，血管母细胞瘤	von Hippel-Lindau 病（Couch et al.，2000；Webster et al.，1998）	VHL
	非典型畸胎样/横纹肌样肿瘤	Rhabdoid 易感性综合征（Sévenet et al.，1999；Taylor et al.，2000b）	SNF5/INI1
	小脑，发育不良性神经节细胞瘤（Lhermitte-Duc-los 病）	Cowden 综合征（Eng，2000；Starink et al.，1986；Lindboe et al.，1995；Murata et al.，1999；Nowak and Trost，2002；Nowak et al.，2001；Chapman et al.，1998；Thomas and Lewis，1995；Padberg et al.，1991；Robinson and Cohen，2000）	PTEN，SDHB，SDH；KLLN（表观突变）
	脉络膜丛肿瘤	Li-Fraumeni 综合征（Garber et al.，1990）	TP53

续表

器官或癌症类型	组织学类型	遗传学鉴别诊断	基因（已知的）
乳房，女性	癌	遗传性乳腺-卵巢癌综合征（HBOC）（Gayther et al.，1995，1997；Couch et al.，1996；Neuhausen et al.，1996；Lancaster et al.，1996；Caligo et al.，1996；Agnarsson et al.，1998；Ligtenberg et al.，1999）	*BRCA1*，*BRCA2*
		Cowden 综合征/BRRS（Eng，2000；Starink et al.，1986；Schrager et al.，1998；Tsubosa et al.，1998；Marsh et al.，1998，1999）	*PTEN*，*SDHB*，*SDH*；*KLLN*（表观突变）
		Li-Fraumeni 综合征（Hisada et al.，1998；Birch et al.，1994，1998，2001；Nichols et al.，2001；Bang et al.，1995；Varley et al.，1995；Huusko et al.，1999；Hung et al.，1999）	*TP53*
		Peutz-Jeghers 综合征（Boardman et al.，1998；Burdick and Prior，1982）	*LKB1/STK11*
		共济失调毛细血管扩张症（Lavin，1998；Janin et al.，1999；Larson et al.，1997；Broeks et al.，2000；Sommer et al.，2002）	*ATM*
		Werner 综合征（Monnat，2002）	*WRN*
乳房，男性	癌	HBOC（Schubert et al.，1997；Hakansson et al.，1997；Wolpert et al.，2000；Lobaccaro et al.，1993）	*BRCA2*（*BRCA1*）
		Cowden 综合征（Eng，2000；Starink et al.，1986；Fackenthal et al.，2001）	*PTEN*
		Reifenstein 综合征（Wooster et al.，1992）	*AR*
		Klinefelter 综合征（van Geel et al.，1985；Hultborn et al.，1997）	XXY
结直肠	腺癌	遗传性非息肉病性结直肠癌（HNPCC）（Lynch et al.，1985a；Lynch and Lynch，1995；Leach et al.，1993；Papadopoulos et al.，1994；Aaltonen and Peltomaki，1994；Froggatt et al.，1995；Akiyama et al.，1997；Berends et al.，2002）	*MLH1*，*MSH2*，*MSH6*，*PMS1*，*PMS2*
		家族性腺瘤性息肉病（FAP）（Moisio et al.，2002；Presciuttini et al.，1994；Fodde and Khan，1995；Bunyan et al.，1995；Friedl et al.，1996；Armstrong et al.，1997；Eccles et al.，1997；Soravia et al.，1998；Heinimann et al.，1998）	*APC*
		青少年息肉综合征	*MADH4*，*BMPR1A*
		SMAD4（Zhou et al.，2001；Woodford-Richens et al.，2000，2001；Howe et al.，2002）	
		BMPR1A（Zhou et al.，2001；Friedl et al.，2002；Howe et al.，2001）	
		Peutz-Jeghers 综合征（Boardman et al.，1998；Burdick and Prior，1982；Giardiello et al.，1987；Linos et al.，1981）	*LKB1/STK11*
		遗传性混合息肉综合征（Whitelaw et al.，1997；Thomas et al.，1996）	
		常染色体隐性息肉-结肠癌综合征	*MYH*
		Birt-Hogg-Dubé 综合征	*BHD*
		Cowden 综合征	*PTEN*
	息肉-腺瘤	HNPCC（Watanabe et al.，1996；Watne，1997；Souza，2001；Cao et al.，2002）	*MLH1*，*MSH2*，*MSH6*，*PMS1*，*PMS2*
		FAP（Soravia et al.，1998；Wu et al.，1998；Brensinger et al.，1998；Wallis et al.，1999；Gebert et al.，1999；Giarola et al.，1999）	*APC*

续表

器官或癌症 类型	组织学类型	遗传学鉴别诊断	基因 （已知的）
结直肠		遗传性混合息肉综合征（Whitelaw et al.，1997）	PTEN，其他
		常染色体隐性息肉-结肠癌综合征（MYH-相关息肉综合征）	MYH
	息肉-错构瘤	青少年息肉综合征（Zhou et al.，2001；Friedl et al.，2002；Entius et al.，1999；Sachatello and Griffen，1975；Howe et al.，1998a；Houlston et al.，1998）	MADH4，BMPR1A
		Peutz-Jeghers 综合征（Hanna et al.，1994）	LKB1/STK11
		Cowden 综合征/BRRS（Eng，2000；Starink et al.，1986；Marsh et al.，1998；Hanna et al.，1994；Hizawa et al.，1994）	PTEN
		遗传性混合息肉综合征（Whitelaw et al.，1997；Thomas et al.，1996）	
		结节性硬化复合征（Devroede et al.，1988）	TSC1，TSC2
		Gorlin 综合征	PTCH1
		Birt-Hogg-Dubé 综合征	BHD
食管	腺癌	家族性巴雷特食管-腺癌（Romero et al.，1997）	MSR1
	鳞状细胞癌	家族性食管鳞状细胞癌（Hemminki and Jiang，2002）	
		Fanconi 贫血（Linares et al.，1991；Gendal et al.，1988；Kozarek and Sanowski，1981）	FANC-X
		Tylosis and 食管癌（TOC）（Risk et al.，1999；Marger and Marger，1993；Ellis et al.，1994；Stevens et al.，1996；Maillefer and Greydanus，1999）	
眼	视网膜母细胞瘤，视网膜瘤	遗传性视网膜母细胞瘤（Cavenee et al.，1985；Goddard et al.，1990；Kratzke et al.，1994；Cowell and Cragg，1996；Harbour，1998；Lohmann，1999；Alonso et al.，2001）	RB1
	血管瘤，血管母细胞瘤	von Hippel-Lindau 综合征（Glavac et al.，1996；Webster et al.，1998；Hes et al.，2000；Zbar et al.，1999）	VHL
	黑色素瘤	Li-Fraumeni 综合征（Hisada et al.，1998；Jay and McCartney，1993）	TP53
		眼黑色素细胞增生症（Singh et al.，1996，1998）	
		家族性非典型痣和多发性黑色素瘤（FAMMM）综合征/p16（Singh et al.，1995）	p16
		HBOC（Iscovich et al.，2002）	BRCA2
		部位特异性/早发型，伴或不伴皮肤黑色素瘤	BAP1
	鳞状细胞癌，前眼	着色性干皮病（Goyal et al.，1994；Hertle et al.，1991；Sarma et al.，1973）	XP-x
	错构瘤	结节性硬化复合征（Gelisken et al.，1990；Kiribuchi et al.，1986）	TSC1，TSC2
		FAP（CHRPE）	APC
头颈部	鳞状细胞癌	Fanconi 贫血（Oksüzoglu and Yalçin，2002；Somers et al.，1995；Lustig et al.，1995；Kaplan et al.，1985）	FANC-X
		Bloom 综合征（Berkower and Biller，1988）	BLM
		角化不良症综合征（Drachtman and Alter，1995）	TERC（常显） DKC1（X 连锁）

续表

器官或癌症类型	组织学类型	遗传学鉴别诊断	基因（已知的）
头颈部	黑色素瘤：鼻黏膜	着色性干皮病（Kraemer et al.，1987；Patton and Valdez，1991；Shen et al.，2001）	XP-x
		Werner 综合征（Monnat，2002；Goto et al.，1996）	WRN
	皮脂腺癌	Muir-Torre 综合征（40%眼睑）（Lynch et al.，1985b；Burgdorf et al.，1986；Cohen et al.，1995；Serleth and Kisken，1998；Coldron and Reid，2001）	MSH2，MLH1
心脏	黏液瘤	Carney 综合征（Carney et al.，1985，1986；Stratakis et al.，1996；Kirschner et al.，2000b；Edwards et al.，2002）	PRKAR1A
	横纹肌肉瘤	结节性硬化复合征（Nir et al.，1995；See et al.，1999；Jozwiak et al.，1994；Webb and Osborne，1992；Watson，1991）	TSC1，TSC2
血液学	白血病，急性	Li-Fraumeni 综合征（Hisada et al.，1998；Birch et al.，1994；Kleihues et al.，1997；Imamura et al.，1994）	TP53
		Bloom 综合征（Passarge，1991；Gretzula et al.，1987；German et al.，1977；Poppe et al.，2001）	BLM
	白血病，急性髓细胞性	Fanconi 贫血（Auerbach and Allen，1991；Faivre et al.，2000）	FANC-x
		Emberger 综合征 [a]	GATA2
		急性髓细胞白血病倾向的家族性血小板减少症（Dowton et al.，1985；Arepally et al.，1998；Song et al.，1999；Michaud et al.，2002）	RUNX1/AML1
		低巨核细胞性血小板减少（Tonelli et al.，2000；Germeshausen et al.，2001）	C-MPL
		Blackfan-Diamond 贫血症（Janov et al.，1996；Krijanovski and Sieff，1997；Freedman，2000）	RPS19
		Shwachman-Diamond 综合征（Cipolli，2001；Smith et al.，1996；Woods et al.，1981）	SBDS
		严重先天性中性粒细胞减少/Kostmann 综合征（Li and Horwitz，2001；Welte and Dale，1996）	ELA2，GF11
		Werner 综合征（Monnat，2002；Tao et al.，1971）	WRN
	白血病，急性淋巴细胞、幼淋巴细胞白血病	共济失调性毛细血管扩张症（Peterson et al.，1992；Taylor et al.，1996；Boultwood，2001）	ATM
		Nijmegen 断裂综合征（Varon et al.，2001）	NBS1
	白血病，青少年慢性髓样	神经纤维瘤 1 型（Clark and Hutter，1982；Zvulunov et al.，1995；Hasle et al.，1995；Jang et al.，1999）	NF1
	淋巴瘤，非霍奇金型	共济失调性毛细血管扩张症（Taylor et al.，1996；Stankovic et al.，1998；Murphy et al.，1999；Seidemann et al.，2000）	ATM
		Nijmegen 断裂综合征（Weemaes et al.，1994；Seidemann et al.，1999）	NBS1
		Bloom 综合征（Passarge，1991；Gretzula et al.，1987；Kaneko et al.，1997）	BLM
		自身免疫性淋巴增殖综合征/Canale-Smith 综合征（Peters et al.，1999；Straus et al.，1997，2001；Vaishnaw et al.，1999；Jackson and Puck，1999；Rieux-Laucat et al.，1999；Drappa et al.，1996）	FAS，FASL，CASP10

续表

器官或癌症类型	组织学类型	遗传学鉴别诊断	基因（已知的）
血液学	淋巴瘤，非霍奇金型	Chediak-Higashi 综合征（Argyle et al.，1982；Dent et al.，1966）	LYST
		Wiskott-Aldrich 综合征（Cotelingam et al.，1985）	WAS
		Duncan 病（X-连锁淋巴增殖症）（Purtilo et al.，1977，1982；Hamilton et al.，1980；Purtilo，1981）	SH2D1A
	Hodgkin 病	自身免疫性淋巴增殖综合征/Canale-Smith 综合征（Peters et al.，1999；Straus et al.，1997，2001；Rieux-Laucat et al.，1999；Drappa et al.，1996）	FAS，FASL，CASP10
		共济失调性毛细血管扩张症（Boultwood，2001；Murphy et al.，1999；Seidemann et al.，2000；Harris and Seeler，1973；Frizzera et al.，1980；Hecht and Hecht，1990；Weyl Ben Arush et al.，1995；Olsen et al.，2001）	ATM
		Wiskott-Aldrich 综合征（Cotelingam et al.，1985；Frizzera et al.，1980）	WAS
		Nijmegen 断裂综合征（Seidemann et al.，2000）	NBS
		Emberger 综合征	GATA2
小肠	癌（壶腹）	FAP（Ohsato et al.，1977；Norton and Gostout，1998；Sellner，1990）	APC
	癌（任何部位）	HNPCC（Watson and Lynch，1993；Bisgaard et al.，2002）	MLH1，MSH2，MSH6，PMS1，PMS2
		Peutz-Jeghers 综合征（Seidemann et al.，2000；Sellner，1990；Buckley et al.，1997；Luk，1995）	LKB1/STK11
		青少年息肉综合征（Luk，1995）	MADH4，BMPR1A
	间质瘤（GIST）	遗传性胃肠道间质瘤（Hirota et al.，2002；Handra-Luca et al.，2001；Maeyama et al.，2001；Isozaki et al.，2000；Nishida et al.，1998）	KIT，PDGFA，SDHB/D（在 Carney 三联征中）
	类癌	神经纤维瘤病 1 型（Chen et al.，1993；Benharroch et al.，1992；Stamm et al.，1986）	NF1
		MEN1（Carty et al.，1998；Bordi et al.，1997）	MEN1
肾脏	肾细胞癌，透明细胞	von Hippel-Lindau 病（Friedrich，2001；Maher et al.，1990，1995，1996；Walker，1998；Richards et al.，1998）	VHL
		Birt-Hogg-Dubé 综合征（Nickerson et al.，2002；Zbar et al.，2002；Toro et al.，1999）	BHD
		Cowden 综合征（Eng，2000；Starink et al.，1986；Haibach et al.，1992）	PTEN，SDHB，SDHD；KLLN（表观突变）
		遗传性透明细胞肾癌（Woodward et al.，2000；Bodmer et al.，2002；Podolski et al.，2001；Druck et al.，2001；Eleveld et al.，2001；Kanayama et al.，2001）	
		Werner 综合征（Monnat，2002）	WRN
	肾细胞癌，乳头型	家族性乳头型肾细胞癌（Malchoff et al.，2000；Olivero et al.，1999；Schmidt et al.，1997）	MET
		多发性平滑肌肉瘤综合征（Kiuru et al.，2001；Tomlinson et al.，2002）	FH
		结节性硬化复合征（Sampson，1996；Al-Saleem et al.，1998）	TSC1，TSC2
		甲状旁腺功能亢进-颌骨肿瘤综合征（Haven et al.，2000）	HRPT2

续表

器官或癌症类型	组织学类型	遗传学鉴别诊断	基因（已知的）
肾脏	肾细胞癌，乳头型	Birt-Hogg-Dubé 综合征（Nickerson et al.，2002；Zbar et al.，2002；Toro et al.，1999；Khoo et al.，2001）	BHD
		Cowden 综合征	PTEN，SDHB，SDHD；KLLN（表观突变）
	肾盂移行细胞癌	HNPCC（Muir-Torre 综合征）（Lynch and Lynch，1994，1995；Honchel et al.，1994）	MSH2，MLH1
	血管平滑肌脂肪瘤	结节性硬化复合征（Sampson，1996；Schillinger and Montagnac，1996；O'Hagan et al.，1996）	TSC1，TSC2
	大嗜酸粒细胞瘤	结节性硬化复合征（O'Hagan et al.，1996；Green，1987；Ruckle et al.，1993）	TSC1，TSC2
		Birt-Hogg-Dubé（Nickerson et al.，2002）	BHD
		Cowden 综合征	PTEN，SDHB，SDHD；KLLN（表观突变）
	肾母细胞瘤	遗传性肾母细胞瘤综合征（Kaplinsky et al.，1996；Pelletier et al.，1991a；Little and Wells，1997；Dome and Coppes，2002）	WT1
		WAGR（Koufos et al.，1989；Grundy et al.，1995）	WT1，邻接基因缺失
		Beckwith-Wiedemann 综合征（Koufos et al.，1989；Grundy et al.，1995；Cohen and Kurzrock，1995）	CDKN1（p57 KIP2），NSD1
		遗传性甲状旁腺功能亢进-颌骨肿瘤综合征（Haven et al.，2000；Cavaco et al.，2001；Hobbs et al.，1999；Szabo et al.，1995）	HRPT2
		Denys-Drash 综合征（Little and Wells，1997；Pelletier et al.，1991b；Schumacher et al.，1998；Heathcott et al.，2002）	WT1
	非典型畸胎样/横纹肌样肿瘤	横纹肌样瘤易感性综合征（Sévenet et al.，1999）	SNF5/INI1
	神经母细胞瘤	部位特异性神经母细胞瘤	ALK，PHOX2B
		Costello 综合征	HRAS
肝脏	肝母细胞瘤	FAP（Garber et al.，1988；Hughes and Michels，1992；Giardiello et al.，1996；Gruner et al.，1998；Lynch et al.，2001）	APC
		Beckwith-Wiedemann 综合征（DeBaun and Tucker，1998）	CDKN1C（p57 KIP2），NSD1
		Werner 综合征（Monnat，2002）	WRN
	腺瘤/癌	Fanconi 贫血（Alter，1996）	FANC-x
		Beckwith-Wiedemann 综合征（DeBaun and Tucker，1998）	CDKN1C（p57 KIP2），NSD1
卵巢	癌	HBOC（Meindl，2002；Sarantaus et al.，2001；Schoumacher et al.，2001；Pharoah et al.，1999）	BRCA1，BRCA2
		HNPCC（Brown et al.，2001；Watson et al.，2001；Cohn et al.，2000；Aarnio et al.，1999）	MLH1，MSH2，MSH6，PMS1，PMS2
	生殖细胞	性腺发育不全（XY 核型）（Liu et al.，1995；Soh et al.，1992；Müller et al.，1992；Damjanov and Klauber，1980；Cussen and MacMahon，1979；Schellhas，1974；Teter，1970）	DHH

续表

器官或癌症类型	组织学类型	遗传学鉴别诊断	基因（已知的）
卵巢	颗粒细胞	Peutz-Jeghers 综合征（Rodu and Martinez，1984；Young et al.，1984；Clement et al.，1979；Christian，1971）	*LKB1/STK11*
		Ollier 病（Young et al.，1984；Asirvatham et al.，1991；Velasco-Oses et al.，1988）	*PTHR1*
		Maffucci 综合征（Young et al.，1984；Tanaka et al.，1992）	*PTHR1*
	Sertoli-Leydig 细胞	DICER1 综合征	*DICER1*
胰腺	癌	HNPCC（Yamamoto et al.，2001；Wei et al.，2002；Park et al.，1999）	*MLH1*，*MSH2*，*MSH6*，*PMS1*，*PMS2*
		家族性部位特异性胰腺癌（Gates and Holladay，2002）	*BRCA2*
		遗传性胰腺炎（Hengstler et al.，2000；O'Reilly and Kingsnorth，2000；Lowenfels et al.，1997）	*CFTR*，*SPINK*，*TRYP*
		HBOC（Murphy et al.，2002；Berman et al.，1996）	*BRCA2*
		遗传性黑色素瘤/FAMMM（Lynch et al.，2002；Vasen et al.，2000；Gruis et al.，1995；Lynch and Fusaro，1991）	*CDKN2A（p16）*
		von Hippel-Lindau 病（Libutti et al.，2000，1998；Hammel et al.，2000）	*VHL*
		Peutz-Jeghers 综合征（Hemminki 1999）	*LKB1/STK11*
	胰岛细胞瘤	MEN1（Broughan et al.，1986；Dean et al.，2000；Lowney et al.，1998）	*MEN1*
		von Hippel-Lindau 病（Curley et al.，1998；Hough et al.，1994；Binkovitz et al.，1990）	*VHL*
		神经纤维瘤病 1 型	*NF1*
副神经节	副神经节瘤	遗传性嗜铬细胞瘤-副神经节瘤综合征（Dannenberg et al.，2002；Cascon et al.，2002；Baysal et al.，2002）	*SDHA*，*SDHB*，*SDHC*，*SDHD*，*SDHAF2*，*TMEM127*，*MAX*
		von Hippel-Lindau 病（Reichardt et al.，2002；Baghai et al.，2002；Chew，2001）	*VHL*
		MEN2（Chew，2001）	*RET*
		神经纤维瘤 1 型（Chew，2001）	*NF1*
		MEN1	*MEN1*
甲状旁腺	腺瘤/增生	MEN1（Duh et al.，1987；Oberg et al.，1989；Sato et al.，2000）	*MEN1*
		MEN2（Eng et al.，1996；Duh et al.，1987；Howe et al.，1993；Kraimps et al.，1996）	*RET*
		家族性良性高钙血症（轻度甲状旁腺功能亢进）	*CASR*
		甲状旁腺功能亢进-颌骨肿瘤综合征（Haven et al.，2000；Cavaco et al.，2001）	*CDC73（HRPT2）*
		家族性孤立性甲状旁腺功能亢进症（FIHP）	*CDC73（HRPT2）*
	癌	甲状旁腺功能亢进-颌骨肿瘤综合征	*CDC73（HRPT2）*

续表

器官或癌症 类型	组织学类型	遗传学鉴别诊断	基因 （已知的）
垂体	腺瘤	MEN1（Carty et al.，1998；Oberg et al.，1989；Samaan et al.，1989；Wilkinson et al.，1993；Calender et al.，1995；Cebrián et al.，1999；Vergès et al.，2002）	*MEN1*
		Carney 综合征（Carney et al.，1985；Kirschner et al.，2000a；Stratakis et al.，1996；Carney and Stratakis 1998；Stratakis，2001）	*PRKR1A*
		部位特异性垂体腺瘤	*AIP*
前列腺	癌	遗传性前列腺癌综合征（Wang et al.，2002；Simard et al.，2002）	
		HBOC（Gronberg et al.，2001；Sigurdsson et al.，1997；Tulinius et al.，2002）	*BRCA1，BRCA2*
肉瘤	骨肉瘤，软组织肉瘤	Li-Fraumeni 综合征（Hisada et al.，1998；Toguchida et al.，1992；Soussi et al.，1993）	*TP53*
		Werner 综合征（Goto et al.，1996；Bjornberg，1976）	*WRN*
		遗传性视网膜母细胞瘤（Smith and Donaldson，1991；Wong et al.，1997）	*RB1*
		神经纤维瘤 1 型（Zoller et al.，1997；Samuelsson and Axelsson 1981；Hayani et al.，1992）	*NF1*
		Rothmund-Thomson 综合征（Cumin et al.，1996；Lindor et al.，2000；Spurney et al.，1998；Wang et al.，2001）	*RECQL4*
		Werner 综合征（Monnat，2002）	*WRN*
	软组织肉瘤（主要是横纹肌肉瘤）	Costello 综合征	*HRAS*
	恶性外周神经鞘膜瘤（aka 神经纤维肉瘤，恶性神经鞘瘤）	神经纤维瘤 1 型（Storm et al.，1980；Nambisan et al.，1984；Riccardi and Powell 1989；Rogalski and Louis 1991；Meis et al.，1992；Amir et al.，1993；Matsui et al.，1993）	*NF1*
	胃肠道	副神经节瘤与胃肉瘤（Carney and Stratakis 2002）	*SDHB/SDHD*
		Carney 三联征（Valverde et al.，2001；Blei and Gonzalez-Crussi 1992）	
	胃肠道间质瘤	胃肠道间质瘤（Hirota et al.，2002；Isozaki et al.，2000；Nishida et al.，1998）	*KIT，PDGFA*
皮肤	黑色素瘤	FAMMM（Lynch et al.，2002；Vasen et al.，2000；Gruis et al.，1995；Lynch and Fusaro，1991）	*CDKN2A（p16），CDK4*
		着色性干皮病（English and Swerdlow，1987；Takebe et al.，1989）	*XP-x*
		Werner 综合征（Monnat，2002；Goto et al.，1996）	*WRN*
		遗传性视网膜母细胞瘤（Moll et al.，1997；Eng et al.，1993）	*RB1*
		黑色素瘤-星形细胞瘤综合征（Randerson-Moor et al.，2001；Bahuau et al.，1998）	*CDKN2A（p16/p14），ARF*
		葡萄膜及皮肤黑色素瘤	*BAP1*
	非黑色素瘤癌	痣样基底细胞癌（Gorlin）综合征（Rayner et al.，1977；Gustafson et al.，1989；Gailani and Bale，1997）	*PTC*
		着色性干皮病（Kraemer et al.，1987；Takebe et al.，1989；Cleaver et al.，1981）	*XP-x*

器官或癌症类型	组织学类型	遗传学鉴别诊断	基因（已知的）
皮肤	非黑色素瘤癌	Werner 综合征（Zalla，1980；Duvic and Lemak，1995）	WRN
		Fanconi 贫血（Somers et al.，1995；Auerbach，1995）	FANC-x
		Bazex-Christol-Dupré 综合征（Gould and Barker，1978；Kidd et al.，1996）	
		Ferguson-Smith 综合征（Bale，1999；Richards et al.，1997；Chakrabarty and Perks，1996）	TGFBR1
	鳞状细胞癌	先天性角化不良（Bale，1999；Richards et al.，1997；Chakrabarty and Perks，1996）	TERC（常显），DKC1（X 连锁）
	皮脂腺癌	Muir-Torre 综合征（Schwartz and Torre，1995；Rutten et al.，1999）	MSH2，MLH1
	平滑肌瘤	多发性平滑肌肉瘤综合征（Tomlinson et al.，2002；Jozwiak et al.，1998）	FH
	面部血管纤维瘤	结节性硬化复合征（Webb et al.，1996；Sogut et al.，2002；Bellack and Shapshay，1986）	TSC1，TSC2
		MEN1（Darling et al.，1997；Marx et al.，1999；Sakurai et al.，2000）	MEN1
	神经纤维瘤病	神经纤维瘤病 1 型（Szudek et al.，2000；Chung et al.，1999；Friedman and Birch，1997；Goldberg et al.，1996）	NF1
	毛根鞘瘤/毛盘瘤/毛囊瘤	Cowden 综合征（Eng，2000；Starink et al.，1986）	PTEN
		Birt-Hogg-Dubé 综合征（Nickerson et al.，2002；Khoo et al.，2001；Ubogy-Rainey et al.，1987）	BHD
胃	癌	HNPCC（Lynch and Lynch，1995；Vasen et al.，1990；Watson and Lynch，1994；Cristofaro et al.，1987；Aarnio et al.，1995）	MLH1，MSH2，MSH6，PMS1，PMS2
		遗传性弥漫性胃癌综合征（Shinmura et al.，1999；Guilford et al.，1999；Dunbier and Guilford，2001）	CDH1
		共济失调性毛细血管扩张症（Haerer et al.，1969；Swift et al.，1976；Frais，1979）	ATM
		Li-Fraumeni 综合征（Hisada et al.，1998；Varley et al.，1995；Sugano et al.，1999）	TP53
		青少年息肉综合征（Yoshida et al.，1988；Sassatelli et al.，1993；Höfting et al.，1993；Howe et al.，1998b）	MADH4，BMPR1A
		FAP（Iwama et al.，1993）	APC
		Werner 综合征（Monnat，2002）	WRN
	间质瘤（GIST）	遗传性胃肠道间质瘤综合征（Hirota et al.，2002；Isozaki et al.，2000；Nishida et al.，1998）	KIT，PDGFRA
睾丸	生殖细胞肿瘤	Klinefelter 综合征（Aizenstein et al.，1997；Simpson and Photopulos，1976）	XXY
		家族性睾丸癌（Cooper et al.，1994；Nicholson and Harland，1995；Heimdal et al.，1996；Rapley et al.，2000）	KITLG，DMRT1
		Carney 综合征（Carney et al.，1985；Kirschner et al.，2000a；Washecka et al.，2002）	PRKAR1
		雄激素不敏感综合征（Gourlay et al.，1994；Rutgers and Scully，1991；Cassio et al.，1990；Chen et al.，1999）	AR

续表

器官或癌症类型	组织学类型	遗传学鉴别诊断	基因（已知的）
睾丸		Russell-Silver 综合征（Weiss and Garnick，1981）	
	Sertoli-Leydig 细胞	DICER 综合征	*DICER1*
	性腺母细胞瘤	WAGR（Pelletier et al.，1991a；Mochon et al.，1987）	*WT1*，邻接基因综合征
甲状腺	乳头型	FAP（Lynch et al.，2001；Iwama et al.，1993；Bell and Mazzaferri，1993；van der Linde et al.，1998；Soravia et al.，1999；Cetta et al.，2000）（见正文）	*APC*
		Cowden 综合征（Eng，2000；Starink et al.，1986；Nelen et al.，1996；Lee et al.，1997；Starink，1984）	*PTEN*，*SDHB*，*SDHD*；*KLLN*（表观突变）
		Carney 综合征（Kirschner et al.，2000a；Edwards et al.，2002；Stratakis et al.，1997，1998）	*PRKAR1A*
		家族性非髓样甲状腺癌综合征（Loh，1997；Malchoff and Malchoff，1999；Uchino et al.，2002）	
		家族性乳头型甲状腺癌（Malchoff et al.，1999；Lupoli et al.，1999；Musholt et al.，2000；Marchesi et al.，2000）	
	滤泡型	Cowden 综合征（Eng，2000；Starink et al.，1986；Harach et al.，1999；Kameyama et al.，2001）	*PTEN*
		Werner 综合征（Monnat，2002；Ishikawa et al.，1999）	*WRN*
	髓样	MEN2（Eng et al.，1996；Saad et al.，1984；Vasen et al.，1987；Calmettes，1989；Shimotake et al.，1990；Vasen et al.，1992；Iihara et al.，1997）	*RET*
子宫	内膜癌	HNPCC（Watson and Lynch，1993；Brown et al.，2001；Vasen et al.，1990；Mecklin and Jarvinen，1991；Watson et al.，1994；Wijnen et al.，1998；Weber et al.，1999；Peel et al.，2000）	*MLH1*，*MSH2*，*MSH6*，*PMS1*，*PMS2*
		Cowden 综合征（Eng，2000；Starink et al.，1986；Marsh et al.，1998）	*PTEN*
	子宫平滑肌瘤	Cowden 综合征（Eng，2000；Starink et al.，1986；Marsh et al.，1998）	*PTEN*
		多发性平滑肌瘤病-肾细胞癌（Kiuru et al.，2001；Tomlinson et al.，2002；Launonen et al.，2001）	*FH*
外阴	鳞状细胞	Fanconi 贫血（Wilkinson et al.，1984；Kennedy and Hart，1982）	*FANC-x*

a. 添加至 Emberger 综合征：Ostergaard et al.，（2011）。

参 考 文 献

Aarnio M，Mecklin J P，Aaltonen L A，et al. 1995. Life-time risk of different cancers in hereditary non-polyposis colorectal cancer（HNPCC）syndrome[J]. Int J Cancer，64（6）：430-433.

Aarnio M，Sankila R，Pukkala E，et al. 1999. Cancer risk in mutation carriers of DNA-mismatch-repair genes[J]. Int J Cancer，81（2）：214-218.

Aaltonen L A，Peltomäki P. 1994. Genes involved in hereditary nonpolyposis colorectal carcinoma[J]. Anticancer Res，14（4B）：1657-1660.

Agnarsson B A，Jonasson J G，Björnsdottir I B，et al. 1998. Inherited BRCA2 mutation associated with high grade breast cancer[J]. Breast Cancer Res Treat，47（2）：121-127.

Aizenstein R I，Hibbeln J F，Sagireddy B，et al. 1997. Klinefelter's syndrome associated with testicular microlithiasis and mediastinal germ-cell neoplasm[J]. J Clin Ultrasound，25（9）：508-510.

Akiyama Y，Sato H，Yamada T，et al. 1997. Germ-line mutation of the hMSH6/GTBP gene in an atypical hereditary nonpolyposis colorectal cancer kindred[J]. Cancer Res，57（18）：3920-3923.

Al-Saleem T，Wessner L L，Scheithauer B W，et al. 1998. Malignant tumors of the kidney，brain，and soft tissues in children and young adults with the tuberous sclerosis complex[J]. Cancer，83（10）：2208-2216.

Alonso J，García-Miguel P，Abelairas J，et al. 2001. Spectrum of germline RB1 gene mutations in Spanish retinoblastoma patients：phenotypic and molecular epidemiological implications[J]. Hum Mutat，17（5）：412-422.

Alter B P. 1996. Fanconi's anemia and malignancies[J]. Am J Hematol，53（2）：99-110.

Amir H，Moshi E，Kitinya J N. 1993. Neurofibromatosis and malignant schwannomas in Tanzania[J]. East Afr Med J，70（10）：650-653.

Amoaku W M，Willshaw H E，Parkes S E，et al. 1996. Trilateral retinoblastoma. A report of five patients[J]. Cancer，78（4）：858-863.

Anneroth G，Heimdahl A. 1978. Syndrome of multiple mucosal neurofibromas，pheochromocytoma and medullary thryoid carcinoma. Report of a case[J]. Int J Oral Surg，7（2）：126-131.

Antinheimo J，Haapasalo H，Haltia M，et al. 1997. Proliferation potential and histological features in neurofibromatosis 2-associated and sporadic meningiomas[J]. J Neurosurg，87（4）：610-614.

Antinheimo J，Sankila R，Carpén O，et al. 2000. Population-based analysis of sporadic and type 2 neurofibromatosis-associated meningiomas and schwannomas[J]. Neurology，54（1）：71-76.

Arepally G，Rebbeck T R，Song W，et al. 1998. Evidence for genetic homogeneity in a familial platelet disorder with predisposition to acute myelogenous leukemia（FPD/AML）[J]. Blood，92（7）：2600-2602.

Argyle J C，Kjeldsberg C R，Marty J，et al. 1982. T-cell lymphoma and the Chediak-Higashi syndrome[J]. Blood，60（3）：672-676.

Armstrong J G，Davies D R，Guy S P，et al. 1997. APC mutations in familial adenomatous polyposis families in the Northwest of England[J]. Hum Mutat，10（5）：376-380.

Asirvatham R，Rooney R J，Watts H G. 1991. Ollier's disease with secondary chondrosarcoma associated with ovarian tumour. A case report[J]. Int Orthop，15（4）：393-395.

Astuti D，Latif F，Dallol A，et al. 2001. Gene mutations in the succinate dehydrogenase subunit SDHB cause susceptibility to familial pheochromocytoma and to familial paraganglioma[J]. Am J Hum Genet，69（1）：49-54.

Atuk N O，Stolle C，Owen Jr J A，et al. 1998. Pheochromocytoma in von Hippel-Lindau disease：clinical presentation and mutation analysis in a large，multigenerational kindred[J]. J Clin Endocrinol Metab，83（1）：117-120.

Auerbach A D. 1995. Fanconi anemia[J]. Dermatol Clin，13（1）：41-49.

Auerbach A D，Allen R G. 1991. Leukemia and preleukemia in Fanconi anemia patients. A review of the literature and report of the International Fanconi Anemia Registry[J]. Cancer Genet Cytogenet，51（1）：1-12.

Bader J L，Miller R W，Meadows A T，et al. 1980. Trilateral retinoblastoma[J]. Lancet，2（8194）：582-583.

Baghai M，Thompson G B，Young Jr W F，et al. 2002. Pheochromocytomas and paragangliomas in von Hippel-Lindau disease：a role for laparoscopic and cortical-sparing surgery[J]. Arch Surg，137（6）：682-688，discussion 688-689.

Bahuau M，Vidaud D，Jenkins R B，et al. 1998. Germ-line deletion involving the INK4 locus in familial proneness to melanoma and nervous system tumors[J]. Cancer Res，58（11）：2298-2303.

Bale S J. 1999. The"sins"of the fathers：self-healing squamous epithelioma in Scotland[J]. J Cutan Med Surg，3（4）：207-210.

Bang Y J，Kang S H，Kim T Y，et al. 1995. The first documentation of Li-Fraumeni syndrome in Korea[J]. J Korean Med Sci，10（3）：205-210.

Baser M E，Makariou E V，Parry D M. 2002. Predictors of vestibular schwannoma growth in patients with neurofibromatosis type 2[J]. J Neurosurg，96（2）：217-222.

Baysal B E，Willett-Brozick J E，Lawrence E C，et al. 2002. Prevalence of SDHB，SDHC，and SDHD germline mutations in clinic patients with head and neck paragangliomas[J]. J Med Genet，39（3）：178-183.

Beckers A，Abs R，Willems P J，et al. 1992. Aldosterone-secreting adrenal adenoma as part of multiple endocrine neoplasia type 1 （MEN1）：loss of heterozygosity for polymorphic chromosome 11 deoxyribonucleic acid markers，including the MEN1 locus[J]. J Clin Endocrinol Metab，75（2）：564-570.

Bell B，Mazzaferri E L. 1993. Familial adenomatous polyposis （Gardner's syndrome） and thyroid carcinoma. A case report and review of the literature[J]. Dig Dis Sci，38（1）：185-190.

Bellack G S，Shapshay S M. 1986. Management of facial angiofibromas in tuberous sclerosis：use of the carbon dioxide laser[J]. Otolaryngol Head Neck Surg，94（1）：37-40.

Benharroch D，Sion-Vardi N，Goldstein J. 1992. Neurofibromatosis involving the small bowel associated with adenocarcinoma of the ileum with a neuroendocrine component[J]. Pathol Res Pract，188（8）：959-963.

Berends M J，Wu Y，Sijmons R H，et al. 2002. Molecular and clinical characteristics of MSH6 variants：an analysis of 25 index carriers of a germline variant[J]. Am J Hum Genet，70（1）：26-37.

Berkower A S，Biller H F. 1988. Head and neck cancer associated with Bloom's syndrome[J]. Laryngoscope，98（7）：746-748.

Berman D B，Costalas J，Schultz D C，et al. 1996. A common mutation in BRCA2 that predisposes to a variety of cancers is found in both Jewish Ashkenazi and non-Jewish individuals[J]. Cancer Res，56（15）：3409-3414.

Bilaniuk L T，Molloy P T，Zimmerman R A，et al. 1997. Neurofibromatosis type 1：brain stem tumours[J]. Neuroradiology，39（9）：642-653.

Binkovitz L A，Johnson C D，Stephens D H. 1990. Islet cell tumors in von Hippel-Lindau disease：increased prevalence and relationship to the multiple endocrine neoplasias[J]. AJR Am J Roentgenol，155（3）：501-505.

Birch J M，Alston R D，McNally R J，et al. 2001. Relative frequency and morphology of cancers in carriers of germline TP53 mutations[J]. Oncogene，20（34）：4621-4628.

Birch J M，Blair V，Kelsey A M，et al. 1998. Cancer phenotype correlates with constitutional TP53 genotype in families with the Li-Fraumeni syndrome[J]. Oncogene，17（9）：1061-1068.

Birch J M，Hartley A L，Tricker K J，et al. 1994. Prevalence and diversity of constitutional mutations in the p53 gene among 21 Li-Fraumeni families[J]. Cancer Res，54（5）：1298-1304.

Bisgaard M L，Jager A C，Myrhoj T，et al. 2002. Hereditary non-polyposis colorectal cancer （HNPCC）：phenotype-genotype correlation between patients with and without identified mutation[J]. Hum Mutat，20（1）：20-27.

Bjornberg A. 1976. Werner's syndrome and malignancy[J]. Acta Derm Venereol，56（2）：149-150.

Blach L E，McCormick B，Abramson D H，et al. 1994. Trilateral retinoblastoma-ncidence and outcome：a decade of experience[J]. Int J Radiat Oncol Biol Phys，29（4）：729-733.

Blei E，Gonzalez-Crussi F. 1992. The intriguing nature of gastric tumors in Carney's triad. Ultrastructural and immunohistochemical observations[J]. Cancer，69（2）：292-300.

Boardman L A，Thibodeau S N，Schaid D J，et al. 1998. Increased risk for cancer in patients with the Peutz-Jeghers syndrome[J]. Ann Intern Med，128（11）：896-899.

Bodmer D，Eleveld M，Kater-Baats E，et al. 2002. Disruption of a novel MFS transporter gene，DIRC2，by a familial renal cell carcinoma-associated t（2；3）（q35；q21）[J]. Hum Mol Genet，11（6）：641-649.

Bordi C，Falchetti A，Azzoni C，et al. 1997. Aggressive forms of gastric neuroendocrine tumors in multiple endocrine neoplasia type I[J]. Am J Surg Pathol，21（9）：1075-1082.

Boultwood J. 2001. Ataxia telangiectasia gene mutations in leukaemia and lymphoma[J]. J Clin Pathol，54（7）：512-516.

Brensinger J D，Laken S J，Luce M C，et al. 1998. Variable phenotype of familial adenomatous polyposis in pedigrees with 3′ mutation in the APC gene[J]. Gut，43（4）：548-552.

Broeks A，Urbanus J H，Floore A N，et al. 2000. ATM-heterozygous germline mutations contribute to breast cancer-susceptibility[J]. Am J Hum Genet，66（2）：494-500.

Broughan T A，Leslie J D，Soto J M，et al. 1986. Pancreatic islet cell tumors[J]. Surgery，99（6）：671-678.

Brown G J，St John D J，Macrae F A，et al. 2001. Cancer risk in young women at risk of hereditary nonpolyposis colorectal cancer：

implications for gynecologic surveillance[J]. Gynecol Oncol，80（3）：346-349.

Buckley J A，Siegelman S S，Jones B，et al. 1997. The accuracy of CT staging of small bowel adenocarcinoma：CT/pathologic correlation[J]. J Comput Assist Tomogr，21（6）：986-991.

Buerstedde J M，Alday P，Torhorst J，et al. 1995. Detection of new mutations in six out of 10 Swiss HNPCC families by genomic sequencing of the hMSH2 and hMLH1 genes[J]. J Med Genet，32（11）：909-912.

Bunyan D J，Shea-Simonds J，Reck A C，et al. 1995. Genotype-phenotype correlations of new causative APC gene mutations in patients with familial adenomatous polyposis[J]. J Med Genet，32（9）：728-731.

Burdick D，Prior J T. 1982. Peutz-Jeghers syndrome. A clinicopathologic study of a large family with a 27-year follow-up[J]. Cancer，50（10）：2139-2146.

Burgdorf W H，Pitha J，Fahmy A. 1986. Muir-Torre syndrome. Histologic spectrum of sebaceous proliferations[J]. Am J Dermatopathol，8（3）：202-208.

Caldemeyer K S，Mirowski G W. 2001. Neurofibromatosis type 2[J]. J Am Acad Dermatol，45（5）：744-745.

Calender A，Giraud S，Cougard P，et al. 1995. Multiple endocrine neoplasia type 1 in France：clinical and genetic studies[J]. J Intern Med，238（3）：263-268.

Caligo M A，Ghimenti C，Cipollini G，et al. 1996. BRCA1 germline mutational spectrum in Italian families from Tuscany：a high frequency of novel mutations[J]. Oncogene，13（7）：1483-1488.

Calmettes C. 1989. Multiple endocrine neoplasia type Ⅱ：clinical，biological and epidemiological features. French Medullary Study Group[J]. Horm Res，32（1-3）：41-46.

Cao Y，Pieretti M，Marshall J，et al. 2002. Challenge in the differentiation between attenuated familial adenomatous polyposis and hereditary nonpolyposis colorectal cancer：case report with review of the literature[J]. Am J Gastroenterol，97（7）：1822-1827.

Carey J C，Laub J M，Hall B D. 1979. Penetrance and variability in neurofibromatosis：a genetic study of 60 families[J]. Birth Defects Orig Artic Ser，15（5B）：271-281.

Carney J A，Gordon H，Carpenter P C，et al. 1985. The complex of myxomas，spotty pigmentation，and endocrine overactivity[J]. Medicine（Baltimore），64（4）：270-283.

Carney J A，Hruska L S，Beauchamp G D，et al. 1986. Dominant inheritance of the complex of myxomas，spotty pigmentation，and endocrine overactivity[J]. Mayo Clin Proc，61（3）：165-172.

Carney J A，Stratakis C A. 1998. Epithelioid blue nevus and psammomatous melanotic schwannoma：the unusual pigmented skin tumors of the Carney complex[J]. Semin Diagn Pathol，15（3）：216-224.

Carney J A，Stratakis C A. 2002. Familial paraganglioma and gastric stromal sarcoma：a new syndrome distinct from the Carney triad[J]. Am J Med Genet，108（2）：132-139.

Carty S E，Helm A K，Amico J A，et al. 1998. The variable penetrance and spectrum of manifestations of multiple endocrine neoplasia type 1[J]. Surgery，124（6）：1106-1113，discussion 1113-1114.

Cascon A，Ruiz-Llorente S，Cebrian A，et al. 2002. Identification of novel SDHD mutations in patients with phaeochromocytoma and/or paraganglioma[J]. Eur J Hum Genet，10（8）：457-461.

Cassio A，Cacciari E，D'Errico A，et al. 1990. Incidence of intratubular germ cell neoplasia in androgen insensitivity syndrome[J]. Acta Endocrinol（Copenh），123（4）：416-422.

Cavaco B M，Barros L，Pannett A A，et al. 2001. The hyperparathyroidism-jaw tumour syndrome in a Portuguese kindred[J]. QJM，94（4）：213-222.

Cavenee W K，Hansen M F，Nordenskjold M，et al. 1985. Genetic origin of mutations predisposing to retinoblastoma[J]. Science，228（4698）：501-503.

Cebrian A，Herrera-Pombo J L，Diez J J，et al. 1999. Genetic and clinical analysis in 10 Spanish patients with multiple endocrine neoplasia type 1[J]. Eur J Hum Genet，7（5）：585-589.

Cetta F，Montalto G，Gori M，et al. 2000. Germline mutations of the APC gene in patients with familial adenomatous polyposis-associated thyroid carcinoma：results from a European cooperative study[J]. J Clin Endocrinol Metab，85（1）：286-292.

Chakrabarty K H, Perks A G. 1996. Ferguson-Smith syndrome: the importance of long term follow-up[J]. Br J Plast Surg, 49 (7): 497-498.

Chan T L, Yuen S T, Chung L P, et al. 1999. Germline hMSH2 and differential somatic mutations in patients with Turcot's syndrome[J]. Genes Chromosomes Cancer, 25 (2): 75-81.

Chapman M S, Perry A E, Baughman R D. 1998. Cowden's syndrome, Lhermitte-Duclos disease, and sclerotic fibroma[J]. Am J Dermatopathol, 20 (4): 413-416.

Chen C H, Lin J T, Lee W Y, et al. 1993. Somatostatin-containing carcinoid tumor of the duodenum in neurofibromatosis: report of a case[J]. J Formos Med Assoc, 92 (10): 900-903.

Chen C P, Chern S R, Wang T Y, et al. 1999. Androgen receptor gene mutations in 46, XY females with germ cell tumours[J]. Hum Reprod, 14 (3): 664-670.

Chen F, Kishida T, Yao M, et al. 1995. Germline mutations in the von Hippel-Lindau disease tumor suppressor gene: correlations with phenotype[J]. Hum Mutat, 5 (1): 66-75.

Chetty R, Duhig J D. 1993. Bilateral pheochromocytoma-ganglioneuroma of the adrenal in type 1 neurofibromatosis[J]. Am J Surg Pathol, 17 (8): 837-841.

Cheung P S, Thompson N W. 1989. Carney's complex of primary pigmented nodular adrenocortical disease and pigmentous and myxomatous lesions[J]. Surg Gynecol Obstet, 168 (5): 413-416.

Chew S L. 2001. Paraganglioma genes[J]. Clin Endocrinol (Oxf), 54 (5): 573-574.

Christian C D. 1971. Ovarian tumors: an extension of the Peutz-Jeghers syndrome[J]. Am J Obstet Gynecol, 111 (4): 529-534.

Chung C J, Armfield K B, Mukherji S K, et al. 1999. Cervical neurofibromas in children with NF-1[J]. Pediatr Radiol, 29 (5): 353-356.

Cipolli M. 2001. Shwachman-Diamond syndrome: clinical phenotypes[J]. Pancreatology, 1 (5): 543-548.

Clark R D, Hutter Jr J J. 1982. Familial neurofibromatosis and juvenile chronic myelogenous leukemia[J]. Hum Genet, 60 (3): 230-232.

Cleaver J E, Zelle B, Hashem N, et al. 1981. Xeroderma pigmentosum patients from Egypt: II. Preliminary correlations of epidemiology, clinical symptoms and molecular biology[J]. J Invest Dermatol, 77 (1): 96-101.

Clement S, Efrusy M E, Dobbins 3rd W O, et al. 1979. Pelvic neoplasia in Peutz-Jeghers syndrome[J]. J Clin Gastroenterol, 1 (4): 341-343.

Cnossen M H, de Goede-Bolder A, van den Broek K M, et al. 1998. A prospective 10 year follow up study of patients with neurofibromatosis type 1[J]. Arch Dis Child, 78 (5): 408-412.

Cnossen M H, Stam E N, Cooiman L C, et al. 1997. Endocrinologic disorders and optic pathway gliomas in children with neurofibromatosis type 1[J]. Pediatrics, 100 (4): 667-670.

Cohen S B. 1982. Familial polyposis coli and its extracolonic manifestations[J]. J Med Genet, 19 (3): 193-203.

Cohen P R, Kohn S R, Davis D A, et al. 1995. Muir-Torre syndrome[J]. Dermatol Clin, 13 (1): 79-89.

Cohen P R, Kurzrock R. 1995. Miscellaneous genodermatoses: Beckwith-Wiedemann syndrome, Birt-Hogg-Dubé syndrome, familial atypical multiple mole melanoma syndrome, hereditary tylosis, incontinentia pigmenti, and supernumerary nipples[J]. Dermatol Clin, 13 (1): 211-229.

Cohn D E, Babb S, Whelan A J, et al. 2000. Atypical clustering of gynecologic malignancies: a family study including molecular analysis of candidate genes[J]. Gynecol Oncol, 77 (1): 18-25.

Coldron J, Reid I. 2001. Muir-Torre syndrome[J]. J R Coll Surg Edinb, 46 (3): 178-179.

Cooper M A, Fellows J, Einhorn L H. 1994. Familial occurrence of testicular cancer[J]. J Urol, 151 (4): 1022-1023.

Cotelingam J D, Witebsky F G, Hsu S M, et al. 1985. Malignant lymphoma in patients with the Wiskott-Aldrich syndrome[J]. Cancer Invest, 3 (6): 515-522.

Couch F J, Farid L M, DeShano M L, et al. 1996. BRCA2 germline mutations in male breast cancer cases and breast cancer families[J]. Nat Genet, 13 (1): 123-125.

Couch V，Lindor N M，Karnes P S，et al. 2000. von Hippel-Lindau disease[J]. Mayo Clin Proc，75（3）：265-272.

Cowell J K，Cragg H. 1996. Constitutional nonsense germline mutations in the RB1 gene detected in patients with early onset unilateral retinoblastoma[J]. Eur J Cancer，32A（10）：1749-1752.

Cristofaro G，Lynch H T，Caruso M L，et al. 1987. New phenotypic aspects in a family with Lynch syndrome II[J]. Cancer，60（1）：51-58.

Crossey P A，Eng C，Ginalska-Malinowska M，et al. 1995. Molecular genetic diagnosis of von Hippel-Lindau disease in familial pheochromocytoma[J]. J Med Genet，32（11）：885-886.

Cumin I，Cohen J Y，David A，et al. 1996. Rothmund-Thomson syndrome and osteosarcoma[J]. Med Pediatr Oncol，26（6）：414-416.

Curley S A，Lott S T，Luca J W，et al. 1998. Surgical decision-making affected by clinical and genetic screening of a novel kindred with von Hippel-Lindau disease and pancreatic islet cell tumors[J]. Ann Surg，227（2）：229-235.

Cussen L J，MacMahon R A. 1979. Germ cells and ova in dysgenetic gonads of a 46-XY female dizygotic twin[J]. Am J Dis Child，133（4）：373-375.

Damjanov I，Klauber G. 1980. Microscopic gonadoblastoma in dysgenetic gonad of an infant：an ultrastructural study[J]. Urology，15（6）：605-609.

Dannenberg H，Dinjens W N，Abbou M，et al. 2002. Frequent germ-line succinate dehydrogenase subunit D gene mutations in patients with apparently sporadic parasympathetic paraganglioma[J]. Clin Cancer Res，8（7）：2061-2066.

Darling T N，Skarulis M C，Steinberg S M，et al. 1997. Multiple facial angiofibromas and collagenomas in patients with multiple endocrine neoplasia type 1[J]. Arch Dermatol，133（7）：853-857.

De Potter P，Shields C L，Shields J A. 1994. Clinical variations of trilateral retinoblastoma：a report of 13 cases[J]. J Pediatr Ophthalmol Strabismus，31（1）：26-31.

Dean P G，van Heerden J A，Farley D R，et al. 2000. Are patients with multiple endocrine neoplasia type I prone to premature death[J]. World J Surg，24（11）：1437-1441.

DeBaun M R，Tucker M A. 1998. Risk of cancer during the first four years of life in children from The Beckwith-Wiedemann Syndrome Registry[J]. J Pediatr，132（3 Pt 1）：398-400.

Dent P B，Fish L A，White L G，et al. 1966. Chediak-Higashi syndrome. Observations on the nature of the associated malignancy[J]. Lab Invest，15（10）：1634-1642.

Devroede G，Lemieux B，Masse S，et al. 1988. Colonic hamartomas in tuberous sclerosis[J]. Gastroenterology，94（1）：182-188.

Dome J S，Coppes M J. 2002. Recent advances in Wilms tumor genetics[J]. Curr Opin Pediatr，14（1）：5-11.

Dotzenrath C，Goretzki P E，Cupisti K，et al. 2001. Malignant endocrine tumors in patients with MEN1 disease[J]. Surgery，129（1）：91-95.

Dowton S B，Beardsley D，Jamison D，et al. 1985. Studies of a familial platelet disorder[J]. Blood，65（3）：557-563.

Drachtman R A，Alter B P. 1995. Dyskeratosis congenita[J]. Dermatol Clin，13（1）：33-39.

Drappa J，Vaishnaw A K，Sullivan K E，et al. 1996. Fas gene mutations in the Canale-Smith syndrome，an inherited lymphoproliferative disorder associated with autoimmunity[J]. N Engl J Med，335（22）：1643-1649.

Druck T，Podolski J，Byrski T，et al. 2001. The DIRC1 gene at chromosome 2q33 spans a familial RCCassociated t（2；3）（q33；q21）chromosome translocation[J]. J Hum Genet，46（10）：583-589.

Duh Q Y，Hybarger C P，Geist R，et al. 1987. Carcinoids associated with multiple endocrine neoplasia syndromes[J]. Am J Surg，154（1）：142-148.

Dunbier A，Guilford P. 2001. Hereditary diffuse gastric cancer[J]. Adv Cancer Res，83：55-65.

Duvic M，Lemak N A. 1995. Werner's syndrome[J]. Dermatol Clin，13（1）：163-168.

Eccles D M，Lunt P W，Wallis Y，et al. 1997. An unusually severe phenotype for familial adenomatous polyposis[J]. Arch Dis Child，77（5）：431-435.

Edwards A，Bermudez C，Piwonka G，et al. 2002. Carney's syndrome：complex myxomas. Report of four cases and review of the literature[J]. Cardiovasc Surg，10（3）：264-275.

Eleveld M J，Bodmer D，Merkx G，et al. 2001. Molecular analysis of a familial case of renal cell cancer and a t（3；6）（q12；q15）[J]. Genes Chromosomes Cancer，31（1）：23-32.

Elias W J，Lopes M B，Golden W L，et al. 2001. Trilateral retinoblastoma variant indicative of the relevance of the retinoblastoma tumor-suppressor pathway to medulloblastomas in humans[J]. J Neurosurg，95（5）：871-878.

Ellis A，Field J K，Field E A，et al. 1994. Tylosis associated with carcinoma of the oesophagus and oral leukoplakia in a large Liverpool family -a review of six generations[J]. Eur J Cancer B Oral Oncol，30B（2）：102-102.

Eng C. 2000. Will the real Cowden syndrome please stand up：revised diagnostic criteria[J]. J Med Genet，37（11）：828-830.

Eng C，Clayton D，Schuffenecker I，et al. 1996. The relationship between specific RET proto-oncogene mutations and disease phenotype in multiple endocrine neoplasia type 2. International RET mutation consortium analysis[J]. JAMA，276（19）：1575-1579.

Eng C，Li F P，Abramson D H，et al. 1993. Mortality from second tumors among long-term survivors of retinoblastoma[J]. J Natl Cancer Inst，85（14）：1121-1128.

English J S，Swerdlow A J. 1987. The risk of malignant melanoma，internal malignancy and mortality in xeroderma pigmentosum patients[J]. Br J Dermatol，117（4）：457-461.

Entius M M，Westerman A M，van Velthuysen M L，et al. 1999. Molecular and phenotypic markers of hamartomatous polyposis syndromes in the gastrointestinal tract[J]. Hepatogastroenterology，46（26）：661-666.

Evans D G. 1999. Neurofibromatosis type 2：genetic and clinical features[J]. Ear Nose Throat J，78（2）：97-100.

Evans D G，Sainio M，Baser M E. 2000. Neurofibromatosis type 2[J]. J Med Genet，37（12）：897-904.

Evans D G，Trueman L，Wallace A，et al. 1998. Genotype/phenotype correlations in type 2 neurofibromatosis（NF2）：evidence for more severe disease associated with truncating mutations[J]. J Med Genet，35（6）：450-455.

Fackenthal J D，Marsh D J，Richardson A L，et al. 2001. Male breast cancer in Cowden syndrome patients with germline PTEN mutations[J]. J Med Genet，38（3）：159-164.

Faivre L，Guardiola P，Lewis C，et al. 2000. Association of complementation group and mutation type with clinical outcome in fanconi anemia. European Fanconi Anemia Research Group[J]. Blood，96（13）：4064-4070.

Faravelli F，Upadhyaya M，Osborn M，et al. 1999. Unusual clustering of brain tumours in a family with NF1 and variable expression of cutaneous features[J]. J Med Genet，36（12）：893-896.

Fodde R，Khan PM. 1995. Genotype-phenotype correlations at the adenomatous polyposis coli（APC）gene[J]. Crit Rev Oncog，6（3-6）：291-303.

Frais M A. 1979. Gastric adenocarcinoma due to ataxia-telangiectasia（Louis-Bar syndrome）[J]. J Med Genet，16（2）：160-161.

Freedman M H. 2000. Diamond-Blackfan anaemia[J]. Baillieres Best Pract Res Clin Haematol，13（3）：391-406.

Friedl W，Meuschel S，Caspari R，et al. 1996. Attenuated familial adenomatous polyposis due to a mutation in the 3' part of the APC gene. A clue for understanding the function of the APC protein[J]. Hum Genet，97（5）：579-584.

Friedl W，Uhlhaas S，Schulmann K，et al. 2002. Juvenile polyposis：massive gastric polyposis is more common in MADH4 mutation carriers than in BMPR1A mutation carriers[J]. Hum Genet，111（1）：108-111.

Friedman J M，Birch P H. 1997. Type 1 neurofibromatosis：a descriptive analysis of the disorder in 1，728 patients[J]. Am J Med Genet，70（2）：138-133.

Friedrich C A. 2001. Genotype-phenotype correlation in von Hippel-Lindau syndrome[J]. Hum Mol Genet，10（7）：763-767.

Frizzera G，Rosai J，Dehner L P，et al. 1980. Lymphoreticular disorders in primary immunodeficiencies：new findings based on an up-to-date histologic classification of 35 cases[J]. Cancer，46（4）：692-699.

Froggatt N J，Koch J，Davies R，et al. 1995. Genetic linkage analysis in hereditary non-polyposis colon cancer syndrome[J]. J Med Genet，32（5）：352-357.

Gailani M R，Bale A E. 1997. Developmental genes and cancer：role of patched in basal cell carcinoma of the skin[J]. J Natl Cancer Inst，89（15）：1103-1109.

Garber J E，Li F P，Kingston J E，et al. 1988. Hepatoblastoma and familial adenomatous polyposis[J]. J Natl Cancer Inst，80（20）：1626-1628.

Garber J E，Burke E M，Lavally B L，et al. 1990. Choroid plexus tumors in the breast cancer-sarcoma syndrome[J]. Cancer，66（12）：2658-2660.

Garcia A，Matias-Guiu X，Cabezas R，et al. 1997. Molecular diagnosis of von Hippel-Lindau disease in a kindred with a predominance of familial phaeochromocytoma[J]. Clin Endocrinol （Oxf），46（3）：359-663.

Gates Jr L K，Holladay D V. 2002. A syndrome of hereditary pancreatic adenocarcinoma and cysts of the liver and kidneys[J]. Gastroenterology，122（3）：796-799.

Gayther S A，Mangion J，Russell P，et al. 1997. Variation of risks of breast and ovarian cancer associated with different germline mutations of the BRCA2 gene[J]. Nat Genet，15（1）：103-105.

Gayther S A，Warren W，Mazoyer S，et al. 1995. Germline mutations of the BRCA1 gene in breast and ovarian cancer families provide evidence for a genotype-phenotype correlation[J]. Nat Genet，11（4）：428-433.

Gebert J F，Dupon C，Kadmon M，et al. 1999. Combined molecular and clinical approaches for the identification of families with familial adenomatous polyposis coli[J]. Ann Surg，229（3）：350-361.

Gelisken F，Gelisken O，Sadikoglu Y. 1990. Tuberous sclerosis：ocular findings and their correlation with cranial computed tomography[J]. Bull Soc Belge Ophtalmol，238：111-121.

Gendal E S，Mendelson D S，Janus C L，et al. 1988. Squamous cell carcinoma of the esophagus in Fanconi's anemia[J]. Dysphagia，2（3）：178-179.

German J，Bloom D，Passarge E. 1977. Bloom's syndrome. V. Surveillance for cancer in affected families[J]. Clin Genet，12（3）：162-168.

Germeshausen M，Ballmaier M，Welte K. 2001. Implications of mutations in hematopoietic growth factor receptor genes in congenital cytopenias[J]. Ann N Y Acad Sci，938：305-20，discussion 320-321.

Giardiello F M，Petersen G M，Brensinger J D，et al. 1996. Hepatoblastoma and APC gene mutation in familial adenomatous polyposis[J]. Gut，39（6）：867-869.

Giardiello F M，Welsh S B，Hamilton S R，et al. 1987. Increased risk of cancer in the Peutz-Jeghers syndrome[J]. N Engl J Med，316（24）：1511-1514.

Giarola M，Stagi L，Presciuttini S，et al. 1999. Screening for mutations of the APC gene in 66 Italian familial adenomatous polyposis patients：evidence for phenotypic differences in cases with and without identified mutation[J]. Hum Mutat，13（2）：116-123.

Gimm O，Armanios M，Dziema H，et al. 2000. Somatic and occult germ-line mutations in SDHD，a mitochondrial complex II gene，in nonfamilial pheochromocytoma[J]. Cancer Res，60（24）：6822-6825.

Glavac D，Neumann H P，Wittke C，et al. 1996. Mutations in the VHL tumor suppressor gene and associated lesions in families with von Hippel-Lindau disease from central Europe[J]. Hum Genet，98（3）：271-280.

Goddard A D，Phillips R A，Greger V，et al. 1990. Use of the RB1 cDNA as a diagnostic probe in retinoblastoma families[J]. Clin Genet，37（2）：117-126.

Goldberg Y，Dibbern K，Klein J，et al. 1996. Neurofibromatosis type 1 - an update and review for the primary pediatrician[J]. Clin Pediatr （Phila），35（11）：545-561.

Goto M，Miller R W，Ishikawa Y，et al. 1996. Excess of rare cancers in Werner syndrome （adult progeria）[J]. Cancer Epidemiol Biomark Prev，5（4）：239-246.

Gould D J，Barker D J. 1978. Follicular atrophoderma with multiple basal cell carcinomas （Bazex）[J]. Br J Dermatol，99（4）：431-435.

Gourlay W A，Johnson H W，Pantzar J T，et al. 1994. Gonadal tumors in disorders of sexual differentiation[J]. Urology，43（4）：537-540.

Goyal J L，Rao V A，Srinivasan R，et al. 1994. Oculocutaneous manifestations in xeroderma pigmentosa[J]. Br J Ophthalmol，78（4）：295-297.

Green J A. 1987. Renal oncocytoma and tuberous sclerosis. A case report[J]. S Afr Med J，71（1）：47-48.

Greene M H. 1999. The genetics of hereditary melanoma and nevi. 1998 update[J]. Cancer，86（11 Suppl）：2464-2477.

Gretzula J C，Hevia O，1987. Weber PJ. Bloom's syndrome[J]. J Am Acad Dermatol，17（3）：479-488.

Gronberg H，Ahman A K，Emanuelsson M，et al. 2001. BRCA2 mutation in a family with hereditary prostate cancer[J]. Genes Chromosomes Cancer，30（3）：299-301.

Gross D J，Avishai N，Meiner V，et al. 1996. Familial pheochromocytoma associated with a novel mutation in the von Hippel-Lindau gene[J]. J Clin Endocrinol Metab，81（1）：147-149.

Gruis N A，Sandkuijl L A，van der Velden P A，et al. 1995. CDKN2 explains part of the clinical phenotype in Dutch familial atypical multiple-mole melanoma（FAMMM）syndrome families[J]. Melanoma Res，5（3）：169-167.

Grundy P，Coppes M J，Haber D. 1995. Molecular genetics of Wilms tumor[J]. Hematol Oncol Clin North Am，9（6）：1201-1215.

Gruner B A，DeNapoli T S，Andrews W，et al. 1998. Hepatocellular carcinoma in children associated with Gardner syndrome or familial adenomatous polyposis[J]. J Pediatr Hematol Oncol，20（3）：274-278.

Guilford P J，Hopkins J B，Grady W M，et al. 1999. E-cadherin germline mutations define an inherited cancer syndrome dominated by diffuse gastric cancer[J]. Hum Mutat，14（3）：249-255.

Gustafson G，Lindahl B，Dahl E，et al. 1989. The nevoid basal cell carcinoma syndrome-Gorlin's syndrome. Multiple jaw cysts and skin cancer[J]. Swed Dent J，13（4）：131-139.

Gutmann D H，Hedrick N M，Li J，et al. 2002. Comparative gene expression profile analysis of neurofibromatosis 1-associated and sporadic pilocytic astrocytomas[J]. Cancer Res，62（7）：2085-2091.

Haerer A F，Jackson J F，Evers C G. 1969. Ataxia-telangiectasia with gastric adenocarcinoma[J]. JAMA，210（10）：1884-1887.

Haibach H，Burns T W，Carlson H E，et al. 1992. Multiple hamartoma syndrome（Cowden's disease）associated with renal cell carcinoma and primary neuroendocrine carcinoma of the skin（Merkel cell carcinoma）[J]. Am J Clin Pathol，97（5）：705-712.

Hakansson S，Johannsson O，Johansson U，et al. 1997. Moderate frequency of BRCA1 and BRCA2 germ-line mutations in Scandinavian familial breast cancer[J]. Am J Hum Genet，60（5）：1068-1078.

Hamilton J K，Paquin L A，Sullivan J L，et al. 1980. X-linked lymphoproliferative syndrome registry report[J]. J Pediatr，96（4）：669-673.

Hamilton S R，Liu B，Parsons R E，et al. 1995. The molecular basis of Turcot's syndrome[J]. N Engl J Med，332（13）：839-847.

Hammel P R，Vilgrain V，Terris B，et al. 2000. Pancreatic involvement in von Hippel-Lindau disease. The Groupe Francophone d'Etude de la Maladie de von Hippel-Lindau[J]. Gastroenterology，119（4）：1087-1095.

Handley J，Carson D，Sloan J，et al. 1992. Multiple lentigines，myxoid tumours and endocrine overactivity：four cases of Carney's complex[J]. Br J Dermatol，126（4）：367-371.

Handra-Luca A，Flejou J F，Molas G，et al. 2001. Familial multiple gastrointestinal stromal tumours with associated abnormalities of the myenteric plexus layer and skeinoid fibres[J]. Histopathology，39（4）：359-363.

Hanna R M，Dahniya M H，Seddiq M A，et al. 1994. Case report：a case of solitary Peutz-Jegher's hamartoma in the small bowel with angiographic evaluation[J]. Br J Radiol，67（801）：897-899.

Harach H R，Soubeyran I，Brown A，et al. 1999. Thyroid pathologic findings in patients with Cowden disease[J]. Ann Diagn Pathol，3（6）：331-340.

Harbour J W. 1998. Overview of RB gene mutations in patients with retinoblastoma. Implications for clinical genetic screening[J]. Ophthalmology，105（8）：1442-1447.

Harris V J，Seeler R A. 1973. Ataxia-telangiectasia and Hodgkin's disease[J]. Cancer，32（6）：1415-1420.

Hasle H，Kerndrup G，Jacobsen B B. 1995. Childhood myelodysplastic syndrome in Denmark：incidence and predisposing conditions[J]. Leukemia，9（9）：1569-1572.

Haven C J，Wong F K，van Dam E W，et al. 2000. A genotypic and histopathological study of a large Dutch kindred with hyperparathyroidism-jaw tumor syndrome[J]. J Clin Endocrinol Metab，85（4）：1449-1454.

Hayani A，Mahoney Jr D H，Hawkins H K，et al. 1992. Soft-tissue sarcomas other than rhabdomyosarcoma in children[J]. Med Pediatr Oncol，20（2）：114-118.

Heathcott R W，Morison I M，Gubler M C，et al. 2002. A review of the phenotypic variation due to the Denys-Drash syndrome-associated germline WT1 mutation R362X[J]. Hum Mutat，19（4）：462.

Hecht F，Hecht B K. 1990. Cancer in ataxia-telangiectasia patients[J]. Cancer Genet Cytogenet，46（1）：9-19.

Heimdal K，Olsson H，Tretli S，et al. 1996. Familial testicular cancer in Norway and southern Sweden[J]. Br J Cancer，73（7）：964-969.

Heinimann K，Müllhaupt B，Weber W，et al. 1998. Phenotypic differences in familial adenomatous polyposis based on APC gene mutation status[J]. Gut，43（5）：675-679.

Hemminki A. 1999. The molecular basis and clinical aspects of Peutz-Jeghers syndrome[J]. Cell Mol Life Sci，55（5）：735-750.

Hemminki K，Jiang Y. 2002. Familial and second esophageal cancers：a nation-wide epidemiologic study from Sweden[J]. Int J Cancer，98（1）：106-109.

Hengstler J G，Bauer A，Wolf H K，et al. 2000. Mutation analysis of the cationic trypsinogen gene in patients with pancreatic cancer[J]. Anticancer Res，20（5A）：2967-2974.

Hertle R W，Durso F，Metzler J P，et al. 1991. Epibulbar squamous cell carcinomas in brothers with Xeroderma pigmentosa[J]. J Pediatr Ophthalmol Strabismus，28（6）：350-353.

Hes F，Zewald R，Peeters T，et al. 2000. Genotype-phenotype correlations in families with deletions in the von Hippel-Lindau（VHL）gene[J]. Hum Genet，106（4）：425-431.

Hirota S，Nishida T，Isozaki K，et al. 2002. Familial gastrointestinal stromal tumors associated with dysphagia and novel type germline mutation of KIT gene[J]. Gastroenterology，122（5）：1493-1499.

Hisada M，Garber J E，Fung C Y，et al. 1998. Multiple primary cancers in families with Li-Fraumeni syndrome[J]. J Natl Cancer Inst，90（8）：606-611.

Hizawa K，Iida M，Matsumoto T，et al. 1994. Gastrointestinal manifestations of Cowden's disease. Report of four cases[J]. J Clin Gastroenterol，18（1）：13-18.

Hobbs M R，Pole A R，Pidwirny G N，et al. 1999. Hyperparathyroidism-jaw tumor syndrome：the HRPT2 locus is within a 0.7-cM region on chromosome 1q[J]. Am J Hum Genet，64（2）：518-525.

Holladay D A，Holladay A，Montebello J F，et al. 1991. Clinical presentation，treatment，and outcome of trilateral retinoblastoma[J]. Cancer，67（3）：710-715.

Honchel R，Halling K C，Schaid D J，et al. 1994. Microsatellite instability in Muir-Torre syndrome[J]. Cancer Res，54（5）：1159-1163.

Hough D M，Stephens D H，Johnson C D，et al. 1994. Pancreatic lesions in von Hippel-Lindau disease：prevalence，clinical significance，and CT findings[J]. AJR Am J Roentgenol，162（5）：1091-1094.

Houlston R，Bevan S，Williams A，et al. 1998. Mutations in DPC4（SMAD4）cause juvenile polyposis syndrome，but only account for a minority of cases[J]. Hum Mol Genet，7（12）：1907-1912.

Howe J R，Norton J A，Wells Jr S A. 1993. Prevalence of pheochromocytoma and hyperparathyroidism in multiple endocrine neoplasia type 2A：results of long-term follow-up[J]. Surgery，114（6）：1070-1077.

Howe J R，Roth S，Ringold J C，et al. 1998. Mutations in the SMAD4/DPC4 gene in juvenile polyposis[J]. Science，280（5366）：1086-1088.

Howe J R，Mitros F A，Summers R W. 1998. The risk of gastrointestinal carcinoma in familial juvenile polyposis[J]. Ann Surg Oncol，5（8）：751-756.

Howe J R，Bair J L，Sayed M G，et al. 2001. Germline mutations of the gene encoding bone morphogenetic protein receptor 1A in juvenile polyposis[J]. Nat Genet，28（2）：184-187.

Howe J R，Shellnut J，Wagner B，et al. 2002. Common deletion of SMAD4 in juvenile polyposis is a mutational hotspot[J]. Am J Hum Genet，70（5）：1357-1362.

Höfting I，Pott G，Schrameyer B，et al. 1993. Familial juvenile polyposis with predominant stomach involvement[J]. Z Gastroenterol，31（9）：480-483.

Hughes L J，Michels V V. 1992. Risk of hepatoblastoma in familial adenomatous polyposis[J]. Am J Med Genet，43（6）：1023-1025.

Hultborn R，Hanson C，Köpf I，et al. 1997. Prevalence of Klinefelter's syndrome in male breast cancer patients[J]. Anticancer Res，

17 （6D）：4293-4297.

Hung J，Mims B，Lozano G，et al. 1999. TP53 mutation and haplotype analysis of two large African American families[J]. Hum Mutat，14 （3）：216-221.

Huusko P，Castren K，Launonen V，et al. 1999. Germ-line TP53 mutations in Finnish cancer families exhibiting features of the Li-Fraumeni syndrome and negative for BRCA1 and BRCA2[J]. Cancer Genet Cytogenet，112 （1）：9-14.

Iihara M，Yamashita T，Okamoto T，et al. 1997. A nationwide clinical survey of patients with multiple endocrine neoplasia type 2 and familial medullary thyroid carcinoma in Japan[J]. Jpn J Clin Oncol，27 （3）：128-134.

Imamura J，Miyoshi I，Koeffler H P. 1994. p53 in hematologic malignancies[J]. Blood，84 （8）：2412-2421.

Iscovich J，Abdulrazik M，Cour C，et al. 2002. Prevalence of the BRCA2 6174 del T mutation in Israeli uveal melanoma patients[J]. Int J Cancer，98 （1）：42-44.

Ishikawa Y，Sugano H，Matsumoto T，et al. 1999. Unusual features of thyroid carcinomas in Japanese patients with Werner syndrome and possible genotype-phenotype relations to cell type and race[J]. Cancer，85 （6）：1345-1352.

Isozaki K，Terris B，Belghiti J，et al. 2000. Germline-activating mutation in the kinase domain of KIT gene in familial gastrointestinal stromal tumors[J]. Am J Pathol，157 （5）：1581-1585.

Ito Y，Oki S，Mikami T，et al. 1997. Familial astrocytoma associated with von Recklinghausen's disease：report of two cases[J]. No Shinkei Geka，25 （3）：283-288.

Iwama T，Mishima Y，Utsunomiya J. 1993. The impact of familial adenomatous polyposis on the tumorigenesis and mortality at the several organs. Its rational treatment[J]. Ann Surg，217 （2）：101-108.

Jackson C E，Puck J M. 1999. Autoimmune lymphoproliferative syndrome，a disorder of apoptosis[J]. Curr Opin Pediatr，11 （6）：521-527.

Jang K A，Choi J H，Sung K J，et al. 1999. Juvenile chronic myelogenous leukemia，neurofibromatosis 1，and xanthoma[J]. J Dermatol，26 （1）：33-35.

Janin N，Andrieu N，Ossian K，et al. 1999. Breast cancer risk in ataxia telangiectasia（AT）heterozygotes：haplotype study in French AT families[J]. Br J Cancer，80 （7）：1042-1045.

Janov A J，Leong T，Nathan D G，et al. 1996. Diamond-Blackfan anemia. Natural history and sequelae of treatment[J]. Medicine （Baltimore），75 （2）：77-78.

Jarvis L，Bathurst N，Mohan D，et al. 1988. Turcot's syndrome. A review[J]. Dis Colon Rectum，31 （11）：907-914.

Jay M，McCartney A C. 1993. Familial malignant melanoma of the uvea and p53：a Victorian detective story[J]. Surv Ophthalmol，37 （6）：457-462.

Jozwiak S，Kawalec W，Dluzewska J，et al. 1994. Cardiac tumours in tuberous sclerosis：their incidence and course[J]. Eur J Pediatr，153 （3）：155-157.

Jozwiak S，Schwartz R A，Janniger C K，et al. 1998. Skin lesions in children with tuberous sclerosis complex：their prevalence，natural course，and diagnostic significance[J]. Int J Dermatol，37 （12）：911-917.

Kalff V，Shapiro B，Lloyd R，et al. 1982. The spectrum of pheochromocytoma in hypertensive patients with neurofibromatosis[J]. Arch Intern Med，142 （12）：2092-2098.

Kameyama K，Takami H，Miyajima K，et al. 2001. Papillary carcinoma occurring within an adenomatous goiter of the thyroid gland in Cowden's disease[J]. Endocr Pathol，12 （1）：73-76.

Kanayama H，Lui W O，Takahashi M，et al. 2001. Association of a novel constitutional translocation t（1q；3q）with familial renal cell carcinoma[J]. J Med Genet，38 （3）：165-170.

Kaneko H，Inoue R，Fukao T，et al. 1997. Two Japanese siblings with Bloom syndrome gene mutation and B-cell lymphoma[J]. Leuk Lymphoma，27 （5-6）：539-542.

Kaplan M J，Sabio H，Wanebo H J，et al. 1985. Squamous cell carcinoma in the immunosuppressed patient：Fanconi's anemia[J]. Laryngoscope，95 （7 Pt 1）：771-775.

Kaplinsky C，Ghahremani M，Frishberg Y，et al. 1996. Familial Wilms' tumor associated with a WT1 zinc finger mutation[J].

Genomics，38（3）：451-453.

Kennedy A W，Hart W R. 1982. Multiple squamous-cell carcinomas in Fanconi's anemia[J]. Cancer，50（4）：811-814.

Khoo S K，Bradley M，Wong F K，et al. 2001. Birt-Hogg-Dubé syndrome：mapping of a novel hereditary neoplasia gene to chromosome 17p12-q11.2[J]. Oncogene，20（37）：5239-5242.

Kidd A，Carson L，Gregory D W，et al. 1996. A Scottish family with Bazex-Dupre-Christol syndrome：follicular atrophoderma，congenital hypotrichosis，and basal cell carcinoma[J]. J Med Genet，33（6）：493-497.

Kimonis V E，Goldstein A M，Pastakia B，et al. 1997. Clinical manifestations in 105 persons with nevoid basal cell carcinoma syndrome[J]. Am J Med Genet，69（3）：299-308.

Kiribuchi K，Uchida Y，Fukuyama Y，et al. 1986. High incidence of fundus hamartomas and clinical significance of a fundus score in tuberous sclerosis[J]. Brain Dev，8（5）：509-517.

Kirschner L S，Carney J A，Pack S D，et al. 2000. Mutations of the gene encoding the protein kinase A type I-alpha regulatory subunit in patients with the Carney complex[J]. Nat Genet，26（1）：89-92.

Kirschner L S，Sandrini F，Monbo J，et al. 2000. Genetic heterogeneity and spectrum of mutations of the PRKAR1A gene in patients with the carney complex[J]. Hum Mol Genet，9（20）：3037-3046.

Kiuru M，Launonen V，Hietala M，et al. 2001. Familial cutaneous leiomyomatosis is a two-hit condition associated with renal cell cancer of characteristic histopathology[J]. Am J Pathol，159（3）：825-829.

Kleihues P，Schauble B，zur Hausen A，et al. 1997. Tumors associated with p53 germline mutations: a synopsis of 91 families[J]. Am J Pathol，150（1）：1-13.

Kluwe L，Bayer S，Baser M E，et al. 1996. Identification of NF2 germ-line mutations and comparison with neurofibromatosis 2 phenotypes[J]. Hum Genet，98（5）：534-538.

Knight 3rd W A，Murphy W K，Gottlieb J A. 1973. Neurofibromatosis associated with malignant neurofibromas[J]. Arch Dermatol，107（5）：747-750.

Kornreich L，Blaser S，Schwarz M，et al. 2001. Optic pathway glioma：correlation of imaging findings with the presence of neurofibromatosis[J]. AJNR Am J Neuroradiol，22（10）：1963-1969.

Koufos A，Grundy P，Morgan K，et al. 1989. Familial Wiedemann-Beckwith syndrome and a second Wilms tumor locus both map to 11p15.5[J]. Am J Hum Genet，44（5）：711-719.

Kozarek R A，Sanowski R A. 1981. Carcinoma of the esophagus associated with Fanconi's anemia[J]. J Clin Gastroenterol，3（2）：171-174.

Kraemer K H，Lee M M，Scotto J. 1987. Xeroderma pigmentosum. Cutaneous，ocular，and neurologic abnormalities in 830 published cases[J]. Arch Dermatol，123（2）：241-250.

Kraimps J L，Denizot A，Carnaille B，et al. 1996. Primary hyperparathyroidism in multiple endocrine neoplasia type IIa：retrospective French multicentric study. Groupe d'Etude des Tumeurs a Calcitonine（GETC，French Calcitonin Tumors Study Group），French Association of Endocrine Surgeons[J]. World J Surg，20（7）：808-812,discussion 812-813.

Kratzke R A，Otterson G A，Hogg A，et al. 1994. Partial inactivation of the RB product in a family with incomplete penetrance of familial retinoblastoma and benign retinal tumors[J]. Oncogene，9（5）：1321-1326.

Krijanovski O I，Sieff C A. 1997. Diamond-Blackfan anemia[J]. Hematol Oncol Clin North Am，11（6）：1061-1077.

Kubo O，Sasahara A，Tajika Y，et al. 1996. Pleomorphic xanthoastrocytoma with neurofibromatosis type 1：case report[J]. Noshuyo Byori，13（1）：79-83.

Kyritsis A P，Bondy M L，Xiao M，et al. 1994. Germline p53 gene mutations in subsets of glioma patients[J]. J Natl Cancer Inst，86（5）：344-349.

Lacombe D，Chateil J F，Fontan D，et al. 1990. Medulloblastoma in the nevoid basal-cell carcinoma syndrome：case reports and review of the literature[J]. Genet Couns，1（3-4）：273-277.

Lancaster J M，Wooster R，Mangion J，et al. 1996. BRCA2 mutations in primary breast and ovarian cancers[J]. Nat Genet，13（2）：238-240.

Langer P，Cupisti K，Bartsch D K，et al. 2002. Adrenal involvement in multiple endocrine neoplasia type 1[J]. World J Surg，26（8）：891-896.

Larson G P，Zhang G，Ding S，et al. 1997. An allelic variant at the ATM locus is implicated in breast cancer susceptibility[J]. Genet Test，1（3）：165-170.

Latronico A C，Pinto E M，Domenice S，et al. 2001. An inherited mutation outside the highly conserved DNA-binding domain of the p53 tumor suppressor protein in children and adults with sporadic adrenocortical tumors[J]. J Clin Endocrinol Metab，86（10）：4970-4973.

Launonen V，Vierimaa O，Kiuru M，et al. 2001. Inherited susceptibility to uterine leiomyomas and renal cell cancer[J]. Proc Natl Acad Sci USA，98（6）：3387-3392.

Lavin M. 1998. Role of the ataxia-telangiectasia gene（ATM）in breast cancer. A-T heterozygotes seem to have an increased risk but its size is unknown[J]. BMJ，317（7157）：486-487.

Leach F S，Nicolaides N C，Papadopoulos N，et al. 1993. Mutations of a mutS homolog in hereditary nonpolyposis colorectal cancer[J]. Cell，75（6）：1215-1225.

Lee H R，Moon Y S，Yeom C H，et al. 1997. Cowden's disease -a report on the first case in Korea and literature review[J]. J Korean Med Sci，12（6）：570-575.

Leung S Y，Chan T L，Chung L P，et al. 1998. Microsatellite instability and mutation of DNA mismatch repair genes in gliomas[J]. Am J Pathol，153（4）：1181-1188.

Li F Q，Horwitz M. 2001. Characterization of mutant neutrophil elastase in severe congenital neutropenia[J]. J Biol Chem，276（17）：14230-14241.

Li J，Perry A，James C D，et al. 2001. Cancer-related gene expression profiles in NF1-associated pilocytic astrocytomas[J]. Neurology，56（7）：885-890.

Li Y J，Sanson M，Hoang-Xuan K，et al. 1995. Incidence of germ-line p53 mutations in patients with gliomas[J]. Int J Cancer，64（6）：383-387.

Libutti S K，Choyke P L，Alexander H R，et al. 2000. Clinical and genetic analysis of patients with pancreatic neuroendocrine tumors associated with von Hippel-Lindau disease[J]. Surgery，128（6）：1022-1027，discussion 1027-1028.

Libutti S K，Choyke P L，Bartlett D L，et al. 1998. Pancreatic neuroendocrine tumors associated with von Hippel Lindau disease：diagnostic and management recommendations[J]. Surgery，124（6）：1153-1159.

Ligtenberg M J，Hogervorst F B，Willems H W，et al. 1999. Characteristics of small breast and/or ovarian cancer families with germline mutations in BRCA1 and BRCA2[J]. Br J Cancer，79（9-10）：1475-1478.

Lima J B，Smith P D. 1971. Sipple's syndrome（pheochromocytoma and thyroid carcinoma）with bilateral breast carcinoma[J]. Am J Surg，121（6）：732-735.

Linares M，Pastor E，Gomez A，et al. 1991. Hepatocellular carcinoma and squamous cell carcinoma in a patient with Fanconi's anemia[J]. Ann Hematol，63（1）：54-55.

Lindboe C F，Helseth E，Myhr G. 1995. Lhermitte-Duclos disease and giant meningioma as manifestations of Cowden's disease[J]. Clin Neuropathol，14（6）：327-330.

Lindor N M，Furuichi Y，Kitao S，et al. 2000. Rothmund-Thomson syndrome due to RECQ4 helicase mutations：report and clinical and molecular comparisons with Bloom syndrome and Werner syndrome[J]. Am J Med Genet，90（3）：223-228.

Linos D A，Dozois R R，Dahlin D C，et al. 1981. Does Peutz-Jeghers syndrome predispose to gastrointestinal malignancy? A later look[J]. Arch Surg，116（9）：1182-1184.

Listernick R，Charrow J，Gutmann D H. 1999. Intracranial gliomas in neurofibromatosis type 1[J]. Am J Med Genet，89（1）：38-44.

Little M，Wells C. 1997. A clinical overview of WT1 gene mutations[J]. Hum Mutat，9（3）：209-225.

Liu Y C，Wei T C，Hsu Y H，et al. 1995. Gonadoblastoma and chroiocarcinoma in dysgenic gonads：report of a case[J]. J Formos Med Assoc，94（9）：568-571.

Lobaccaro J M，Lumbroso S，Belon C，et al. 1993. Androgen receptor gene mutation in male breast cancer[J]. Hum Mol Genet，2（11）：

1799-1802.

Loh K C. 1997. Familial nonmedullary thyroid carcinoma: a meta-review of case series[J]. Thyroid, 7 (1): 107-113.

Lohmann D R. 1999. RB1 gene mutations in retinoblastoma[J]. Hum Mutat, 14 (4): 283-288.

Louis D N, von Deimling A. 1995. Hereditary tumor syndromes of the nervous system: overview and rare syndromes[J]. Brain Pathol, 5 (2): 145-151.

Lowenfels A B, Maisonneuve P, DiMagno E P, et al. 1997. Hereditary pancreatitis and the risk of pancreatic cancer. International Hereditary Pancreatitis Study Group[J]. J Natl Cancer Inst, 89 (6): 442-446.

Lowney J K, Frisella M M, Lairmore T C, et al. 1998. Pancreatic islet cell tumor metastasis in multiple endocrine neoplasia type 1: correlation with primary tumor size[J]. Surgery, 124 (6): 1043-1048, discussion 1048-1049.

Luk G D. 1995. Diagnosis and therapy of hereditary polyposis syndromes[J]. Gastroenterologist, 3 (2): 153-167.

Lupoli G, Vitale G, Caraglia M, et al. 1999. Familial papillary thyroid microcarcinoma: a new clinical entity[J]. Lancet, 353 (9153): 637-639.

Lustig J P, Lugassy G, Neder A, et al. 1995. Head and neck carcinoma in Fanconi's anaemia-eport of a case and review of the literature[J]. Eur J Cancer B Oral Oncol, 31B (1): 68-72.

Lynch H T, Fusaro R M. 1991. Pancreatic cancer and the familial atypical multiple mole melanoma (FAMMM) syndrome[J]. Pancreas, 6 (2): 127-131.

Lynch H T, Lynch J F. 1994. 25 years of HNPCC[J]. Anticancer Res, 14 (48): 1617-1624.

Lynch H T, Lynch J. 1995. Genetics, natural history, surveillance, management, and gene mapping in the Lynch syndrome[J]. Pathol Biol (Paris), 43 (3): 151-158.

Lynch H T, Kimberling W, Albano W A, et al. 1985. Hereditary nonpolyposis colorectal cancer (Lynch syndromes Ⅰ and Ⅱ). I. Clinical description of resource[J]. Cancer, 56 (4): 934-938.

Lynch H T, Fusaro R M, Roberts L, et al. 1985. Muir-Torre syndrome in several members of a family with a variant of the Cancer Family Syndrome[J]. Br J Dermatol, 113 (3): 295-301.

Lynch H T, Thorson A G, McComb R D, et al. 2001. Familial adenomatous polyposis and extracolonic cancer[J]. Dig Dis Sci, 46 (11): 2325-2332.

Lynch H T, Brand R E, Hogg D, et al. 2002. Phenotypic variation in eight extended CDKN2A germline mutation familial atypical multiple mole melanoma-pancreatic carcinoma-prone families: the familial atypical mole melanoma-pancreatic carcinoma syndrome[J]. Cancer, 94 (1): 84-96.

Lyons C J, Wilson C B, Horton J C. 1993. Association between meningioma and Cowden's disease[J]. Neurology, 43 (7): 1436-1437.

Maeyama H, Hidaka E, Ota H, et al. 2001. Familial gastrointestinal stromal tumor with hyperpigmentation: association with a germline mutation of the c-kit gene[J]. Gastroenterology, 120 (1): 210-215.

Maher E R, Webster A R, Moore A T. 1995. Clinical features and molecular genetics of Von Hippel-Lindau disease[J]. Ophthalmic Genet, 16 (3): 79-84.

Maher E R, Webster A R, Richards F M, et al. 1996. Phenotypic expression in von Hippel-Lindau disease: correlations with germline VHL gene mutations[J]. J Med Genet, 33 (4): 328-332.

Maher E R, Yates J R, Harries R, et al. 1990. Clinical features and natural history of von Hippel-Lindau disease[J]. Q J Med, 77 (283): 1151-1163.

Maillefer R H, Greydanus M P. 1999. To B or not to B: is tylosis B truly benign? Two North American genealogies[J]. Am J Gastroenterol, 94 (3): 829-834.

Malchoff C D, Malchoff D M. 1999. Familial nonmedullary thyroid carcinoma[J]. Semin Surg Oncol, 16 (1): 16-18.

Malchoff C D, Sarfarazi M, Tendler B, et al. 1999. Familial papillary thyroid carcinoma is genetically distinct from familial adenomatous polyposis coli[J]. Thyroid, 9 (3): 247-252.

Malchoff C D, Sarfarazi M, Tendler B, et al. 2000. Papillary thyroid carcinoma associated with papillary renal neoplasia: genetic linkage analysis of a distinct heritable tumor syndrome[J]. J Clin Endocrinol Metab，85（5）：1758-1764.

Marchesi M，Biffoni M，Biancari F，et al. 2000. Familial papillary carcinoma of the thyroid：a report of nine first-degree relatives of four families[J]. Eur J Surg Oncol，26（8）：789-791.

Marger R S，Marger D. 1993. Carcinoma of the esophagus and tylosis. A lethal genetic combination[J]. Cancer，72（1）：17-19.

Marsh D J，Coulon V，Lunetta K L，et al. 1998. Mutation spectrum and genotype-phenotype analyses in Cowden disease and Bannayan-Zonana syndrome，two hamartoma syndromes with germline PTEN mutation[J]. Hum Mol Genet，7（3）：507-515.

Marsh D J，Kum J B，Lunetta K L，et al. 1999. PTEN mutation spectrum and genotype-phenotype correlations in Bannayan-Riley-Ruvalcaba syndrome suggest a single entity with Cowden syndrome[J]. Hum Mol Genet，8（8）：1461-1472.

Marx S J，Agarwal S K，Kester M B，et al. 1999. Multiple endocrine neoplasia type 1：clinical and genetic features of the hereditary endocrine neoplasias[J]. Recent Prog Horm Res，54：397-438.

Mastronardi L，Ferrante L，Lunardi P，et al. 1991. Association between neuroepithelial tumor and multiple intestinal polyposis （Turcot's syndrome）：report of a case and critical analysis of the literature[J]. Neurosurgery，28（3）：449-452.

Matsui I，Tanimura M，Kobayashi N，et al. 1993. Neurofibromatosis type 1 and childhood cancer[J]. Cancer，72（9）：2746-2754.

McGaughran J M，Harris D I，Donnai D，et al. 1999. A clinical study of type 1 neurofibromatosis in north west England[J]. J Med Genet，36（3）：197-203.

Mecklin J P，Jarvinen H J. 1991. Tumor spectrum in cancer family syndrome（hereditary nonpolyposis colorectal cancer）[J]. Cancer，68（5）：1109-1112.

Meindl A. 2002. Comprehensive analysis of 989 patients with breast or ovarian cancer provides BRCA1 and BRCA2 mutation profiles and frequencies for the German population[J]. Int J Cancer，97（4）：472-480.

Meis J M，Enzinger F M，Martz K L，et al. 1992. Malignant peripheral nerve sheath tumors（malignant schwannomas）in children[J]. Am J Surg Pathol，16（7）：694-707.

Michaud J，Wu F，Osato M，et al. 2002. In vitro analyses of known and novel RUNX1/AML1 mutations in dominant familial platelet disorder with predisposition to acute myelogenous leukemia：implications for mechanisms of pathogenesis[J]. Blood，99（4）：1364-1372.

Minami M，Urano Y，Ishigami T，et al. 2001. Germline mutations of the PTCH gene in Japanese patients with nevoid basal cell carcinoma syndrome[J]. J Dermatol Sci，27（1）：21-26.

Mochon M C，Blanc J F，Plauchu H，et al. 1987. WAGR syndrome，Wilms' tumor，aniridia，gonadoblastoma，mental retardation：a review apropos of 2 cases[J]. Pediatrie，42（4）：249-252.

Moisio A L，Jarvinen H，Peltomaki P. 2002. Genetic and clinical characterisation of familial adenomatous polyposis：a population based study[J]. Gut，50（6）：845-850.

Moll A C，Imhof S M，Bouter L M，et al. 1997. Second primary tumors in patients with retinoblastoma. A review of the literature[J]. Ophthalmic Genet，18（1）：27-34.

Monnat J R J. 2002. Werner syndrome//Fletcher C，Mertens F，editors. Pathology and genetics of tumours of soft tissue and bone[M]. London：WHO/IARC.

Müller J，Visfeldt J，Philip J，et al. 1992. Carcinoma in situ，gonadoblastoma，and early invasive neoplasia in a nine-year-old girl with 46，XY gonadal dysgenesis[J]. APMIS，100（2）：170-174.

Murata J，Tada M，Sawamura Y，et al. 1999. Dysplastic gangliocytoma（Lhermitte-Duclos disease）associated with Cowden disease：report of a case and review of the literature for the genetic relationship between the two diseases[J]. J Neurooncol，41（2）：129-136.

Murphy R C，Berdon W E，Ruzal-Shapiro C，et al. 1999. Malignancies in pediatric patients with ataxia telangiectasia[J]. Pediatr Radiol，29（4）：225-230.

Murphy K M，Brune K A，Griffin C，et al. 2002. Evaluation of candidate genes MAP2K4，MADH4，ACVR1B，and BRCA2 in familial pancreatic cancer：deleterious BRCA2 mutations in 17%[J]. Cancer Res，62（13）：3789-3793.

Musholt T J，Musholt P B，Petrich T，et al. 2000. Familial papillary thyroid carcinoma：genetics，criteria for diagnosis，clinical features，and surgical treatment[J]. World J Surg，24（11）：1409-1417.

Nabbout R，Santos M，Rolland Y，et al. 1999. Early diagnosis of subependymal giant cell astrocytoma in children with tuberous sclerosis[J]. J Neurol Neurosurg Psychiatry，66（3）：370-375.

Naguib M G，Sung J H，Erickson D L，et al. 1982. Central nervous system involvement in the nevoid basal cell carcinoma syndrome：case report and review of the literature[J]. Neurosurgery，11（1 Pt 1）：52-56.

Nambisan R N，Rao U，Moore R，et al. 1984. Malignant soft tissue tumors of nerve sheath origin[J]. J Surg Oncol，25（4）：268-272.

Neblett C R，Waltz T A，Anderson D E. 1971. Neurological involvement in the nevoid basal cell carcinoma syndrome[J]. J Neurosurg，35（5）：577-584.

Nelen M R，Padberg G W，Peeters E A，et al. 1996. Localization of the gene for Cowden disease to chromosome 10q22-23[J]. Nat Genet，13（1）：114-116.

Neuhausen S，Gilewski T，Norton L，et al. 1996. Recurrent BRCA2 6174delT mutations in Ashkenazi Jewish women affected by breast cancer[J]. Nat Genet，13（1）：126-128.

Neumann H P，Bausch B，McWhinney S R，et al. 2002. Germ-line mutations in nonsyndromic pheochromocytoma[J]. N Engl J Med，346（19）：1459-1466.

Nichols K E，Malkin D，Garber J E，et al. 2001. Germ-line p53 mutations predispose to a wide spectrum of early-onset cancers[J]. Cancer Epidemiol Biomarkers Prev，10（2）：83-87.

Nicholson P W，Harland S J. 1995. Inheritance and testicular cancer[J]. Br J Cancer，71（2）：421-426.

Nickerson M，Warren M，Toro J，et al. 2002. Mutations in a novel gene lead to kidney tumors，lung wall defects，and benign tumors of the hair follicle in patients with the Birt-Hogg-Dubé syndrome[J]. Cancer Cell，2（2）：157-164.

Nir A，Tajik A J，Freeman W K，et al. 1995. Tuberous sclerosis and cardiac rhabdomyoma[J]. Am J Cardiol，76（5）：419-421.

Nishida T，Hirota S，Taniguchi M，et al. 1998. Familial gastrointestinal stromal tumours with germline mutation of the KIT gene[J]. Nat Genet，19（4）：323-324.

Nishio S，Morioka T，Suzuki S，et al. 2001. Subependymal giant cell astrocytoma：clinical and neuroimaging features of four cases[J]. J Clin Neurosci，8（1）：31-34.

North K N. 1998. Clinical aspects of neurofibromatosis 1[J]. Eur J Paediatr Neurol，2（5）：223-231.

North K. 2000. Neurofibromatosis type 1[J]. Am J Med Genet，97（2）：119-127.

Norton I D，Gostout C J. 1998. Management of periampullary adenoma[J]. Dig Dis，16（5）：266-273.

Nowak D A，Trost H A. 2002. Lhermitte-Duclos disease（dysplastic cerebellar gangliocytoma）：a malformation，hamartoma or neoplasm[J]. Acta Neurol Scand，105（3）：137-145.

Nowak D A，Trost H A，Porr A，et al. 2001. Lhermitte-Duclos disease（Dysplastic gangliocytoma of the cerebellum）[J]. Clin Neurol Neurosurg，103（2）：105-110.

O'Callaghan F J，Lux A，Osborne J. 2000. Early diagnosis of subependymal giant cell astrocytoma in children with tuberous sclerosis[J]. J Neurol Neurosurg Psychiatry，68（1）：118.

O'Hagan A R，Ellsworth R，Secic M，et al. 1996. Renal manifestations of tuberous sclerosis complex[J]. Clin Pediatr（Phila），35（10）：483-489.

O'Reilly D A，Kingsnorth A N. 2000. Hereditary pancreatitis and mutations of the cationic trypsinogen gene[J]. Br J Surg，87（6）：708-707.

Oberg K，Skogseid B，Eriksson B. 1989. Multiple endocrine neoplasia type 1（MEN-1）. Clinical，biochemical and genetical investigations[J]. Acta Oncol，28（3）：383-387.

Ogawa T，Mitsukawa T，Ishikawa T，et al. 1994. Familial pheochromocytoma associated with von Recklinghausen's disease[J]. Intern Med，33（2）：110-114.

Ohara N，Komiya I，Yamauchi K，et al. 1993. Carney's complex with primary pigmented nodular adrenocortical disease and spotty pigmentations[J]. Intern Med，32（1）：60-62.

Ohsato K，Yao T，Watanabe H，et al. 1977. Small-intestinal involvement in familial polyposis diagnosed by operative intestinal fiberscopy：report of four cases[J]. Dis Colon Rectum，20（5）：414-420.

Oksüzoğlu B，Yalçin S. 2002. Squamous cell carcinoma of the tongue in a patient with Fanconi's anemia：a case report and review of the literature[J]. Ann Hematol，81（5）：294-298.

Olivero M，Valente G，Bardelli A，et al. 1999. Novel mutation in the ATP-binding site of the MET oncogene tyrosine kinase in a HPRCC family[J]. Int J Cancer，82（5）：640-643.

Olsen J H，Hahnemann J M，Børresen-Dale A L，et al. 2001. Cancer in patients with ataxia-telangiectasia and in their relatives in the nordic countries[J]. J Natl Cancer Inst，93（2）：121-127.

Ostergaard P，Simpson M A，Connell F C，et al. 2011. Mutations in GATA2 cause primary lymphedema associated with a predisposition to acute myeloid leukemia（Emberger syndrome）[J]. Nat Genet，43（10）：929-931.

Padberg G W，Schot J D，Vielvoye G J，et al. 1991. Lhermitte-Duclos disease and Cowden disease：a single phakomatosis[J]. Ann Neurol，29（5）：517-523.

Papadopoulos N，Nicolaides N C，Wei Y F，et al. 1994. Mutation of a mutL homolog in hereditary colon cancer[J]. Science，263（5153）：1625-1629.

Park J G，Park Y J，Wijnen J T，et al. 1999. Gene-environment interaction in hereditary nonpolyposis colorectal cancer with implications for diagnosis and genetic testing[J]. Int J Cancer，82（4）：516-519.

Parry D M，MacCollin M M，Kaiser-Kupfer M I，et al. 1996. Germ-line mutations in the neurofibromatosis 2 gene：correlations with disease severity and retinal abnormalities[J]. Am J Hum Genet，59（3）：529-539.

Passarge E. 1991. Bloom's syndrome：the German experience[J]. Ann Genet，34（3-4）：179-197.

Patton L L，Valdez I H. 1991. Xeroderma pigmentosum：review and report of a case[J]. Oral Surg Oral Med Oral Pathol，71（3）：297-300.

Peel D J，Ziogas A，Fox E A，et al. 2000. Characterization of hereditary nonpolyposis colorectal cancer families from a population-based series of cases[J]. J Natl Cancer Inst，92（18）：1517-1522.

Pelletier J，Bruening W，Kashtan C E，et al. 1991. Germline mutations in the Wilms' tumor suppressor gene are associated with abnormal urogenital development in Denys-Drash syndrome[J]. Cell，67（2）：437-447.

Pelletier J，Bruening W，Li F P，et al. 1991. WT1 mutations contribute to abnormal genital system development and hereditary Wilms' tumour[J]. Nature，353（6343）：431-434.

Perry A，Giannini C，Raghavan R，et al. 2001. Aggressive phenotypic and genotypic features in pediatric and NF2-associated meningiomas：a clinicopathologic study of 53 cases[J]. J Neuropathol Exp Neurol，60（10）：994-1003.

Pesin S R，Shields J A. 1989. Seven cases of trilateral retinoblastoma[J]. Am J Ophthalmol，107（2）：121-126.

Peters A M，Kohfink B，Martin H，et al. 1999. Defective apoptosis due to a point mutation in the death domain of CD95 associated with autoimmune lymphoproliferative syndrome，T-cell lymphoma，and Hodgkin's disease[J]. Exp Hematol，27（5）：868-874.

Peterson R D，Funkhouser J D，Tuck-Müller C M，et al. 1992. Cancer susceptibility in ataxiatelangiectasia[J]. Leukemia，6 Suppl：8-13.

Pharoah P D，Easton D F，Stockton D L，et al. 1999. Survival in familial，BRCA1-associated，and BRCA2-associated epithelial ovarian cancer. United Kingdom Coordinating Committee for Cancer Research（UKCCCR）Familial Ovarian Cancer Study Group[J]. Cancer Res，59（4）：868-871.

Podolski J，Byrski T，Zajaczek S，et al. 2001. Characterization of a familial RCC-associated t（2；3）（q33；q21）chromosome translocation[J]. J Hum Genet，46（12）：685-693.

Poppe B，van Limbergen H，Van Roy N，et al. 2001. Chromosomal aberrations in Bloom syndrome patients with myeloid malignancies[J]. Cancer Genet Cytogenet，128（1）：39-42.

Presciuttini S，Varesco L，Sala P，et al. 1994. Age of onset in familial adenomatous polyposis：heterogeneity within families and among APC mutations[J]. Ann Hum Genet，58（4）：331-342.

Purtilo D T. 1981. Immunopathology of the X-linked lymphoproliferative syndrome[J]. Haematol Blood Transfus，26：207-214.

Purtilo D T，DeFlorio Jr D，Hutt L M，et al. 1977. Variable phenotypic expression of an X-linked recessive lymphoproliferative syndrome[J]. N Engl J Med，297（20）：1077-1080.

Purtilo D T，Sakamoto K，Barnabei V，et al. 1982. Epstein-Barr virus-induced diseases in boys with the X-linked lymphoproliferative syndrome（XLP）：update on studies of the registry[J]. Am J Med，73（1）：49-56.

Randerson-Moor J A，Harland M，Williams S，et al. 2001. A germline deletion of p14（ARF）but not CDKN2A in a melanoma-neural system tumour syndrome family[J]. Hum Mol Genet，10（1）：55-62.

Rapley E A，Crockford G P，Teare D，et al. 2000. Localization to Xq27 of a susceptibility gene for testicular germ-cell tumours[J]. Nat Genet，24（2）：197-200.

Rasmussen S A，Friedman J M. 2000. NF1 gene and neurofibromatosis 1[J]. Am J Epidemiol，151（1）：33-40.

Rayner C R，Towers J F，Wilson J S. 1977. What is Gorlin's syndrome？The diagnosis and management of the basal cell naevus syndrome，based on a study of thirty-seven patients[J]. Br J Plast Surg，30（1）：62-67.

Reichardt P，Apel T W，Domula M，et al. 2002. Recurrent polytopic chromaffin paragangliomas in a 9-year-old boy resulting from a novel germline mutation in the von Hippel-Lindau gene[J]. J Pediatr Hematol Oncol，24（2）：145-148.

Riccardi V M，Kleiner B，Lubs M L. 1979. Neurofibromatosis：variable expression is not intrinsic to the mutant gene[J]. Birth Defects Orig Artic Ser，15（5B）：283-289.

Riccardi V M，Powell P P. 1989. Neurofibrosarcoma as a complication of von Recklinghausen neurofibromatosis[J]. Neurofibromatosis，2（3）：152-165.

Richard S，Beigelman C，Duclos J M，et al. 1994. Pheochromocytoma as the first manifestation of von Hippel-Lindau disease[J]. Surgery，116（6）：1076-1081.

Richards F M，Goudie D R，Cooper W N，et al. 1997. Mapping the multiple self-healing squamous epithelioma（MSSE）gene and investigation of xeroderma pigmentosum group A（XPA）and PATCHED（PTCH）as candidate genes[J]. Hum Genet，101（3）：317-322.

Richards F M，Webster A R，McMahon R，et al.1998. Molecular genetic analysis of von Hippel-Lindau disease[J]. J Intern Med，243（6）：527-533.

Rieux-Laucat F，Blachère S，Danielan S，et al. 1999. Lymphoproliferative syndrome with autoimmunity：a possible genetic basis for dominant expression of the clinical manifestations[J]. Blood，94（8）：2575-2582.

Risk J M，Mills H S，Garde J，et al. 1999. The tylosis esophageal cancer（TOC）locus：more than just a familial cancer gene[J]. Dis Esophagus，12（3）：173-176.

Robinson S，Cohen A R. 2000. Cowden disease and Lhermitte-Duclos disease：characterization of a new phakomatosis[J]. Neurosurgery，46（2）：371-383.

Rodu B，Martinez Jr M G. 1984. Peutz-Jeghers syndrome and cancer[J]. Oral Surg Oral Med Oral Pathol，58（5）：584-588.

Rogalski R P，Louis D S. 1991. Neurofibrosarcomas of the upper extremity[J]. J Hand Surg Am，16（6）：873-876.

Romero Y，Cameron A J，Locke 3rd G R，et al. 1997. Familial aggregation of gastroesophageal reflux in patients with Barrett's esophagus and esophageal adenocarcinoma[J]. Gastroenterology，113（5）：1449-1456.

Roszkowski M，Drabik K，Barszcz S，et al. 1995. Surgical treatment of intraventricular tumors associated with tuberous sclerosis[J]. Childs Nerv Syst，11（6）：335-339.

Ruckle H C，Torres V E，Richardson R L，et al. 1993. Renal tumors[J]. Curr Opin Nephrol Hypertens，2（2）：201-210.

Rutgers J L，Scully R E. 1991. The androgen insensitivity syndrome（testicular feminization）：a clinicopathologic study of 43 cases[J]. Int J Gynecol Pathol，10（2）：126-144.

Rutten A，Burgdorf W，Hugel H，et al. 1999. Cystic sebaceous tumors as marker lesions for the Muir-Torre syndrome：a histopathologic and molecular genetic study[J]. Am J Dermatopathol，21（5）：405-413.

Saad M F，Ordonez N G，Rashid R K，et al. 1984. Medullary carcinoma of the thyroid. A study of the clinical features and prognostic factors in 161 patients[J]. Medicine（Baltimore），63（6）：319-342.

Sachatello C R，Griffen Jr W O. 1975. Hereditary polypoid diseases of the gastrointestinal tract：a working classification[J]. Am J Surg，129（2）：198-203.

Sakaguchi N，Sano K，Ito M，et al. 1996. A case of von Recklinghausen's disease with bilateral pheochromocytoma-malignant peripheral nerve sheath tumors of the adrenal and gastrointestinal autonomic nerve tumors[J]. Am J Surg Pathol，20（7）：889-897.

Sakurai A，Matsumoto K，Ikeo Y，et al. 2000. Frequency of facial angiofibromas in Japanese patients with multiple endocrine neoplasia type 1[J]. Endocr J，47（5）：569-563.

Samaan N A，Ouais S，Ordonez N G，et al. 1989. Multiple endocrine syndrome type I. Clinical，laboratory findings，and management in five families[J]. Cancer，64（3）：741-742.

Sameshima Y，Tsunematsu Y，Watanabe S，et al. 1992. Detection of novel germ-line p53 mutations in diverse-cancer-prone families identified by selecting patients with childhood adrenocortical carcinoma[J]. J Natl Cancer Inst，84（9）：703-707.

Sampson J R. 1996. The kidney in tuberous sclerosis: manifestations and molecular genetic mechanisms[J]. Nephrol Dial Transplant，11 Suppl：34-37.

Samuelsson B，Axelsson R. Neurofibromatosis. 1981. A clinical and genetic study of 96 cases in Gothenburg，Sweden[J]. Acta Derm Venereol Suppl（Stockh），95：67-71.

Samuelsson B，Samuelsson S. 1989. Neurofibromatosis in Gothenburg，Sweden. I. Background，study design and epidemiology[J]. Neurofibromatosis，2（1）：6-22.

Sarantaus L，Vahteristo P，Bloom E，et al. 2001. BRCA1 and BRCA2 mutations among 233 unselected Finnish ovarian carcinoma patients[J]. Eur J Hum Genet，9（6）：424-430.

Sarma C C，Ghose B，Saikia T C. 1973. Xeroderma pigmentosa with ocular involvement（two case reports with discussion on the subject）[J]. Indian J Dermatol，18（3）：47-50.

Sassatelli R，Bertoni G，Serra L，et al. 1993. Generalized juvenile polyposis with mixed pattern and gastric cancer[J]. Gastroenterology，104（3）：910-915.

Sato M，Miyauchi A，Takahara J. 2000. Clinical aspects of hyperparathyroidism in Japanese multiple endocrine neoplasia type 1[J]. Biomed Pharmacother，54 Suppl 1：86s-89s.

Schellhas H F. 1974. Malignant potential of the dysgenetic gonad. II[J]. Obstet Gynecol，44（3）：455-462.

Schillinger F，Montagnac R. 1996. Chronic renal failure and its treatment in tuberous sclerosis[J]. Nephrol Dial Transplant，11（3）：481-485.

Schmidt L，Duh F M，Chen F，et al. 1997. Germline and somatic mutations in the tyrosine kinase domain of the MET proto-oncogene in papillary renal carcinomas[J]. Nat Genet，16（1）：68-73.

Schoumacher F，Glaus A，Mueller H，et al. 2001. BRCA1/2 mutations in Swiss patients with familial or early-onset breast and ovarian cancer[J]. Swiss Med Wkly，131（15-16）：223-226.

Schrager C A，Schneider D，Gruener A C，et al. 1998. Clinical and pathological features of breast disease in Cowden's syndrome: an underrecognized syndrome with an increased risk of breast cancer[J]. Hum Pathol，29（1）：47-53.

Schubert E L，Lee M K，Mefford H C，et al. 1997. BRCA2 in American families with four or more cases of breast or ovarian cancer: recurrent and novel mutations，variable expression，penetrance，and the possibility of families whose cancer is not attributable to BRCA1 or BRCA2[J]. Am J Hum Genet，60（5）：1031-1040.

Schumacher V，Scharer K，Wühl E，et al. 1998. Spectrum of early onset nephrotic syndrome associated with WT1 missense mutations[J]. Kidney Int，53（6）：1594-1600.

Schwartz R A，Torre D P. 1995. The Muir-Torre syndrome: a 25-year retrospect[J]. J Am Acad Dermatol，33（1）：90-104.

See J S，Shen E Y，Chiu N C，et al. 1999. Tuberous sclerosis with visceral organ involvement[J]. Acta Paediatr Taiwan，40（5）：305-308.

Seidemann K，Henze G，Beck J D，et al. 2000. Non-Hodgkin's lymphoma in pediatric patients with chromosomal breakage syndromes（AT and NBS）: experience from the BFM trials[J]. Ann Oncol，11 Suppl 1：141-145.

Seidemann K，Tiemann M，Henze G，et al. 1999. Therapy for non-Hodgkin lymphoma in children with primary immunodeficiency: analysis of 19 patients from the BFM trials[J]. Med Pediatr Oncol，33（6）：536-534.

Sellner F. 1990. Investigations on the significance of the adenoma-carcinoma sequence in the small bowel[J]. Cancer，66（4）：702-705.

Serleth H J，Kisken W A. 1998. A Muir-Torre syndrome family[J]. Am Surg，64（4）：365-369.

Sévenet N，Sheridan E，Amram D，et al. 1999. Constitutional mutations of the hSNF5/INI1 gene predispose to a variety of cancers[J]. Am J Hum Genet，65（5）：1342-1348.

Shah J R，Patkar D P，Pungavkar S A，et al. 2000. Extensive gliomas of visual tract in a patient of neurofibromatosis-I[J]. Indian J Pediatr，67（12）：939-940.

Shen H，Sturgis E M，Khan S G，et al. 2001. An intronic poly（AT）polymorphism of the DNA repair gene XPC and risk of squamous cell carcinoma of the head and neck：a case-control study[J]. Cancer Res，61（8）：3321-3325.

Shimotake T，Iwai N，Yanagihara J，et al. 1990. The natural history of multiple endocrine neoplasia type 2A - a clinical analysis[J]. Jpn J Surg，20（3）：290-293.

Shinmura K，Kohno T，Takahashi M，et al. 1999. Familial gastric cancer：clinicopathological characteristics，RER phenotype and germline p53 and E-cadherin mutations[J]. Carcinogenesis，20（6）：1127-1131.

Sigurdsson S，Thorlacius S，Tomasson J，et al. 1997. BRCA2 mutation in Icelandic prostate cancer patients[J]. J Mol Med，75（10）：758-761.

Simard J，Dumont M，Soucy P，et al. 2002. Perspective：prostate cancer susceptibility genes[J]. Endocrinology，143（6）：2029-2040.

Simpson J L，Photopulos G. 1976. The relationship of neoplasia to disorders of abnormal sexual differentiation[J]. Birth Defects Orig Artic Ser，12（1）：15-50.

Singh A D，De Potter P，Fijal B A，et al. 1998. Lifetime prevalence of uveal melanoma in white patients with oculo（dermal）melanocytosis[J]. Ophthalmology，105（1）：195-198.

Singh A D，Shields C L，Shields J A，et al. 1995. Uveal melanoma and familial atypical mole and melanoma（FAM-M）syndrome[J]. Ophthalmic Genet，16（2）：53-61.

Singh A D，Shields C L，Shields J A，et al. 1996. Bilateral primary uveal melanoma. Bad luck or bad genes[J]. Ophthalmology，103（2）：256-262.

Singhal S，Birch J M，Kerr B，et al. 2002. Neurofibromatosis type 1 and sporadic optic gliomas[J]. Arch Dis Child，87（1）：65-70.

Skogseid B，Rastad J，Gobl A，et al. 1995. Adrenal lesion in multiple endocrine neoplasia type 1[J]. Surgery，118（6）：1077-1082.

Smith L M，Donaldson S S. 1991. Incidence and management of secondary malignancies in patients with retinoblastoma and Ewing's sarcoma[J]. Oncology（Williston Park），5（5）：135-1；discussion 142，147-148.

Smith O P，Hann I M，Chessells J M，et al. 1996. Haematological abnormalities in Shwachman-Diamond syndrome[J]. Br J Haematol，94（2）：279-284.

Sogut A，Ozmen M，Sencer S，et al. 2002. Clinical features of tuberous sclerosis cases[J]. Turk J Pediatr，44（2）：98-101.

Soh L T，Ang P T，Lim-Tan S K. 1992. Embryonal carcinoma arising in Turner's syndrome[J]. Ann Acad Med Singap，21（3）：386-389.

Somers G R，Tabrizi S N，Tiedemann K，et al. 1995. Squamous cell carcinoma of the tongue in a child with Fanconi anemia：a case report and review of the literature[J]. Pediatr Pathol Lab Med，15（4）：597-607.

Sommer S S，Buzin C H，Jung M，et al. 2002. Elevated frequency of ATM gene missense mutations in breast cancer relative to ethnically matched controls[J]. Cancer Genet Cytogenet，134（1）：25-32.

Song W J，Sullivan M G，Legare R D，et al. 1999. Haploinsufficiency of CBFA2 causes familial hrombocytopenia with propensity to develop acute myelogenous leukaemia[J]. Nat Genet，23（2）：166-175.

Soravia C，Berk T，Madlensky L，et al. 1998. Genotype-phenotype correlations in attenuated adenomatous polyposis coli[J]. Am J Hum Genet，62（6）：1290-1301.

Soravia C，Sugg S L，Berk T，et al. 1999. Familial adenomatous polyposis-associated thyroid cancer：a clinical，pathological，and molecular genetics study[J]. Am J Pathol，154（1）：127-135.

Soussi T，Leblanc T，Baruchel A，et al. 1993. Germline mutations of the p53 tumor-suppressor gene in cancer-prone families：a review[J]. Nouv Rev Fr Hematol，35（1）：33-36.

Sørensen S A，Mulvihill J J，Nielsen A. 1986. Long-term follow-up of von Recklinghausen neurofibromatosis. Survival and malignant neoplasms[J]. N Engl J Med，314（16）：1010-1015.

Souza R F. 2001. A molecular rationale for the how，when and why of colorectal cancer screening[J]. Aliment Pharmacol Ther，15（4）：451-462.

Spurney C，Gorlick R，Meyers P A，et al. 1998. Multicentric osteosarcoma，Rothmund-Thomson syndrome，and secondary nasopharyngeal non-Hodgkin's lymphoma：a case report and review of the literature[J]. J Pediatr Hematol Oncol，20（5）：494.

Stamm B，Hedinger C E，Saremaslani P. 1986. Duodenal and ampullary carcinoid tumors. A report of 12 cases with pathological characteristics，polypeptide content and relation to the MEN I syndrome and von Recklinghausen's disease（neurofibromatosis）[J]. Virchows Arch A Pathol Anat Histopathol，408（5）：475-489.

Stankovic T，Kidd A M，Sutcliffe A，et al. 1998. ATM mutations and phenotypes in ataxia-telangiectasia families in the British Isles：expression of mutant ATM and the risk of leukemia，lymphoma，and breast cancer[J]. Am J Hum Genet，62（2）：334-345.

Starink T M. 1984. Cowden's disease：analysis of fourteen new cases[J]. J Am Acad Dermatol，11（6）：1127-1141.

Starink T M，van der Veen J P，Arwert F，et al. 1986. The Cowden syndrome：a clinical and genetic study in 21 patients[J]. Clin Genet，29（3）：222-233.

Stemmer-Rachamimov A O，Horgan M A，Taratuto A L，et al. 1997. Meningioangiomatosis is associated with neurofibromatosis 2 but not with somatic alterations of the NF2 gene[J]. J Neuropathol Exp Neurol，56（5）：485-489.

Stevens H P，Kelsell D P，Bryant S P，et al. 1996. Linkage of an American pedigree with palmoplantar keratoderma and malignancy （palmoplantar ectodermal dysplasia type III）to 17q24. Literature survey and proposed updated classification of the keratodermas[J]. Arch Dermatol，132（6）：640-651.

Storm F K，Eilber F R，Mirra J，et al. 1980. Neurofibrosarcoma[J]. Cancer，45（1）：126-129.

Stratakis C A. 2001. Clinical genetics of multiple endocrine neoplasias，Carney complex and related syndromes[J]. J Endocrinol Invest，24（5）：370-383.

Stratakis C A，Carney J A，Lin J P，et al. 1996. Carney complex，a familial multiple neoplasia and lentiginosis syndrome. Analysis of 11 kindreds and linkage to the short arm of chromosome 2[J]. J Clin Invest，97（3）：699-705.

Stratakis C A，Courcoutsakis N A，Abati A，et al. 1997. Thyroid gland abnormalities in patients with the syndrome of spotty skin pigmentation，myxomas，endocrine overactivity，and schwannomas（Carney complex）[J]. J Clin Endocrinol Metab，82（7）：2037-2043.

Stratakis C A，Kirschner L S，Carney J A. 2001. Clinical and molecular features of the Carney complex：diagnostic criteria and recommendations for patient evaluation[J]. J Clin Endocrinol Metab，86（9）：4041-4046.

Stratakis C A，Kirschner L S，Taymans S E，et al. 1998. Carney complex，Peutz-Jeghers syndrome，Cowden disease，and Bannayan-Zonana syndrome share cutaneous and endocrine manifestations，but not genetic loci[J]. J Clin Endocrinol Metab，83（8）：2972-2976.

Straus S E，Jaffe E S，Puck J M，et al. 2001. The development of lymphomas in families with autoimmune lymphoproliferative syndrome with germline Fas mutations and defective lymphocyte apoptosis[J]. Blood，98（1）：194-200.

Straus S E，Lenardo M，Puck J M. 1997. The Canale-Smith syndrome[J]. N Engl J Med，336（20）：1457，author reply 1457-1458.

Sugano K，Taniguchi T，Saeki M，et al. 1999. Germline p53 mutation in a case of Li-Fraumeni syndrome presenting gastric cancer[J]. Jpn J Clin Oncol，29（10）：513-516.

Swift M，Sholman L，Perry M，et al. 1976. Malignant neoplasms in the families of patients with ataxia-telangiectasia[J]. Cancer Res，36（1）：209-215.

Szabo J，Heath B，Hill V M，et al. 1995. Hereditary hyperparathyroidism-jaw tumor syndrome：the endocrine tumor gene HRPT2 maps to chromosome 1q21-q31[J]. Am J Hum Genet，56（4）：944-950.

Szudek J，Birch P，Riccardi V M，et al. 2000. Associations of clinical features in neurofibromatosis 1（NF1）[J]. Genet Epidemiol，19（4）：429-439.

Takayama T，Kato Y，Tsuru N，et al. 2001. A case of pheochromocytoma with von Recklinghausen's and review of 67 Japanese cases[J]. Nippon Hinyokika Gakkai Zasshi，92：479-483.

Takebe H, Nishigori C, Tatsumi K. 1989. Melanoma and other skin cancers in xeroderma pigmentosum patients and mutation in their cells[J]. J Invest Dermatol, 92（5 Suppl）: 236S-238S.

Tamiya T, Hamazaki S, Ono Y, et al. 2000. Ganglioglioma in a patient with Turcot syndrome. Case report[J]. J Neurosurg, 92（1）: 170-175.

Tanaka Y, Sasaki Y, Nishihira H, et al. 1992. Ovarian juvenile granulosa cell tumor associated with Maffucci's syndrome[J]. Am J Clin Pathol, 97（4）: 523-527.

Tao L C, Stecker E, Gardner H A. 1971. Werner's syndrome and acute myeloid leukemia[J]. Can Med Assoc J, 105（9）: 951 passim.

Taylor A M, Metcalfe J A, Thick J, et al. 1996. Leukemia and lymphoma in ataxia telangiectasia[J]. Blood, 87（2）: 423-438.

Taylor M D, Gokgoz N, Andrulis I L, et al. 2000. Familial posterior fossa brain tumors of infancy secondary to germline mutation of the hSNF5 gene[J]. Am J Hum Genet, 66（4）: 1403-1406.

Taylor M D, Mainprize T G, Rutka J T. 2000. Molecular insight into medulloblastoma and central nervous system primitive neuroectodermal tumor biology from hereditary syndromes: a review[J]. Neurosurgery, 47（4）: 888-901.

Taylor M D, Perry J, Zlatescu M C, et al. 1999. The hPMS2 exon 5 mutation and malignant glioma. Case report[J]. J Neurosurg, 90（5）: 946-950.

Taylor M D, Liu L, Raffel C, et al. 2002. Mutations in SUFU predispose to medulloblastoma[J]. Nat Genet, 31（3）: 306-310.

Teter J. 1970. Prognosis, malignancy, and curability of the germ-cell tumor occurring in dysgenetic gonads[J]. Am J Obstet Gynecol, 108（6）: 894-900.

Thomas D W, Lewis M A. 1995. Lhermitte-Duclos disease associated with Cowden's disease[J]. Int J Oral Maxillofac Surg, 24（5）: 369-371.

Thomas H J, Whitelaw S C, Cottrell S E, et al. 1996. Genetic mapping of hereditary mixed polyposis syndrome to chromosome 6q[J]. Am J Hum Genet, 58（4）: 770-776.

Todd D W, Christoferson L A, Leech R W, et al. 1981. A family affected with intestinal polyposis and gliomas[J]. Ann Neurol, 10（4）: 390-392.

Toguchida J, Yamaguchi T, Dayton S H, et al. 1992. Prevalence and spectrum of germline mutations of the p53 gene among patients with sarcoma[J]. N Engl J Med, 326（20）: 1301-1308.

Tomlinson I P, Alam N A, Rowan A J, et al. 2002. Germline mutations in FH predispose to dominantly inherited uterine fibroids, skin leiomyomata and papillary renal cell cancer[J]. Nat Genet, 30（4）: 406-410.

Tonelli R, Scardovi A L, Pession A, et al. 2000. Compound heterozygosity for two different amino-acid substitution mutations in the thrombopoietin receptor（c-mpl gene）in congenital amegakaryocytic thrombocytopenia（CAMT）[J]. Hum Genet, 107（3）: 225-233.

Toro J R, Glenn G, Duray P, et al. 1999. Birt-Hogg-Dubé syndrome: a novel marker of kidney neoplasia[J]. Arch Dermatol, 135（10）: 1195-1202.

Torres O A, Roach E S, Delgado M R, et al. 1998. Early diagnosis of subependymal giant cell astrocytoma in patients with tuberous sclerosis[J]. J Child Neurol, 13（4）: 173-177.

Tsubosa Y, Fukutomi T, Tsuda H, et al. 1998. Breast cancer in Cowden's disease: a case report with review of the literature[J]. Jpn J Clin Oncol, 28（1）: 42-46.

Tulinius H, Olafsdottir G H, Sigvaldason H, et al. 2002. The effect of a single BRCA2 mutation on cancer in Iceland[J]. J Med Genet, 39（7）: 457-462.

Turgut M, Akalan N, Ozgen T, et al. 1996. Subependymal giant cell astrocytoma associated with tuberous sclerosis: diagnostic and surgical characteristics of five cases with unusual features[J]. Clin Neurol Neurosurg, 98（3）: 217-221.

Turgut M, Ozcan O E, Bertan V. 1997. Meningiomas in childhood and adolescence: a report of 13 cases and review of the literature[J]. Br J Neurosurg, 11（6）: 501-507.

Ubogy-Rainey Z, James W D, Lupton G P, et al. 1987. Fibrofolliculomas, trichodiscomas, and acrochordons: the Birt-Hogg-Dubé syndrome[J]. J Am Acad Dermatol, 16（2 Pt 2）: 452-457.

Uchino S, Noguchi S, Kawamoto H, et al. 2002. Familial nonmedullary thyroid carcinoma characterized by multifocality and a high recurrence rate in a large study population[J]. World J Surg, 26（8）: 897-902.

Vaishnaw A K，Toubi E，Ohsako S，et al. 1999. The spectrum of apoptotic defects and clinical manifestations，including systemic lupus erythematosus，in humans with CD95（Fas/APO-1）mutations[J]. Arthritis Rheum，42（9）：1833-1842.

Valverde K，Henderson M，Smith C R，et al. 2001. Typical and atypical Carney's triad presenting with malignant hypertension and papilledema[J]. J Pediatr Hematol Oncol，23（8）：519-524.

van der Linde K，Vasen H F，van Vliet A C. 1998. Occurrence of thyroid carcinoma in Dutch patients with familial adenomatous polyposis. An epidemiological study and report of new cases[J]. Eur J Gastroenterol Hepatol，10（9）：777-781.

van Geel A N，van Slooten E A，Mavrunac M，et al. 1985. A retrospective study of male breast cancer in Holland[J]. Br J Surg，72（9）：724-727.

Van Meir E G. 1998. "Turcot's syndrome"：phenotype of brain tumors，survival and mode of inheritance[J]. Int J Cancer，75（1）：162-164.

Varley J M，McGown G，Thorncroft M，et al. 1995. An extended Li-Fraumeni kindred with gastric carcinoma and a codon 175 mutation in TP53[J]. J Med Genet，32（12）：942-945.

Varley J M，McGown G，Thorncroft M，et al. 1999. Are there low-penetrance TP53 Alleles？Evidence from childhood adrenocortical tumors[J]. Am J Hum Genet，65（4）：995-1006.

Varon R，Reis A，Henze G，et al. 2001. Mutations in the Nijmegen Breakage Syndrome gene（NBS1）in childhood acute lymphoblastic leukemia（ALL）[J]. Cancer Res，61（9）：3570-3572.

Vasen H F，Gruis N A，Frants R R，et al. 2000. Risk of developing pancreatic cancer in families with familial atypical multiple mole melanoma associated with a specific 19 deletion of p16（p16-Leiden）. Int J Cancer，87（6）：809-811.

Vasen H F，Nieuwenhuijzen Kruseman A C，Berkel H，et al. 1987. Multiple endocrine neoplasia syndrome type 2：the value of screening and central registration. A study of 15 kindreds in The Netherlands[J]. Am J Med，83（5）：847-852.

Vasen H F，Offerhaus G J，den Hartog Jager F C，et al. 1990. The tumour spectrum in hereditary nonpolyposis colorectal cancer：a study of 24 kindreds in the Netherlands[J]. Int J Cancer，46（1）：31-34.

Vasen H F，van der Feltz M，Raue F，et al. 1992. The natural course of multiple endocrine neoplasia type IIb. A study of 18 cases[J]. Arch Intern Med，152（6）：1250-1252.

Velasco-Oses A，Alonso-Alvaro A，Blanco-Pozo A，et al. 1988. Ollier's disease associated with ovarian juvenile granulosa cell tumor[J]. Cancer，62（1）：222-225.

Vergès B，Boureille F，Goudet P，et al. 2002. Pituitary disease in MEN type 1（MEN1）：data from the France-Belgium MEN1 multicenter study[J]. J Clin Endocrinol Metab，87（2）：457-465.

Vinchon M，Soto-Ares G，Ruchoux M M，et al. 2000. Cerebellar gliomas in children with NF1：pathology and surgery[J]. Childs Nerv Syst，16（7）：417-420.

Vital A，Bringuier P P，Huang H，et al. 1998. Astrocytomas and choroid plexus tumors in two families with identical p53 germline mutations[J]. J Neuropathol Exp Neurol，57（11）：1061-1069.

Wagner J，Portwine C，Rabin K，et al. 1994. High frequency of germline p53 mutations in childhood adrenocortical cancer[J]. J Natl Cancer Inst，86（22）：1707-1710.

Walker C. 1998. Molecular genetics of renal carcinogenesis[J]. Toxicol Pathol，26（1）：113-120.

Wallace T M，Levin H S，Ratliff N B，et al. 1991. Evaluation and management of Carney's complex：an illustrative case[J]. Cleve Clin J Med，58（3）：248-250，255-256.

Wallis Y L，Morton D G，McKeown C M，et al. 1999. Molecular analysis of the APC gene in 205 families：extended genotype-phenotype correlations in FAP and evidence for the role of APC amino acid changes in colorectal cancer predisposition[J]. J Med Genet，36（1）：14-20.

Walther M M，Herring J，Enquist E，et al. 1999. von Recklinghausen's disease and pheochromocytomas[J]. J Urol，162（5）：1582-1586.

Wang L，McDonnell S K，Elkins D A，et al. 2002. Analysis of the RNASEL gene in familial and sporadic prostate cancer[J]. Am J Hum Genet，71（1）：116-123.

Wang L L，Levy M L，Lewis R A，et al. 2001. Clinical manifestations in a cohort of 41 Rothmund-Thomson syndrome patients[J]. Am J Med Genet，102（1）：11-17.

Washecka R，Dresner M I，Honda S A. 2002. Testicular tumors in Carney's complex[J]. J Urol，167（3）：1299-1302.

Watanabe T，Muto T，Sawada T，et al. 1996. Flat adenoma as a precursor of colorectal carcinoma in hereditary nonpolyposis colorectal carcinoma[J]. Cancer，77（4）：627-634.

Watne A L. 1997. Colon polyps[J]. J Surg Oncol，66（3）：207-214.

Watson P，Butzow R，Lynch H T，et al. 2001. The clinical features of ovarian cancer in hereditary nonpolyposis colorectal cancer[J]. Gynecol Oncol，82（2）：223-228.

Watson J C，Stratakis C A，Bryant-Greenwood P K，et al. 2000. Neurosurgical implications of Carney complex[J]. J Neurosurg，92（3）：413-418.

Watson G H. 1991. Cardiac rhabdomyomas in tuberous sclerosis[J]. Ann N Y Acad Sci，615：50-57.

Watson P，Lynch H T. 1993. Extracolonic cancer in hereditary nonpolyposis colorectal cancer[J]. Cancer，71（3）：677-685.

Watson P，Lynch H T. 1994. The tumor spectrum in HNPCC[J]. Anticancer Res，14（4B）：1635-1639.

Watson P，Vasen H F，Mecklin J P，et al. 1994. The risk of endometrial cancer in hereditary nonpolyposis colorectal cancer[J]. Am J Med，96（6）：516-520.

Webb D W，Clarke A，Fryer A，et al. 1996. The cutaneous features of tuberous sclerosis: a population study[J]. Br J Dermatol，135（1）：1-5.

Webb D W，Osborne J P. 1992. Incidence of tuberous sclerosis in patients with cardiac rhabdomyoma[J]. Am J Med Genet，42（5）：754-755.

Weber T K，Chin H M，Rodriguez-Bigas M，et al. 1999. Novel hMLH1 and hMSH2 germline mutations in African Americans with colorectal cancer[J]. JAMA，281（24）：2316-2320.

Webster A R，Richards F M，MacRonald F E，et al. 1998. An analysis of phenotypic variation in the familial cancer syndrome von Hippel-Lindau disease: evidence for modifier effects[J]. Am J Hum Genet，63（4）：1025-1035.

Weemaes C M，Smeets D F，van der Burgt C J. 1994. Nijmegen Breakage syndrome: a progress report[J]. Int J Radiat Biol，66（5 Suppl）：S185-S188.

Wei S C，Wang M H，Shieh M C，et al. 2002. Clinical characteristics of Taiwanese hereditary non-polyposis colorectal cancer kindreds[J]. J Formos Med Assoc，101（3）：206-209.

Weiss G R，Garnick M B. 1981. Testicular cancer in a Russell-Silver dwarf[J]. J Urol，126（6）：836-837.

Welling D B. 1998. Clinical manifestations of mutations in the neurofibromatosis type 2 gene in vestibular schwannomas（acoustic neuromas）[J]. Laryngoscope，108（2）：178-189.

Welte K，Dale D. 1996. Pathophysiology and treatment of severe chronic neutropenia. Ann Hematol，72（4）：158-165.

Wertelecki W，Rouleau G A，Superneau D W，et al. 1988. Neurofibromatosis 2：clinical and DNA linkage studies of a large kindred[J]. N Engl J Med，319（5）：278-283.

Weyl Ben Arush M，Rosenthal J，Dale J，et al. 1995. Ataxia telangiectasia and lymphoma: an indication for individualized chemotherapy dosing-report of treatment in a highly inbred Arab family[J]. Pediatr Hematol Oncol，12（2）：163-169.

Whitelaw S C，Murday V A，Tomlinson I P，et al. 1997. Clinical and molecular features of the hereditary mixed polyposis syndrome[J]. Gastroenterology，112（2）：327-334.

Wijnen J T，Vasen H F，Khan P M，et al. 1998. Clinical findings with implications for genetic testing in families with clustering of colorectal cancer[J]. N Engl J Med，339（8）：511-518.

Wilkinson E J，Morgan L S，Friedrich Jr E G. 1984. Association of Fanconi's anemia and squamous-cell carcinoma of the lower female genital tract with condyloma acuminatum. A report of two cases[J]. J Reprod Med，29（7）：447-453.

Wilkinson S，Teh B T，Davey K R，et al. 1993. Cause of death in multiple endocrine neoplasia type 1[J]. Arch Surg，128（6）：683-690.

Wolpert N，Warner E，Seminsky M F，et al. 2000. Prevalence of BRCA1 and BRCA2 mutations in male breast cancer patients in Canada[J]. Clin Breast Cancer，1（1）：57-63，discussion 64-65.

Wolter M，Reifenberger J，Sommer C，et al. 1997. Mutations in the human homologue of the Drosophila segment polarity gene patched（PTCH）in sporadic basal cell carcinomas of the skin and primitive neuroectodermal tumors of the central nervous system[J]. Cancer Res，57（13）：2581-2585.

Wong F L，Boice Jr J D，Abramson D H，et al. 1997. Cancer incidence after retinoblastoma. Radiation dose and sarcoma risk[J]. JAMA，278（15）：1262-1267.

Woodford-Richens K，Bevan S，Churchman M，et al. 2000. Analysis of genetic and phenotypic heterogeneity in juvenile polyposis[J]. Gut，46（5）：656-660.

Woodford-Richens K L，Rowan A J，Poulsom R，et al. 2001. Comprehensive analysis of SMAD4 mutations and protein expression in juvenile polyposis：evidence for a distinct genetic pathway and polyp morphology in SMAD4 mutation carriers[J]. Am J Pathol，159（4）：1293-1300.

Woods W G，Roloff J S，Lukens J N，et al. 1981. The occurrence of leukemia in patients with the Shwachman syndrome[J]. J Pediatr，99（3）：425-428.

Woodward E R，Clifford S C，Astuti D，et al. 2000. Familial clear cell renal cell carcinoma（FCRC）：clinical features and mutation analysis of the VHL，MET，and CUL2 candidate genes[J]. J Med Genet，37（5）：348-353.

Wooster R，Mangion J，Eeles R，et al. 1992. A germline mutation in the androgen receptor gene in two brothers with breast cancer and Reifenstein syndrome[J]. Nat Genet，2（2）：132-134.

Wu J S，Paul P，McGannon E A，et al. 1998. APC genotype，polyp number，and surgical options in familial adenomatous polyposis[J]. Ann Surg，227（1）：57-62.

Xu W，Mulligan L M，Ponder M A，et al. 1992. Loss of NF1 alleles in phaeochromocytomas from patients with type I neurofibromatosis[J]. Genes Chromosomes Cancer，4（4）：337-342.

Yamamoto H，Itoh F，Nakamura H，et al. 2001. Genetic and clinical features of human pancreatic ductal adenocarcinomas with widespread microsatellite instability[J]. Cancer Res，61（7）：3139-3144.

Yoshida T，Haraguchi Y，Tanaka A，et al. 1988. A case of generalized juvenile gastrointestinal polyposis associated with gastric carcinoma[J]. Endoscopy，20（1）：33-35.

Young R H，Dickersin G R，Scully R E. 1984. Juvenile granulosa cell tumor of the ovary. A clinicopathological analysis of 125 cases[J]. Am J Surg Pathol，8（8）：575-596.

Zalla J A. 1980. Werner's syndrome[J]. Cutis，25（3）：275-278.

Zbar B，Kaelin W，Maher E，et al. 1999. Third International Meeting on von Hippel-Lindau disease[J]. Cancer Res，59（9）：2251-2253.

Zbar B，Alvord W G，Glenn G，et al. 2002. Risk of renal and colonic neoplasms and spontaneous pneumothorax in the Birt-Hogg-Dubé syndrome[J]. Cancer Epidemiol Biomark Prev，11（4）：393-400.

Zhou X P，Sanson M，Hoang-Xuan K，et al. 1999. Germline mutations of p53 but not p16/CDKN2 or PTEN/MMAC1 tumor suppressor genes predispose to gliomas. The ANOCEF Group.Association des NeuroOncologues d'Expression Française[J]. Ann Neurol，46（6）：913-916.

Zhou X P，Woodford-Richens K，Lehtonen R，et al. 2001. Germline mutations in BMPR1A/ALK3 cause a subset of cases of juvenile polyposis syndrome and of Cowden and Bannayan-Riley-Ruvalcaba syndromes[J]. Am J Hum Genet，69（4）：704-711.

Zöller M E，Rembeck B，Odén A，et al. 1997. Malignant and benign tumors in patients with neurofibromatosis type 1 in a defined Swedish population[J]. Cancer，79（11）：2125-2131.

Zvulunov A，Barak Y，Metzker A. 1995. Juvenile xanthogranuloma，neurofibromatosis，and juvenile chronic myelogenous leukemia. World statistical analysis[J]. Arch Dermatol，131（8）：904-908.